Theorie und Praxis der biopsychosozialen Medizin

Univ. Prof. Dr. Josef W. Egger

# Theorie und Praxis der biopsychosozialen Medizin

Körper-Seele-Einheit und sprechende Medizin

facultas

**Josef W. Egger, Univ.-Prof. Dr.phil.,** hatte bis zu seiner Emeritierung Ende 2014 den Lehrstuhl für *Biopsychosoziale Medizin* an der Medizinischen Universität Graz inne – die erste Professur für *sprechende Medizin* im deutschen Sprachraum. 40 Jahre Erfahrung in der Medizin als akademischer Lehrer, wissenschaftlicher Forscher und medizinpsychologischer Therapeut haben ihn zu einem überzeugten Proponenten einer biopsychosozialen Medizin werden lassen. Er begründete bereits in der 1980er Jahren die erste *Abteilung für Verhaltensmedizin* an einer österreichischen Universität und leitete die Forschungseinheit für *Verhaltensmedizin, Gesundheitspsychologie und Empirische Psychosomatik* sowie die Teaching Unit *Kommunikation, Supervision, Reflexion* im Rahmen des Humanmedizinstudiums an der Medizinischen Universität Graz. Er ist zudem seit 1990 Herausgeber der interdisziplinären Fachzeitschrift *Psychologische Medizin*, Mitbegründer der österreichischen PSY-Diplomlehrgänge und Ausbildungsleiter des Hauptfaches *integrative Verhaltenstherapie* im Rahmen des PSY3-Curriculums *psychotherapeutische Medizin.*

Bibliografische Information der Deutschen Nationalbibliothek
Die Deutsche Nationalbibliothek verzeichnet diese Publikation in der Deutschen Nationalbibliografie; detaillierte bibliografische Daten sind im Internet über http://dnb.d-nb.de abrufbar.


Lektorat: Jorghi Poll, Edition Atelier, Wien
Umschlaggestaltung: Facultas Verlags- und Buchhandels AG
Umschlagbild: © himself100 – fotolia.com
Typografie & Satz: Hannes Strobl, Neunkirchen
Druck: finidr, Tschechien
ISBN 978-3-7089-1498-5

Auch als E-Book erhältlich: ISBN 978-3-99030-600-0 (epub)

# Inhalt

# Vorwort

Mit dem vorliegenden Band wird ein wissenschaftliches Arbeitsfeld vorgestellt, das sich seit einiger Zeit in einem markanten Umbruch befindet. Die Themenbereiche „Leib-Seele-Zusammenhang", „Körper und Geist" oder „Psychosomatik" haben sich von der wissenschaftlichen Auseinandersetzung längst in die Umgangssprache und Alltagskultur hinein bewegt. Auch die Bedeutung, die diesen Inhalten zugemessen wird, ist größer geworden – parallel zur Ernüchterung, dass der Mensch doch nicht hinlänglich gut mit einem streng naturwissenschaftlichen physiko-chemischen Modell, dem sogenannten *Maschinemodell* (Schlagwort: „der Mensch als komplexe Maschine") erklärbar und behandelbar ist.

Wir freuen uns ganz zu Recht über die Fortschritte in der pharmazeutischen und technisch-chirurgischen Behandlung von gesundheitlichen Störungen, sind aber auch zugleich enttäuscht und ungehalten über die Grenzen dieser Interventionen bei z. B. chronischen Erkrankungen, komplexen Störungsbildern wie den körperlich unerklärten („funktionellen") Beschwerden oder der (mangelhaften) Begleitung moribunder Patienten. Dabei findet sich meist eine Vernachlässigung von individuellen Aspekten in der zeitgenössischen medizinischen Versorgung. Ängste, Wünsche und Hoffnungen, die der kranke Mensch im Kontakt mit seinen Ärzten mitbringt, scheinen wenig Beachtung zu finden, sie sind meistens nicht Teil von Diagnostik und Behandlung. Dennoch bleibt jede Erkrankung immer auch ein sehr persönliches Schicksal, das bewältigt werden will.

Dies ist ein wesentlicher Ansatzpunkt für die sogenannte „sprechende Medizin". Medizinpsychologisch handelt es sich dabei im Kern um die optimierte Gestaltung der Arzt-Patient-Kommunikation. Sie nutzt die Forschungsergebnisse zu den psychologischen und sozialen Wirkfaktoren für das Verständnis von Krankheit und deren Behandlung in ganz besonderem Maße. Sie ist aber auch getragen von einem humanistischen Verständnis, wie mit Krankheit, Leid und Sorgen im medizinischen Umfeld umzugehen ist. Wissenschaftliche Erkenntnisse und der ethische Imperativ zur Beachtung des Subjekts in der Medizin sind hier gleichermaßen wichtig.

Seit Mitte der 1970er-Jahre entwickelt sich eher im Hintergrund eine neue Medizintheorie – oder besser: eine erweiterte Sichtweise, was denn der Gegenstand der *wissenschaftlichen Medizin* zu sein hat. Dabei geht es nicht mehr – wie in den Jahrzehnten davor – um die Anerkennung, dass „Seelisches" etwas mit „Körperlichem" zu tun hat. Dies war das Arbeitsfeld der traditionellen bzw. konventionellen Psychosomatik. Heute geht es vielmehr darum, alle Phänomene, die wir als Krankheit oder Gesundheit beschreiben, als ein Produkt von oftmals sehr unterschiedlichen Einflussgrößen in einem komplexen, immerwährenden Zusammenspiel von Risikofaktoren und Schutzfaktoren – auf unterschiedlichen Ebenen – verstehen zu lernen. Was sich vor unseren Augen abzeichnet, ist eine Theorie der Leib-Seele-Einheit. Sie wird uns zu wesentlich erweiterten Möglichkeiten verhelfen, menschliches Leid – egal ob wir es als prima vista vorwiegend körperlich oder primär seelisch verstehen wollen – besser zu erfassen und auch besser zu behandeln.

Für die aktuelle Erkenntnislage reicht das bisherige *Biomedizinische Modell* mit seiner begrenzten physiko-chemischen Orientierung bei Weitem nicht aus. Die meisten Krankheiten sind mit diesem Erklärungsmodell weder hinreichend zu verstehen noch ausreichend behandelbar. Der langsame, aber wahrscheinlich nicht mehr umkehrbare Wechsel zu einer erweiterten Sichtweise, die wir heute als *Biopsychosoziales Modell* der Medizin beschreiben, ist damit vorgezeichnet. Diese Medizin-Rahmentheorie hat in ihrem Kern die wissenschaftstheoretische Erkenntnis, dass es nichts Seelisches geben kann, das nicht zugleich auch ein physiologischer Prozess ist. Damit hebt sich die alte Dichotomie von Körper und Seele auf. Beide Seiten gehören zum Phänomen Leben und müssen daher Gegenstand der Medizin sein.

Solche Inhalte in die akademische Lehre und damit in die Ausbildung zukünftiger Ärztinnen und Ärzte hineinzutragen stellt eine große Herausforderung für die Medizinischen Universitäten dar. Interdisziplinäres Denken und Arbeiten ist gefragt, multimodale Vorgehensweisen und multiprofessionelles Zusammenarbeiten werden die Norm und nicht die Ausnahme sein. Es bedarf großer und lang anhaltender Anstrengungen, die schon bisher gewonnenen Erkenntnisse und Einsichten auch in die Praxis zu überführen.

Es ist spannend mitzuerleben, welche Bruchstellen sichtbar werden, wenn Bisheriges ins Wanken gerät und Neues – wenngleich auch zögerlich – sich durchzusetzen beginnt. Diese Veränderung lässt sich sowohl für das Arbeitsfeld der psychosomatischen Wissenschaften im Engeren beschreiben als auch für die Medizin als Ganzes. Eine solche Perspektivenänderung braucht erfahrungsgemäß Jahrzehnte und fördert Debatten zu Pro- und Kontra-Positionen, was zugleich ein Zeichen eines lebendigen Prozesses in der Erkenntnisgewinnung ist. Als Lehrender wie als Forschender würde ich mich freuen, wenn mit dem vorliegenden Buch diese Auseinandersetzung bereichert werden könnte.

Was die zeitgeistige Diskussion um die Gender-adäquate Sprache anlangt, so kann dies als eine äußerst bedauerliche Entwicklung gesehen werden, die ohne massive Gegenbewegung zu einer Zertrümmerung der deutschen Sprache beitragen würde. Ohne Not würden wir eine über Jahrhunderte geläufige Sprachmelodie zerstören. Der Autor geht mit Bestimmtheit davon aus, dass die verehrte Leserschaft weiß, dass es zumindest zwei Geschlechter gibt, weswegen eine ständige Erwähnung derselben nicht nur redundant, sondern auch als die Vernunft missachtend unangebracht wäre.

Graz, im Sommer 2016 Josef W. Egger

# 1

# Wissenschaftliche Medizin als biopsychosoziale Medizin

Die dem gesamten vorliegenden Text zugrunde liegende These besagt, dass die biomedizinische Orientierung der wissenschaftlichen Medizin aufgrund der erdrückenden empirischen wie klinischen Datenfülle zu erweitern ist. Diese Erweiterung gelingt wissenschaftstheoretisch betrachtet am besten durch das sogenannte biopsychosoziale Modell. Mit ihm erhält die Humanmedizin eine über die Reparaturmedizin („Ingenieursmedizin“) hinausreichende Fundierung ihres Tuns. Der Mensch (als „lebendes System“) kann mit dem aktuell revidierten (erweiterten) biopsychosozialen Modell der Medizin sowohl als Objekt als auch Subjekt in der Medizin erkannt werden. Dafür benötigte dieses Modell allerdings selbst eine Weiterentwicklung zu einer Theorie der Körper-Seele-Einheit.

Die Medizin als Wissenschaft präsentiert sich nach wie vor überwiegend stolz als Teil der Naturwissenschaften und wird genau damit ihrem Gegenstand – nämlich dem *Menschen* – nicht umfassend gerecht. Die Reduzierung des Phänomens *Leben* auf physiko-chemische Parameter verzichtet per definitionem, ein geeignetes Modell für den lebenden und erlebenden Organismus zu sein. Genau genommen ist nicht einmal der Begriff *biologische Medizin* für diesen Mainstream der medizinischen Wissenschaften richtig, denn im Kern der biologischen Wissenschaft musste immer mit dem Konzept *lebender Systeme* gearbeitet werden, auch wenn dies gegenwärtig aufgrund von Detailauflösungen bzw. Spezialisierungen etwas aus den Augen verloren wurde (Uexküll 1991, Adler et al. 2003). Für die Biologie als solche gilt nämlich, dass der Organismus immer *in* und *mit* seiner jeweiligen Umwelt zu erfassen ist. Ein umfassendes Verständnis des Menschen und seines „Funktionierens“ ist konsequenterweise nur in seiner „Passung“ zwischen ihm als Individuum und seinem jeweiligen Milieu (also seiner sozialen und ökologischen Lebenswelt) möglich.

Das *Subjektive* (das individuelle Erleben und sein darauf bezogenes Verhalten) und das *Objektive* (die beobachtbaren bzw. messbaren körperlichen Vorgänge bzw. das konkrete Handeln) erscheinen hierbei als zwei fundamentale und zueinander komplementäre Perspektiven von lebenden Systemen (vgl. Pieringer & Egger 2005), die immer als Ganzheiten zu beschreiben und verstehen sind, wie bspw. Uexküll 1997 in seinem Geleitwort von Ulrichs „Biomedizin – die folgenschweren Wandlungen des Biologiebegriffs“ (Stuttgart: Schattauer, 1997, s. a. Uexküll 1997), nach einem lebenslangen intellektuellen Kampf gegen die Verarmung der Medizin als seelenlose Reparaturwerkstatt indigniert anmerkt. In dieser Kritik enthalten ist die Erkenntnis, dass die Medizin wissenschaftstheoretisch gesehen in der Naturwissenschaft des 19. Jahrhunderts stecken geblieben ist. Die Erkenntnisse der psychologischen Wissenschaften wurden weitgehend ignoriert und die metatheoretischen Angebote – insbesondere die Bedeutung der Allgemeinen Systemtheorie – für die Weiterentwicklung in Richtung einer integrierten Medizin des 21. Jahrhunderts wurden bisher weder ausreichend erkannt noch zu nützen verstanden.

Gleichzeitig regt sich an vielen Fronten Widerstand gegen diesen Mainstream der medizinischen Wissenschaft, die unzweifelhaft mit „Arznei" und „Messer" hilfreich wirkt. Da sie aber sehr große Bereiche krankhaften Leidens nicht zutreffend erfassen und noch weniger reparieren kann, enttäuscht sie die in sie gesetzten Hoffnungen. Weite Teile der Bevölkerung fordern vehement eine „sprechende Medizin" ein. Zunehmend mehr Menschen wollen ihre Krankheit „verstehen" und in die diagnostischen und therapeutischen Prozeduren mitverantwortend einbezogen werden. Patienten, die an sog. somatoformen Störungen leiden, sind frustriert über die insuffiziente medizinische Hilfe, die sich aus der „hard core medicine" ergibt. Auf der anderen Seite wächst auch die Überforderung und Hilflosigkeit der Behandler im Umgang mit Patienten, die bspw. an chronischen Erkrankungen leiden. Zu alledem kommt, dass die öffentliche Hand sowie die Sozialversicherungen schon aus pekuniären Gründen eine Eingrenzung der immer aufwendigeren medizin-technischen Möglichkeiten und mehr Eigenbeteiligung der Bevölkerung an der Gesundheitserhaltung einfordern. Darauf ist die aktuelle wissenschaftliche Medizin schlecht vorbereitet, weil es ihr sowohl an theoretischem Rüstzeug wie auch an praktischem Know-how fehlt. Die Vertreter der psychosozialen Wissenschaften zeigen sich wiederum erstaunt ob des Beharrungsvermögens der Medizin und ihrer Ignoranz gegenüber der seit über vier Jahrzehnten am Wissenschaftsmarkt befindlichen *biopsychosozialen Theorie*, die hier einen Ausweg aus dem skizzierten Dilemma anzubieten imstande ist, welche aber kaum rezipiert wird, obwohl sie eine erstaunlich erfolgreiche theoretische Weiterentwicklung und auch gute empirische Absicherung erfahren hat (s. z. B. Egger 2005, 2008, 2012c).

Die bisherigen Bemerkungen gelten allerdings nur für das Gesamtbild der Medizin bzw. wenn man das krasse Ungleichgewicht zwischen der Anzahl an Publikationen zum Modell der physiko-chemischen Reparaturmedizin einerseits und zur biopsychosozialen Medizin andererseits zugrunde legt. Bei detaillierter Betrachtung zeigt sich nämlich, dass in fast allen Bereichen der „Biomedizin" mehr oder minder zaghafte Ansätze zur Überwindung dieses einseitigen Modells Platz gegriffen haben oder schon Spuren der Veränderung von Krankheitstheorien in Richtung eines biopsychosozialen Verständnisses eingeleitet wurden. Einige Hoffnung ist auch mit der platzgreifenden Differenzierung in der Begrifflichkeit von *Medizin* und *Humanmedizin* verbunden; für die Humanmedizin stellt die Biomedizin nur einen Teilbereich dar.

Grundlegende Fragen, so meint auch Ulrich (1997), werden sich in dieser Humanmedizin nur beantworten lassen, wenn die medizinische Forschung mit ihrer Zentrierung auf Mikrodetailanalyse sich auch zu einer Forschung zu den Eigenschaften lebender Systeme wie *Verhalten*, *Erleben* und *Bewusstsein* bekennt. Diese sind nämlich in ihre jeweiligen Bestandteile zerlegt niemals ausreichend zu verstehen, sondern nur in ihrem Zusammenwirken. Sie bilden jeweils ein autonomes Ganzes (ein System), das nur um den Preis seiner Vernichtung auf seine Teile zu reduzieren wäre (vgl. Uexküll & Wesiack 2003).

Obwohl bis vor Kurzem die *Ausbildung* zum Arzt im Wesentlichen dem Selbstverständnis einer *ingenieurwissenschaftlichen Konzeption* der Medizin entsprach und damit im Wesentlichen einer *Reparaturmedizin* gleichkommt, wurde dieses Selbstverständnis schon seit Langem von den Allgemeinmedizinern (den „Praktischen Ärzten") als weitgehend insuffizient erlebt und so auch der akademischen Medizin rückgemeldet. Es sind die Erwartungen, Wünsche und Bedürfnisse, die Klagen und Hoffnungen der Patienten, die die engen Grenzen einer ingenieurwissenschaftlichen Medizin klarmachen (vgl. Egger 2012b, 2015).

Das Dilemma erweitert sich allerdings auch um die Begehrlichkeit aufseiten der Patientenschaft, möglichst alle verfügbaren Interventionsoptionen für sich selbst reklamieren zu können. An dieser doppelseitigen Überforderung droht die aktuelle Medizin zu zerbrechen. Die allermeisten Krankheiten lassen sich nicht oder nicht perfekt reparieren, die Konzeption des *Organismus als komplexe Maschine* erweist sich als irreführend. Beide Seiten, Ärzte und ihre Patienten, versuchen durch Mehr vom Gleichen diesem Problem bzw. Dilemma entgegenzuarbeiten, aber das vermeintliche Ziel einer solchen Problemlösung bleibt prinzipiell illusionär. Der *Arzt als Krankheitsingenieur* wird mit seinem riesigen Koffer an physiko-chemischen Interventionswerkzeug zwar immer wieder erfolgreich sein, aber diese Erfolge dürfen uns in Anbetracht der ubiquitären Leiden nicht darüber hinwegtäuschen, dass sie viel zu kurz greifen.

Faktum ist, dass chronische Erkrankungen relativ zu Akuterkrankungen dramatisch zunehmen, und dass auch die Hightech-Medizin z. B. nach jeder Organtransplantation einen chronischen Patienten hinterlässt, der bis zu seinem Lebensende mehr oder minder aufwendig medizinisch überwacht und beeinflusst werden muss. *Gesundheit* – und das ist die wesentliche Ableitung aus dem erweiterten biopsychosozialen Modell – ist nämlich kein Zustand, der einmal hergestellt werden kann. Gesundheit muss vielmehr in jeder Sekunde des Lebens generiert werden (Egger 2010). Sie ist das Ergebnis vielfältiger interner und externer Einflussfaktoren, die der Arzt nur zu einem kleinen Teil überhaupt kontrollieren kann. Die Verschiebung der Verantwortlichkeit für den Gesundheitszustand der Bevölkerung auf diese selbst macht ersichtlich, dass das Reparaturmodell der Medizin nicht nur begrenzt ist, sondern auch immer weniger den erkennbaren Wirkfaktoren für die Entwicklung von Krankheiten einerseits und für die Aufrechterhaltung von Gesundheit andererseits gerecht wird. Es bedarf dringend der Erweiterung in Richtung eines integrierten Theoriekonzepts, in welcher der Arzt auch ausreichendes Wissen, praktische Fertigkeiten und eine entsprechende Motivation benötigt, den Patienten in seinen gesundheitlichen Bestrebungen zu unterstützen und ihn zu begleiten.

Um diesen Aspekt der Erweiterung der wissenschaftlichen Medizin von einer biologistischen (physiko-chemisch dominierten) zu einer biopsychosozialen Medizin geht es in diesem Buch. Es ist zugleich der Versuch, eine sowohl objekt- wie auch subjektorientierte Zugehensweise auf die Phänomene von Krankheit und Gesundheit zu vermitteln. Naturgemäß fließen dabei die eigenen Erfahrungen als Forschender, Lehrender und Praktizierender in einem weiten Spektrum medizinischer Arbeitsfelder ein.

## 1.1 Von der Psychosomatik zur Körper-Seele-Einheit der biopsychosozialen Medizin

Es war ein langer Weg von der biomedizinischen über die psychosomatische zur biopsychosozialen Orientierung in der wissenschaftlichen Medizin. Die biopsychosoziale Medizin geht in ihrer aktuellen Fassung von einer *Theorie der Körper-Seele-Einheit* (Body Mind Unity) aus. Sie schafft eine wissenschaftliche Rahmentheorie für eine integrierte Medizin des 21. Jahrhunderts. Diese Weiterentwicklung überwindet die bisherige dichotome Betrachtungsweise von Körperlichem (Organischem) und Psychischem (vermeintlich Immateriellem) in der herkömmlichen Psychosomatik und entwirft eine vereinheitlichte Materie-Geist-Theorie. Diese bringt nicht nur eine Reihe von wissenschaftstheoretischen Vorteilen (und damit eine Verbesserung der wissenschaftlichen Grundlagen für die Humanmedizin), sondern verbreitert vor allem auch den Handlungsspielraum des ärztlichen Wirkens.

Mit der rasanten Entwicklung der Naturwissenschaften in den letzten zweihundert Jahren hat sich auch die Medizin mehr und mehr zu einer *naturwissenschaftlichen* Disziplin gewandelt. Der Mensch wurde und wird darin als (hoch)komplexe Maschine konzipiert, dessen Bestandteile es zu studieren und zu beeinflussen gilt. Dies wird als das *biomedizinische Modell* von Krankheit beschrieben. Sozial- und humanwissenschaftliche Erkenntnisse zu den Phänomenen Krankheit und Gesundheit kommen dabei naturgemäß unter die Räder. Die erste erkennbare wissenschaftliche Irritation für das streng biomedizinische Modell ereignete sich – vor über 40 Jahren – mit der Einführung der Allgemeinen Systemtheorie in die Medizin und der Ausformulierung eines wissenschaftlich begründbaren mehrdimensionalen „ganzheitlichen“ Krankheitsverständnisses, welches zudem in der Lage war, den Erkenntnisstand der biologischen Dimension vollkommen zu integrieren: Das ist die Geburtsstunde des *biopsychosozialen Modells*. Es sollte das bisher bedeutendste Theoriegerüst für die Beziehung zwischen Körper (dem Materiellen) und Geist (dem Seelischen) werden.

Von den vielen theoretischen Ansätzen, die die Beziehung zwischen *Leib* und *Seele* zu erklären versuchen, ist heute das *biopsychosoziale Modell* das mit Abstand häufigste zitierte Paradigma (Goodman 1991, Suls & Rothman 2004). Auch in der medizinischen Alltagssprache ist der sperrige Begriff inzwischen so geläufig, dass man den Eindruck gewinnen könnte, die moderne Medizin verstehe sich in weiten Bereichen als eine biopsychosoziale. Dazu passt, dass die neue Grazer Medizinische Universität (MUG) die *biopsychosoziale Medizin* seit 2004 als ihr Leitbild für Lehre, Forschung und Patientenbetreuung ausweist.

Eine Änderung in der Hintergrundtheorie für medizinisches Handeln erfordert allerdings Zeit. Auch die Etablierung des bisherigen biomedizinischen Modells hat viele Jahrzehnte in Anspruch genommen, bevor es als „wissenschaftliche Medizin“ weitgehend akzeptiert wurde. Heute stellt sich die Lage ähnlich dar, wenn es darum geht, ein dramatisch erweiterndes Theorieverständnis zu lehren. Gleich an zwei Fronten hat sich Widerstand gezeigt: Einerseits ist das neue Modell für eine wissenschaftliche Medizin des 21. Jahrhunderts sowohl strukturell als auch inhaltlich wesentlich anspruchsvoller als das bisherige Mensch-als-Maschine-Modell. Andererseits ist auch die Praxistauglichkeit des noch weitgehend ungeläufigen biopsychosozialen Modells vielen unklar. Darin spiegeln sich natürlich auch das Beharrungsvermögen und die Skepsis gegenüber einer „ganzheitlichen" und die Grenzen des biomedizinischen Modells überschreitenden Medizin im beruflichen Alltag wider (Fava & Sonino 2008, Egger 1984, 1985, 1992a, 1999, Egger et al. 1985).

Wissenschaftlich betrachtet erscheint die Frage nach der Akzeptanz der neuen Medizintheorie allerdings eher rhetorisch, denn entweder ist eine Theorie qualitativ besser bzw. nützlicher als die bisherige – dann wird und muss sie Anwendung finden. Oder die Theorie ist schwächer bzw. einem besseren Erklärungsmodell unterlegen – dann muss man sich auch keine großen Gedanken machen, wie dem in der Praxis Rechnung getragen werden könnte. Bevor auf die Beantwortung der Frage, was diese neue Rahmentheorie an Vorteilen auch für die praktische Arbeit zu bieten hat, eingegangen werden kann, ist eine Verständigung darüber erforderlich, was mit der Umschreibung einer „wissenschaftlich begründeten biopsychosozialen Medizin" konkret gemeint ist (Novack et al. 2007, Egger 1993a, 2000).

## 1.2 Ursprung und Entwicklung des biopsychosozialen Modells

Zum Verhältnis von Theorie und Praxis gibt es einen klugen Spruch: *Nichts ist praktischer als eine gute Theorie!*

Seit Jahrhunderten wurden theoretische Überlegungen angestellt, wie die Beziehung zwischen *Körper* und *Seele* (besser: zwischen *Gehirn* und *Geist*) zu erklären ist. Von all diesen Ansätzen ist heute das *biopsychosoziale Modell* das mit großem Abstand meistgenutzte Paradigma (Goodman 1991, Egger 1995a). Keine andere Theorie hat hier eine größere Reichweite. Wie sich seit der ersten Ausformulierung vor ca. 40 Jahren inzwischen herausgestellt hat, ist diese Theorie für eine integrierte Medizin zwar wissenschaftlich äußerst fruchtbar und stellt alles, was die Medizin bis dato an Rahmentheorien zur Verfügung hatte, in den Schatten. Aber sie bereitet den potenziellen Nutznießern doch einiges Kopfzerbrechen, weil das Denkmodell ungeläufig und auch einigermaßen komplex erscheint.

Selbst viele Vertreter der sog. „Psychosomatik" tun sich schwer mit den Implikationen des biopsychosozialen Modells. Das hat gute Gründe: In der *klassischen Psychosomatik* ging es ja um die Frage, ob psychologische Faktoren eine schädigende Wirkung auf körperliche Vorgänge haben. Konnte dies empirisch halbwegs plausibel gemacht werden, sprach man von „psychosomatischen Erkrankungen" (s. a. Meyer 1987, Wesiack 1983, Reinecker 1994). Dieses *Psychogenese-Modell* ist im Lichte der biopsychosozialen Theorie allerdings obsolet. Hier gilt nämlich, dass bei *jedem* Krankheitsprozess prinzipiell auch psychologische und ökosoziale Faktoren als potenzielle Einflussgrößen zu kalkulieren sind – die beteiligten Leben generierenden bzw. erhaltenden Prozesse interagieren nämlich beständig, einerlei, ob das molekulare Geschehen oder die Lebensumwelten eines Organismus ins Auge gefasst werden.

Es muss hier angemerkt werden, dass inzwischen namhafte Vertreter der „Psychosomatik" (bzw. der „psychosomatischen Medizin") diesen Begriff zwar als solchen weiterverwenden, nun aber in einer begrifflichen Extension, die sehr nahe an das systemtheoretische Grundverständnis des aktuellen biopsychosozialen Modells heranreicht oder dieses explizit meint (vgl. Kapfhammer 2011a, b). Da der Terminus *Psychosomatik* historisch eng mit dem Psychogenese-Modell der Psychoanalyse verknüpft ist, besteht allerdings die Gefahr, dass es durch diese Erweiterung und Re-Definition des traditionellen Begriffs zu einer Überfrachtung kommt, welche zwangsläufig Unschärfe erzeugt.

Jedenfalls ist der bereits in die Laiensprache eingewanderte Begriff der „psychosomatischen Krankheiten" (oft mit dem simplifizierenden Motto „Was kränkt, macht krank" assoziiert) nicht länger haltbar. Er suggeriert, wie erwähnt, zwei Klassen von Krankheiten, nämlich *psychosomatische* und *nicht-psychosomatische*. Eine solche Dichotomie ist auf der Basis des biopsychosozialen Modells aber weder logisch richtig noch wissenschaftlich nützlich (Egger 1992a, 1999a, 2008a, Goodman 1991).

Vorweg: Es gibt keinen einzelnen Begründer des biopsychosozialen Modells. Es ist vielmehr das Ergebnis eines weltumspannenden wissenschaftlichen Netzwerks, von dem hier nur einige der bedeutenden Proponenten erwähnt werden sollen: Das *biopsychosoziale Modell* ist überwiegend aus Studien zur *Allgemeinen Systemtheorie* (s. Kriz 1997, Schiepek & Spörkel 1993, Suls & Rothman 2004) und seiner Anwendung auf die Biologie hervorgegangen und ist in wesentlichen Punkten das Verdienst von L. v. Bertalanffy (1950, 1968) und Weiss (s. Petzold 2006). Die Ausformulierung und Propagierung des Modells samt Benennung als „biopsychosozial" war wiederum im Wesentlichen die Arbeit von George L. Engel (1976, 1977, 1980, 1982, 1992, 1997) und den Verhaltensmedizinern Schwartz & Weiss (1977, 1978, Schwartz 1982), aber auch von Matarazzo (1980), Anderson (1998), Kaplan (1990), Goodman (1991) und einigen anderen, von denen Herbert Weiner (1986, 1990, 1991, 1998, 2001) hervorzuheben ist, der bis zu seinem Tod unermüdlich empirische Belege aus allen Forschungsbereichen der naturwissenschaftlichen Medizin zusammengetragen hat. Er orientierte sich eng am Modell, wie es Engel (1977) entworfen hat und verstand seine Arbeit als Beitrag für einen grundlegenden und grenzüberschreitenden Ansatz einer psychosomatischen Medizin. Weiner war stark empirisch orientiert, wobei er sich insbesondere für die Verbindung von Hirnforschung und Medizin interessierte. Auch der Nobelpreisträger Eric Kandel (2006) widmet in der Zusammenschau über sein Forscherleben der Überwindung der Leib-Seele-Dichotomie und der Begründung einer *Theorie der Materie-Geist-Einheit* – genau so müsste übrigens das biopsychosoziale Modell in seiner neuesten Fassung heißen – breiten Raum (Egger 2005, 2008b, 2015).

Jenseits der psychosomatischen Wissenschaften hat sich eine Reihe weiterer theoretischer Ansätze um ein „ganzheitliches“ Verständnis von Krankheit und Gesundheit im Sinne eines bio-psycho-sozialen Modells bemüht. Hier sind stellvertretend die russischen Arbeiten von Lurija zu nennen, der zusammen mit Vygotskij eine der frühesten biopsychosozialen Forschungskonzeptionen entwickelt hat (Lurija 1978, 1992, 1993), oder jene von H. Petzold (Petzold 2006, Petzold 2001, Orth & Petzold 2000), welche wiederum von den vorgenannten russischen Forschern beeinflusst sind und ebenfalls einen mehr psychologischen Zugang aufweisen. Einen ähnlichen biopsychosozialen Ansatz verfolgen auch Vertreter der Gesundheitspsychologie (health psychology) wie Matarazzo (1980), Anderson (1998) oder – in Verbindung mit der damals noch relativ jungen Disziplin der Verhaltensmedizin (behavioral medicine) – Kaplan (1990) und ihre Kooperation mit der Psychoimmunologie (Ader & Cohen 1975) u. a.

Allen Einwänden zum Trotz: Das inzwischen revidierte und erweiterte biopsychosoziale Modell ist als aktuelle *Theorie der Körper-Geist-Einheit* das gegenwärtig kohärenteste, kompakteste und auch bedeutendste Theoriekonzept, innerhalb dessen der Mensch in Gesundheit und Krankheit erklärbar und verstehbar wird (Goodman 1991, Suls & Rothman 2004, Spitzer 2005, Adler 2009).

Worin besteht nun dieses *biopsychosoziale Modell*, das in Relation zu seiner Bedeutung für die Medizin nach wie vor zu wenig geläufig ist und in seiner Tragweite unterschätzt wird? (Abb. 1, siehe S. 18)

Im Kern dieser systemtheoretischen Überlegungen steht, dass die Natur auf einem Kontinuum hierarchisch geordnet ist, wobei die komplexeren, größeren Einheiten jeweils über den weniger komplexen, kleineren Einheiten aufgebaut sind. Das *biopsychosoziale Modell* beschreibt also die Natur als eine hierarchische Ordnung von Systemen. Jedes Niveau in dieser Hierarchie repräsentiert ein *organisiertes dynamisches System* (oder *Ganzheit*) und jedes System weist Qualitäten und Beziehungen auf, die für dieses Organisationsniveau typisch sind. Nichts existiert isoliert, alle Ebenen der Organisation sind verbunden, sodass eine Änderung auf einer Ebene im Prinzip auch eine Änderung in den anderen, v. a. den angrenzenden Systemebenen bewirken kann.

Ein *Ereignis* läuft aufgrund der vertikalen und horizontalen Vernetzung mehr oder minder *gleichzeitig auf verschiedenen Dimensionen* ab, was technisch dem Prinzip der parallelen Verschaltung entspricht. D. h. aber nicht, dass auch alle Effekte zur gleichen Zeit einsehbar sind. Aufgrund der unterschiedlichen zeitlichen Abläufe auf den beteiligten Systemebenen werden einige Aspekte schnell, andere Aspekte – auch auf anderen Systemebenen – möglicherweise erst verzögert wahrgenommen werden können – denken wir bspw. an die lange Vorlaufzeit für Schädigungen durch Zigarettenrauchen oder an den Zusammenhang zwischen einer latenten Ärgerbereitschaft und der Entwicklung eines Magen-Ulcus ...

Es sollte klar werden, dass das biopsychosoziale Modell *kein additives Modell* ist – nach dem Motto: „*Also schauen wir halt, wenn wir schon auf organischer Ebene keine befrie-*

**Hierarchie von Systemen** *(grobe Rangordnung von Ganzheiten)*

*Netzwerk von physischen (materiellen) Begriffen (zugleich Wissenschaftsbereiche)*

UNIVERSUM
(nicht mehr beobachtbar, nur mathematisch erschließbar)

SUPERCLUSTER

GALAKTISCHE CLUSTER

GALAXIEN

MILCHSTRASSE [MAKROKOSMOS]

ERDE/BIOSPHÄRE

VÖLKER/NATIONEN

KULTUR, SUBKULTUR

GEMEINDE, GEMEINSCHAFT

FAMILIE

ZWEIER-BEZIEHUNG/LEBENSGEMEINSCHAFT

**PERSON** [MESOKOSMOS]
(als Organismus bzw. Individuum)

ORGANE

GEWEBE

ZELLEN

MOLEKÜLE/DNS [MIKROKOSMOS]

ATOME

SUBATOMARE TEILCHEN

SUPERSTRINGS
(nicht mehr beobachtbar, nur mathematisch erschließbar)

Abb. 1: G.L. Engels Biopsychosoziales Modell (1975), modifiziert Egger 1993, 2001

*digende Erklärung für die Störung finden, ob der Patient irgendwelche (psychosozialen) Stressbelastungen hat ...*“

Vielmehr ist die Theorie prinzipiell auf ganzheitlich – also gleichzeitig alle Wirkebenen umfassendes – Prozesshaftes ausgerichtet, und zwar auf der gesamten Zeitachse, also von eventuell „*ursächlichen*“ Faktoren, über die *Pathogenese* bis zu den *beobachtbaren Krank-*

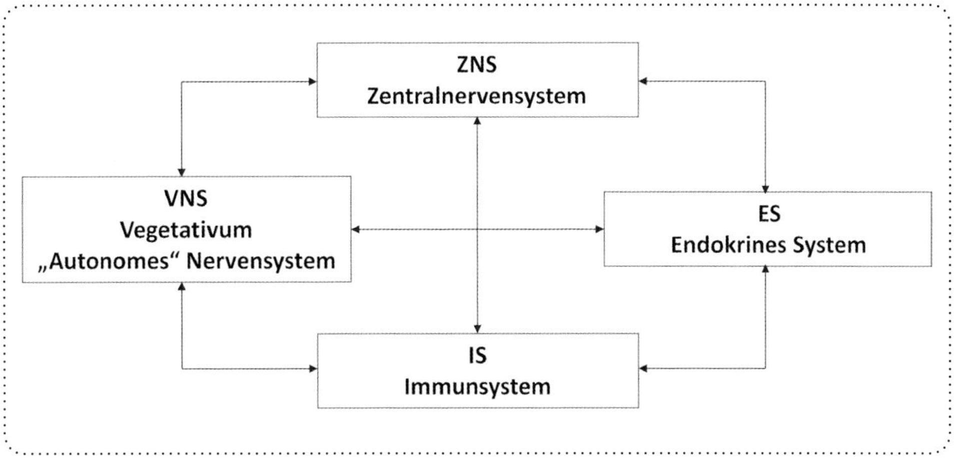


Abb. 2: Illustration für eine parallele Verschaltung auf der Ebene von Organismus-Steuerungssystemen: das inzwischen ausreichend gut bestätigte psychoneuroimmunologische Modell (s. a. Straub 2006, Schedlowski & Tewes 1996). Die Regulationssysteme des Organismus sind über vielfältige, spezifische Kommunikationswege verbunden (interagierend).

*heitsaspekten* und den *aufrechterhaltenden Bedingungen* der Erkrankung. In vereinfachender, die Wirklichkeit nur schlecht abbildender Form sprechen wir von *Wechselwirkungen innerhalb* und *zwischen* den Systemebenen, so als ob die Teile nebeneinander stehen und sich dergestalt gegenseitig beeinflussen würden; tatsächlich sind sie aber alle Teile ein und desselben organismischen Geschehens. Weil im Normalfall kaum alle beteiligten Faktoren ausreichend aufgeschlüsselt werden können, verbleibt hier auch eine Rest-Unschärfe im Erklärungsmodell.

Anmerkung: Die *Stresstheorien* haben in ihrer langen Geschichte viel zum Verständnis von pathopsychophysiologischen Prozessen beigetragen (Straub 2006, Egger 1992b, 1993c), sie reichen aber nicht aus, die Komplexität von Krankheitsphänomenen aufzuklären. Fest steht, dass „Stress“ (genauer: Stressoren) zu einem Spektrum an Reaktionen führt, deren exakte Kontrolle substanziell für die Gesunderhaltung des Organismus ist. Derartige Stressoren führen bekanntlich zur Freisetzung von CRH, welches die autonomen, physiologischen und behavioralen Stressreaktionen (strain) steuert. Eine Schlüsselrolle kommt hierbei der Hypothalamus-Hypophysen-Nebennierenrinden-Achse (HHNA) zu, deren Aktivierung zur Freisetzung von Cortisol führt, dem wichtigsten Glucocorticoid des Menschen. (Diese Bedeutung der HHNA macht sie aus Sicht der aktuellen Genetik-Forschung auch zu einem primären Endophänotypen bei der Suche nach genetischen Determinanten stresskorrelierter Erkrankungen; vgl. Schedlowski & Tewes 1996, Schüssler 2004, Singer 2005, Schubert 2011).

Ein plakatives Beispiel für die Nutzung dieser in der obigen Abbildung skizzierten Zusammenhänge in der psychologischen Behandlung liefert Schedlowski (2007):

„Die funktionellen psychoneuro-immunologischen Zusammenhänge bei Erkrankungen mit immunologischem Bezug werden in immer mehr Einzelheiten bekannt. Auf der Grundlage dieser Erkenntnisse wird es notwendig sein, gezielt Verhaltens-Interventionsprogramme zu gestalten, mit denen sich auf das biochemische Netzwerk im Körper Einfluss nehmen lässt. Beispielsweise wurde gerade in den letzten Jahren detailliert dokumentiert, dass Bewegung und Sport anti-entzündlich wirken. Insbesondere anti-inflammatorische Zytokine werden durch sportliche Aktivitäten vermehrt im Körper freigesetzt. Diese Erkenntnisse haben dazu geführt, dass Sport und Bewegung bei einer Vielzahl von Erkrankungen als nichtpharmakologische Behandlungsmethode unter dem Überbegriff „Die Heilkraft der Bewegung" eingesetzt werden. Inzwischen wissen wir aus vielen Grundlagenstudien der Placebo- und der Konditionierungs-Forschung, dass auch Immunfunktionen beim Menschen klassisch konditioniert werden können. Das bedeutet, dass im Rahmen von künftigen Verhaltens-Interventionsprogrammen Erwartungseffekte und Konditionierungsprozesse gezielt als zusätzliche oder supportive Therapie zur pharmakologischen Intervention eingesetzt werden sollten." – Diese Erwartungseffekte können wir in einer professionell gestalteten Therapeut-Patient-Beziehung durch die Nutzung von kommunikativen Fertigkeiten recht gut steuern.

## 1.3 Der Organismus als informationsverarbeitendes, dynamisches System

Weiner (2001, 1991, 1990) vertrat die überzeugende Position, dass, solange die Medizin die Sprache der *Materie* und nicht die Sprache der *Funktion* benutzt, das Rätsel von Geist und Gehirn dualistisch und unlösbar bleibt. Er konnte auf der Basis von empirischen Befunden zeigen, dass das Gehirn als das größte dieser Systeme nicht nur rhythmische Muster motorischer, hormonaler oder respiratorischer Aktivität erzeugt, sondern auch zirkadiane Muster vieler verschiedener Funktionen wie z. B. Schlaf, Stimmung, Nahrungsaufnahme oder Temperatur generiert. Das Gehirn besitzt seine eigenen intrinsischen Rhythmen, die in Abhängigkeit vom Zustand des Organismus variieren. Es koordiniert alle diese dynamischen Funktionen, indem es die Signale aus der Umwelt überwacht. Eine solche Leistung gelingt allerdings nur deshalb, weil hier die einlangenden Informationen *parallel* (und nicht seriell) verarbeitet werden: Das Gehirn erhält sowohl Signale aus der Umwelt als auch von jedem Teil seines Organismus, von dem es selbst ein Teil ist. So werden bspw. visuelle Signale und Bilder in der Retina in die Sprache der Membranpotenziale übersetzt und digitalisiert.

Damit ist der Organismus (nach Weiner 1991) als ein *dynamisches System* zu verstehen, das in einer sich ständig ändernden Umgebung existiert. Dieses komplexe, dynamische System wird als eine Reihe von miteinander verknüpften Subsystemen konzipiert, welche ihrerseits in rhythmischer Weise in einem Zeittakt funktionieren. Die Verknüpfung dieser Subsysteme erfolgt durch eine große Vielfalt von Kommunikationssignalen, die in regulärer oder irregulärer Weise ausgesendet werden können. Krankheit entsteht im Sinne dieser funktionalen Sichtweise dann, wenn neue Rhythmen auftauchen oder bereits vorhandene verschwinden oder sich ändern.

H. Weiner versteht den Organismus als *Leib-Seele-Funktionseinheit* und beschreibt ihn als dynamisches System, in dem eine Gruppe von Subsystemen durch rhythmischen Austausch von Signalen miteinander in Beziehung steht. Damit schlägt er ein integratives Konzept für die gesamte Medizin vor, das er als *multifaktoriell integriertes Modell* bezeichnet. In diesem Konzept stellen z. B. sowohl *Sprache* als auch *emotionales Verhalten* Kommunikationssignale dar, die analoge Funktionen erfüllen, genauso wie Hormone oder (Neuro-)Transmitter. In der Vergangenheit erschienen geistige und körperliche Aspekte deshalb so verschieden, weil die Funktion der *geistigen Phänomene* in *nicht-materiellen Ausdrücken* und die *Funktion des Körpers* in *materiellen Begriffen* beschrieben wurden. Weiner war zeitlebens überzeugt, dass – solange die wissenschaftliche Medizin die Sprache der *Materie* und nicht die Sprache der *Funktion* benutzt – das Rätsel von *Geist* und *Gehirn* dualistisch bleibt und damit unlösbar ist. Erst der Begriff der *Funktion* stellt ein integriertes und dynamisches Konzept dar. Im lebenden Organismus – argumentiert er – wechselt jede Funktion nämlich beständig. Die Form und auch das Muster dieser Veränderungen sind erkennbar und stabil. Der Organismus funktioniert in einer integrierten, schematischen Art und Weise. Die Muster von Physiologie und Verhalten sind niemals trennbar, sondern in einer parallelen Verschaltung vereinigt. Für die Praxis von entscheidender Bedeutung ist nun, dass sich damit die Möglichkeit eines gleichzeitigen (parallelen) Zugriffs bzw. Eingriffs eröffnet.

Weiner plädiert auf der Basis seiner Überlegungen dafür, *Krankheit* nicht mehr in zwei Kategorien eingeteilt zu verstehen, nämlich in *organische* einerseits und in *funktionelle* Krankheiten andererseits (und erst recht nicht in psychosomatische und nicht-psychosomatische!). Der Übergang von *Gesundheit* zu *Krankheit* liegt nicht in seiner *Struktur* begründet, sondern in Änderungen in den *dynamischen Funktionen* des Organismus. Damit kann *Krankheit* und *Leid*, wie er meint, einheitlich begriffen werden. In Bezug auf die *Funktion* führt er aus, dass Veränderungen derselben – also z. B. qualitative Veränderungen der Parameter wie Frequenz, Amplitude, Wellenform oder Muster – in der Dynamik eines Kommunikationssystems mehrere verschiedene Formen annehmen können: So können neue Periodizitäten und/oder parametrische Charakteristika in einem sich fortsetzenden rhythmischen Prozess erscheinen oder rhythmische Prozesse können verschwinden – beispielsweise Apnoe – oder aber es können in einem System reguläre, normalerweise nicht charakteristische Oszillationen wie beispielsweise Muskelfibrillationen etc. auftreten. Für Weiner wären diese drei Klassen von Änderungen der periodischen Funktion mit dynamischen Erkrankungen zu kennzeichnen.

## 1.4 Emergenz als natürliches Phänomen in der Entwicklung von Komplexität

Bezüglich *geistiger* Phänomene einerseits und *körperlicher* Phänomene andererseits postuliert die *Theorie der Materie-Geist-Einheit* – unter Zugrundelegung der Allgemeinen Systemtheorie –, dass mentale Phänomene (wie der *Gedanke*) relativ zum Nervensystem *emergent* sind, d. h. sie sind zwar bestimmt durch und auch erzeugt von physiologischen und physiko-chemischen Ereignissen, sie sind aber charakterisiert durch emergente (neue, hierarchisch komplexere) Eigenschaften, welche unterscheidbar sind von neurobiologischen Eigenschaften und welche auch nicht reduzierbar sind auf neurophysiologische Gegebenheiten (Egger 2000, 2009a).

Der zentrale Begriff ist hier die *Emergenz*, also das Hervorbringen von Phänomenen, die auf der jeweils darunter liegenden Systemebene noch nicht vorhanden sind und deswegen dort auch nicht als Erklärungsgrundlagen zur Verfügung stehen. Emergenz wird im Sinne der Evolutionstheorie (s. z. B. Riedl 1990, 1987) als ein durchgehendes Phänomen allen Biologischen gesehen; ohne sie wäre die oft sprunghafte Entwicklung konkreter Lebensformen auf unserem Planeten kaum verständlich. Konrad Lorenz hat dies als Fulguration beschrieben (s. a. Egger 2009a).

Die damit verbundene entscheidende und wichtigste Erkenntnis ist, dass eine noch so genaue Klärung der Bestandteile und ihrer Beziehungen untereinander auf jeweils einer Systemebene keine ausreichende Klärung der Phänomene auf der nächsthöheren Ebene der Systemhierarchie erbringt. Oder anders formuliert: Die größten Anstrengungen auf neurologischer oder biochemischer Ebene werden es nicht schaffen, die Erlebens- und Verhaltensphänomene aufzuklären und vice versa – und zwar aus prinzipiellen Gründen, da das jeweils höher liegende System Phänomene produziert, die auf der darunterliegenden Ebene noch gar nicht existieren. Ein psychologisches Konstrukt wie etwa „Selbstunsicherheit“ oder „Feindseligkeit“ werden wir auf physiologischer Ebene vergeblich suchen. Was wir dort davon finden, sind vielfältige nervöse, humorale bzw. biochemische Erregungsmuster, die ohne Kenntnis der übergeordneten Funktion in ihrer psychologischen Bedeutung nicht zu verstehen sind.

Als eine wichtige Folgerung aus dem biopsychosozialen Krankheitsmodell gilt, dass jedes Ereignis oder jeder Prozess, der an der Ätiologie, der Pathogenese, der symptomatischen Manifestation und der Behandlung von Störungen beteiligt ist, folgerichtig *nicht* entweder *biologisch* oder *psychologisch* ist, sondern *sowohl* biologisch *als auch* psychologisch.

Von grundlegender Bedeutung ist dabei die Erkenntnis, dass jedes seelische Phänomen – also jeder Gedanke, jedes Gefühl, jeder Handlungsimpuls und jedes Handeln – immer gleichzeitig auch als ein körperlicher Vorgang zu verstehen ist. Es ist unsere Sprache, die uns hier zwei verschiedene Welten vorgaukelt, tatsächlich handelt es sich immer um *einen* Prozess des gesamten Systems „Mensch“. Seelische Phänomene stellen emergente Eigenschaften des komplexen Organismus – insbesondere des Nervensystems – dar. Verschiedene strukturelle oder funktionelle Zustände dieses Nervensystems bringen daher auch verschiedene seelische Phänomene hervor. Nach dem Prinzip der Emergenz sind diese seelischen Ereignisse allerdings auf der darunterliegenden physiologischen Ebene nicht ausreichend erklärbar, sie können dort phänomenologisch niemals ausreichend verstanden werden (s. a. Singer 2005, Roth 2003).

## 1.5 Was bedeuten *Gesundheit* und *Krankheit* in der biopsychosozialen Medizin?

Im *biopsychosozialen Modell* bedeutet

**Gesundheit**

die *ausreichende Kompetenz* des Systems „Mensch", beliebige Störungen auf beliebigen Systemebenen *autoregulativ* zu bewältigen. Nicht das Fehlen von pathogenen Keimen (Viren, Bakterien etc.) oder auch das aktuelle Freisein von Störungen auf der psychosozialen Ebene bedeuten demnach *Gesundheit*, sondern die Fähigkeit, diese pathogenen Faktoren ausreichend wirksam kontrollieren zu können.

**Krankheit**

stellt sich dann ein, wenn der Organismus die *autoregulative Kompetenz* zur Bewältigung von auftretenden Störungen nicht ausreichend zur Verfügung stellen kann und relevante Regelkreise für die Funktionstüchtigkeit des Individuums überfordert sind bzw. ausfallen.

Wegen der *parallelen* Verschaltung der Systemebenen ist es nicht so bedeutsam, auf welcher Ebene oder an welchem Ort eine Störung generiert oder augenscheinlich wird, sondern welchen Schaden diese auf der jeweiligen Systemebene, aber auch auf den unter- oder übergeordneten Systemen zu bewirken imstande ist.

Krankheit und Gesundheit erscheinen folgerichtig *nicht* als ein Zustand, sondern als ein dynamisches Geschehen. So gesehen muss *Gesundheit* in jeder Sekunde des Lebens „geschaffen" werden.

Da das „Ganze" einer Krankheit (oder Gesundheit) – und damit sind alle relevanten Systemebenen gemeint – als solches nicht fassbar ist, macht es natürlich weiterhin Sinn, für die Detailauflösung dimensional vorzugehen. Der Therapeut wird also auch im biopsychosozialen Modell bevorzugt auf einem der beteiligten Wirklichkeitsausschnitte – nämlich dort, wo er mit seinem Fachwissen Experte ist – Daten sammeln und potenzielle Wirkfaktoren überprüfen. Allerdings muss er versuchen, sie danach in ein übergeordnetes System zu integrieren.

Für die Forschung gilt: Da es wissenschaftslogisch und auch erkenntnistheoretisch – wie erwähnt – nicht möglich ist, das „Ganze" (d. h. die „Realität an sich") zu erfassen, bleibt nur der Weg, über exakte und überprüfbare Detailauflösungen Puzzlesteine für den multi-dimensionalen Raster einer solchen angenommenen Wirklichkeit zu erarbeiten (Seiffert 1983, 1985, L'Abate 1983). Aber sowohl für die Hypothesenbildung wie auch für die Zusammensetzung der erzielten Ergebnisse benötigen wir eine darüber hinausreichende synoptische Sichtweise.

## 1.6 Kritik am originären biopsychosozialen Modell

Gelegentlich wurde am biopsychosozialen Modell der zugrundeliegende *emergente Materialismus* kritisiert. Diese Kritik ist aber weitestgehend gebändigt, wenn die Arbeiten von Alfred North Whitehead (1861–1947) herangezogen werden: Der englische Mathematiker, Physiker und Philosoph hat unser Verständnis dessen, woraus die Welt besteht, entscheidend geprägt. Ihm ging es um das Verstehen, wie aus dem „Sein" das „Werden" entspringt. Damit ist er einer der Wegbereiter für ein revolutionäres Verständnis von Quantenphysik bzw. Quantenmechanik, der Selbstorganisation und der Kosmologie. Seine wesentliche Erkenntnis besteht darin, dass die Grundbausteine der Welt nicht einfach materielle Substanzen – also feste materielle Entitäten – sind, sondern Prozesse.

Seit der Antike war die Idee gültig, dass die Atome (die „Unteilbaren") die kleinsten und damit letzten Bausteine unserer materiellen Welt darstellen. Aus der Atomphysik ist uns klar geworden, dass die Atome selbst Substrukturen aufweisen. Um einen Atomkern, der positiv geladen ist, bewegen sich Elektronen, die negativ geladen sind, und die nicht ohne Weiteres die Bindung an diesen Atomkern aufgeben können bzw. verlassen können. Der Atomkern selbst besteht wiederum aus Protonen und Neutronen und diese wiederum aus Up- und Down-Quarks. Wir können daher das „Atomare" nicht als etwas Statisches ansehen, sondern müssen es als einen Prozess von Bindungen zu verstehen versuchen (Whitehead 1929/1987). Es existiert eine Kraft, die verhindert, dass die Elektronen aus dem Atom herausfallen, d. h. es sind offensichtlich solche Wechselwirkungsprozesse, die die Materie zusammenhalten. Anders formuliert: Materie besteht aus Bindungsenergie zwischen diesen Up- und Down-Quarks in den Protonen und Neutronen. Ohne diesen Wechselwirkungsprozess gäbe es keine Substanzen, und ohne diese Substanzen gäbe es auch nichts, was in Wechselwirkung treten könnte. Alles, was es auf dieser Welt gibt, ist letztendlich nur verstehbar über diese Wechselwirkungsprozesse, wie die entsprechenden Teile untereinander in Beziehung stehen. Philosophisch betrachtet ist dies ein Weg von Aristoteles zu Heraklit (*panta rhei*, „alles fließt"). Betrachten wir nun das, was Wissenschaften im Einzelnen leisten, so sind es immer nur Teilaspekte der Wirklichkeit, die sie mit ihren Methoden zu beschreiben und zu erklären vermögen. Sie bilden immer nur Teilbereiche der Welt ab, sodass eine Aufgabe übrig bleibt: Dieses, von den Wissenschaften zur Verfügung gestellte Wissen muss wiederum zu einem Gesamtbild zusammengefügt werden – eine Aufgabe, die der Philosophie auch nach den grandiosen Erfolgen der Physik zukommt (s. a. Wikipedia zu A.N. Whitehead).

Kurz zu zwei schwerwiegenden Einwänden gegen die ursprüngliche biopsychosoziale Theorie, wie sie noch G.L. Engel bei der Propagierung des Modells verwendet hat (vgl. Goodman 1991, Malmgren 2005):

(1) *Gegen* das originäre wie gegenwärtige biopsychosoziale Modell spricht, dass es (noch) kein Begriffssystem ausweist, welches einerseits mit den psychologischen (mentalen) Begriffen und andererseits mit den neurophysiologischen (materiellen) Begriffen Hand in Hand geht. D. h. wir vermögen die parallel organisierten Ereignisse eines Krankheitsprozesses einigermaßen zu erkennen, aber für deren Beschreibung haben wir nach wie vor zwei kaum miteinander verbundene Sprachen in der Heilkunde: die organmedizinische und die psychologische Sprache. – Hier braucht es noch viel Anstrengung, eine epochale Arbeit, die nur interdisziplinär und im Team gelöst werden wird. Bis heute gaukelt uns die Sprache mit ihren dualistischen Begrifflichkeiten nach wie vor zwei Welten vor – nämlich eine Welt des Körperlichen und eine davon irgendwie losgelöste Welt des Seelischen –, wo es nur eine gibt (vgl. Windmann & Durstewitz 2000, Seiffert 1983).

(2) Das zweite Problem des biopsychosozialen Modells in seiner ursprünglichen Form besteht in der alten Kernfrage des Leib-Seele-Problems – wie es um die kausale Beziehung zwischen Geist und Hirn bestellt ist (s. a. Malmgren 2005). Es war lange Zeit nicht begreiflich, wie denn ein nicht-materieller, geistiger Vorgang (z. B. ein Gedanke) – der ohne Ausdehnung von Raum und Zeit ist, also ohne physische Existenz konzipiert ist – Einfluss nehmen kann auf etwas Materielles wie das Hirn, ohne dabei die fundamentalen physikalischen Grundgesetze von der Erhaltung der Masse und Energie außer Kraft zu setzen – eine schwerwiegende Kritik, die bereits auf Kant zurückgeht.

## 1.7 Das revidierte und erweiterte biopsychosoziale Modell als Theorie der organismischen Einheit

Der Lösungsvorschlag für diese ernsthafte Schwachstelle des originären biopsychosozialen Modells kommt aus der bereits seit 300 Jahren bekannten (mental-physischen oder) *Leib-Seele-Identitätstheorie* von Spinoza. Mit ihr wird aus dem biopsychosozialen Modell das *revidierte biopsychosoziale Modell* (Abb. 3), das auch als *Theorie der Organismischen Einheit* oder *Theorie der Körper-Geist-Einheit* bezeichnet wird (im Englischen als *Organic Unity Theory* oder häufiger als *Body Mind Unity Theory* bekannt). Alle nun folgenden Ausführungen beziehen sich auf dieses wissenschaftstheoretisch erweiterte bzw. *revidierte biopsychosoziale Modell*, denn dieses entspricht dem aktuellen Stand der Theorieentwicklung.

Nach der Theorie der *Leib-Seele-Identität* existieren *reine psychophysische Ereignisse* – das entspricht erkenntnistheoretisch „der Wirklichkeit an sich", von der gilt, dass sie als solche prinzipiell *nicht* erfahrbar ist (s. a. Goodman 1991). Die Wege, über welche wir As-

**Hierarchie von Systemen** (sensu Allgemeine Systemtheorie)
(grobe Rangordnung von Ganzheiten bzw. Systemen)

| *Netzwerk von physischen (materiellen) Begriffen (zugleich Wissenschaftsbereiche):* | | *Netzwerk von geistigen (mentalen) Begriffen:* |
|---|---|---|
| UNIVERSUM (nicht mehr beobachtbar, nur mathematisch erschließbar) | | |
| SUPERCLUSTER | | |
| GALAKTISCHE CLUSTER | | |
| GALAXIEN | | |
| MILCHSTRASSE | [**Makrokosmos**] | |
| ERDE/BIOSPHÄRE | | |
| MENSCHHEIT | | |
| GROẞRÄUMIGE SOZ.ÖKOLOG. STRUKTUREN | | |
| MITTELBARE LEBENSWELT (umgebende sozio-ökologische Strukturen, Dorf/Stadtteil ...) | <--------------------? | *(obere Grenze des subj. Erlebnisraumes)* SOZIO-KULTURELLES LEBEN (subkulturelle Erfahrungen) |
| UNMITTELBARE LEBENSWELT (direkte sozio-ökologische Umwelt) | | PARTNERSCHAFT/FAMILIE/FREUNDSCHAFT (persönliche Kontakte) |
| *(Position des BEOBACHTERS mit seinen technisch erweiterten Wahrnehmungsmöglichkeiten)* | [**Mesokosmos**] | *(Position des sich selbst erlebenden SUBJEKTS)* |
| **PERSON** (physiologische Gestalt (Körper) & molares Verhalten) | <---------- **REINE PSYCHO-PHYSISCHE EREIGNISSE** ---------> | **PERSON** individuelle Erfahrung (Denken, Fühlen) |
| *(objektivierbare Ereignisse)* | *(das Ereignis an sich; die Realität als solche; prinzipiell nicht erfahrbar)* | *(das Ereignis als privates Erleben)* |
| ORGANE | | KÖRPERWAHRNEHMUNG |
| GEWEBE | <-------------------- ? | *(untere Grenze des subj. Erlebnisraumes)* |
| ZELLEN | | |
| MOLEKÜLE/DNS | [**Mikrokosmos**] | |
| ATOME | | |
| SUBATOMARE TEILCHEN | | |
| SUPERSTRINGS (nicht mehr beobachtbar, nur mathematisch erschließbar) | | |

------------> ... Eingeschränkter Geltungsbereich

Abb. 3: G.L. Engels „Biopsychosoziales Modell" (1975), modifiziert und erweitert nach der „Theorie der Organismischen Einheit" (Organic Unity Theory, Goodman 1991) auf der Basis der Leib-Seele-Identitätstheorie nach Spinoza ergibt als Synthese das „erweiterte biopsychosoziale Modell" oder Body Mind Unity Theory (Übertragung, Ergänzung und Modifikation, Egger 1993, 2005).

Der für die Theorie bedeutsame Ausschnitt der Wirklichkeit ist in dieser Abbildung als Mesokosmos (sensu Vollmer) dargestellt. Er skizziert die dem Menschen in seinem Erleben unmittelbar zugänglichen Systemebenen: Die linke Spalte symbolisiert die Beobachter-Perspektive, d. h. die objektivistische Sicht auf die „Wirklichkeit"; die rechte Spalte symbolisiert die individuelle Erlebnisperspektive, d. h. die subjektivistische Sicht.

pekte dieser Wirklichkeit (eines auch seelisch relevanten Ereignisses) erfahren können, sind zweierlei: einmal durch die Position des Beobachters und dann durch die Position des erlebenden Subjekts:

Der *Beobachter* erfährt dieses (als reines psychophysisches Ereignis prinzipiell nicht zugängliche) Ereignis als (sozial-)motorische oder physiologische *Daten* – welche den Vorzug haben, dass sie intersubjektiv bestätigbar sind und damit in der konventionellen Begriffswelt festgemacht werden können. Mit anderen Worten: Wissenschafter beschreiben die Welt idealiter aus der Perspektive des objektiven Beobachters: Was ich als Wissenschafter direkt beobachte, kann ein anderer (mit den gleichen Instrumenten) ebenso gut direkt beobachten.

Das Individuum als Subjekt erfährt dasselbe Ereignis als *bewusste* (phänomenale) *Wahrnehmung* – besitzt also, was seine eigene Innenwelt betrifft, direktes Wissen im Sinne des nur ihm zugänglichen Erlebens eines solchen Ereignisses; es ist allerdings nur subjektiv bestätigbar. Anders formuliert: Die Person als Subjekt erfährt das Ereignis in ihrer jeweiligen eigenen Welt und reagiert entsprechend den für sie typischen situations- und persönlichkeitsgebundenen Schemata (Pieringer & Egger 2005).

Für die Praxis: Am Beispiel einer *Biofeedback*-Sitzung lässt sich zeigen, dass ich hier beide Positionen einnehmen kann: Als *Beobachter* kann ich die Abbildungen meiner Körperreaktionen auf dem Bildschirm verfolgen. Gleichzeitig kann ich – und nur ich – als *Subjekt* die parallel zu den physiologischen Daten auftretenden Gedanken, Stimmungen oder Empfindungen originär erleben.

Damit wird die Unterscheidung zwischen „subjektiver" und „objektiver" Welt zu einer Frage der Standortbestimmung (Hofstadter 1985).

Auf der Basis dieser Überlegungen erscheint das alte Leib-Seele-Problem – oder neuzeitlich formuliert: das *Gehirn-Geist-Problem* (Markl 2005, Egger 2000) – als Folge von sog. *Kategorienfehlern*. Gerade der Begriff *Psychosomatik* wird noch häufig so verwendet, als ob *Geist* und *Körper* separat existieren würden und durch irgendeine Art von *Interaktion* verbunden wären. Die Überwindung solcher sprachgebundener Irrtümer kommt einem erstrangigen *semiotischen* Problem gleich, worauf v. Uexküll & Wesiack in ihrem Buch *Theorie der Humanmedizin (1988)* schon vor ca. 30 Jahren eindringlich hingewiesen haben (s. a. Uexküll & Wesiack 2003, Uexküll 1991).

Die meisten Probleme in der Leib-Seele-Theorie-Diskussion kommen also zustande, weil Begriffe vermischt werden, die aus ganz verschiedenen Systemen stammen, aber welche jeweils nur in ihrem originären System Gültigkeit haben. Die Nutzung von systemfremden Begriffen ist in der Logik bekannt als *Kategorienfehler* und hat z. T. verheerende Folgen: Fehler entstehen notwendigerweise immer dann, wenn man versucht, kausale Verbindungen zwischen Ereignissen herzustellen und dabei Begriffe verwendet, die aus ganz unterschiedlichen theoretischen Bezugsrahmen stammen und daher inkompatible logische wie kategorielle Strukturen besitzen.

Ein typisches Beispiel ist der Begriff der *Energie*, der in der Physik klar definiert ist. Es ist wissenschaftlich nicht gerechtfertigt, diesen Begriff einfach in die Psychologie als „seelische Energie“ zu übertragen; das führt zwangsläufig zu falschen Vorstellungen. Genau das passiert in der Esoterik (aber z. B. auch in der Traditionellen Chinesischen Medizin mit ihren sehr ausgeprägten symbolhaften Begrifflichkeiten), die voll solcher Fehler ist und von Analogien und Symbolik lebt. Derartige Fehler zu erkennen und zu vermeiden ist eine vorrangige wissenschaftslogische Aufgabe und gilt in besonderem Maße auch für die wissenschaftliche Medizin.

## Literatur


Ader, R. & Cohen, N. (1975). CNS-immune system interactions: Conditioning phenomina. Behavioral and Brain Science, 8, 379–385.

Adler, R.H. et al. (2003). Uexküll – Psychosomatische Medizin. Modelle ärztlichen Denkens und Handelns. München: Urban & Fischer.

Adler, R.H. (2009). Engel's biopsychosocial model is still relevant today. Journal of Psychosomatic Research, 67, 607–611.

Anderson, N.B. (1998). Levels of analysis in health science: a framework for integrating sociobehavioral and biomedical research. In S. McCann & J.M. Lipton (eds). Annuals of the New York Academy of Sciences, 840, 563–576.

Bertalanffy, L.v. (1950). The Theory of Open Systems in Physics and Biology. Science, Vol. 111, 23ff.

Bertalanffy, L.v. (1968). General System Theory. New York: Braziler.

Egger, J.W. (1984). Nondualistische Modelle zur Ätiologie der koronaren Herzkrankheit. In: B. Rollett & M. Jirasko (Hrsg.), Abstractband zum 34. Kongress der Deutschen Gesellschaft für Psychologie, 222, Vienna.

Egger, J.W. (1985). Zur psychosomatischen Herzinfarktforschung im deutschen Sprachraum. Wiener Medizinische Wochenschrift, 135: 432–432, Wien.

Egger, J.W. (1992a). Das Ende der Leib-Seele-Dichotomie? Neue Ansätze für eine Theorie der Psychosomatik. Psychologie in der Medizin, 3, 2, 3–9.

Egger, J.W. (1992b). Von der psychobiologischen Stressforschung zur Neuropsychoimmunologie. Pädiatrie und Pädologie, 27, 91–96.

Egger, J.W. (1993a). Gibt es „psychosomatische“ Krankheiten? In: Egger, J. (Hrsg.). Psychologie in der Medizin. Medizinische Psychologie, Psychotherapie, Psychosomatik. Wien: WUV Universitätsverlag, 106–123.

Egger, J.W. (1993b). Empirische Psychosomatik. Zusammenhänge zwischen Stress, Angst und Krankheit. In: Egger, J.W. (Hrsg.). Psychologie in der Medizin. Medizinische Psychologie, Psychotherapie, Psychosomatik. Wien: WUV Universitätsverlag, 123–176.

Egger, J.W. (1995a). Psychosomatische Krankheiten gibt es nicht. In: Hochgerner, M., Wildgruber, E. (eds.). Psychotherapie in der Psychosomatik. Wien: Facultas Universitätsverlag, 20.

Egger, J.W. (1999a). Medizin als empirische Wissenschaft – Die Bedeutung der Evolutionären Erkenntnistheorie und der biopsychosoziale Krankheitsbegriff. *Psychologische Medizin*, 10, 2, 3–14.

Egger, J.W. (2000). Die evolutionäre Erkenntnistheorie und der biopsychosoziale Krankheitsbegriff in der Medizin. In Pieringer, W. & Ebner, F. (Hrsg.). *Zur Philosophie der Medizin.* Wien/New York: Springer, 173–189.

Egger, J.W. (2005). Das biopsychosoziale Krankheitsmodell – Grundzüge eines wissenschaftlich begründeten ganzheitlichen Verständnisses von Krankheit. Psychologische Medizin, 16, 2, 3–12. Wien: Facultas.

Egger, J.W. (2008). Theorie der Körper-Seele-Einheit: Das erweiterte biopsychosoziale Krankheitsmodell. Integrative Therapie, 33(4): 497–520.

Egger, J.W. (2008a). Grundlagen der „Psychosomatik" – Zur Anwendung des biopsychosozialen Krankheitsmodells in der Praxis. Psychologische Medizin, 19, 2, 12–22.

Egger, J.W. (2008b). Theorie der Körper-Seele-Einheit: das erweiterte biopsychosoziale Krankheitsmodell – zu einem wissenschaftlich begründeten ganzheitlichen Verständnis von Krankheit. Integrative Therapie – Zeitschrift für Vergleichende Psychotherapie und Methodenintegration, Wien: Krammer/Edition Donau-Universität Krems, 33(4): 497–520.

Egger, J.W. (2009a). Das Phänomen der Emergenz im Verständnis von Gesundheit und Krankheit. Psychologische Medizin, 20, 4, 10–16.

Egger, J.W. (2010). Gesundheit – Aspekte eines komplexen biopsychosozialen Konstrukts und seine Korrelation zu Optimismus und Glückserleben. Psychologische Medizin, 21(1): 38–48.

Egger, J.W. (2012a). Erste Professur für Sprechende Medizin in Österreich: Biopsychosoziale Medizin in der Lehre – Kommunikation als Wirk- und Heilmittel in der Humanmedizin. Psychologische Medizin, 23(1): 2–3.

Egger, J.W. (2012b). Zuerst heile mit dem Wort ...? Zur Bedeutung der Kommunikation in der Humanmedizin. Psychologische Medizin, 23(1): 38–49.

Egger, J.W. (2012c). Theorie der Körper-Seele-Einheit. Folgerungen für die biopsychosozial orientierte Forschung. Psychologische Medizin, 23(1): 24–30.

Egger, J.W. (2015). Integrative Verhaltenstherapie und psychotherapeutische Medizin – ein biopsychosoziales Modell. Wiesbaden: Springer.

Egger, J.W. (2015). Psychosomatische Krankheiten per se gibt es nicht – Folgerungen aus dem erweiterten biopsychosozialen Modell für das Verständnis von Leib-Seele-Zusammenhängen. Psychologie in Österreich, 3/4, 230–241.

Egger, J.W., Stix, P., Pieringer, W. (1985). Interdisziplinäre Vorstellungen zur Ätiopathogenese der koronaren Herzkrankheiten. Wiener Medizinische Wochenschrift, 135: 579–579, Wien.

Engel, G.L. (1976). Psychisches Verhalten in Gesundheit und Krankheit. Bern: Huber.

Engel, G.L. (1977): The need for a new medical model: a challenge for biomedicine. Science, 196:129–136.

Engel, G.L. (1980). The clinical application of the biopsychosocial model. Am. J. Psychiatry, 137: 535–44.

Engel, G.L. (1982). The biopsychosocial model and medical education: who are to be teachers? N. Engl. J. Med., 306: 802–805.

Engel, G.L. (1992). How much longer must medicine's science be bound by a seventeenth century world view? Psychother. Psychosom., 57: 3–16.

Engel, G.L. (1997). From biomedical to biopsychosocial. Psychother. Psychosom., 66: 57–62.

Fava, G.A., Sonino, N. (2008). The biopsychosocial model thirty years later. Psychother. Psychosom., 77: 1–2.

Ferstl, R. (1989). Psychoneuroimmunologie – Grundlagen und denkbare Aspekte ihrer klinischen Anwendung. In: Wahl, R. & Hautzinger, M. (Hrsg.). Verhaltensmedizin. Köln: Deutscher Ärzte-Verlag, 4, 42.

Goodman, A. (1991). Organic unity theory. The mind-body problem revisited. American Journal of Psychiatry, 148, 5, 553–563.

Hofstadter, D.R. (1985). Gödel, Escher, Bach – ein endlos geflochtenes Band. Stuttgart: Klett-Cotta.

Kandel, E.R. (2006). Psychiatrie, Psychoanalyse und die neue Biologie des Geistes. Suhrkamp, Frankfurt am Main.

Kapfhammer, H.-P. (2011a). Psychosomatische Medizin – Einleitung und Übersicht. In: Möller, H.-J., Laux, G. & Kapfhammer, H.-P. (Hrsg.). Psychiatrie, Psychosomatik, Psychotherapie. Band 2: Spezielle Psychiatrie, Berlin: Springer, 1273–1295.

Kapfhammer, H.-P. (2011b). Der Zusammenhang von Depression, Angst und Herzerkrankung – eine psychosomatische Herausforderung. Psychiatria Danubia, 23, 4, 412–424.

Kaplan, R. (1990). Behavior as the central outcome in health care. American Psychologist, 45, 1211-1220.

Kriz, J. (1997). Systemtheorie. Eine Einführung für Psychotherapeuten, Psychologen und Mediziner. Wien: Facultas.

L'Abate, L. v. (1983). Aspekte des Reduktionismus: lassen sich zirkuläre Modelle auf Linearität zurückführen? Zeitschrift für systemische Therapie, 1, 2, 39–42.

Lurija, A.R. (1978). Zur Stellung der Psychologie unter den Sozial- und Biowissenschaften. Gesellschaftswissenschaftliche Beiträge, 31, 640–647.

Lurija, A.R. (1992). Das Gehirn in Aktion. Einführung in die Neuropsychologie. Reinbek: Rowohlt. 6. Aufl. 2001.

Lurija, A.R. (1993). Romantische Wissenschaft. Reinbek: Rowohlt.

Malmgren, H. (2005). The theoretical basis oft he biopsychosocial model. In: P. White (ed.). Biopsychosocial Medicine. Oxford University Press, 21–35.

Markl, H. (2005). Gehirn und Geist: Biologie und Psychologie auf der Suche nach dem ganzen Menschen. Psychologische Rundschau 56(1), 1–35.

Matarazzo, J. (1980). Behavioral health and behavioral medicine: frontiers of a new health psychology. American Psychologist, 35, 807–817.

Meyer, A.-E. (1987). Das Leib-Seele-Problem aus der Sicht eines Psychosomatikers. In *Psychotherap. med. Psychol.* 37, 367–375. Stuttgart: Thieme.

Novack, D.H., Cameron, O., Epel, E., Adler, R., Waldstein, S.R., Levenstein, S., Antoni, M.H. & Wainer A.R. (2007). Psychosomatic medicine: the scientific foundation of the biopsychosocial model. Academic Psychiatry, 31, 5, 388–401.

Orth, I., Petzold, H.G. (2000). Integrative Therapie: Das „biopsychosoziale" Modell kritischer Humantherapie. *Integrative Therapie,* 2/3, 131–144 (auch in 2001a).

Petzold, H.G. (2001). Integrative Therapie – Das „biopsychosoziale" Modell kritischer Humantherapie und Kulturarbeit. Ein „lifespan developmental approach". Paderborn: Junfermann.

Petzold, H.G. (2006). Gesamtbibliographie H.G. Petzold. www.fpi-publikationen.de/materialien.htm

Pieringer, W. & Egger, J.W. (2005). Der Mensch als Subjekt in der Medizin. Psychologische Medizin, 16, 4, 3–4.

Reinecker, H. (1994). Modelle psychischer Störungen. In: Reinecker, H. (Hrsg.). Lehrbuch der Klinischen Psychologie. Göttingen: Hogrefe.

Riedl, R. (1987). Begriff und Welt. Biologische Grundlagen des Erkennens und Begreifens. Berlin.

Riedl, R. (1990). Biologie der Erkenntnis. Berlin.

Roth, G. (2003). Fühlen, Denken, Handeln. Wie das Gehirn unser Verhalten steuert. Frankfurt/Main: Suhrkamp.

Schedlowski, M. & Tewes, U. (1996). (Hrsg.). Psychoneuroimmunologie. Heidelberg: Spektrum.

Schedlowski, M. (2007). Gezielte Verhaltensinterventionsprogramme können das biochemische Netzwerk im Körper beeinflussen. *Verhaltenstherapie,* 17, 129–131.

Schiepek, G. & Spörkel, H. (1993). Verhaltensmedizin als angewandte Systemwissenschaft. In Schiepek,

G. & Spörkel, H. (Hrsg.). Verhaltensmedizin als angewandte Systemwissenschaft. Bergheim: Mackinger. 7–20.
Schubert, C. (2011). Psychoneuroimmunologie und Psychotherapie. Stuttgart: Schattauer.
Schüßler, G. (2004). Neurobiologie und Psychotherapie. Z. Psychosom. Med. Psychother., 50, 406–429.
Schwartz, G. (1982). Testing the biopsychosocial model: The ultimate challenge facing behavioral medicine? *Journal of Consulting and Clinical Psychology,* 50, 1040–1053.
Schwartz, G.E. & Weiss, S.M. (1977). What is Behavioral Medicine? Psychosomatic Medicine, Vol. 39, No. 6, 377–381.
Schwartz, G.E. & Weiss, S.M. (1978). Behavioral Medicine revisited: An amended definition. Journal of Behavioral Medicine, 1, 3, 249–251.
Seiffert, H. (1983). Einführung in die Wissenschaftstheorie. Band 1: Sprachanalyse, Deduktion, Induktion in den Natur- und Sozialwissenschaften. München: Beck.
Seiffert, H. (1983). Einführung in die Wissenschaftstheorie. Band 2: Phänomenologie, Hermeneutik und historische Methode, Dialektik. München: Beck.
Seiffert, H. (1985). Einführung in die Wissenschaftstheorie. Band 3: Handlungstheorie, Modallogik, Ethik, Systemtheorie. München: Beck.
Singer, W. (2005). Der Beobachter im Gehirn – Essays zur Hirnforschung. Frankfurt: Suhrkamp.
Spitzer, M. (2005). Lernen – vernetztes Denken. Müllheim: auditorium.
Straub, R.H. (2006). (Hrsg.). Lehrbuch der klinischen Pathophysiologie komplexer chronischer Erkrankungen. Band I und II. Göttingen: Vandenhoeck & Ruprecht.
Suls, J. & Rothman, A. (2004). Evolution of the Biopsychosocial Model: Prospects and Challenges for Health Psychology. Health Psychology, 23, 2, 119–125.
Uexküll, T. v. & Wesiack, W. (1988). Theorie der Humanmedizin. München: Urban & Schwarzenberg.
Uexküll, T. v. & Wesiack, W. (2003). Integrierte Medizin als Gesamtkonzept der Heilkunde: ein biopsychosoziales Modell. In: Uexküll – Psychosomatische Medizin. Modelle ärztlichen Denkens und Handelns. München: Urban & Fischer, 3–42.
Uexküll, T. v. (1991). Psychosomatik als Suche nach dem verlorenen lebenden Körper. Psychotherapie, Psychosomatik, Medizinische Psychologie, 41, 482–488.
Ulrich, G. (1997). Biomedizin. Die folgenschweren Wandlungen des Biologiebegriffs. Stuttgart: Schattauer.
Weiner, H. (1986). Die Geschichte der psychosomatischen Medizin und das Leib-Seele-Problem in der Medizin. In: *Psychoth. Med. Psychol.* 36, 361–391. Stuttgart: Thieme.
Weiner, H. (1990). Auf dem Weg zu einem integrierten biomedizinischen Modell: Folgerungen für die Theorie der psychosomatischen Medizin. Psychotherapie, Psychosomatik, Medizinische Psychologie, 40, 81–101.
Weiner, H. (1991). Der Organismus als leib-seelische Funktionseinheit – Folgerungen für eine psychosomatische Medizin. Psychotherapie, Psychosomatik, Medizinische Psychologie, 41, 465–481.
Weiner, H. (1998). Immer wieder der Reduktionismus. Das Beispiel des Helicobacter pylori. *Psychother. Psychosom. Med. Psychol.,* 48, 425–429. Stuttgart: Thieme.
Weiner, H. (2001). Auf dem Weg zu einer integrierten Medizin. In: Deter, H.-C. (Hrsg.). Psychosomatik am Beginn des 21. Jahrhunderts. Chancen einer biopsychosozialen Medizin. Bern: Huber.
Wesiack, W. (1983). Das Situationskreiskonzept Thure v. Uexkülls und seine Bedeutung für die Theorie und Praxis der Medizin. *Psychother. Med. Psychol.,* 33, Sonderheft 41–44. Stuttgart: Thieme.
Whitehead, A.N. (1929/1987). Process and Reality: An Essay in Cosmology. [Macmillan, New York 1929] korrigierte Ausgabe, hrsg.von David Ray Griffin und Donald W. Sherburne, The Free Press, New York 1979, dt. Prozess und Realität: Entwurf einer Kosmologie, Suhrkamp, Frankfurt 1987.

Windmann, S. & Durstewitz, S. (2000). Phänomenales Erleben: Ein fundamentales Problem für die Psychologie und die Neurowissenschaften. *Psychologische Rundschau,* 51 (2), 75–82. Göttingen: Hogrefe.
Wikipedia – biopsychosoziale Medizin

# 2

# Theorie der Körper-Seele-Einheit

## Praktische Folgerungen aus dem revidierten, erweiterten biopsychosozialen Modell

Einige der wichtigsten Konsequenzen für die Praxis liegen in der Erweiterung des Denk- und Handlungsspielraums für ärztliche Interventionen. Die Theorie der Körper-Seele-Einheit führt logisch zum Konzept der parallelen Diagnostik und parallelen Therapie und unterstreicht die besondere Bedeutung der Kommunikation bzw. der Arzt-Patient-Beziehung für die konkrete Umsetzung der biopsychosozialen Medizin.

Die *biopsychosoziale Medizin* hat – wie erwähnt – ihren Ursprung unter anderem in den Publikationen von G. Engel und vielen anderen Beiträgen, die seit der Mitte der 1970er-Jahre zum Thema einer wissenschaftlich begründeten integrierten Medizin veröffentlicht wurden. Die bisherige Erfolgsgeschichte der *biomedizinischen* Theorie mit ihrer physiko-chemischen Fundierung wird auch von dieser neuen biopsychosozialen Rahmentheorie für eine ganzheitlich orientierte Medizin anerkannt, sie ist aber bemüht, diesen naturwissenschaftlichen Ansatz durch die Hinzunahme der psychologischen und ökosozialen Bedingungen für Gesundheit und Krankheit zu erweitern. Auch die zeitlich überdauernden Erkenntnisse der psychosomatischen Wissenschaften werden dabei genutzt, allerdings nicht als Spezialdisziplin, sondern in ihrer Bedeutung für die Integration in eine Mehrebenen-Perspektive von Gesundheit und Krankheit. Auf diese Weise kann die biomedizinische Orientierung mithilfe des biopsychosozialen Modells zu einer integrierten, wissenschaftlichen Medizin des 21. Jahrhunderts weiterentwickelt werden. Durch die Nutzung der Allgemeinen Systemtheorie wird eine Medizintheorie geschaffen, die für alle Bereiche der Medizin Gültigkeit hat (Egger 2008a, 2008b).

Das aktuelle, in Bezug auf Engels Originalkonzept deutlich *erweiterte biopsychosoziale Modell* ist in seinem Kern eine Theorie der *Körper-Geist-Einheit*, es bietet eine fundamentale Erweiterung der Medizintheorie, in der Gesundheit und Krankheit nicht mehr dichotom konzipiert sind. Aus der Allgemeinen Systemtheorie begründet sich das Verständnis einer parallelen Verschaltung von Wirklichkeitsebenen. Die strikte Unterscheidung zwischen krank oder gesund kann daher nicht mehr aufrechterhalten werden. Der Mensch kann auf unterschiedlichen Systemebenen mehr oder minder funktionstüchtig sein. Auch innerhalb des Krankheitsspektrums erscheint es wenig sinnvoll, zwischen organischen und *psychischen* Erkrankungen zu differenzieren. Damit erübrigt sich die obsolet gewordene Unterscheidung zwischen psychosomatischen Krankheiten und nicht psychosomatischen Krankheiten sowie der Begriff *psychosomatische Erkrankung* selbst (Egger 2005).

Für die Praxis bedeutet dies, dass sowohl für die Diagnostik als auch für die Therapie alle drei relevanten Dimensionen – Körperliches, Seelisches und ökosoziale Lebensbedingungen – parallel zu untersuchen bzw. zu bearbeiten sind. Alle drei Dimensionen gehören zu ein und derselben Wirklichkeit, wenngleich sie mit unterschiedlichen Methoden und Begriffen operieren.

Genau genommen ist auf der Grundlage der *Theorie der Körper-Geist-Einheit* (also dem „revidierten biopsychosozialen Modell") auch keine Ausschlussdiagnostik im Sinne von *entweder* organisch *oder* psychisch möglich. Genauso falsch ist es, etwas als *psychosomatisch* zu klassifizieren, wenn nichts Organisches vorzuliegen scheint. All dies würde der alten Zwei-Welten-Theorie von Descartes – und damit dem dichotomen Krankheitsverständnis – entsprechen, welches es ja gerade zu überwinden gilt. Diese Zwei-Welten-Auffassung des Menschen als einerseits physischer Körper und andererseits immaterielle Seele ist auf der Grundlage der Allgemeinen Systemtheorie obsolet. Vielmehr gilt:

> Was den Gesetzen der Physik und Chemie entspricht, ist das Körperliche (oder Materielle), und alles, was den Gesetzen der Psychologie entspricht, ist das Seelische. Beides gehört immer zur gleichen Wirklichkeit und ist nur aufgrund unserer bisher gewohnten Begrifflichkeiten bzw. traditionellen Denkschemata getrennt.

Aus dem vorgestellten Modell folgt auch, dass die Gleichung von

*genetisch = biologisch*

und von

*psychologisch = umweltbedingt*

genauso falsch ist wie die Dichotomie zwischen *biologisch* und *psychologisch*. Vererbt sind genetisch codierte Prädispositionen für die Entwicklung von Ereignissen oder Prozessmustern, die ihrerseits wieder verstanden werden können in sowohl biologischen als auch psychologischen Begriffen (vgl. Roth 2003, Hüther 2003, Weiner & Mayer 1990).

Eine weitere Folgerung: Auch der Begriff der *Komorbidität* ist streng genommen mit der Theorie inkompatibel, weil jedes krankhafte Geschehen in einem Netzwerk von Einflussgrößen und strukturellen Hierarchien abläuft. Es ist sehr wahrscheinlich, dass die meisten Störungen auf (qualitativ) unterschiedlichen Regelkreisen ablaufen, die als parallel ablaufende Vorgänge mit und ohne erkennbare Wechselwirkungen auf den angrenzenden hierarchischen Systemen zu verstehen sind, und die aufgrund der zugrunde liegenden unterschiedlichen Rhythmen auch zeitlich verschoben in Erscheinung treten können (umgangssprachlich: „Man kann Läuse und Flöhe gleichzeitig haben"). Natürlich wird für den Zweck einer Systematisierung von Krankheitsphänomenen weiterhin das Augenscheinliche genutzt werden, aber wir sollten wissen, dass dies nur einen mehr oder minder bedeutsamen Teil des krankhaften Prozesses darstellt.

Für die *Forschung*– und damit für den Erkenntnisfortschritt – wie für die *Praxis* gleichermaßen wichtig ist hier die Einschränkung, dass wir sehr wohl einfache kausale Beziehungen postulieren und überprüfen können. Dies ist schon deshalb notwendig, da das sogenannte Ganze niemals als solches empirisch untersuchbar ist. Wir müssen uns nur stets vor Augen halten, dass es sich bei diesen Wenn-Dann-Beziehungen um stark reduktionistische Verstehensmodelle handelt, die nur Ausschnitte des gesamten ablaufenden Prozesses abbilden. Alle Krankheits- bzw. Gesundheits-Prozesse sind potenziell multi-determiniert, wobei ursächliche, hemmende oder fördernde Prozessanteile als solche für das Erscheinungsbild einer Krankheit mitkalkuliert werden müssen. Das macht diese *Theorie der Körper-Seele-Einheit* oder *Gehirn-Geist-Einheit* auch für die grenzüberschreitende Forschung so attraktiv.

Ein Beispiel aus der klinischen Medizin: Der HNO-Arzt findet bspw. bei einer Nasennebenhöhlen-Entzündung vom Typ chronische Sinusitis auf der Grundlage des eben Geschilderten eine Brücke zu den psychologischen Einflussgrößen und könnte sich evtl. mit dem Psycho-Endokrinologen oder der Psycho-Immunologin darüber austauschen, was über die HNO-Grenzen hinaus an Wirkfaktoren den entzündlichen Prozess im Organismus des Patienten aufrechterhält ... (s. a. Egger 1999).

Jedenfalls müssen wir uns von der Vorstellung, dass es eine eigene Klasse von „psychosomatischen Krankheiten" gibt, verabschieden. Eine dichotome Betrachtung *psychisch* versus *organisch* würde – wie bereits früher beschrieben – eine Zwei-Welten-Theorie fortschreiben und damit die Erkenntnisse der Systemtheorie ignorieren, dass immer alle potenziellen Einflussgrößen in einem lebendigen hochkomplexen dynamischen Netzwerk ablaufen. Von da ist es nur ein kleiner Schritt zur Erkenntnis, dass es auch keine *Psychogenese* geben kann, genauso wenig wie es eine *Somatogenese* im strengen Sinn gibt. Beides widerspricht der Parallelität der Geschehnisse bzw. dem Gleichzeitigkeitsprinzip und ist wissenschaftstheoretisch nicht haltbar.

## 2.1 Merkmale des *biomedizinischen* und *biopsychosozialen* Krankheitsmodells

Stellt man das Modell des konventionellen biomedizinischen Krankheitsverständnisses dem erweiterten biomedizinischen Modell gegenüber, werden die Unterschiede bzw. die Erweiterungen des neuen Ansatzes relativ gut sichtbar.

**Merkmale des *biomedizinischen Modells* im Vergleich zum erweiterten *biopsychosozialen Krankheitsmodell***

| | Biomedizinisches Modell | Biopsychosoziales Modell |
|---|---|---|
| **Wissenschaftliches Verständnis vom Menschen** | der Mensch als komplexe Maschine | der Mensch als lebendes, dynamisches System mit autoregulativer Heilungskompetenz |
| **Eingriffsmodell** | Reparaturmodell auf organischer Ebene („Reparaturmedizin", „Ingenieursmedizin"); Wirkelemente: *Arznei* und *Messer* | multimodale Eingriffsmöglichkeiten bei Wirkfaktoren der organischen und psychischen Ebene sowie der Lebensbedingungen des Pat.; Wirkelemente: *Wort, Arznei* und *Messer* |
| **Interventionsfokus** | Störung, Krankheit, Defekt-Reparatur, Verringerung des (pathologischen) Risikoprofils | Schaffung von externen wie internen protektiven Faktoren (Optimierung der Resilienz), ressourcenorientiertes Vorgehen, Beachtung des Risikofaktoren- *und* Schutzfaktorenprofils |
| **Diagnose** | primär erstellt auf Basis von klinischen Prüfungen, Laborbefunden, bildgebenden Verfahren; Ausschluss-Diagnostik (entweder – oder) | umfassende (biopsychosoziale) Anamnese mit genauer physischer Untersuchung führt in ca. 80 % zur Diagnose; Einschluss-Diagnostik (sowohl – als auch) |
| **Prognose** | auf der Basis materieller Gegebenheiten: Nutzung der Informationen aus medizinischen Hightech-Quellen | Mitberücksichtigung von psychosozioökologischen Gegebenheiten: vom Patienten stammende Informationen sind für Prognose wertvoll und oft valider als reine medizinische Parameter |
| **Behandlung** | erfolgt primär von medizinischen Experten | erfordert die Mitarbeit des Patienten und seiner relevanten sozialen Umwelt inkl. Beachtung der ökologischen Lebenswelten |
| **Rolle der (medizinischen) Krankheitsexperten und des Patienten** | Beeinflussbarkeit von Gesundheit und Krankheit: Behandlungsergebnisse werden primär von Entscheidungen und Aktionen der med. Experten bestimmt – „Ingenieursmodell": der Arzt als primär technischer Problemlöser | Beeinflussbarkeit von Gesundheit und Krankheit: Behandlungsergebnisse werden sowohl von med. Experten als auch vom Patienten und seiner Umgebung bestimmt – der Behandler ist idealerweise zugleich Reparateur + Katalysator + Begleiter |
| **Krankheit** | Organdefekt, Störung | unzureichende autoregulative Kompetenz des Organismus, um Störungen reparieren oder kompensieren zu können |
| **Gesundheit** | primär definiert als Ausschluss von Krankheit | definiert als ausreichende autoregulative Kompetenz des Organismus, um mit auftretenden Störungen fertig zu werden |
| **generelle Sichtweise** | der menschliche Organismus als Objekt des medizinischen Interesses | der Mensch interessiert als Objekt und Subjekt (mit seinem individuellen Denken, Fühlen und Handeln) |

Jedes Ereignis oder jeder Prozess, der an der Ätiologie, der Pathogenese, der symptomatischen Manifestation und der Behandlung von Störungen beteiligt ist, ist folgerichtig *nicht* entweder *biologisch* oder *psychologisch,* sondern *sowohl* biologisch *als auch* psychologisch. Damit ergibt sich die Möglichkeit, die durch Denk- und Sprachgewohnheiten vorgetäuschte Dichotomie zwischen *biologischer* oder organischer *Wirklichkeit* einerseits und *psychologischer* oder funktioneller *Wirklichkeit* auf der anderen Seite zu überwinden.

Das vieldiskutierte *Genomprojekt* hat eine Zäsur und einen neuen Aufstieg der Biologie – allerdings nun wieder als ursprüngliche Lehre vom Leben – mit sich gebracht und z. T. verstörende Erkenntnisse geliefert: Das genetische Individuum existiert als solches nicht. Es ist vielmehr ein „work in progress". Der Organismus des Menschen stellt eher ein „biologisches Mosaik" dar. Die lange Debatte, was für die Prägung des Menschen wichtiger sei – die Umwelt oder die Gene – hat sich damit weitgehend aufgelöst: Was die Gene exprimieren, ist in bedeutendem Ausmaß von der konkreten Umwelt abhängig, auch von seiner sozialen Lebenswelt. Die genetische „Innenwelt" einerseits und die individuelle „Außenwelt" andererseits bilden eine funktionale Einheit.

Eric Kandel führt zur Notwendigkeit einer Überwindung der Dichotomie zwischen „Umwelt-" (soziokulturelle Wirkgrößen) und „Inwelt-Faktoren" (genetische Ausstattung, materielle Gegebenheiten des Lebens) folgende Argumente an:

„Die Regulation der Genexpression durch soziale Faktoren macht alle Körperfunktionen, einschließlich aller Gehirnfunktionen, für soziale Einflüsse empfänglich. Diese sozialen Einflüsse werden biologisch in veränderten Expressionen spezifischer Gene verkörpert, die in spezifischen Nervenzellen bestimmter Hirnregionen stattfinden. Und diese sozial beeinflussten Veränderungen werden kulturell übertragen, und nicht genetisch, da sie nicht in das Sperma und nicht in die Eizelle eingehen. Bei Menschen ist die Veränderbarkeit der Gen-Expression durch Lernen besonders wirksam und hat zu einer neuen Art der Evolution geführt: der kulturellen Evolution. Die Fähigkeit zum Lernen ist bei Menschen so hoch entwickelt, dass die Menschheit sich viel mehr durch kulturelle als durch biologische Evolution verändert. Messungen fossiler Schädel legen nahe, dass die Größe des menschlichen Gehirns sich seit dem ersten Erscheinen des Homo sapiens vor etwa 50.000 Jahren nicht verändert hat; doch die menschliche Kultur hat sich in derselben Zeit auf dramatische Weise entwickelt" (Kandel 2006, S. 87–89).

Für das konventionelle Denken einigermaßen revolutionär – wenngleich bereits ausreichend empirisch gesichert – mutet folgende Erkenntnis an: Nach der Körper-Seele-Einheits-Theorie sind sowohl physiologische als auch psychologische Interventionen prinzipiell gleichermaßen in der Lage, Änderungen im Organismus zu erzeugen, die sowohl physischer wie psychischer Natur sind – d. h. die potenziell sowohl in der materiell-körperlichen wie auch in der psychologisch-mentalen Begrifflichkeit beschreibbar sind. Demgemäß wäre es auch keine Kontradiktion, die psychologische Therapie als biologisch wirksame Intervention zu beschreiben. Jede Behandlungsphilosophie, die die Bedeutung entweder der physischen oder der psychologischen Prozesse verleugnet, sollte daher mit größter Vorsicht gesehen werden. Abgrenzungen zwischen den unterschiedlichen Behandlungsdisziplinen sind weitgehend willkürlich, wenngleich nicht ohne Wert (s. a. Sulz 2007, Markl 2005, Roth 2003). Das erweiterte biopsychosoziale Modell impliziert jedenfalls größtmögliche Aufgeschlossenheit gegenüber unterschiedlichen Gebieten der Erfahrung, sowohl innerhalb eines einzelnen Experten als auch maximale Offenheit gegenüber verschiedenen Untersuchungsgebieten.

Daraus folgt beispielsweise für die Diskussion zwischen Kardiologie und Psychologie, dass eine *Panikstörung* (in der Medizin gelegentlich noch als *Herzangstsyndrom* bezeichnet) nicht weniger biologisch ist als eine *koronare Herzkrankheit,* und eine koronare Herzkrankheit nicht weniger psychologisch ist als eine Panikstörung. Je nach Blickwinkel, den wir bei der jeweiligen Störung einnehmen, werden wir unterschiedliche Daten gewinnen, wenngleich sie alle zu ein und demselben Prozess gehören. Wenn der Organismus und seine Subsysteme als sich selbst aufrechterhaltende (selbstorganisierende) Systeme aufgefasst werden, dann bedarf es für die diagnostische und auch therapeutische Arbeit einer speziellen Zugangsweise: Es müssen nicht nur die physiologischen (z. B. Hormon- oder Immunkomponenten) oder psychologischen (d. h. Erlebnis- und Verhaltenskomponenten), sondern natürlich auch alle relevanten hierarchisch über- und untergeordneten Systeme als funktionale Ganzheiten verstanden werden. Die häufig geübte Praxis, die einzelnen Systemkomponenten einfach nebeneinander zu stellen, reicht keinesfalls aus.

## 2.2 Biomedizinische versus biopsychosoziale Arbeitsweise

Wie unterscheiden sich zwei Ärzte, die einerseits nach dem biomedizinischen Modell und andererseits nach dem erweiterten biopsychosozialen Krankheitsverständnis arbeiten?

| Arzt als biomedizinisch geschulter Experte | Arzt als biopsychosozialer Experte |
|---|---|
| **Menschenbild:**<br>Der menschliche *Organismus* erscheint mir als *hochkomplexe Maschine.* Mein Zugang ist ein *objektiver.* | Der Mensch erscheint mir als ein lebendes, mit seinen Lebenswelten verschaltetes *dynamisches System* mit hochpotenter *autoregulativer Heilungskompetenz.*<br>Für meine Arbeit ist der Mensch zugleich Objekt *und* Subjekt. |
| **Wissenschaftliche Haltung:**<br>Ich *untersuche den Körper* des Patienten genau, dann entscheide ich nach wissenschaftlichen Kriterien, welche Diagnose und Therapie er bekommt. Bei der Medikation und technisch-chirurgischen Behandlung halte ich mich an die aktuellen Leitlinien. | Das mache ich auch. Mich interessieren zusätzlich seine *krankheitsrelevanten* Kognitionen, Empfindungen, *Verhaltensweisen* und *Lebensumwelten.* Diese Informationen können zu einer effizienteren Strategie für Diagnostik und Behandlung beitragen, insbesondere bei komplexen Störungen und chronischen Verläufen. |
| **Interventionsmodell:**<br>Ich versuche, die krankhafte Störung soweit wie möglich (mit Hightech-Interventionen) zu *reparieren. Arznei* und *Messer* sind meine wichtigsten Werkzeuge. | Das mache ich auch. Ich versuche weitere relevante Einflussmöglichkeiten zu nutzen: Was kann/muss der Patient in seiner *Mit- und Eigenverantwortung* beitragen und was seine soziale Umwelt? Ich arbeite zugleich mit *Wort, Arznei* und *Messer.* |

| Arzt als biomedizinisch geschulter Experte | Arzt als biopsychosozialer Experte |
|---|---|
| Außerdem trachte ich, das erkenn- und messbare *Risikoprofil* mit medizinischen Hilfen zu minimieren. | Das mache ich auch. Das Risikoprofil sehe ich nicht nur auf körperlicher Ebene, sondern auch auf psychologischer und ökosozialer Ebene. Auch das Erfassen und Fördern des persönlichen *Schutzfaktorenprofils* erweitert meine Einflussnahmen auf den Krankheitsprozess. |
| **Diagnose:**<br>Bei der *Diagnose* vertraue ich auf die klinischen Prüfungen, Laborbefunde und bildgebenden Verfahren. Über eine serielle Prozedur komme ich zu einer Ausschlussdiagnostik. | Bei der Diagnosefindung baue ich ebenfalls auf objektive Befunde, erweitere diese um potenzielle Einflussgrößen aus dem Gesundheits- und Krankheitsverhalten sowie den ökosozialen Lebensbedingungen des Pat. Über eine *parallele* Datenerfassung („Simultandiagnostik") erreiche ich eine *Einschlussdiagnostik*, die das Zusammenspiel mehrerer Fehlerquellen abzubilden hilft. |
| **Therapie/Zuständigkeit/Rolle des Arztes:**<br>Die *Therapie* ist eine Angelegenheit des medizinischen Teams, das erfordert *Profis*, die wissen, was zu tun ist. Eine gute Patienten-Compliance ist erwünscht, aber primär bin ich als *Arzt* der *Problemlöser*. („Ingenieursmodell") | Das mit den Profis stimmt. Allerdings ist die *Mitarbeit* des Pat. und seiner relevanten Lebensumgebung oft entscheidend für den Erfolg. Die Behandlung erfolgt *parallel* auf mehreren Ebenen („Simultantherapie"). Eine tragfähige *Arzt-Patient-Beziehung* und *Kommunikation* sind mir wichtig; die Aufteilung der Verantwortung für das Therapieziel verhandle ich mit dem Pat. (adherence). Ich muss bei Bedarf als Problemlöser, Helfer zur Selbsthilfe und/oder Begleiter wirksam werden. |
| **Prognose:**<br>Für die *Prognose* verlasse ich mich auf die Befundlage und den Kenntnisstand der *hard core medicine*. | Das ist auch für mich wichtig, wenngleich diese medizinischen Parameter eine nicht notwendige Einschränkung bedeuten. Für die therapeutische Führung und die Prognose-Einschätzung berücksichtige ich auch die *persönlichkeitsabhängigen Faktoren* und jene seiner *individuellen Lebenswelt*. |
| **Allgemeines Krankheitsverständnis:**<br>*Krankheit* bedeutet für mich *Defekt*, und die *Reparatur* braucht kompetente (med.) Experten, die wissen, wie der Defekt behoben werden kann. | Krankheit bedeutet für mich den teilweisen *Zusammenbruch der Fähigkeit* eines Organismus, mit einer auftretenden Störung (pathogene Keime, Noxen oder Stressoren) fertig zu werden. Hier braucht es meist die akkordierte Hilfe von Experten *und* Patienten samt seiner Lebensumwelt. Heilen muss der Organismus sich immer selbst – ich will dazu beitragen und sehe mich daher sowohl als Problemlöser, Helfer zur Selbsthilfe und Begleiter. |
| **Gesundheit:**<br>*Gesund* ist für mich ein Mensch, dessen Organismus keinen Defekt aufweist. Gesundheit ist kein Arbeitsfeld der Medizin. | Gesundheit ist für mich die *ausreichende Kompetenz* eines Menschen, mit seinen inneren und äußeren Belastungen zurechtzukommen. Daher muss jeder Organismus seine Gesundheit ständig aufs Neue herstellen. Dabei kann ich ihm im Bedarfsfall behilflich sein. |

Egger (2013) sowie modifiziert in Egger (2015). Integrative Verhaltenstherapie und psychotherapeutische Medizin. Ein biopsychosoziales Modell. Wiesbaden: Springer.

**Zusammenfassung**

Das revidierte biopsychosoziale Modell ist eine fundamentale Theorie der Körper-Seele-Einheit und ermöglicht erstmals ein umfassendes, wissenschaftlich begründetes, ganzheitliches Verständnis von Krankheit bzw. Gesundheit. Es baut auf dem originären biopsychosozialen Krankheitsmodell (sensu Engel, Schwartz & Weiss, Weiner u. a.) auf und gilt inzwischen als die bedeutendste Theorie für die Beziehung zwischen Körper und Geist. Gedanken und Gefühle sind nicht nur psychische, sondern immer zugleich auch körperliche Ereignisse – sie alle gehören ein und demselben Prozess an, auch wenn sie als unterscheidbare Phänomene erscheinen und in zwei unterschiedlichen Sprachsystemen beschrieben werden. Mit diesem Ansatz ließ sich das über Jahrhunderte fortbestehende logische und empirisch-wissenschaftliche Problem der „Psychosomatik" auf systemtheoretischer (und semiotischer) Basis einigermaßen zufriedenstellend lösen. Nach diesem Modell kann es keine psychosomatischen Krankheiten geben – genauso wenig wie es nicht-psychosomatische Krankheiten gibt. Krankheit stellt sich dann ein, wenn der Organismus die autoregulative Kompetenz zur Bewältigung von auftretenden Störungen auf beliebigen Ebenen des Systems „Mensch" nicht ausreichend zur Verfügung stellen kann und relevante Regelkreise für die Funktionstüchtigkeit des Individuums überfordert sind bzw. ausfallen. Wegen der parallelen Verschaltung der Systemebenen ist es nicht so bedeutsam, auf welcher Ebene oder an welchem Ort eine Störung generiert oder augenscheinlich wird, sondern welchen Schaden diese auf der jeweiligen Systemebene, aber auch auf den unter- oder übergeordneten Systemen zu bewirken imstande ist.

Krankheit und Gesundheit sind im biopsychosozialen Modell nicht als *Zustand* definiert, sondern als ein *dynamisches Geschehen*. So gesehen muss *Gesundheit* in jeder Sekunde des Lebens „geschaffen" werden. Die Nutzung dieses theoretischen Ansatzes für die Medizin der Gegenwart ergibt sich wissenschaftlich logisch aus der Überlegenheit dieser Theorie gegenüber dem (noch) vorherrschenden biomedizinischen Modell. Entgegen immer wieder geäußerten Einwänden zur Praxis sind die Ableitungen aus der „Theorie der Körper-Geist-Einheit" für den ärztlichen Alltag nicht nur zwingend, sondern auch praxistauglich (Egger 2015[1]).

## 2.3 Zur Bedeutung der Kommunikation in der Medizin

Kommunikationstheoretiker sind sich einig: Das Ausmaß an Vernetzung von Menschen und ihrem Wissen ist schon heute so groß wie noch nie in der Menschheitsgeschichte, und dieser Prozess wird mithilfe neuer Technologien noch beschleunigt weiter gehen. Dies wird uns insbesondere im beruflichen Bereich Fertigkeiten abverlangen, die bisher weniger bedeutsam waren: In einer vernetzten Welt spielen kommunikative Fertigkeiten

1 Für eine weitere Auseinandersetzung mit diesem Thema, v. a. mit den diagnostisch-therapeutischen Aspekten der biopsychosozialen Arbeitsweise wird verwiesen auf Egger, J.W. (2015). Integrative Verhaltenstherapie und psychotherapeutische Medizin – ein biopsychosoziales Modell. Wiesbaden: Springer.

eine zentrale Rolle. Im Vergleich zu heute werden es zukünftig weniger die technischen Fertigkeiten sein, die zählen, denn diese Anforderungen werden durch eine fortschreitend intuitivere, Software-gestützte Bedienung heruntergeschraubt. Dagegen werden die sozialen Fertigkeiten bzw. die Befähigung zur angepassten Kommunikation wichtiger werden. In einer komplex vernetzten Welt wird die kommunikative Kompetenz zur Lösung von Problemen noch stärker als bereits heute gebraucht werden. Für das Arbeitsfeld der Medizin ist dies von besonderer Bedeutung, da hier der primäre Ansprechpartner der (kranke) Mensch ist, der in Diagnostik und Therapie zunehmend mehr mitentscheiden will (s. a. Foss & Rothenberg 1987).

Bauer (2011) leitete eine wissenschaftliche Tagung zu diesem Themenkreis mit folgenden Worten ein: „Nie zuvor waren die Biowissenschaften – und ganz besonders die Neurowissenschaften – spannender als in diesen Jahren. Besonders faszinierend sind die Erkenntnisse über das kommunikative Potential biologischer Systeme. Für das ‚biologische System Mensch' trifft dies in besonderer Weise zu. Nicht nur unser Gehirn, auch die molekularen Strukturen unseres Erbgutes sind in der Lage, Signale zu empfangen und auf diese zu reagieren. Mein eigener Weg führte mich von der molekularen immunologischen Forschung über die Neurobiologie zur *psychologischen Medizin*. Wer in den Fächern der psychologischen Medizin tätig ist, erfährt die Bedeutung der menschlichen Kommunikation und ihrer biologischen Grundlagen in besonderer Weise. Zu kommunizieren, an anderen Menschen Anteil nehmen und Beziehung gestalten zu können ist nicht nur Mittel zum Zwecke, sondern ist der Kern dessen, was seelische Gesundheit bedeutet. ... Wir wollen den Scheinwerfer auf einige der spannendsten Themen richten, die uns in der neurobiologischen Forschung derzeit beschäftigen. Der Bogen spannt sich dabei von den Genen über wichtige, im Dienste der zwischenmenschlichen Kommunikation stehende Moleküle bis hin zu besonderen, Einfühlung und Empathie ermöglichenden neuronalen Systemen."

Für die Praxis der biopsychosozialen Medizin ist auch die Einsicht bedeutsam, dass man nicht Experte sein muss auf allen relevanten Systemebenen des Modells. Es ist gar nicht zumutbar, dass der Behandler sowohl Experte in den Aspekten der *hard core medicine* einer beliebigen Störung (d. h. in Theorie und Praxis einer chirurgischen oder pharmakologischen Behandlung) ist und zugleich auch psychologischer Experte für die intrapsychischen und individuellen Lebenswelt-bezogenen Aspekte (d. h. Wissen und Fertigkeiten der psychologischen Behandlung) eines kranken Menschen sein muss oder gar darüber hinaus auch noch eine Expertise für die ökosozialen Korrelate einer Erkrankung aufweist.

Um biopsychosoziale Medizin betreiben zu können, ist aber ein Grundverständnis für die jeweils nicht geläufigen (ökopsychosozialen oder biomedizinischen) Sprachwelten nötig. Aus der Sicht des Arztes braucht es ein basales Grundverständnis für die psychologischen und ökosozialen Einflussgrößen, das es zu erarbeiten gilt. Aus der Sicht des psychologischen Therapeuten braucht es hier ein Grundlagenwissen über die wesentlichen Aspekte des organischen Krankheitsgeschehens. Erst wenn zumindest eine überblicksartige Vorstellung von den Wirkfaktoren eines als Störung bezeichneten Phänomens auf allen relevanten Systemebenen vorhanden ist und wenn die beteiligten Phänomene auch benannt und einigermaßen theoretisch eingeordnet werden können, lässt sich den zugrunde liegenden biopsychosozialen „Wechselwirkungen" – die besser als multidimensionale und parallel ablaufende Prozessschritte zu verstehen sind – auch auf die Spur kommen. Andernfalls wird dieses vielschichtige Prozessgeschehen auf den unterschiedlichen Systemebenen unverständlich oder irrelevant erscheinen (Egger & Stix 1997). In der Venedig-Deklaration der *Internationalen Gesellschaft für Biopsychosoziale Medizin* heißt es dazu:

„*Der organmedizinisch operierende Arzt findet sich auch im biopsychosozialen Modell mit all seinen fachlich relevanten Aspekten wieder. Diese Daten werden allerdings ergänzt durch psychologische und* ökosoziale *Aspekte des Patienten, die im Sinne einer „Simultandiagnostik" parallel erhoben und verarbeitet werden. Aus einem solchen Krankheitsverständnis können ganz konkrete Interventionen auf der biologischen, psychologischen und* ökosozialen *Ebene abgeleitet werden („Simultantherapie" oder parallele Interventionen). Das Arbeitsfeld der Medizin wird solchermaßen erweitert und die psychologischen und* ökosozialen *Aspekte werden nicht ausgelagert. Damit wird erkennbar, dass Ort (Dimension), Art (Interventionsform) und Ausmaß (Quantität) der therapeutischen Intervention jeweils individuell berücksichtigt und verhandelt werden müssen*" (www.bpsmed.net, Egger & Linder 2010).

„*Die Berücksichtigung dieser verschiedenen Ebenen kann zu einer Entlastung des Arztes beitragen, weil die Verantwortung für den Therapieerfolg sowohl bei den therapeutisch Handelnden als auch beim Patienten selbst und seinen* ökosozialen *Lebensbedingungen (also auch den familiären, politischen, kulturellen sowie physiko-chemischen Lebensumwelten) liegt*" (Venedig-Deklaration der Internationalen Gesellschaft für Biopsychosoziale Medizin, 2008, Egger & Linder 2010).

Abb. 4 (Seite 43): In der Praxis des biopsychosozialen Modells stehen die *Simultandiagnostik* und *Simultantherapie* im Zentrum: Wegen der parallelen Verschaltung der beteiligten Wirkebenen (s. Allgemeine Systemtheorie) muss von einem parallelen Ablauf des Geschehens auf allen relevanten Systemebenen ausgegangen werden („Gleichzeitigkeitsgeschehen", vgl. Peter Hahn/Heidelberg, in Egger 2005, 2008). Damit begründet sich die Notwendigkeit für die Erfassung der mehrdimensionalen Einflussfaktoren sowie deren Integration zu einer biopsychosozialen Diagnostik mit den davon abgeleiteten mehrdimensionalen (biopsychosozialen) Interventionen.

Quellen: Egger, J.W. (2005). Das biopsychosoziale Krankheitsmodell – Grundzüge eines wissenschaftlich begründeten ganzheitlichen Verständnisses von Krankheit. Psychologische Medizin 16(2), 3–12 sowie Egger, J.W. (2008). Grundlagen der Psychosomatik – Zur Anwendung des biopsychosozialen Krankheitsmodells in der Praxis. Psychologische Medizin 19(2), 12–22.

**PRAXIS DES BIOPSYCHOSOZIALEN KRANKHEITSMODELLS DER WISSENSCHAFTLICHEN MEDIZIN**

<table>
<tr><td></td><td colspan="3">DER KRANKE MENSCH<br>mit seiner individuellen<br>PATIENTENWELT<br>muss gleichzeitig in seinen relevanten organbiologischen, psychischen und ökosozialen Aspekten erfasst werden</td><td></td></tr>
<tr><td>biopsychosoziale Diagnostik<br>„Simultandiagnostik" als parallele Mehr-Ebenen-Diagnostik</td><td>organisch-biologische Daten<br>(Physis)</td><td>Erlebens- und Verhaltensdaten<br>(Denken, Fühlen, Handeln)</td><td>ökosoziale Daten<br>(physiko-chemische und soziale Lebenswelten)</td><td>multimodale Datenerfassung:<br>Datenebenen, Datenquellen, funktionelle Bereiche</td></tr>
<tr><td></td><td colspan="3">Integration der Mehrebenen-Diagnostik<br>Datenintegration durch Nutzung von störungsspezifischen Modellen für die Verbindungen zwischen den Systemebenen (wissenschaftlich bekannte und vermutete Kommunikationswege zwischen den relevanten Systemen) und darauf aufbauende<br><br>multimodale Therapie<br>über biopsychosoziale Diagnostik begründeter paralleler Einsatz und Koordination der Interventionen auf den unterschiedlichen Einflussebenen, Behandlungskonzept mit mehrdimensionalen Eingriffsmöglichkeiten:</td><td></td></tr>
<tr><td>biopsychosoziale Therapie<br>„Simultantherapie" als parallele Mehr-Ebenen-Therapie"</td><td>Eingriffe auf organbiologischer Ebene:<br>pharmakotherapeutische, chirurgisch-technische & physiotherapeutische Interventionen</td><td>Eingriffe auf psycholog. Ebene:<br>kognitiv-emotionale und handlungsorientierte psychologische Interventionen</td><td>Eingriffe auf ökosozialer Ebene:<br>familiäres/berufliches Netzwerk, soziokulturelle und ökologische Lebenswelt</td><td>abgestimmte Interventionen,<br>serielles und/oder paralleles Procedere</td></tr>
<tr><td></td><td colspan="3">Wirkung auf organbiologische, psychische und ökosoziale Faktoren<br>DES KRANKEN MENSCHEN<br>in seiner individuellen<br>PATIENTENWELT</td><td></td></tr>
</table>

Für die praktische Zugangsweise hat sich hier das Modell der parallel laufenden diagnostischen und therapeutischen Arbeit bewährt. Die Informationen aus den unterschiedlichen Datenquellen werden mehr oder minder simultan verarbeitet (daher auch als „Simultandiagnostik" und „Simultantherapie" bezeichnet, nach einem Vorschlag von Peter Hahn/Heidelberg) und im Prinzip auch wieder parallel – und nicht seriell – genutzt. Als Raster für die praktische ärztliche Arbeit in der biopsychosozialen Medizin kann eine Schablone (Abb. 5 auf Seite 44, Egger & Stix 1997) beispielhaft angeführt werden. Hier geht es um die Zuordnung der erhobenen Patienten-Informationen zu den einzelnen Systemkategorien „körperlich", „seelisch" und „Umwelt bezogen". Erst die Erarbeitung einer möglichst wissensbasierten Hypothese zum Zusammenwirken von Faktoren bildet dann die Basis für die weitere Vorgehensweise.

Auch dafür gilt, dass prinzipiell auf jeder Systemebene Einflussmöglichkeiten genutzt werden könnten. Ob und welche davon als Interventionen tauglich sind, hängt wiederum von vielen Randbedingungen ab (bspw. von der Art der Erkrankung, vom störungsspezifischen Wissen aufseiten des Therapeuten, den aktuell verfügbaren therapeutischen Kompetenzen, von den Ressourcen des Patienten und seiner Lebenswelt usw.; eine umfangreiche Darstellung zu einem derartigen multidimensionalen *assessment* findet sich in Fava et al., 2012).

**Praxis des biopsychosozialen Krankheitsverständnisses**

| **BEOBACHTUNGSEBENE** | **DIAGNOSTIK**<br>bisherige diagnostische Erkenntnisse<br>(Fakten von Interpretationen trennen) | **THERAPIE**<br>Konsequenzen für die weitere Behandlung<br>(konkrete Schritte und Überlegungen) |
|---|---|---|
| **biologisch**<br>organmedizinische Aspekte, biomedizinische Daten | z.B. ätiologische und pathogenetische Aspekte, Risikofaktoren; weitere Abklärung? ...<br>..........<br>..........<br>..........<br>.......... | physikalische, medikamentöse, chirurgische Interventionen ...<br>..........<br>..........<br>..........<br>..........<br>.......... |
| **psychologisch**<br>Eigenheiten des Erlebens und Verhaltens („Persönlichkeit"), individueller Lebensstil | z.B. auslösende oder aufrechterhaltende Faktoren; Persönlichkeitsaspekte, subjekt. Krankheitstheorie, Bewältigungsstil ...<br>..........<br>..........<br>..........<br>.......... | therapeutisches Gespräch, Psychoedukation, psychophysiologische Regulationsverfahren; Überweisung zur Fach-Psychotherapie ...<br>..........<br>..........<br>..........<br>.......... |
| **ökosozial**<br>familiäre, beruflich-gesellschaftliche und andere umweltbezogene Lebensbedingungen | z.B. soziales Netzwerk/sozialer Rückhalt, akut oder chronisch belastende Stressoren in Beruf/Familie/Wohnbedingungen ...<br>..........<br>..........<br>..........<br>.......... | informative Beratung, Vermittlung von helfenden Kontakten zu Familie, Arbeitsplatz, Behörden, psychosozialen Beratungsstellen oder Vereinen ...<br>..........<br>..........<br>..........<br>.......... |

**Zum Verständnis des Zusammenhangs (Parallelität) der einzelnen Beobachtungsebenen:**

1. **Krankheitsverständnis** („Expertenmodell"): Wie könnte der Pat. mit seinen beobachtbaren Krankheitsphänomenen „verstanden" werden? (Wechselwirkungs-Hypothesen im Sinne des biopsychosozialen Erklärungsmodells)
2. Welche prinzipiellen **Interventionsmöglichkeiten** ergeben sich (aus Punkt 1) auf jeder der drei Ebenen des biopsychosozialen Modells?
3. Wo soll der **Therapie-Fokus** gesetzt werden bzw. womit soll begonnen werden?

Abb. 5: Praxis des biopsychosozialen Krankheitsverständnisses – Simultandiagnostik und Simultantherapie im klinischen Alltag (Muster für paralleles Erfassen und Verwerten von Daten aus den 3 Wirklichkeitsdimensionen)

Dem vorgestellten theoretischen Ansatz entsprechend sind sowohl *physiologische* als auch *psychologische* Interventionen prinzipiell gleichermaßen in der Lage, Änderungen im Organismus zu erzeugen, die sowohl physischer wie psychischer Natur sind – d. h. die potenziell sowohl in der materiell-körperlichen wie auch in der psychologisch-mentalen Begrifflichkeit beschreibbar sind. Demgemäß wäre es auch *keine* Kontradiktion, die *psychologische* Therapie als *biologische* Behandlung zu beschreiben. Dies steht auch in guter Übereinstimmung mit Grawes Ansatz einer *Neuropsychotherapie* (Grawe 2004).

Mit den Worten des Neurobiologen Gerhard Roth (in Kandel 2006, S. 17): „Nervenzellen und ihre Membranen denken nicht, fühlen nicht, hoffen nicht und wollen nicht – dies kann nur der Gesamtorganismus; aber diese mental-psychischen Zustände beruhen allesamt auf der Aktivität und Veränderung zellulär-molekularer Strukturen und Prozesse. Lernen ist nur dann erfolgreich, wenn es zu Veränderungen in der synaptischen Kopplung von Gedächtnis-Netzwerken führt; ein Lob kann seine motivierende Wirkung nur dann erfüllen, wenn es zu einer erhöhten Ausschüttung von Dopamin und endogenen Opiaten im mesolimbischen System führt; ein angstlösendes Mittel erhält seine Wirkung dadurch, dass es bestimmte Rezeptoren (z. B. die Benzodiazepin-Rezeptoren von GABA-Neuronen) beeinflusst. Alle Wirkungen der Umwelt auf das Gehirn, auch das psychotherapeutische Gespräch, müssen diese letzte Wegstrecke zurücklegen."

Empfinden, Wahrnehmen, Fühlen, Denken und Handeln sind Ereignisse, welche die menschliche Psyche im Sinne der Selbstregulation und Selbstorganisation *quasi autonom* reguliert. Mit dieser quasi autonomen Regulation ist (nach Sulz 2007, S. 58) allerdings nur gemeint, dass das *Bewusstsein* (als „willkürliche Psyche") entgegen der traditionellen Ansicht keinen steuernden Einfluss auf die Selbstregulation hat. Das Bewusstsein dient im Sinne der Kybernetik lediglich als Mess- und Stellgröße in diesem Regelsystem, wenngleich es sich weiterhin als „Urheber" dieser Ereignisse erlebt (Roth 2006). Verhaltensziele entstehen dabei nicht nur durch *top down*-Sollwerte von übergeordneten Systemebenen, sondern auch *bottom up* aus der Konstituierung neuer Ordnungsmuster, welche wiederum durch das Zusammenwirken unterer Systemebenen emergieren (Sulz 2007). Es sind die tieferen Strukturen des Gehirns, insbesondere die Emotionen und Gedächtnisstrukturen, die unsere „Automatik" ausmachen und unser Verhalten regulativ steuern (Damasio 1997, 2002, 2003).

Das bewusste Erleben – als seelisches Phänomen aufseiten des Individuums – wird von Neurobiologen und Neurophilosophen wie z. B. Metzinger (2009) so erklärt, dass es durch Vorgänge im Gehirn bestimmt wird und im Grunde ein formbares, holistisches Konstrukt darstellt. Es ist solcherart durch entsprechende neuronale Stimulation reproduzier- und veränderbar. Das subjektive Erleben wird als ein „biologisches Datenformat" und als eine spezifische Form von „dynamischer Selbstorganisation" von neuronalen Reizen aufgefasst. Das Gehirn wird dabei als ein komplexes System betrachtet, das beständig danach strebt, Ordnung aus dem einlaufenden Daten-Chaos zu erzeugen. Unser „Selbst" wäre – so meinen sie, nicht unwidersprochen – ein Konstrukt unseres Gehirns, es existiere als solches eigentlich nicht. Das bewusst erlebte *Ich* würde von Gehirnfunktionen erzeugt, und was wir davon wahrnehmen, sei „ein virtuelles Selbst" in einer konstruktivistischen Realität.

Ernstzunehmenden Kritikern wie etwa dem Neurobiologen *LeDoux* (1998, 2001, Klein & LeDoux 2006), die der psychologischen Beeinflussbarkeit von einmal in die limbischen Strukturen eingeschriebenen Routinen enge Grenzen setzen und damit der Psychotherapie als Veränderungsstrategie skeptisch gegenüberstehen, erwidert Kandel (2006):

„Untersuchungen der kritischen Phase der Entwicklung und des Lernens an Zellen haben gezeigt, dass genetische Prozesse und Entwicklungsprozesse die Verbindung zwischen den Neuronen bestimmen; was sie nicht festlegen, ist die Stärke der Verbindungen. Es ist dieser Faktor – die Langzeitwirksamkeit synaptischer Verbindungen –, den die Effekte der Umgebung, wie etwa das Lernen, beeinflussen. In den Fällen, die bislang untersucht wurden, wird durch Lernen die Wirksamkeit schon bestehender Pfade verändert, was neue Verhaltensmuster ermöglicht. Wenn ich zu jemandem spreche und er oder sie mir zuhört, haben wir nicht nur Sicht- und Stimmkontakt, sondern die Aktivität der neuronalen Maschinerie in meinem Gehirn hat eine direkte und, wie ich hoffe, lang anhaltende Wirkung auf die neuronale Maschinerie in seinem oder ihrem Gehirn, und umgekehrt. Tatsächlich würde ich behaupten, dass die psychotherapeutische Intervention nur insoweit Veränderungen im Geist der Patienten hervorruft, insofern unsere Worte Veränderungen in den Gehirnen der anderen erzeugen. Aus dieser Perspektive verbinden sich der biologische und der psychologische Ansatz (S. 64)." ... „Der Fairness halber muss allerdings gesagt werden, dass es durchaus klinische Beweise für psychotherapeutisch induzierte Veränderungen der Hirnverschaltung gibt. Auf unserem Gebiet am besten dokumentiert ist hier die *Verhaltenstherapie*, für die auch die meisten neurobiologischen Veränderungen gezeigt worden sind (Schwartz et al. 1996). In Erweiterung dieser Befunde könnte man sich leicht eine Verhaltenstherapie von Angststörungen vorstellen, bei der die Aktivierung der Amygdala immer wieder kernspintomographisch überprüft würde" (Rapoport, in Kandel 2006, S. 70).

Eine Einsicht in die Komplexität der hier diskutierten Phänomene scheint auch folgende zu sein: Fast alle Vorgänge in der Natur – und damit auch in unserem Organismus – sind nichtlinear und damit potenziell chaotischer Art. Je mehr Variablen an einem Prozess beteiligt sind, desto undurchsichtiger wird das Geschehen. Eine Rest-Unschärfe wird also in all unseren Modellbildungen verbleiben, sie kann durch forschende Arbeit zwar reduziert, aber nicht gänzlich ausgeschaltet werden. Wer das leugnet, der unterschätzt die Anzahl an Variablen und deren Wechselwirkungen in nichtlinearen Systemen in erheblichem Ausmaß. Das nichtlineare (chaotische) System *Mensch* – eingebunden in seine über- und untergeordneten Netzwerke – wird mit linearen Wenn-Dann-Beziehungen nie ganz zu verstehen sein. Wie manche meinen, beginnen wir bei der Henne-Ei-Problematik erst langsam zu verstehen, dass „das Huhn das Mittel ist, mit dem *ein* Ei das *andere* hervorbringt".

## 2.4 Somatoforme Störungen – Leiden ohne Befund?

*Krankheitsassoziierte Kognitionen und therapeutische Interventionen. Zusammenfassung einer empirischen Studie*

Somatoforme Beschwerden stellen nach wie vor eine diagnostische wie therapeutische Herausforderung dar. Sie sind ein weit verbreitetes Phänomen, das für Betroffene, aber auch für behandelnde Ärzte (und psychologische Therapeuten) aufgrund ihrer multifaktoriellen Genese und schwierigen Beeinflussung einen meist langwierigen Behandlungs-, aber auch Leidensweg mit sich bringt. In einer empirischen Untersuchung (Egger & Keidel 2015) wurden betroffene Patienten über ihr Wissen, ihre Einstellung und konkreten Erfahrungen mit diesem Störungsbild erhoben. Gleichzeitig werden diagnostische und therapeutische Materialien, wie wir sie im Umgang mit dieser Patientengruppe klinisch nutzen, vorgestellt.

*Methode:* Für die Studie wurden 40 Personen mit unterschiedlichsten körperlichen Beschwerden herangezogen, davon 28 weibliche und 12 männliche. Mithilfe des Erhebungsbogens *SOMS-2* (Rief, Hiller und Heuser 2008) wurde die „Somatisierungstendenz" und mit der *Checkliste zum Ergründen der subjektiven Krankheitstheorie* potenzielle, biopsychosozial relevante Einflussfaktoren ermittelt. Mit einem persönlichen *Interview* wurden Bewältigungsmechanismen, deren Effekt-Erleben sowie krankheitsassoziierte Zukunftsaussichten erhoben.

*Ergebnisse:* Die häufigsten somatoformen Symptome sind verschiedenste Schmerzsymptome und abdominelle Beschwerden (knapp ein Drittel der erhobenen Beschwerden sind dieser Kategorie zuzuordnen). Frauen geben durchschnittlich 9 Symptome an, Männer im Durchschnitt knapp 7. Bei 59 % der Frauen halten die Beschwerden schon länger als zwei Jahre an, bei der männlichen Vergleichsgruppe sind 38 % erst seit weniger als sechs Monaten betroffen. Je höher die Somatisierungstendenz, umso mehr Parameter zur Ätiopathogenese (bzw. umso mehr Aspekte aus dem Bereich der subjektiven Krankheitstheorie) werden angegeben. Das Ausmaß an angeschuldeten „Ursachen" liegt allerdings auch bei der Gruppe mit der relativ geringsten Somatisierungstendenz auf einem erstaunlich hohem Niveau (durchschnittlich 8 „Ursachen" von aus dem Pool biopsychosozial zu verstehender Wirkvariablen werden genannt). Als genutzte Bewältigungsmechanismen werden bevorzugt „mehr körperliche Aktivität" (40 %) und „Medikamenteneinnahme" (40 %) eingesetzt. Die beste subjektive Wirkung zur Bekämpfung der eigenen Beschwerden wird dem stationären Psychiatrie- bzw. Rehabilitationsaufenthalt zugeschrieben. Was die Prognose anbelangt, zeigt sich eine überwiegend positive bzw. optimistische Grundhaltung, allerdings berichten auch 25 % der Frauen und gut 8 % der Männer über deutlich negative Zukunftsaussichten.

*Schlussfolgerung*: Frauen mit Somatiserungsstörungen zeigen deutliche Unterschiede im Vergleich zu Männern, was Symptomerleben und -interpretation sowie Zukunftsperspektiven betrifft. Sie leiden länger und unter mehr somatoformen Beschwerden, haben häufiger Angst, schwer erkrankt zu sein, suchen öfter Ärzte auf und haben insgesamt eine negativere Zukunftsperspektive. Männer fühlen sich allerdings durch ihre diesbezüglichen Beschwerden etwas stärker in ihrem Wohlbefinden und Alltagsleben eingeschränkt. Unter biopsychosozialer Perspektive zeigen Frauen auch ein vergleichsweise anderes Profil ihrer subjektiven Krankheitstheorie. Diese geschlechtsspezifischen Unterschiede werden zukünftig sowohl in Diagnostik als auch Therapie zu beachten sein. – Im Umgang mit dieser Patientengruppe scheint der biopsychosoziale Ansatz von entscheidender Bedeutung zu sein: Die Trennung von einerseits körperlich und andererseits seelisch verstandenen Beschwerden ist hier wenig zielführend. Es handelt sich wohl um parallel ablaufende Prozesse, bei denen einmal mehr die physiologischen, ein anderes Mal die psychischen Aspekte imponieren – immer sind diese jedoch in einem komplex verschalteten, parallel arbeitenden organismischen Prozess zu verstehen. Daraus ergeben sich wesentlich mehr Einflussmöglichkeiten als unter einer *entweder* körperlich *oder* seelisch verstandenen Ätiopathogenese. Für die Praxis heißt dies: Einschlussdiagnostik anstatt Ausschlussdiagnostik und simultanes, multifaktorielles Vorgehen sowie „Simultantherapie" im Sinne einer parallel organisierten Einflussnahme auf relevante körperliche, seelische und ökosoziale Wirkfaktoren.

## Körperliche Symptome ohne ausreichende organische Befundlage

### *a. Allgemeines*

Der Begriff *somatoforme Störung* beschreibt körperliche Symptome, für die trotz genauer ärztlicher Durchuntersuchung kein bzw. kein ausreichendes organisches Korrelat gefunden wird. Grundsätzlich sind diese Symptome nichts Krankhaftes im Sinne der „hard core medicine", sondern ein Phänomen, das praktisch alle Menschen kennen, und das in den allermeisten Fällen nach einiger Zeit wieder von selbst abklingt. Krankheitswert erreichen solche Symptome erst, wenn sie dauerhaft bestehen bleiben oder immer wiederkehren und die Betroffenen in ihrem Wohlbefinden und ihrer Lebensweise merklich beeinträchtigt werden. Von den betroffenen Patienten werden auf ihrer Suche nach Erklärung und Hilfe zahlreiche unterschiedliche Ärzte, Vertreter der komplementär-alternativen Medizin, paramedizinische Helfer und auch diverse „Wunderheiler" konsumiert. Für die Gesundheitspolitik relevant ist insbesondere der Umstand, dass auf der Suche nach einer „Ursache" verschiedenste, teils aufwendige Untersuchungen wiederholt durchgeführt werden, die hier kein ausreichendes organisches Korrelat sicherstellen können (Gmelch 2006, Morschitzky 2007, Kleinstäuber et al. 2012). Innerhalb einer Repräsentativstichprobe der Allgemeinbevölkerung in Deutschland wurde zum Untersuchungszeitpunkt bei 82 % mindestens ein somatoformes Symptom mit leichter Beeinträchtigung und bei 22 % mindestens ein somatoformes Symptom mit starker Beeinträchtigung festgestellt. Die durchschnittliche Häufigkeit der aktuell vorhandenen Symptome lag bei 6,6 pro Person (Hiller et al. 2006).

Für eine Verbesserung des medizinischen Vorgehens bei somatoformen Störungen bietet sich das biopsychosoziale Modell an, das verständlich macht, dass eine Trennung zwischen „körperlich" und „seelisch" bedingten Störungen eine sprachliche, aber keine wissenschaftlich sinnvolle Unterscheidung ist, weil mit dieser Unterscheidung nur das „Imponieren" der Symptomatik erfasst wird. Im menschlichen Organismus laufen alle Prozesse, die wir semantisch als *seelisch* oder *körperlich* einstufen, parallel ab. Es gibt also kein seelisches Phänomen, das nicht zugleich auch ein physiologisches Geschehen ist. Wichtig bei der Diagnosestellung von somatoformen Störungen ist daher eine biopsychosoziale, simultan zu erfassende Diagnostik (multimodale „Simultandiagnostik", Egger 2008, Hausteiner-Wiehle 2013).

| **Somatisierungsstörung (F45.0)**<br>Kurzfassung der diagnostischen Kriterien nach ICD-10 |
|---|
| Multiple und wechselnde körperliche Symptome über mindestens zwei Jahre (nicht oder nicht ausreichend durch eine körperliche Krankheit erklärt).<br>Andauerndes Leiden und mehrfache Arztkonsultationen.<br>Keine oder nur unzureichende Akzeptanz der ärztlichen Feststellung, dass keine ausreichende körperliche Ursache für die körperlichen Symptome besteht.<br>Mindestens sechs Symptome aus mindestens zwei verschiedenen Gruppen:<br>*Gastro-intestinale Symptome:* (1) Bauchschmerzen, (2) Übelkeit, (3) Gefühl von Überblähung, (4) schlechter Geschmack im Mund oder extrem belegte Zunge, (5) Erbrechen oder Regurgitation von Speisen, (6) häufiger Durchfall oder Austreten von Flüssigkeit aus dem Anus<br>*Kardiovaskuläre Symptome:* (7) atemlos ohne Anstrengung, (8) Brustschmerzen<br>*Urogenitale Symptome:* (9) Miktionsbeschwerden, (10) unangenehme Empfindungen im Genitalbereich, (11) ungewöhnlicher oder verstärkter vaginaler Ausfluss<br>*Haut- und Schmerzsymptome:* (12) Fleckigkeit oder Farbveränderungen der Haut, (13) Schmerzen in Gliedern, Extremitäten oder Gelenken, (14) unangenehme Taubheit oder Kribbelgefühle<br>Nicht nur während einer psychotischen, affektiven oder Panikstörung. |
| **Somatoforme autonome Funktionsstörung (F45.3)** |
| Vorliegen von Symptomen autonomer (vegetativer) Erregung des Herz- und kardiovaskulären Systems, oberen oder unteren Gastrointestinaltraktes, respiratorischen Systems oder Urogenitalsystems.<br>*Mindestens zwei vegetative Symptome:* (1) Palpitationen, (2) Schweißausbrüche, (3) Mundtrockenheit, (4) Hitzewallungen oder Erröten, (5) Druckgefühl im Epigastrium oder Kribbeln oder Unruhe im Bauch<br>*Mindestens ein weiteres Symptom:* (6) Brustschmerzen oder Druckgefühl in der Herzgegend, (7) Dyspnoe oder Hyperventilation, (8) Ermüdbarkeit bei leichter Anstrengung, (9) Luftschlucken oder brennendes Gefühl im Brustkorb oder im Epigastrium, (10) häufiger Stuhldrang, (11) Miktionsbeschwerden, (12) Gefühl der Überblähung oder Völlegefühl.<br>Keine Störung der Struktur oder Funktion der betroffenen Organe oder Systeme. Nicht nur während einer phobischen oder Panikstörung. Keine Störung der Struktur oder Funktion der betroffenen Organe oder Systeme. Nicht nur während einer phobischen oder Panikstörung. |
| **Hypochondrische Störung (F45.2)** |
| Entweder sechs Monate anhaltende Überzeugung, an einer körperlichen Krankheit zu leiden, oder anhaltende Beschäftigung mit einer angenommenen Entstellung oder Missbildung (dysmorphophobe Störung).<br>Andauerndes Leiden oder Beeinträchtigung des alltäglichen Lebens sowie Aufsuchen von medizinischen Behandlungen.<br>Keine oder nur unzureichende Akzeptanz der ärztlichen Feststellung, dass keine ausreichende körperliche Ursache für die körperlichen Symptome besteht.<br>Nicht nur während einer psychotischen oder affektiven Störung. |

Abb. 6: Diagnostische Kriterien und Codierung

**Somatoforme Störungen (DSM)**

| | |
|---|---|
| 300.81 | Somatisierungsstörung |
| 300.82 | Undifferenzierte Somatoforme Störung |
| 300.11 | Konversionsstörung |
| 307.xx | Schmerzstörung |
| 300.7 | Hypochondrie |
| 300.7 | Körperdysmorphe Störung |
| 300.82 | Nicht näher bezeichnete Somatoforme Störung |

**Diagnostische Kriterien für 300.81** (vgl. ICD F45.0) ***Somatisierungsstörung***

A. Eine Vorgeschichte mit vielen körperlichen Beschwerden, die vor dem 30. Lebensjahr begannen, über mehrere Jahre auftraten und zum Aufsuchen einer Behandlung oder zu deutlichen Beeinträchtigungen in sozialen, beruflichen oder anderen wichtigen Funktionsbereichen führten.

B. Jedes der folgenden Kriterien muss erfüllt gewesen sein, wobei die einzelnen Symptome irgendwann im Verlauf der Störung aufgetreten sein müssen:
   (1) *vier Schmerzsymptome:* eine Vorgeschichte von Schmerzsymptomen, die mindestens vier verschiedene Körperbereiche oder Funktionen betreffen (z.B. Kopf, Abdomen, Rücken, Gelenke, Extremitäten, Brust, Rektum, während der Menstruation, während des Geschlechtsverkehrs oder während des Wasserlassens),
   (2) *zwei gastrointestinale Symptome:* eine Vorgeschichte von mindestens zwei gastrointestinalen Symptomen außer Schmerzen (z.B. Übelkeit, Völlegefühl, Erbrechen außer während einer Schwangerschaft, Durchfall, Unverträglichkeit von verschiedenen Speisen),
   (3) *ein sexuelles Symptom:* eine Vorgeschichte von mindestens einem Symptom im Bereich Sexualität oder Fortpflanzung außer Schmerzen (z.B. sexuelle Gleichgültigkeit, Erektions- oder Ejakulationsstörungen, unregelmäßige Menstruationen, sehr starke Menstruationsblutungen, Erbrechen während der gesamten Schwangerschaft),
   (4) *ein pseudoneurologisches Symptom:* eine Vorgeschichte von mindestens einem Symptom oder Defizit (nicht begrenzt auf Schmerz), das einen neurologischen Krankheitsfaktor nahelegt (Konversionssymptome wie z.B. Koordinations- oder Gleichgewichtsstörungen, Lähmungen oder lokalisierte Muskelschwäche, Schluckschwierigkeiten oder Kloßgefühl im Hals, Aphonie, Harnverhaltung, Halluzinationen, Verlust der Berührungs- oder Schmerzempfindung, Sehen von Doppelbildern, Blindheit, Taubheit. (Krampf-)Anfälle; dissoziative Symptome wie z.B. Amnesie oder Bewusstseinsverluste, jedoch nicht einfache Ohnmacht).

C. Entweder (1) oder (2).
   (1) Nach adäquater Untersuchung kann keines der Symptome von Kriterium B vollständig durch einen bekannten medizinischen Krankheitsfaktor oder durch die direkte Wirkung einer Substanz (z.B. Droge, Medikament) erklärt werden.
   (2) Falls das Symptom mit einem medizinischen Krankheitsfaktor in Verbindung steht, so gehen die körperlichen Beschwerden oder daraus resultierende soziale oder berufliche Beeinträchtigungen über das hinaus, was aufgrund von Anamnese, körperlicher Untersuchung oder den Laborbefunden zu erwarten wäre.

D. Die Symptome sind nicht absichtlich oder vorgetäuscht (wie bei der vorgetäuschten Störung oder Simulation).

Zaudig M., Wittchen H.-U. & Saß Henning (2000). DSM und ICD-10 Fallbuch. Fallübungen zur Differentialdiagnose nach DSM-IV und ICD-10. Hogrefe, Göttingen, Bern, Toronto, Seattle, Kapitel 7, S. 283

Abb. 7: Somatoforme Störungen (DSM)

*Theoretische Modelle zur Genese des Somatisierungssyndroms*

„Das biopsychosoziale Modell ist das gegenwärtig kohärenteste, kompakteste und auch bedeutendste Theoriekonzept, innerhalb dessen der Mensch in Gesundheit und Krankheit erklärbar und verstehbar wird." Im biopsychosozialen Modell wird die Natur („alles, was ist") aus aufeinander aufbauenden, hierarchisch angeordneten Systemen verstanden. Jede einzelne Systemebene ist prinzipiell mit den anderen (insbesondere den angrenzenden) vernetzt, sodass kein System für sich alleine existiert und sie sich solcherart gegenseitig beeinflussen. Auch ein als krankhaft zu bezeichnender Vorgang läuft somit nicht nur isoliert auf einer Ebene (z. B. der körperlichen) ab, sondern gleichzeitig auf mehreren (z. B. der psychischen, aber auch der unmittelbar davon betroffenen weiteren Lebenswelten des Menschen). In der biopsychosozialen Theorie gilt „dass bei jedem Krankheitsprozess prinzipiell auch psychosoziale Faktoren als potenzielle Einflussgrößen zu kalkulieren sind" (Egger 2005, 2008, 2010).

Auf der Basis dieses Modells lassen sich Phänomene, wie sie unter dem Sammelbegriff „somatoforme Störungen" zu finden sind, besser beschreiben und erklären, als dies mit den bisherigen biomedizinischen Ansätzen möglich war. Einen zentralen Teil des alternativen Erklärungsansatzes stellen Eigenheiten (wie z. B. Verzerrungen, Übertreibungen) im Wahrnehmungsprozess von körperlichen Sensationen dar:

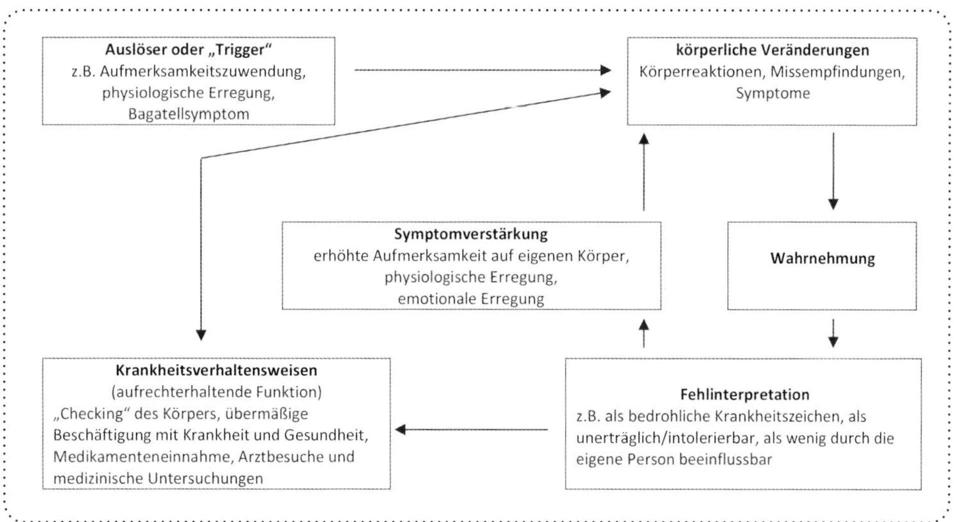


Abb. 8: Störung in der *Wahrnehmung* von Körperprozessen. Kognitiv-verhaltenstheoretisches Modell des Somatisierungssyndroms. Kampfhammer H.-P. & Gündel H. (2001). Psychotherapie der Somatisierungsstörungen. Krankheitsmodelle und Therapiepraxis – störungsspezifisch und schulenübergreifend. Georg Thieme, Stuttgart, Abb. 19.1, S. 29

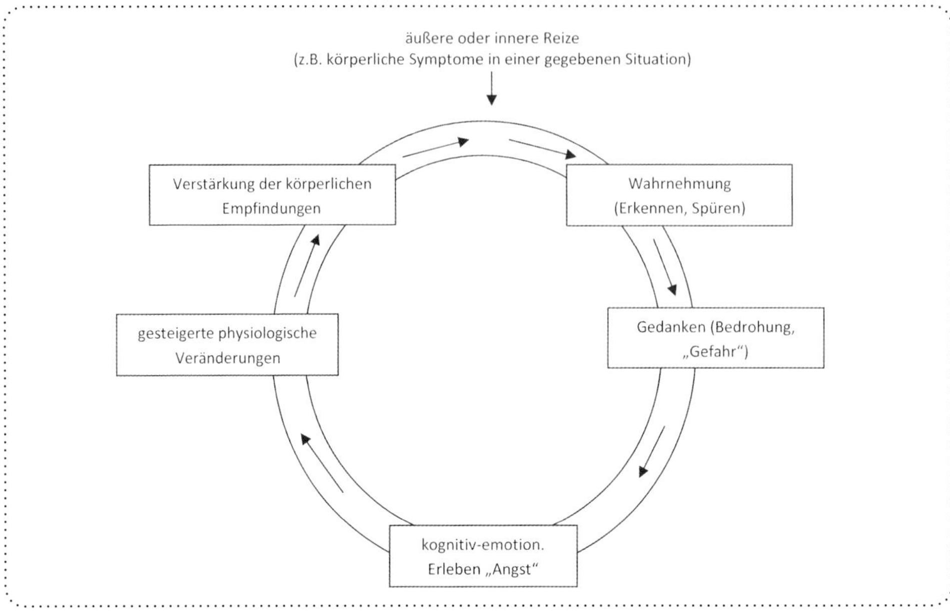


Abb. 9: Feedbackmechanismus im Erregungsprozess („Teufelskreis der Angst"). Dargestellt ist der typische Aufschaukelungsprozess (Erregungsspirale), der während Panikanfällen auftritt und der für den raschen psychophysischen Angstanstieg verantwortlich ist (mod. nach Margraf & Schneider 1990).

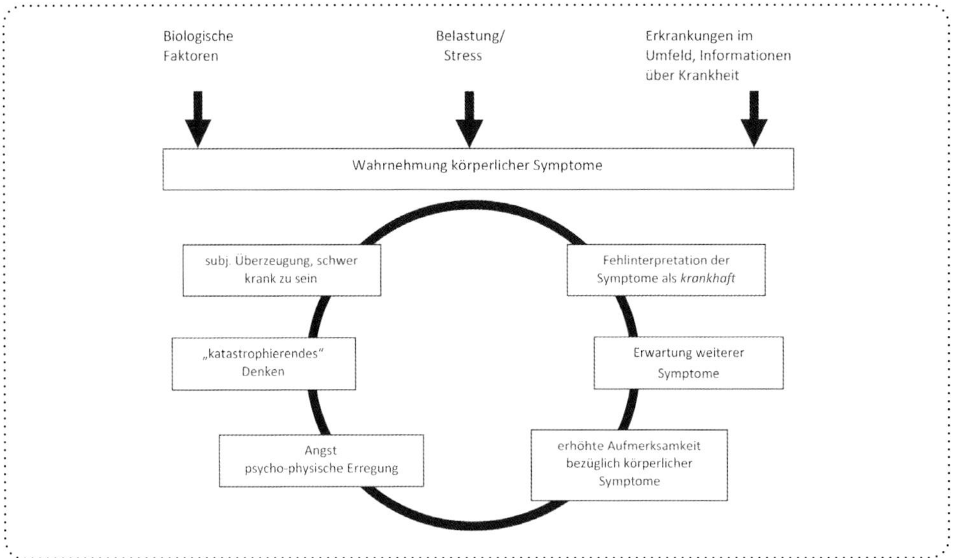


Abb. 10: Das komplexe Zusammenspiel „Wahrnehmung von Körpersignalen", „kognitive Fehlinterpretation" und „ängstliche Erwartung" lässt sich modellhaft als ein sich selbst aufrechterhaltender Prozess darstellen, der ohne wirksame negative Feedbackschleifen nicht kontrollierbar erscheint – Entstehung einer hypochondrischen Erlebnisweise

*Vulnerable Phasen für die Entwicklung von somatoformen Störungen*

Die Gefahr, körperlich imponierende Symptome zu entwickeln, steigt mit der psycho-physischen Beanspruchung des Organismus (laienhaft als hohe „Anspannung" etikettiert). Durch starke, immer wiederkehrende oder auch nur anhaltende Stressoren (z. B. aversive Erlebnisse oder nicht ausreichend bewältigbare Belastungen, egal ob diese psychischer oder physiko-chemischer Natur sind) kann es zu einer Überforderung der autoregulativen Bewältigungskompetenz des Organismus kommen. Dies äußert sich durch Dysregulationen in den entsprechenden psycho-physiologischen Regelkreisen, welche je nach Disposition bzw. Vorschädigung zu markanten, auch medizinisch relevanten Symptomen führen können. Aus der Stressforschung sind v. a. die akuten Stressoren als derartige Auslöser bekannt geworden, aber auch die latenten Belastungen (z. B. anhaltende Alltagsärgernisse, daily hassles) führen zu einer Akkumulation der organismischen Belastung. In der symbolischen Grafik „Stressoren und Stressreaktion" wird ersichtlich, dass es ein erstrangiges Ziel der Diagnostik sein muss, solche akuten oder latenten Stressoren zu detektieren und in der therapeutischen Arbeit zu reduzieren, um dadurch die allgemeine Resilienz zu verbessern und so das Auftreten von funktionellen Störungen zu verringern.

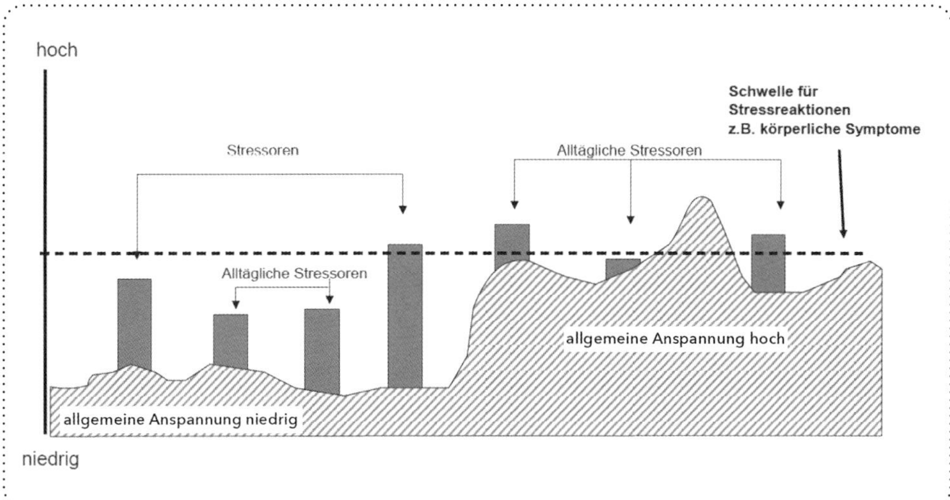


Abb. 11: Stress- und Angstreaktionen im Alltagsleben. Schematische Darstellung (n. Stressmodell-Grafik sensu Falloon et al. 1984) zum Verständnis des subjektiven Schmerzerlebens

Die Schmerzschwelle sinkt mit dem Grad der sonstigen Belastungsfaktoren. Z. B. verstärken Angst und Depression die Schmerzwahrnehmung, Ablenkung bzw. Aufmerksamkeitsbindung v. a. an euthyme Ereignisse lindern dagegen die Schmerzsensibilität. Allgemeines therapeutisches Ziel ist daher die Reduktion des individuellen psycho-physiologischen Risikoprofils (z. B. Verminderung von Stressoren verringert die „allgemeine Anspannung") und die gleichzeitige Förderung von positiven Emotionen (z. B. über ein multimodales „Genusstraining").

## Exploration für Therapeuten – eigene Erfahrungen im Umgang mit chronifizierten Beschwerden, z. B. vom Typ *Fibromyalgie*

Haben Sie Erfahrungen im Umgang mit Patienten, die unter somatoformen Beschwerden leiden?

Aus welchen medizinischen Bereichen stammen diese Patienten?

Was haben Sie im Umgang mit diesen Patienten als diagnostisch bedeutsam erlebt?

Haben Sie therapeutische Erfahrungen im Umgang mit chron. Schmerzpatienten (z. B. Fibromyalgie-Pat.)?

Welche therapeutischen Strategien haben Sie dabei als hilfreich oder auch frustran erlebt?

Wie ist es Ihnen persönlich im Arzt-Patienten-Kontakt mit diesen Patienten ergangen?

Worin bestehen im persönlichen Umgang mit diesen Pat. die relativ größten Probleme?

## Diagnostische Hilfen

**Kurzanleitung für die Exploration** – *Zusammenstellung von möglichen relevanten Aspekten zum Verständnis des Beschwerdebildes*

1. Anlass und Umstände der Kontaktaufnahme mit dem Arzt oder Psychotherapeuten.
2. *Vollständige* Erhebung der körperlichen Befunde, Vorbehandlungen und weiterer anamnestischer Angaben; Testpsychologische Untersuchungen; Klärung möglicher organischer „Ursachen" und Komplikationen.
3. Diagnostik der Untergruppe der somatoformen Störung.
4. Diagnostik „komorbider" Störungen, auch in der gesamten Lebensspanne.
5. Bisherige Erklärungsmodelle für die Beschwerden.
6. Subjektive Beeinträchtigungen durch die Beschwerden; Zusammenhänge mit Lebensplänen.
7. Verhaltensaspekte (z. B. Krankheitsverhalten; Schonverhalten; Kontrollverhaltensweisen; Rückversicherung suchen; Vermeidungsstrategien; Bewältigungsversuche).
8. Kognitive Aspekte (z. B. Aufmerksamkeitsfokussierung, Gesundheitsbegriff, katastrophierende Bewertung körperlicher Missempfindungen, Selbstkonzept).
9. Verstärkungsbedingungen und Gratifikation (Reaktionen der Umgebung auf Beschwerdenäußerung; Arbeitsunfähigkeit und Rentenbegehren).
10. Krankheitsmodelle und Vorerfahrungen (z. B. Modelle für Kranksein in der Familie); relevante Lebensereignisse; allgemeine Lebensbedingungen, Belastungen und Konflikte.

*Subjektive Krankheitstheorien*

Check-Liste zum Ergründen der subjektiven Krankheitstheorien des Patienten (mit dem Beschwerdebild assoziierte ätiopathogenetische und aufrechterhaltende Wirkfaktoren aufseiten des Pat., s. a. Morschitzky 2007, Brähler & Scheer 1984)

**Könnten Ihre Beschwerden auch dadurch mitverursacht sein,**

| | | sicher nicht | wenig wahr-scheinlich | möglich | sehr wahr-scheinlich | ganz sicher |
|---|---|---|---|---|---|---|
| 1 | ... dass Sie sich zu wenig Ruhe gönnen? | | | | | |
| 2 | ... dass Ihre Mitmenschen Sie nicht ausreichend verstehen oder nicht ernst nehmen? | | | | | |
| 3 | ...dass Sie das örtliche Klima schlecht vertragen? | | | | | |
| 4 | ... dass Sie manchmal nicht genug Willenskraft aufgebracht haben oder nicht aufbringen können? | | | | | |
| 5 | ... dass Sie in letzter Zeit zu oft den Schlaf vernachlässigt haben? | | | | | |
| 6 | ... dass Sie Lärmbelastungen, Luftverschmutzung, Radioaktivität oder anderen Umweltbelastungen ausgesetzt sind? | | | | | |
| 7 | ... dass Sie häufig ohne ersichtlichen Grund erschöpft sind? | | | | | |
| 8 | ...dass Sie einen schwachen Kreislauf haben? | | | | | |
| 9 | ... dass Sie sich häufig Selbstvorwürfe machen? | | | | | |
| 10 | ... dass Sie mit Ihren Problemen nicht fertig werden? | | | | | |
| 11 | ... dass Sie etwas gegessen oder getrunken haben, das Sie nicht vertragen? | | | | | |
| 12 | ... dass Sie mit Ihren Lebensbedingungen unzufrieden sind? | | | | | |
| 13 | ... dass Sie zu schlecht schlafen? | | | | | |
| 14 | ... dass Sie Ängste haben, die Sie in manchen Fällen nicht überwinden können? | | | | | |
| 15 | ... dass Sie unangenehme Dinge nicht verarbeiten können? | | | | | |
| 16 | ... dass Sie sich aus Bequemlichkeit zu sehr gehen ließen oder lassen? | | | | | |

| | sicher nicht | wenig wahr-scheinlich | möglich | sehr wahr-scheinlich | ganz sicher |
|---|---|---|---|---|---|
| 17 ... dass Sie Krankheitszeichen nicht wahrhaben wollen oder übergehen? | | | | | |
| 18 ... dass Ihnen Personen, die Ihnen nahe stehen, Sorgen machen? | | | | | |
| 19 ... dass Sie zu wenig an die frische Luft gehen? | | | | | |
| 20 ... dass Sie häufig in eine niedergeschlagene Stimmung geraten? | | | | | |
| 21 ... dass Sie unangenehme Dinge häufig auf die lange Bank schieben oder geschoben haben? | | | | | |
| 22 ... dass Personen, die Ihnen viel bedeuten, Sie enttäuscht haben? | | | | | |
| 23 ... dass Sie sich in die allgemeine Hetze des heutigen Lebens einlassen? | | | | | |
| 24 ... dass bei Ihnen eine gesundheitliche Anfälligkeit vererbt ist? | | | | | |
| 25 ... dass Sie sich irgendwo angesteckt haben? | | | | | |
| 26 ... dass Ihre Beschwerden durch einen Witterungswechsel ausgelöst sein könnten? | | | | | |
| 27 ... dass Sie Gefühle von Minderwertigkeit haben? | | | | | |
| 28 ... dass sich Ihr Körper von einer alten Verletzung oder einem Unfall nicht erholt hat? | | | | | |
| 29 ... dass Sie mitunter zu streng gegen sich selbst sind? | | | | | |
| 30 ... dass Kollegen, Nachbarn oder Vorgesetzte Sie oft in Auseinandersetzungen oder Streit verwickeln? | | | | | |
| 31 ... dass Sie zu oft im Leben Pech haben? | | | | | |
| 32 ... dass Sie sich in einer Lebensphase befinden, wo sich der Körper umstellt? | | | | | |
| 33 ... dass Sie bei Ihrer Arbeit gesundheitsschädlichen Einflüssen ausgesetzt sind? | | | | | |
| 34 ... dass Sie Ihre Freizeit zu wenig zur Erholung nützen? | | | | | |
| 35 ... dass Sie bestimmte Medikamente, die Ihnen der Arzt verschrieben hat, nicht vertragen? | | | | | |

| | sicher nicht | wenig wahr-scheinlich | möglich | sehr wahr-scheinlich | ganz sicher |
|---|---|---|---|---|---|
| 36 ... dass die Anforderungen im Beruf oder Haushalt zu hoch sind? | | | | | |
| 37 ... dass Sie in letzter Zeit leichtsinnig mit Ihrer Gesundheit umgegangen sind? | | | | | |
| 38 ... dass Sie altersbedingte körperliche Verschleißerscheinungen haben? | | | | | |
| 39 ... dass Sie wenig Lust haben, sich körperlich zu betätigen? | | | | | |
| 40 ... dass Sie einen Menschen verloren haben, der Ihnen viel bedeutete? | | | | | |
| 41 ... dass Ihr Alltag zu eintönig ist? | | | | | |
| 42 ... dass Sie eine angeborene Neigung haben, bei seelischer Aufregung mit körperlichen Beschwerden zu reagieren? | | | | | |
| 43 ... dass Ihre Drüsen nicht richtig funktionieren? | | | | | |
| 44 ... dass die Krankheit schon lang in Ihnen versteckt war und jetzt zum Ausbruch kommt? | | | | | |
| 45 ... dass Sie eine ungesunde Lebensweise haben (Rauchen, Essen, Trinken oder Untätigkeit)? | | | | | |
| 46 ... dass Ihre Beschwerden jahreszeitlich bedingt sind? | | | | | |

Patientenerleben: mit den beklagten Beschwerden assoziierte Aspekte

### *b. empirische Untersuchung*[2]

*Methodik – Patientenkollektiv*

Für die vorliegende Studie wurden 40 Personen mit unterschiedlichsten körperlichen Beschwerden im Landeskrankenhaus-Universitätsklinikum Graz, in der Landesnervenklinik Sigmund Freud (Graz) und in der Privatklinik St. Radegund (Steiermark) herangezogen. 28 der 40 Personen waren weiblich, 12 männlich. Die Studienteilnehmerinnen waren mit einer Standardabweichung von 14a durchschnittlich 38 Jahre alt, die Studienteilnehmer mit einer Standardabweichung von 11a durchschnittlich 39 Jahre.

2 Frau Mag. Julia Keidel hat den empirischen Teil dieses Beitrags im Rahmen des vom Autor verwalteten Projekts „somatoforme Störungen" im Rahmen ihrer medizinischen Diplomarbeit übernommen (Egger & Keidel 2015).

*Untersuchungsdesign und Material*

SOMS-2 – Dieses Screeninginstrument für somatoforme Störungen dient unter Berücksichtigung der Klassifikationssysteme ICD-10 und DSM-IV zur Erfassung unklarer körperlicher Beschwerden. Personen mit somatoformer Störung können damit möglichst einfach aus einer beliebigen Population gefiltert werden. Es wurde die zweite, vollständig überarbeitete und neu normierte Auflage des Messinstruments (SOMS-2) verwendet (Rief und Hiller 2008, Hogrefe 2014).

„Checkliste zur Erfassung der subjektiven Krankheitstheorie" – Dieses Erhebungsinstrument wurde im Rahmen des PSY2-Curriculums „Psychosomatische Medizin" erprobt und dient der Erfassung möglicher biopsychosozialer Ursachen bei der Symptomentstehung aus der Sicht der Patienten.

Persönliches Interview – Dieses dient der Erhebung von *Bewältigungsmechanismen* („Was haben Sie bisher versucht, um mit Ihren Beschwerden (besser) fertig zu werden?"), des *Effekt-Erlebens* („Wieweit haben Ihnen diese Initiativen bzw. Aktivitäten bisher genützt, mit Ihren Beschwerden (besser) fertig zu werden?") und der subjektiven Prognose bzw. *Zukunftsperspektive* („Wie sehen Sie die zukünftigen Chancen auf Besserung oder Heilung?").

*Datenauswertung*

Die codierten Rohdaten wurden über eine Excel-Datei weiterverarbeitet. Der Beschwerde-Index zur Bestimmung der Somatisierungstendenz (BI) wurde über die Daten des SOMS-2 ermittelt, mit welchem die gruppeninterne Tendenz zur Somatisierung ermittelt werden konnte. Anhand des BI wurde die Gesamtstichprobe in drei Gruppen aufgeteilt:

BI-Gruppe 1: Beschwerdeindex <=2 … keine bzw. sehr geringe Tendenz zur Somatisierung (11 Personen); BI-Gruppe 2: Beschwerdeindex 3 bis <=9 … mäßige Tendenz zur Somatisierung (14 Personen); BI-Gruppe 3: Beschwerdeindex 10 bis <=40 … starke Tendenz zur Somatisierung (15 Personen). Die statistische Verrechnung der Daten erfolgte mittels SPSS.

## *Ergebnisse*

Ergebnisse SOMS-2 – *Beschwerde-Index Somatisierung*

Bei der Gruppeneinteilung anhand des Beschwerde-Index *Somatisierung* entfallen 28 % auf die BI-Gruppe 1, 35 % auf die BI-Gruppe 2 und 38 % auf die BI-Gruppe 3. Die Geschlechterverteilung innerhalb der 3 BI-Gruppen ist bei Männern mit jeweils 33 % identisch, die Frauen sind in der BI-Gruppe 1 mit 25 % vertreten, 36 % sind in der BI-Gruppe 2 und die größte Gruppe macht die BI-Gruppe 3 mit 39 % aus.

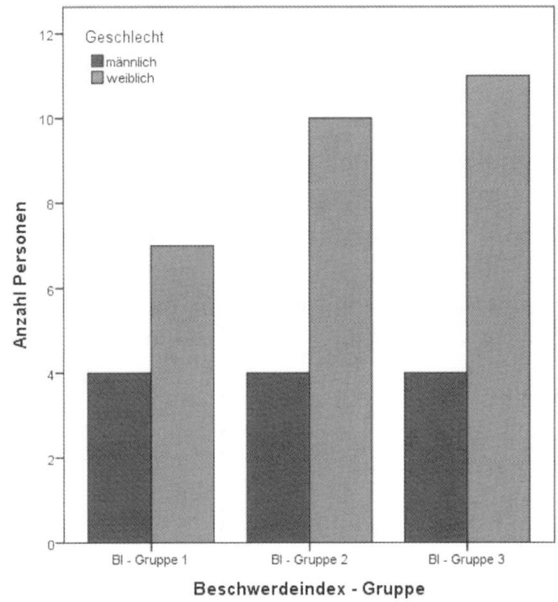


Abb. 12: BI-Gruppen: Geschlechterverteilung

Betrachtet man den Unterschied des Beschwerde-Index zwischen Männern und Frauen, lässt sich bei Frauen eine höhere Anzahl an unklaren körperlichen Beschwerden feststellen. Bei ihnen liegt der Median bei etwa 9 und der Maximalwert bei 40. Bei Männern liegt sowohl der Maximalwert vergleichsweise niedriger (32) als auch der Median (7,6).

*Die häufigsten somatoformen Symptome*

In der Gesamtstichprobe werden am häufigsten Schmerzen im Bauch oder in der Magengegend angegeben (40 %). 35 % der Probanden geben Kopf- oder Gesichtsschmerzen, Rückenschmerzen und Druckgefühl sowie Unruhe oder Kribbeln im Bauch (Item 12) an. Danach folgen Symptome wie Schmerzen in den Armen oder Beinen (33 %, Item 5).

In der Gruppe der Männer werden mit 42 % Gelenksschmerzen (Item 4), Schmerzen in den Armen oder Beinen (Item 5), Druckgefühl, Kribbeln oder Unruhe im Bauch (Item 12) und Mundtrockenheit (Item 19) als häufigste somatoforme Symptome angeführt. Schmerzen im Bauch oder in der Magengegend (Item 2) und Schweißausbrüche (heiß oder kalt) (Item 26) werden von 33 % der männlichen Probanden mit JA beantwortet. Ein Viertel der männlichen Befragten gibt Kopf- der Gesichtsschmerzen (Item 1), außergewöhnliche Müdigkeit bei leichter Anstrengung (Item 30) und unangenehme Kribbelempfindungen (Item 41) an.

Die häufigsten Symptome innerhalb der weiblichen Gruppe sind mit 43 % Schmerzen im Bauch oder in der Magengegend (Item 2) und Rückenschmerzen (Item 3), dicht gefolgt von Kopf- oder Gesichtsschmerzen (Item 1) mit 39 %. Danach folgen mit 36 % Völlegefühl (sich aufgebläht fühlen) (Item 11) und Herzrasen oder Herzstolpern (Item 24).

*Häufigkeit der Arztbesuche*

Probanden mit mindestens einem somatoformen Symptom wurde die Frage „Wie oft waren Sie wegen der genannten Beschwerden beim Arzt?" gestellt (Item 54).

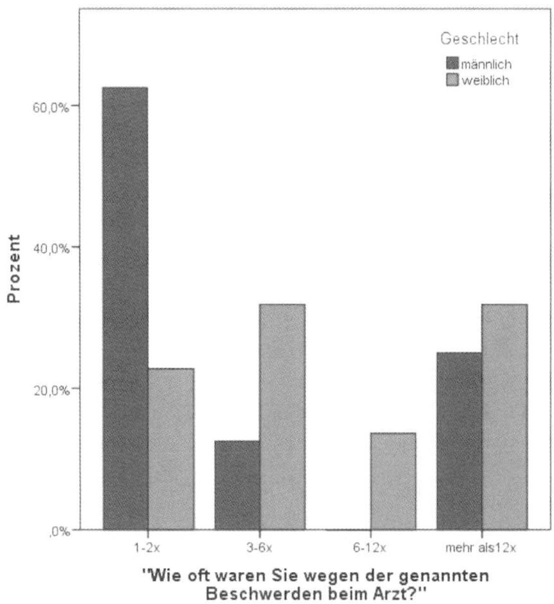


Abb. 13: Item 54: Geschlechtervergleich bezüglich Arztkonsum

Im Vergleich zwischen Männern und Frauen wird deutlich, dass letztere häufiger einen Arzt aufgesucht haben. 32 % von ihnen waren mehr als 12-mal und ebensoviele (32 %) 3–6-mal wegen solcher Symptome bei einem Arzt. Bei den Männern waren 25 % mehr als 12-mal bei einem Arzt, der Großteil (63 %) suchte nur 1–2-mal ärztlichen Rat.

Im Vergleich zwischen den BI-Gruppen wird ersichtlich, dass die Probanden der BI-Gruppe 3 wesentlich häufiger beim Arzt waren. In BI-Gruppe 2 haben 50 % 1–2-mal einen Arzt aufgesucht, 14 % allerdings mehr als 12-mal. Bei den Probanden in BI-Gruppe 3 waren 47 % häufiger als 12-mal in ärztlicher Behandlung. Je mehr Symptome die Betroffenen aufweisen, desto häufiger suchen sie ärztlichen Rat und Hilfe. Die Items 57 und 58 „Beeinträchtigung Alltagsleben/Wohlbefinden" behandeln die Frage „Haben die genannten Beschwerden Ihr Wohlbefinden sehr stark beeinträchtigt?" und „Haben die genannten Beschwerden Ihr Alltagsleben (z. B. Familie, Arbeit, Freizeitaktivitäten) stark beeinträchtigt?" Bei Vorliegen von mindestens einem unklaren Beschwerdebild zeigt sich bei den Männern, dass diese sich sowohl in ihrem Wohlbefinden (75 %) also auch in ihrem Alltagsleben (88 %) etwas stärker von den Beschwerden beeinträchtigt erleben als Frauen (64 % Einschränkungen im Wohlbefinden und 68 % im Alltagsleben).

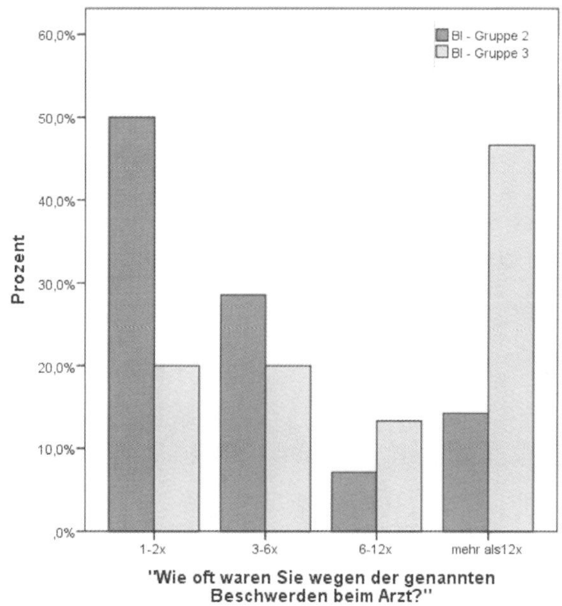


Abb. 14: Item 54: BI-Gruppenvergleich bezüglich Arztkonsum

Die Substichprobe der mit unklaren (somatoformen) Beschwerden besonders belasteten Teilnehmer (BI-Gruppe 3) geben Einschränkungen im Wohlbefinden mit 80 % und im Alltagsleben sogar mit 93 % an. Die Vergleichswerte für die BI-Gruppe 2 lagen bei beiden Items niedriger (jeweils 57 %). Die Probanden mit mehr unerklärbaren Beschwerden fühlen sich plausiblerweise stärker in ihrem Wohlbefinden und noch stärker in ihrem Alltagsleben beeinträchtigt. Liegt zumindest ein körperlich unerklärtes Symptom vor, so zeigt der Geschlechtervergleich, dass Frauen deutlich länger an ihren Beschwerden leiden als Männer. In der weiblichen Gruppe werden in 59 % der Fälle die Beschwerden schon über 2 Jahre beklagt; bei 23 % bestehen die Symptome seit weniger als 6 Monaten. Bei den männlichen Teilnehmern leiden jeweils 25 % länger als 2 Jahre bzw. seit 1–2 Jahre an den somatoformen Beschwerden. Der Großteil der Gruppe (38 %) ist erst seit weniger als einem halben Jahr davon betroffen. Im BI-Gruppenvergleich zeigen sich keine signifikanten Unterschiede, jeweils die Hälfte der Betroffenen in BI-Gruppe 2 (50 %) und BI-Gruppe 3 (53 %) hat bereits seit mehr als 2 Jahren Beschwerden. Unter 6 Monate sind in BI-Gruppe 2 36 % davon betroffen, in BI-Gruppe 3 20 %. Der Rest entfällt jeweils zu gleichen Teilen auf die Dauer 6 Monate bis 1 Jahr bzw. 1–2 Jahre.

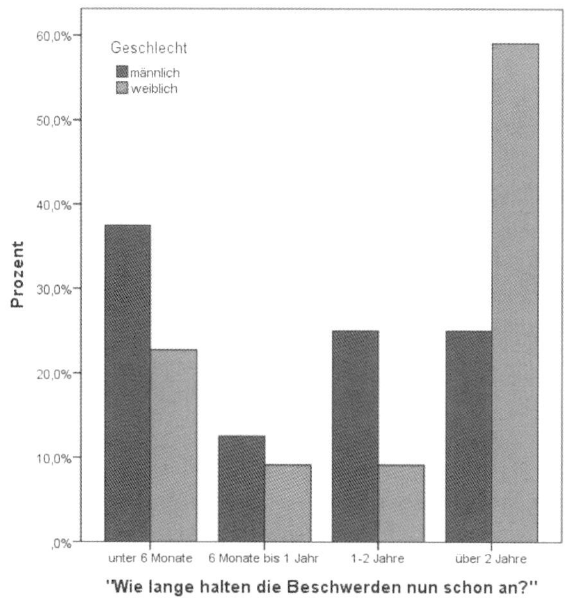


Abb. 15: Item 63: Geschlechtervergleich bezüglich Beschwerdedauer

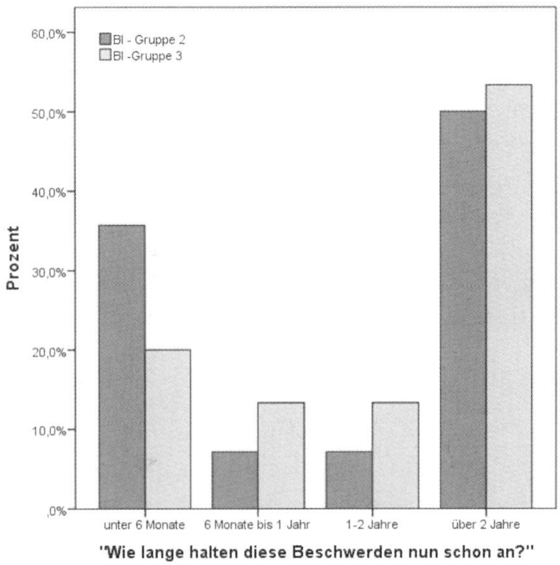


Abb. 16: Item 63: BI-Gruppenvergleich bezüglich Beschwerdedauer

*Krankheitsüberzeugung und Krankheitsangst*

Item 64 befasst sich mit der Frage „Haben Sie Angst oder sind Sie fest überzeugt, eine schwere Krankheit zu haben, ohne dass bisher von Ärzten eine ausreichende Erklärung gefunden wurde?“ 29 % der Frauen sind dieser Überzeugung bzw. haben diese Angst, bei den Männern sind es nur 8 %. Betrachtet man diese Antworten differenziert nach den unterschiedlichen BI-Gruppen, fällt auf, dass Personen mit stärkerer Somatisierungstendenz auch häufiger Angst bzw. die Überzeugung haben, an einer schweren (nicht erkannten) Krankheit zu leiden. In BI-Gruppe 3 sind dies 33 %, in BI-Gruppe 2 sind es 21 % und in BI-Gruppe 1 nur 9 %.

*Schmerzen*

Die Antworten zur Frage „Haben Sie Schmerzen, die Sie stark beschäftigen?“ (Item 66) zeigt im Geschlechtervergleich, dass 57 % der Frauen sich zustimmend äußern, bei den Männern sind dies 33 %. In der BI-Gruppe 3 bejahen diese Frage 73 %, in der BI-Gruppe 2 deutlich weniger (36 %) und in BI-Gruppe 1 sind dies ebenfalls 36 %. Erwartungsgemäß sind die höchsten Werte in BI-Gruppe 3 zu finden, in den beiden anderen BI-Gruppen leidet immerhin auch jeweils ein Drittel unter starken Schmerzen.

*Checkliste zur Mitverursachung der eigenen Beschwerden*

Diese Auswertung dient nur der groben Gegenüberstellung der Anzahl von vermuteten beteiligten Wirkfaktoren für das Bestehen der eigenen, körperlich unerklärten Beschwerden in den jeweiligen Substichproben. Dabei zeigt sich, dass der Range bezüglich Angaben zu vermeintlichen biopsychosozialen Einflussgrößen in der Gesamtgruppe der Frauen größer ist als bei den Männern. Differenziert man nach den Gruppen der Stärke der Somatisierungstendenz, dann nehmen mit der Stärke dieser Tendenz auch die angeschuldeten Einflussfaktoren zu.

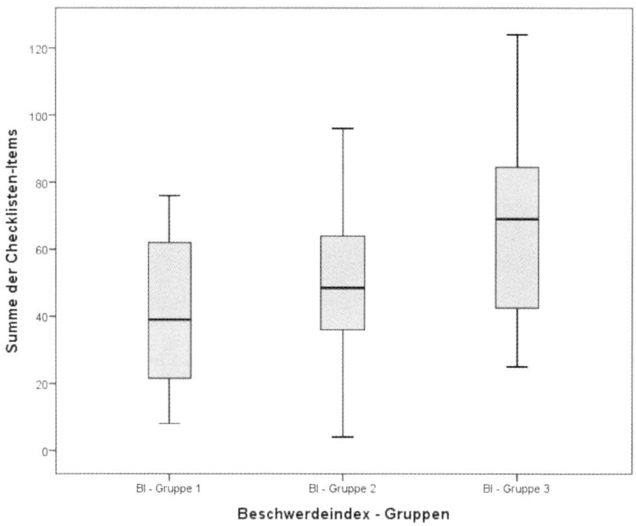


Abb. 17: Summe Checklisten-Items: BI-Gruppenvergleich bezüglich Beschwerde-Index

Von allen vorgegebenen Einflussbereichen („Könnten Ihre Beschwerden auch damit zu tun haben, dass …") steht in der Gesamtstichprobe „… dass Sie sich zu wenig Ruhe gönnen?" („Mitverursachung 1") an erster Stelle. In differenzierter Betrachtung steht dieser Faktor in der BI-Gruppe 1 und 3 an zweiter Stelle, in Gruppe 2 an erster.

Der in der BI-Gruppe 1 am häufigsten angegebene Einfluss wird im *Wetterwechsel* gesehen („Könnten Ihre Beschwerden durch einen Witterungswechsel ausgelöst werden?"), danach folgt der *Mangel an Ruhe* und *Schlafdefizit* gefolgt von *Kreislaufschwäche*, *Sorgen in Familie und Partnerschaft*, *Alltagshetze* und *jahreszeitliche Schwankungen*.

In der BI-Gruppe 2 dominiert *Mangel an Ruhe*, *unangenehme Erlebnisse nicht verarbeiten können*, *zu wenig Erholung in der Freizeit* und *nicht überwundene Ängste*.

In der BI-Gruppe mit starker Tendenz zur Somatisierung wird als dominanter Einflussfaktor auf die Genese und Aufrechterhaltung der Beschwerden *nicht überwundene Ängste* angeführt, gefolgt von *Mangel an Ruhe* und *unangenehme Dinge nicht verarbeiten können*.

Erstaunlich ist bei diesen Ergebnissen zur „subjektiven Krankheitstheorie", dass sich diese großteils mit den multifaktoriellen und mehrdimensionalen biopsychosozialen Erklärungsmodellen deckt. Hier scheint die Patientenschaft deutlich stärker am wissenschaftlichen Stand der Ätiopathogenese und Aufrechterhaltung derartiger Störungsbilder orientiert zu sein als der Großteil der herkömmlichen wissenschaftlichen Medizin, insbesondere der Vertreter einer „hard core medicine". Vielfältige Ängste und die Unfähigkeit, Unangenehmes zu verarbeiten (Emotionsregulations-Defizite) werden von den Patienten häufig als Grund oder Mitverursacher für ihre Beschwerden angeführt, was sich mit den Ergebnissen der Psychoneuroimmunologie und -endokrinologie in guter Übereinstimmung befindet. Auch die geringere Resilienz gegenüber belastenden Klima- und Witterungsbedingungen, psychosozialer und beruflich bedingter Stress oder auch Schlafmangel sind keine „eingebildeten" Einflussgrößen auf physiologische Regulationsstörungen, sondern neurobiologisch ausreichend gestützt und damit medizinischer Tatbestand. Auch bezüglich der „Reparaturfähigkeit" derartiger Beschwerden ist bei einer Reihe von Patienten eine Ernüchterung festzustellen, weil diese angeben, dass sie wahrscheinlich „eine angeborene Neigung haben, bei seelischer Aufregung mit körperlichen Beschwerden zu reagieren".

Dass die meisten der betroffenen Patienten ihre Lebensumstände und sich selbst bzw. ihre inadäquaten Gesundheitsverhaltensweisen als mitverursachende Faktoren für ihre Beschwerden wenigstens teilweise erkennen, zeigt, dass die Grundhaltung vieler Ärzte „diese Patienten sind ohnehin nicht einsichtig und wollen nur eine körperlich definierte Krankheit akzeptieren" keine Allgemeingültigkeit hat. Allerdings zeigt die klinische Praxis auch, dass die Nutzung dieser biopsychosozialen „Erkenntnis" aufseiten des Patienten oft einen längeren Prozess erfordert, in welchem Arzt und Patient sich auf ein gemeinsames multifaktorielles und mehrdimensionales Krankheitsverständnis einigen und die entsprechenden therapeutischen Konsequenzen ziehen.

*Interview zu Bewältigungsmechanismen (Coping-Strategien)*

In der Tabelle auf Seite 66 sind die Häufigkeiten der genutzten Bewältigungsmechanismen (BM) in den jeweiligen Vergleichsgruppen dargestellt. Mehr Bewegung bzw. mehr körperliche Aktivität (40 %, BM 3) und Medikamenteneinnahme (40 %, BM 9) zur Symptomverbesserung dominieren die Rangreihe an Hilfen. 38 % aller Probanden haben Alternativmedizin, wie Homöopathie oder Akupunktur (BM 1) angewandt, 35 % haben versucht, mit Entspannungstechniken (BM 2) eine Beschwerdebesserung zu erreichen.

Im Geschlechterunterschied betrachtet haben jeweils ein Drittel der männlichen Probanden Alternativmedizin (BM 1), einen stationären Aufenthalt an einer psychiatrischen Abteilung oder Rehabilitationsklinik (BM 7) und körperliche Schonung (BM 10) zur Beschwerdebewältigung eingesetzt. Jeweils 25 % der Männer haben Entspannungstechniken (BM 2), Ignorieren der Symptome (BM 4), Ablenkung (BM 5), Medikamenteneinnahme (BM 9) und Ernährungsumstellung (BM 6) angewandt. Bei den Frauen steht an erster Stelle der genutzten Bewältigungsmechanismen mehr Bewegung bzw. mehr körperliche Aktivität (50 %, BM 3). 46 % der Frauen haben Medikamente eingenommen (BM 9) und 39 % haben Entspannungstechniken (BM 2) zur Symptombekämpfung praktiziert.

Betrachtet man die genutzten Bewältigungsmechanismen im BI-Gruppenunterschied, so haben in BI-Gruppe 1 mit 55 % die meisten mehr Bewegung bzw. körperliche Aktivität (BM 3) angewandt, 46 % haben ihre Ernährung umgestellt (BM 6) und jeweils 36 % haben Entspannungstechniken (BM 2) und Alternativmedizin (BM 1) praktiziert. In BI-Gruppe 2 haben jeweils 36 % auf körperliche Schonung (BM 10), Medikamenteneinnahme (BM 9), Ernährungsumstellung (BM 6) und mehr Bewegung bzw. körperliche Aktivität (BM 3) gesetzt. 29 % der Probanden in Gruppe 2 haben versucht, durch Ignorieren der Symptome (BM 4) und Ablenkung (BM 5) eine Besserung zu erzielen. In BI-Gruppe 3 waren 67 % der Personen stationär auf einer psychiatrischen Abteilung oder Rehabilitationsklinik (BM 7), 53 % haben wiederum jeweils Alternativmedizin (BM 1) und die Einnahme diverser Medikamente (BM 9) angewandt. 40 % in dieser Gruppe haben Entspannungstechniken (BM 2) praktiziert.

**Häufigkeiten genutzter Bewältigungsmechanismen (%)**

| *Bewältigung* | gesamt | männlich | weiblich | Gruppe 1 | Gruppe 2 | Gruppe 3 |
|---|---|---|---|---|---|---|
| BM 1 | 37,5 | 33,3 | 39,3 | 36,4 | 21,4 | 53,3 |
| BM 2 | 35 | 25 | 39,3 | 36,4 | 28,6 | 40 |
| BM 3 | 40 | 16,7 | 50 | 54,5 | 35,7 | 33,3 |
| BM 4 | 15 | 25 | 10,7 | 0 | 28,6 | 13,3 |
| BM 5 | 22,5 | 25 | 21,4 | 0 | 28,6 | 33,3 |
| BM 6 | 25 | 25 | 25 | 45,5 | 35,7 | 0 |
| BM 7 | 30 | 33,3 | 28,6 | 0 | 14,3 | 66,7 |
| BM 8 | 12,5 | 8,3 | 14,3 | 0 | 7,1 | 26,7 |
| BM 9 | 40 | 25 | 46,4 | 27,3 | 35,7 | 53,3 |
| BM 10 | 17,5 | 33,3 | 10,7 | 9,1 | 35,7 | 6,7 |
| BM 11 | 5 | 0 | 7,1 | 9,1 | 0 | 6,7 |
| BM 12 | 7,5 | 0 | 10,7 | 9,1 | 7,1 | 6,7 |

Legende zur Tabelle auf Seite 66. *Bewältigungsmechanismen (BM)*

1 Alternativmedizin (Homöopathie, Akupunktur etc.)
2 Entspannungstechniken (Yoga, mehr Schlaf ...)
3 mehr Bewegung/körperliche Aktivität
4 Ignorieren der Beschwerden
5 Ablenkung (Freunde treffen, ausgehen ...)
6 Ernährungsumstellung/gesündere Ernährung
7 stationäre Psychiatrie- oder Rehabilitationsaufenthalte
8 ambulante Psychotherapie
9 Medikamenteneinnahme
10 körperliche Schonung
11 bessere Abgrenzung von Unangenehmen
12 medizinische Eingriffe (Operationen, Infiltrationen...)

*Effekt-Erleben (subjektiver Nutzen von Coping-Strategien)*

In der folgenden Tabelle wird speziell auf den subjektiven Nutzen bzw. erlebten Erfolg der unterschiedlichen Bewältigungsmechanismen eingegangen. In der Gesamtstichprobe zeigt sich das beste Effekt-Erleben bei den Personen, die einen stationären Psychiatrie- oder Rehabilitationsaufenthalt (BM 7) durchgemacht haben, 67 % von ihnen beschreiben einen guten Nutzen, das restliche Drittel erlebte zumindest teilweise eine Besserung. 40 % der Personen, die eine ambulante Psychotherapie (BM 8) durchgeführt haben, geben gute Erfolge an, weitere 40 % teilweise positive Effekte. Jeweils 29 % geben gute Erfolge durch Entspannungstechniken (BM 2) und körperliche Schonung (BM 10) an. Medikamenteneinnahme (BM 9) und medizinische Eingriffe, wie Infiltrationen oder Operationen (BM 12), brachten bei den meisten nur eine akute, allerdings keine anhaltende Besserung. Die bessere Abgrenzung von Unangenehmem (BM 11) und das Ignorieren der Beschwerden (BM 4) brachten die geringsten Erfolge.

**Erlebter Nutzen von Bewältigungsmechanismen (%)**

| ***Bewältigung*** | **kein** | **teilweise** | **gut** | **nur akut** |
|---|---|---|---|---|
| BM 1 | 40 | 46,7 | 6,7 | 6,7 |
| BM 2 | 7,1 | 64,3 | 28,6 | 0 |
| BM 3 | 12,5 | 68,8 | 18,8 | 0 |
| BM 4 | 50 | 50 | 0 | 0 |
| BM 5 | 44,4 | 44,4 | 11,1 | 0 |
| BM 6 | 0 | 80 | 20 | 0 |
| BM 7 | 0 | 33,3 | 66,7 | 0 |
| BM 8 | 20 | 40 | 40 | 0 |
| BM 9 | 25 | 12,5 | 25 | 37,5 |
| BM 10 | 28,6 | 42,9 | 28,6 | 0 |
| BM 11 | 100 | 0 | 0 | 0 |
| BM 12 | 33,3 | 33,3 | 0 | 33,3 |

In der Gruppe der Männer beschreiben alle, die einen *stationären Psychiatrie-* oder *Rehabilitationsaufenthalt* (BM 7) in Anspruch genommen haben, einen guten Erfolg. Jeweils ein Drittel gibt guten Nutzen von *Medikamenteneinnahme* (BM 9) und *Ernährungsumstellung* (BM 6) an. Ein Viertel der männlichen Probanden, die *Alternativmedizin* probiert haben, haben dies mit gutem Erfolg bewertet, die Hälfte erlebte immerhin teilweise einen positiven Effekt. 25 % aller, die *Medikamente* eingenommen haben, gaben einen guten Nutzen an. Alle, die mehr *Bewegung* bzw. *körperliche Aktivität* (BM 3) bzw. eine *ambulante Psychotherapie* (BM 8) durchgeführt haben, konnten zumindest einen teilweisen Nutzen verbuchen. Der diesbezüglich geringste Effekt zeigte sich in der Gesamtgruppe der Männer im *Ignorieren* (BM 4) und in der *Ablenkung* (BM 5) von den Beschwerden.

Bei den weiblichen Probanden hat jeweils die Hälfte derer, die einen *stationären Psychiatrie-* oder *Rehabilitationsaufenthalt* (BM 7) bzw. eine *ambulante Psychotherapie* (BM 8) durchgeführt haben, einen guten Nutzen angegeben. 36 % haben *Entspannungstechniken* (BM 2) mit einem ebenfalls guten Erfolg bewertet. *Medikamenteneinnahme* (BM 9) haben 46 % mit nur im akuten Stadium als Erfolg beschrieben. Am wenigsten hilfreich war bei den Frauen die bessere *Abgrenzung von Unangenehmem* (BM 11) und *Alternativmedizin* (BM 1), wobei aber immerhin 46 % derer, die Alternativmedizin probiert haben, zumindest einen teilweisen bzw. kurzfristigen Erfolg angaben. Die *Ernährungsumstellung* (BM 6) brachte für den Großteil derer, die sie angewendet haben, immerhin teilweise einen Nutzen.

*Zukunftsaussichten*

Betrachtet man die Zukunftsaussichten im Geschlechtervergleich, wird deutlich, dass die Gruppe der Frauen wesentlich negativer eingestellt ist als die der Männer. 25 % der Frauen geben negative Aussichten an, bei den Männern sind es nur 8 %. 75 % der Männer beurteilen ihre Prognose günstig bzw. sehen der Zukunft positiv entgegen, bei der weiblichen Vergleichsgruppe sind dies nur 40 %. Immerhin 29 % der Frauen sind hoffnungsvoll, 7 % machen sich keine Gedanken über die Zukunft.

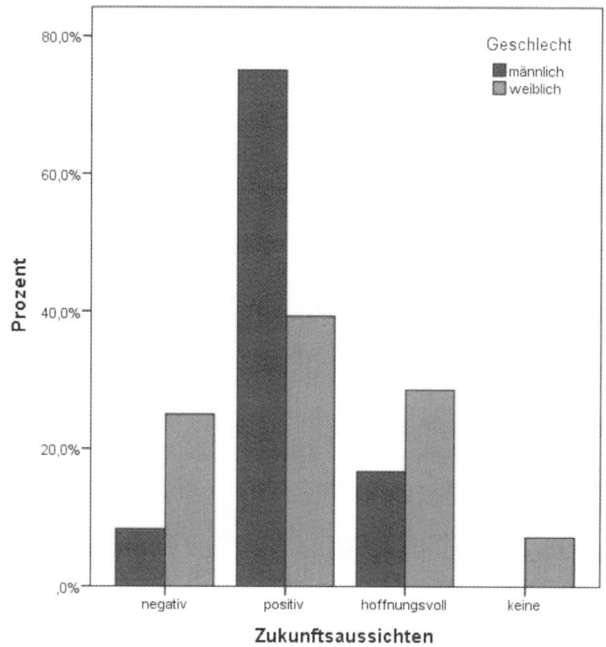


Abb. 18: Geschlechtervergleich bezüglich Prognose

*Prognostische Erwartungen bzw. Zukunftsaussichten im Geschlechtervergleich*

Was die Unterschiede der Zukunftsaussichten zwischen den drei BI-Gruppen betrifft, wird ersichtlich, dass sich der größte Anteil der positiv eingestellten Personen in BI-Gruppe 1 befindet (73 %), in BI-Gruppe 2 ist es immerhin noch die Hälfte, in BI-Gruppe 3 nur mehr ein Drittel. Allerdings blicken auch in der Gruppe mit dem am stärksten ausgeprägten Beschwerdeprofil 53 % hoffnungsvoll in die Zukunft. Eine negative Perspektive bekunden 18 % aus der BI-Gruppe 1, 29 % aus der BI-Gruppe 2 und nur 13 % aus der Gruppe 3. Möglicherweise hat gerade bei der BI-Gruppe 3 schon eine gewisse Ernüchterung bzw. ein Sich-Arrangieren mit der gesundheitlichen Situation stattgefunden.

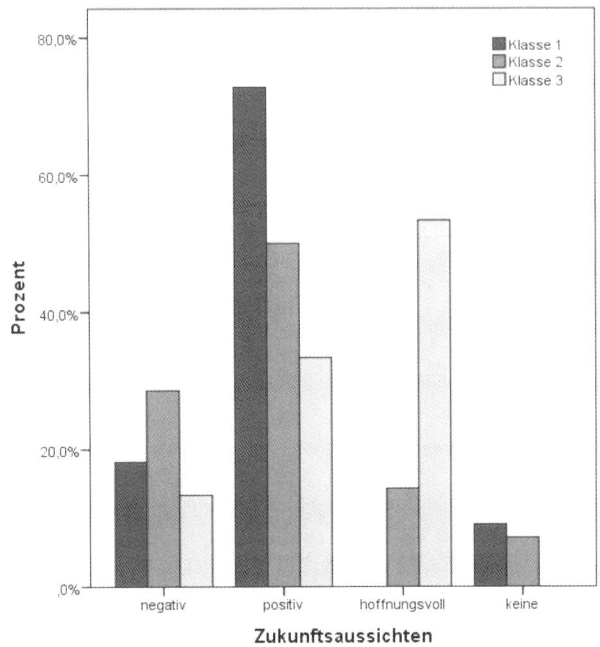


Abb. 19: BI-Gruppenvergleich bezüglich Perspektive

*Diskussion der Ergebnisse*

Somatoforme Symptome:

Die häufigsten angegebenen somatoformen Symptome unterscheiden sich in den Vergleichsgruppen der vorliegenden Studie nur gering, einerlei ob die Gesamtstichprobe, die Gruppe der Männer oder die Gruppe der Frauen verglichen wird. *Beschwerden im Bauch* oder in der *Magengegend* sind in allen drei Gruppen unter den häufigsten drei Symptomen, ebenso wie *Druckgefühl, Unruhe* oder *Kribbeln im Bauch* sowie *Kopf- oder Gesichtsschmerzen*. Bei den Frauen zählen weiters *kardiovaskuläre Beschwerden* zu den häufigsten angegebenen, bei den Männern *Schweißausbrüche, Kribbelempfindungen* und *außergewöhnliche Müdigkeit* bei leichter Anstrengung.

Frauen sind etwas häufiger von unerklärbaren Körperbeschwerden betroffen, bei ihnen liegt der Mittelwert der angegebenen somatoformen Symptome bei 9, bei der männlichen Vergleichsgruppe bei 7,6. Außerdem suchen Frauen aufgrund der Beschwerden häufiger einen Arzt auf, leiden bereits deutlich länger unter den Symptomen, sind überzeugter, an einer schweren Erkrankung zu leiden, ohne dass bisher von Ärzten eine ausreichende Erklärung gefunden wurde, und geben auch häufiger starke Schmerzen an. Es fühlen sich gleich viele männliche wie weibliche Betroffene von den somatoformen Beschwerden in ihrem Wohlbefinden stark beeinträchtigt. Männer beklagen vergleichsweise etwas stärker, in ihrem Alltagsleben stark eingeschränkt zu sein. Die Symptomanzahl hängt überdies mit der Beschwerdedauer zusammen. Die Angst, an einer schweren Erkrankung zu leiden, ist bei Personen mit multiplen somatoformen Symptomen erhöht. Je mehr funktionelle Beschwerden bestehen, umso stärker sind die Betroffenen sowohl in ihrem Wohlbefinden als auch in ihrem Alltagsleben beeinträchtigt. Auch 36 % der Probanden mit geringer Tendenz zur Somatisierung beklagen „starke Schmerzen".

Biopsychosoziale Ursachen und subjektive Krankheitstheorie:

Unabhängig von der Tendenz zur Somatisierung geben praktisch alle Betroffenen biopsychosoziale Einflussfaktoren für ihre Beschwerden an. Je höher die Somatisierungstendenz, umso mehr derartige „Beschwerde-Ursachen" werden angeführt. Als dominante Einflussgröße in der subjektiven Erklärung für das eigene somatoforme Beschwerdebild erweist sich, *sich zu wenig Ruhe gönnen.* Bei stärkerer Ausprägung der Somatisierungstendenz sind dies vorwiegend Ängste und die *Unfähigkeit, Unangenehmes zu verarbeiten.* Bei Personen, die bereits mit organisch assoziierten Krankheitsursachen diagnostiziert wurden, spielen *Klima und Witterung* sowie *Stress* und *Schlafmangel* eine dominierende Rolle. Im direkten Geschlechtervergleich geben Männer eher *Stress, zu wenig Schlaf* und *Vernachlässigung ihrer Gesundheit* als mögliche Krankheitsursachen an, Frauen hingegen nennen Ängste und die *Unfähigkeit, belastende Umstände zu verarbeiten* sowie leichtere bis stärkere *körperliche Reaktionen auf psychischen Stress* als mögliche Auslöser.

Bewältigungskompetenzen und Zukunftsperspektiven:

Die von den Betroffenen angewandten Bewältigungsmechanismen sind in allen Gruppen sehr ähnlich. Mehr *Bewegung* und *Medikamenteneinnahme* sowie *Alternativmedizin* und *Entspannungstechniken* sind bei fast allen zu finden. Bei den Probanden mit starker Somatisierungstendenz steht der *stationäre Psychiatrie- oder Rehabilitationsaufenthalt* an erster Stelle der genützten und wirksam empfundenen Hilfen. Personen mit mehr somatoformen Beschwerden suchen auch eher *psychotherapeutische und psychiatrische Hilfe.*

Der Großteil der untersuchten Personen ist trotz vorliegender Beschwerden der Zukunft gegenüber positiv bzw. hoffnungsvoll eingestellt, etwa 25 % der Gesamtstichprobe geben negative Aussichten an. Allerdings hat auch ein Viertel aller Männer eine eher optimistische Perspektive. Interessant ist, dass Personen mit starker Somatisierungstendenz sich durchaus eine positive und v. a. hoffnungsvolle Prognose geben. Der größte Anteil der negativ Eingestellten findet sich in der Gruppe jener mit geringer Somatisierungstendenz. Hier scheint noch die Frustration über die mangelnde Kontrolle oder Behebung der beklagten Beschwerden im Vordergrund zu stehen. Ein Sich-Abfinden oder Arrangieren mit der gesundheitlichen Situation ist möglicherweis in dieser Gruppe noch nicht gelungen.

### c. Therapeutische Hilfen

Eine für die Praxis sehr hilfreiche Zusammenstellung von diagnostischen und therapeutischen Aspekten im Umgang mit Patienten, die unter körperlich imponierenden, aber befundmäßig nicht ausreichend erklärbaren Beschwerden leiden, liefern Kleinstäuber, Witthöft und Hiller (Kognitive Verhaltenstherapie bei medizinisch unerklärten Körperbeschwerden und somatoformen Störungen, Springer-Verlag, Berlin 2012). Je nach therapeutischer Orientierung sind darüber hinaus auch noch weitere Ansatzpunkte für den klinischen Alltag nutzbar. Prinzipiell darf davon ausgegangen werden, dass für eine effektive Behandlung dieser Patientengruppe eine überdurchschnittlich gute Ausbildung und ausreichende Erfahrung aufseiten der Behandler gegeben sein sollte.

Exploration für Therapeuten im Umgang mit Patienten, die unter schmerzhaften somatoformen Beschwerden leiden:

**Wie kann das Schmerzerleben über psychologische Faktoren verstärkt oder abgeschwächt werden?**

Welche psychologischen Aspekte können das *Schmerzerleben* des Patienten *steuern*?

z. B. ursächliche Faktoren / auslösende Faktoren / aufrechterhaltende Faktoren ...

Wie können *Wechselwirkungen* zwischen „Anspannungen" und Schmerzerleben verstanden werden?

Wie könnte ein (sekundärer) „*Krankheitsgewinn*" durch anhaltende Schmerzen zustande kommen?

Kennen Sie *Placebo*-Effekte in der Schmerzbehandlung?

In den Bereich der Psycho-Edukation fällt die Aufgabe, den betroffenen Patienten sowie gegebenenfalls deren Partner bzw. relevanten Bezugspersonen ausreichend Information zu vermitteln, was unter *somatoformen Störungen* zu verstehen ist. Ohne diese Basisinformation kann es keine gelingende Kommunikation zwischen Arzt/Therapeut und Patient/Angehörigen geben. Der Charakter einer „funktionellen" Erkrankung ist den allermeisten Betroffenen fremd und kann daher nicht vorausgesetzt werden. Eine von vielen Möglichkeiten für eine solche Information findet sich bei Reinecker (2006), wo Gemach folgendes Merkblatt vorstellt:

## MERKBLATT: *Unklare körperliche Beschwerden* (Somatoforme Störungen)

(Markus Gemach 2006, auszugsweise, modifiziert)

Unklare körperliche Beschwerden (somatoforme Störungen) – Was ist das?

Bei manchen körperlichen Beschwerden kann auch nach vielen Versuchen der Abklärung durch verschiedene Ärzte *keine Erkrankung eines körperlichen Organs* festgestellt werden. Einige dieser „unklaren" körperlichen Beschwerden verschwinden von selbst wieder; andere bleiben bestehen. Diese unklaren körperlichen Beschwerden können sehr unangenehm und schmerzhaft sein und das ganze Leben beeinträchtigen. Mit der Hoffnung nach einer Erklärung und Hilfe begeben sich viele Patienten auf eine Odyssee von Hausarzt zu Facharzt, von Heilpraktiker zu Homöopathen – ohne entscheidende Besserung.

Die Beschwerden können alle Körperteile betreffen: Schmerzen im Rücken, Gelenken, Kopf oder Bauch, Schwindel, Übelkeit, Blähungen, Herz- und Atembeschwerden, Lähmungen, Seh- oder Hörprobleme und viele andere Beschwerden können auftreten, ohne dass körperliche Schäden feststellbar sind. Solche unklaren körperlichen Beschwerden können Begleiterscheinungen anderer körperlicher oder psychischer Erkrankungen (z. B. Angst, Depression) sein, aber auch ohne diese auftreten. Man bezeichnet sie dann als „somatoforme" Störungen. Es gibt noch viele weitere Begriffe (manche beziehen sich dabei auf das betroffene Körperteil, welches Beschwerden bereitet). Einige Begriffe sind im Folgenden aufgeführt:

Funktionelle Beschwerden – Reizmagen/Reizdarm – Psychosomatische Beschwerden – Somatisierte Depression – Prämenstruelles Syndrom – Chronisches Erschöpfungssyndrom – Neurasthenie – Schmerzstörung – (Eine Unterform der) Fibromyalgie – Multiple Chemische Sensitivität – Herzphobie – Globus hystericus etc. Zu den somatoformen Störungen zählen auch Ängste vor einer schweren Erkrankung, die der Arzt möglicherweise übersehen haben könnte. Andere Patienten fühlen sich übermäßig hässlich und entstellt. Ungefähr 11 Prozent der Bevölkerung leiden unter diesen somatoformen Störungen.

Viele Patienten haben Sorge, dass die Beschwerden lebensbedrohlich sind oder sich nach vielen Jahren in schwere körperliche Erkrankungen umwandeln könnten. *Beides ist nicht der Fall:* Weder die Lebenserwartung noch die Anzahl schwerer körperlicher Erkrankungen unterscheidet sich bei Personen mit somatoformen Störungen von der Durchschnittsbevölkerung.

Bei somatoformen Störungen liegt keine Erkrankung des Körpers, sondern eine Störung in der *Wahrnehmung* von Körperprozessen vor. Normal funktionierende Körperprozesse werden so wahrgenommen, als ob sie krank wären. Versuchen Sie sich einmal in entspannter Haltung auf einen Stuhl zu setzen und machen Sie die Augen zu. Konzentrieren Sie sich zuerst fünf Minuten auf Ihr Gesäß und Ihre Oberschenkel. Achten Sie darauf, wie Sie die Sitzfläche berühren, spüren Sie den Druck. Vielleicht merken Sie, wie sich Ihre Sitzknochen auf den Stuhl drücken. Lenken Sie jetzt für fünf Minuten Ihre ganze Aufmerksamkeit auf Ihren Kehlkopf. Achten Sie darauf, wie der Kehlkopf sich direkt nach dem Schlucken anfühlt. Vielleicht auch so, als sei er im Weg oder stark angeschwollen. Unsere Aufmerksamkeit ist hier wie ein Scheinwerfer, der bestimmte Sinneseindrücke intensivieren oder verschwinden lassen kann. – Wie kommt es zu einer Störung der Wahrnehmung?

- *Stress und Belastung aller Art* können zu vorübergehenden *körperlichen Missempfindungen* wie Muskelanspannungen, Herzklopfen etc. führen. Auch körperliche Inaktivität, schlechter Schlaf oder falsche Informationen über Krankheiten aus den Medien können Auslöser des folgenden Teufelskreislaufs sein.
- Diese körperlichen Missempfindungen werden *für Anzeichen einer körperlichen Erkrankung gehalten.* Dadurch vergrößert sich die *Aufmerksamkeit* auf die bedrohlichen Symptome, was diese aber wiederum verstärkt!

- Um die bedrohlichen Symptome abzuklären, werden viele Ärzte aufgesucht und Medikamente eingenommen. Das bestätigt die Annahme *„Wer zum Arzt geht, der muss auch krank sein!"* Starke *körperliche* Schonung führt wiederum zu einem verminderten Trainingszustand und zu weiteren Missempfindungen.

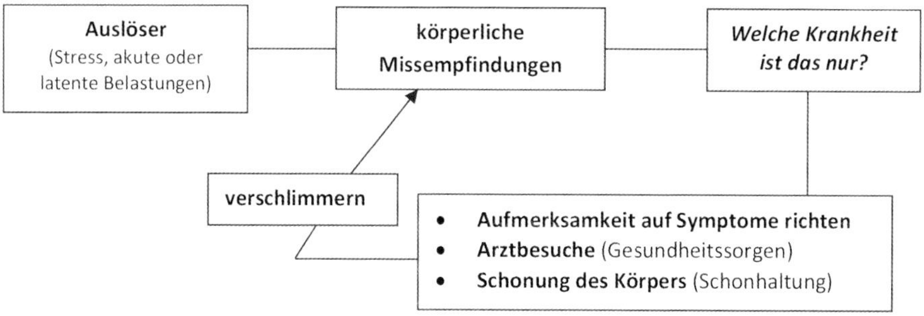


Abb. 20: „Teufelskreis" zum Verständnis der Entwicklung von somatoformen Störungen. Nach Reinecker (2006). Verhaltenstherapie mit Erwachsenen.

Bei der Behandlung von somatoformen Beschwerden ist es natürlich sinnvoll, beim Auftreten körperlicher Beschwerden zunächst eine sorgfältige medizinische Untersuchung vorzunehmen. Wenn nach ausführlicher Diagnostik eine körperlich zu etikettierende Erkrankung unwahrscheinlich erscheint, macht es wenig Sinn, lange Zeit weiter danach zu suchen – der oben beschriebene Teufelskreislauf somatoformer Störungen würde dadurch nur weiter angestoßen werden.

Manche Beschwerden verschwinden nach kurzer Zeit von selbst wieder, v. a. wenn man keine Gelegenheit hat, darüber nachzudenken. Entspannung (z. B. Progressive Muskelentspannung), körperliche Aktivität (trotz möglicherweise kurzfristiger Verschlechterung der Symptome), das Nachgehen von interessanten Hobbys, kurz: *alles, was die Gedanken von den Beschwerden weglenkt,* z. B. auch die Planung eines Urlaubs, kann zur Verbesserung beitragen. Der behandelnde Arzt sollte zudem nicht mehr dann aufgesucht werden, wenn die Beschwerden besonders schlimm sind, sondern zu ausgemachten, fixen Terminen; so lässt sich eine Verstärkung der Symptome verhindern. Verschwinden die Beschwerden auch nach Wochen und Monaten nicht, ist es sinnvoll, eine Behandlung durch einen Psychotherapeuten in Anspruch zu nehmen. Folgende Punkte stehen im Mittelpunkt einer *Kognitiven Verhaltenstherapie,* einem Verfahren, das sich als ausgesprochen wirkungsvoll erwiesen hat:

- Suche nach neuen Einflussmöglichkeiten auf die Beschwerden.
- Systematischer Aufbau von Entspannung, Genuss und körperlichem Wohlbefinden.
- Abbau von Schonverhalten und Krankheitsängsten.
- Stressbewältigung.
- Koordination mit dem behandelnden Arzt.

**Eine kleine Hilfestellung für Ärzte im Umgang mit Patienten, die unter somatoformen Störungen leiden**

1. Bestätigen Sie – zumindest prinzipiell – die Glaubhaftigkeit der Beschwerden.
2. Sprechen Sie frühzeitig an, dass die wahrscheinlichste Ursache für die Beschwerden keine schwere Erkrankung ist, sondern eine *Störung der Wahrnehmung von Körperprozessen*, wie sie oftmals unter Stress vorkommt. Bieten Sie ggf. weitere Erklärungsmöglichkeiten an.
3. Vermeiden Sie unnötige Eingriffe (z. B. häufige Wiederholung von Untersuchungen) oder Verschreibungen, auch wenn der Pat. sie einfordert.
4. Vermeiden Sie Bagatelldiagnosen und sonstige Verhaltensweisen, die den Patienten in seiner organischen Sichtweise der Erkrankung verstärken.
5. Vereinbaren Sie feste Termine für Kontroll- bzw. Nachuntersuchungen. Versuchen Sie, den Patienten zu unterstützen und „spontane" Arztbesuche zu vermeiden.
6. Motivieren Sie zu einer gesunden Lebensführung (z. B. Stressabbau, Wach-Schlaf-Rhythmus) und beugen Sie inadäquatem körperlichem Schonverhalten vor. Ermutigen Sie den Patienten, sich auch weiterhin gezielt körperlichen Missempfindungen auszusetzen.
7. Stellen Sie Rückfragen und lassen Sie den Patienten das Gespräch zusammenfassen, um mögliche Informationsverzerrungen beim Patienten zu erkennen.

Von den vielen Interventionstechniken können selbstverständlich nur jene genutzt werden, die der Arzt/Therapeut zur Verfügung hat (beherrscht) und die zugleich vom Patienten auch angenommen werden.

Einige dieser Möglichkeiten finden sich in der folgenden Auflistung.

**Übersicht über einige mögliche therapeutische Ansätze bei der Behandlung von Patienten mit somatoformen Störungen**

Informationsvermittlung (biopsychosoziales Verstehensmodell)

Einsatz von Selbstbeobachtungsbögen (z. B. wann/wo/wie stark treten Symptome auf?)

Aufmerksamkeitsfokussierung und Aufmerksamkeitslenkung (Training von Ablenkungsstrategien)

Verhaltensexperimente (Demonstrationen, z. B. zur selektiven Aufmerksamkeit, zur Beeinflussung körperlicher Funktionen, zur Provokation körperlicher Missempfindungen etc.)

Biofeedback

Reduktion der Rückversicherung über Unbedenklichkeit der Beschwerden (positive Leitsätze formulieren)

Erarbeitung eines realistischen Gesundheitsbegriffs (ein Leben ohne jegliche Symptome ist irreal)

Abbau von Checking-Verhalten und Toleranzerhöhung gegenüber Körperwahrnehmungen

Abbau von Schon-Verhalten, Aktivierung von körperlichen Tätigkeiten

Kognitive Umstrukturierung hypochondrischer Befürchtungen (alternatives Denken über Symptome)

Emotionstraining (Hinlenkung zu euthymen Erlebnissen, Genusstraining)

Training sozialer Kompetenz (Verminderung von Vermeidungsverhalten, social skills)

Stressbewältigungsmaßnahmen (coping behavior)

Förderung positiver Körperempfindungen

Berufliche Reintegration ...

Ein besonderes Problem stellt der latente Drang nach *Rückversicherung* dar, d. h. die betroffenen Patienten fordern immer wieder und auch in kurzen Abständen eine „Abklärung" und Beruhigung durch den Arzt ein, was nicht nur unökonomisch ist, sondern dieses ängstliche Verhalten auch noch verstärkt. Als eine von mehreren Möglichkeiten kann hier auch eine Aufzeichnung durch den Patienten empfohlen werden, in der er den Zusammenhang von spontan auftretenden Gesundheitssorgen (Ängsten) und dem Wunsch nach ärztlicher Kontrolle (Rückversicherungsimpulsen) erkennen kann. Mithilfe dieser Dokumentation lässt sich in der Folge auch eine konkrete Umgangsform mit derartigen Schwierigkeiten erarbeiten – insbesondere mit der Festlegung fixer Konsultationstermine und dem Erstellen eines „Notfallprogramms" für subjektiv kritisch erlebte Situationen.

**Protokoll zur Erfassung des Vermeidungs- und Rückversicherungsverhaltens**

| Datum | Sorgen-inhalt | Angst (0–100) | Anspannung (0–100) | Vermeidungsverhalten bzw. Schonhaltung, Rückversicherungsverhalten *versus* vereinbartes alternatives Verhalten | Angst (0–100) | Anspannung (0–100) | Kommentar |
|---|---|---|---|---|---|---|---|
| | | | | | | | |
| | | | | | | | |
| | | | | | | | |
| | | | | | | | |
| | | | | | | | |

Als eine effektive therapeutische Strategie zur Eindämmung derartiger Ängste gilt die sog. *Kognitive Umstrukturierung*. Hier eine kurze Erläuterung zum praktischen Vorgehen:

*Veränderung von krankheitsassoziierten Kognitionen*

Ein wichtiger Ansatzpunkt zur Modifikation von möglichen Fehlinterpretationen körperlicher Signale besteht in der offenen Auseinandersetzung mit den subjektiven „Glaubenssätzen" des Patienten. Was spricht dafür, was dagegen – was ist medizinisch haltbar und was nicht – was ist mit welcher Wahrscheinlichkeit rational weiterzuverfolgen und was nicht? Für diese Disputation mag folgende Vorlage nützlich sein:

*Subjektive und objektive „Erklärungen"* für körperliche Beschwerden

Tragen Sie bitte in der linken Spalte jeweils jene körperliche Beschwerden (Symptome) ein, die bei Ihnen häufiger auftreten. Geben Sie dazu in der rechten Spalte alle denkbaren Erklärungen für die jeweilige körperliche Missempfindung an. Schreiben Sie alle Möglichkeiten auf, auch *wenn Sie den Eindruck haben, dass diese nicht als Erklärung für Ihr persönliches körperliches Symptom zutrifft.*

Wir können damit im Gespräch die einzelnen Erklärungsmöglichkeiten gemeinsam besprechen.

| meine Beschwerden (1) | prinzipiell mögliche Erklärungen für solche Beschwerden |
|---|---|
| *Kopfschmerzen* | 1. Kater nach Alkoholkonsum<br>2. Beschwerden durch Halswirbelsäule<br>3. Migräne<br>4. Nackenverspannung<br>5. Tumor<br>6. Sorgen, Grübeln<br>7. falsche Brillenstärke<br>8. zu viel Bildschirmarbeit<br>9. Wetterumschwung<br>10. Unterzuckerung<br>11. ........................................ |
| **meine Beschwerden (2)** | **prinzipiell mögliche Erklärungen für solche Beschwerden** |
| ........................... | |
| **meine Beschwerden (3)** | **prinzipiell mögliche Erklärungen für solche Beschwerden** |
| ........................... | |
| **meine Beschwerden (4)** | **prinzipiell mögliche Erklärungen für solche Beschwerden** |
| ........................... | |

*Phasen der kognitiven Umstrukturierung*

*A. Modellvermittlung*

1. Was sind Gefühle?
2. Was kann man tun, um starke, v. a. aversive (belastende) Gefühle zu verändern?
3. Vermittlung des Zusammenhangs zwischen Denken und Fühlen.

*B. Identifikation dysfunktionaler Kognitionen*

Z. B. über Vorgaben (Listen) oder Schema-Analyse

*C. Diskussion oder Disputation identifizierter dysfunktionaler Kognitionen*

Überprüfung der Realitätsbezogenheit und Zielgerichtetheit

Wahrscheinlichkeitsprüfung und Prüfung auf logische Konsistenz

Betrachtung alternativer Möglichkeiten

Wissensvermittlung

Einsatz von Sokratischen Dialogen

*D. Erstellen der neuen, zielführenden Denkweisen*

Festhalten der modifizierten Leitsätze (schriftlich fixieren, welches Motto hilfreich sein könnte)

*E. Training der neuen Kognitionen auf drei Ebenen:*

1. Training auf der inhaltlich-logischen Ebene (Sinnhaftigkeit, Zweckmäßigkeit)
2. Training auf der Vorstellungsebene (evtl. nachfolgend „Rollenspiel", d. h. Simulation)
3. Training auf der Verhaltensebene (Handeln im Alltag)

Ist die Somatisierungstendenz stärker ausgeprägt und die Problematik deutlich als hypochondrisches Geschehen zu bewerten, dann kann auch folgendes Regelwerk hilfreich sein:

*Kognitive Umstrukturierung hypochondrischer Bewertungsprozesse*

Exploriere genau die hypochondrischen Kognitionen (z. B. „Meine Kopfschmerzen sind ein Zeichen für einen Hirntumor").

Lasse die Glaubwürdigkeit der Überzeugung auf einer Skala von 0 bis 100 einschätzen.

Was sind Gründe, die für diese Bewertung sprechen? (z. B. Modelle, wo jemand diese Beschwerden hatte und anschließend sich tatsächlich ein Tumor herausstellte, etc.)

Gibt es Beobachtungen, die mit der hypochondrischen Kognition nicht übereinstimmen?

Welche weiteren Informationen sprechen ebenfalls gegen eine katastrophierende Bewertung?

Wie hoch ist die Überzeugung für die oben beschriebene katastrophierende Bewertung, wenn alle genannten Pros und Kontras berücksichtigt werden.

Leite eine therapeutische Verhaltensaufgabe ab!

Ein besonderes Problem besteht in der Kombination vom Vorliegen einer übertriebenen Gesundheitsangst und einer generellen kognitiven Störung vom Typ „ausgeprägte Neigung zu irrationalen Einstellungen". Eine grobe Check-Liste (Ellis, s.u.) kann hier schnell Aufschluss bringen und für den Fall der Bestätigung einer solchen Störung klarmachen, dass hier nur eine spezielle Psychotherapie (oftmals kombiniert mit einer adäquaten Psychopharmaka-Behandlung) indiziert ist.

*Abschätzung einer kognitiven Verzerrung* in der Wirklichkeitswahrnehmung – Typische Beispiele irrationaler Kognitionen (ex kognitive Verhaltenstherapie, sensu Ellis):

**Jeder erwachsene Mensch muss eigentlich unbedingt von jeder wichtigen Person seiner Umwelt geliebt oder geschätzt werden.**

| | | | | |
|---|---|---|---|---|
| stimmt genau, so ist es | eher richtig, stimmt einigermaßen | weder noch, weiß nicht | stimmt eher nicht, ist eher falsch | stimmt sicher nicht, das ist falsch |

**Man sollte durchwegs kompetent sein, an jedem Platz seinen Mann stehen und in jeder Hinsicht tüchtig sein, wenn man vor sich selbst bestehen will.**

| | | | | |
|---|---|---|---|---|
| stimmt genau, so ist es | eher richtig, stimmt einigermaßen | weder noch, weiß nicht | stimmt eher nicht, ist eher falsch | stimmt sicher nicht, das ist falsch |

**Manche Menschen sind schlecht, boshaft oder kriminell, und dafür sollten sie hart angefasst und bestraft werden.**

| | | | | |
|---|---|---|---|---|
| stimmt genau, so ist es | eher richtig, stimmt einigermaßen. | weder noch, weiß nicht | stimmt eher nicht, ist eher falsch | stimmt sicher nicht, das ist falsch |

**Es ist eine Katastrophe, wenn etwas nicht so läuft, wie man es sehr gern hätte.**

| | | | | |
|---|---|---|---|---|
| stimmt genau, so ist es | eher richtig, stimmt einigermaßen | weder noch, weiß nicht | stimmt eher nicht, ist eher falsch | stimmt sicher nicht, das ist falsch |

**Unglück kommt von außen, man kann wenig oder nichts gegen seine Sorgen und Nöte tun.**

| | | | | |
|---|---|---|---|---|
| stimmt genau, so ist es | eher richtig, stimmt einigermaßen | weder noch, weiß nicht | stimmt eher nicht, ist eher falsch | stimmt sicher nicht, das ist falsch |

**Wenn etwas gefährlich oder beängstigend ist, muss man es schrecklich ernst nehmen und immer daran denken, dass es eintreten könnte.**

| | | | | |
|---|---|---|---|---|
| stimmt genau, so ist es | eher richtig, stimmt einigermaßen | weder noch, weiß nicht | stimmt eher nicht, ist eher falsch | stimmt sicher nicht, das ist falsch |

**Es ist leichter, sich gewissen Schwierigkeiten und Verpflichtungen zu entziehen, als ihnen ins Auge zu sehen.**

| | | | | |
|---|---|---|---|---|
| stimmt genau, so ist es | eher richtig, stimmt einigermaßen | weder noch, weiß nicht | stimmt eher nicht, ist eher falsch | stimmt sicher nicht, das ist falsch |

**Man sollte von anderen abhängig sein, und man braucht jemand Stärkeren, auf den man sich verlassen kann.**

| | | | | |
|---|---|---|---|---|
| stimmt genau, so ist es | eher richtig, stimmt einigermaßen | weder noch, weiß nicht | stimmt eher nicht, ist eher falsch | stimmt sicher nicht, das ist falsch |

**Unsere Vergangenheit bestimmt entscheidend unser gegenwärtiges Leben, weil etwas, was uns einmal stark berührt hat, unauslöschlich ist.**

| | | | | |
|---|---|---|---|---|
| stimmt genau, so ist es | eher richtig, stimmt einigermaßen- | weder noch, weiß nicht | stimmt eher nicht, ist eher falsch | stimmt sicher nicht, das ist falsch |

**Man soll über die Probleme und Störungen anderer Leute sehr bestürzt sein.**

| | | | | |
|---|---|---|---|---|
| stimmt genau, so ist es | eher richtig, stimmt einigermaßen | weder noch, weiß nicht | stimmt eher nicht, ist eher falsch | stimmt sicher nicht, das ist falsch |

**Es gibt für alle menschlichen Probleme eine ein für alle Mal richtige, genaue und perfekte Lösung, und es bedeutet eine Katastrophe, wenn diese Lösung nicht gefunden wird.**

| | | | | |
|---|---|---|---|---|
| stimmt genau, so ist es | eher richtig, stimmt einigermaßen | weder noch, weiß nicht | stimmt eher nicht, ist eher falsch | stimmt sicher nicht, das ist falsch |

*Zutreffendes bitte ankreuzen!*

Für die weitere Bearbeitung irrationaler oder stark verzerrter Einstellungen kann die folgende Unterlage hilfreich sein. Sie lässt sich auch gut in Form eines sog. Sokratischen Dialogs nutzen, in dem der Betroffene seine automatisierten Kognitionen („Voreinstellungen" oder „Vorurteile") rational zur Disposition stellt und eventuell zu modifizieren lernt.

## Generalisierte Fehl-Annahmen und Möglichkeiten zur kognitiven Modifikation (irrational beliefs):

| **Verallgemeinernde (unzutreffende) Interpretation** | **Alternative (günstigere) Interpretation (Vorschlag)** |
|---|---|
| Ich bin (beständig) in Gefahr, ich bin verletzbar, mir kann alles Mögliche Schreckliche passieren. | Eigentlich weiß ich, wie ich auf mich aufpassen kann. Ich habe viele Stärken. Wenn etwas passiert, dann lasse ich mir etwas zur Lösung des Problems einfallen. |
| Die Welt ist unberechenbar, gemein, unfair und voller Gefahren. Die Menschen sind schlecht. | Die Welt ist nicht immer berechenbar, aber meistens passieren mir gute Dinge. Wenn doch etwas Schreckliches passiert, ist das eine Ausnahme, und zusammen mit meiner Familie meistern wir das Problem. Es gibt eine Reihe von Menschen, die mir wohlgesonnen sind. |
| Ich kann mich auf niemanden verlassen. Wenn ich jemandem vertraue, werde ich enttäuscht. | Es gibt Menschen, denen ich vertrauen kann. Vertrauen lohnt sich. Ich lerne, zwischen „blindem" Vertrauen und „verdientem" Vertrauen zu unterscheiden. |
| Ich kann mich auf mich selbst nicht verlassen. Ich kann mich nicht auf meinen Körper verlassen. | Ich lerne, meine Gefühle besser zu verstehen und besser auf mich aufzupassen. Mein Körper ist mein Freund, den ich achten will. |
| Ich bin dumm, schlecht, hässlich, nicht liebenswert, schuldig etc. | Ich habe auch meine liebenswerten Seiten. Ich habe es nicht verdient, dass man mir wehtut. Niemand darf anderen Menschen wehtun. Wenn mir etwas Schlimmes passiert, dann ist das nicht unbedingt meine Schuld. |
| Ich bin hilflos und kann mich nicht wehren. Was ich auch tue, es ist sowieso egal. | Es gibt viele Dinge, die ich tun kann. Ich gebe nicht so schnell auf und überlege, wie ich mir selbst helfen kann. Ich habe doch auch Einfluss auf andere Menschen und auf meine Situation. |

Eckardt J. (2005). Kinder und Trauma. Was Kinder brauchen, die einen Unfall, einen Todesfall, eine Katastrophe, Trennung, Missbrauch oder Mobbing erlebt haben. Göttingen: Vandenhoeck & Ruprecht, S. 89; mod. Egger (2007)

Ein in den letzten Jahren sowohl forschungsmäßig wie therapeutisch in den Vordergrund gerücktes Thema ist die sog. Emotionsregulation. Wie steuern wir unser Gefühlsleben, was hilft uns bei der Bewältigung starker, vor allem belastender (aversiver) Emotionen? In Hinblick auf den therapeutischen Umgang mit Patienten, die unter somatoformen Störungen leiden, ist offensichtlich, dass hier die Grundstimmung eine angespannt-ängstliche ist. So verwundert es nicht, dass die bevorzugte medikamentöse Behandlung dieser Gruppe in der Verschreibung von unterschiedlich wirksamen Anxiolytica besteht. Es muss aber gesehen werden, dass mit der Verminderung der ängstlichen Spannung nicht schon ein positiver Gefühlszustand erreicht wird. Hier ist die Kombination mit einer den Gefühlsreichtum unterstützenden psychologischen Therapie nicht nur zweckmäßig, sondern oftmals notwendig, um den erwünschten positiven Effekt auch längerfristig zu erzielen. Bevor aber psychologische Methoden wie „Genusstraining" etc. eingesetzt werden, sollten die individuellen Besonderheiten im Gefühlsspektrum des Pat. erhoben werden. Dazu hilft einerseits der sog. Gefühlskreis (welche Gefühlsqualitäten werden vom Betroffenen in welchem Ausmaß über die Zeit hinweg überhaupt erlebt? Welche Gefühle dominieren, welche sind nicht oder nur rudimentär im aktuellen Erleben nachweisbar?)

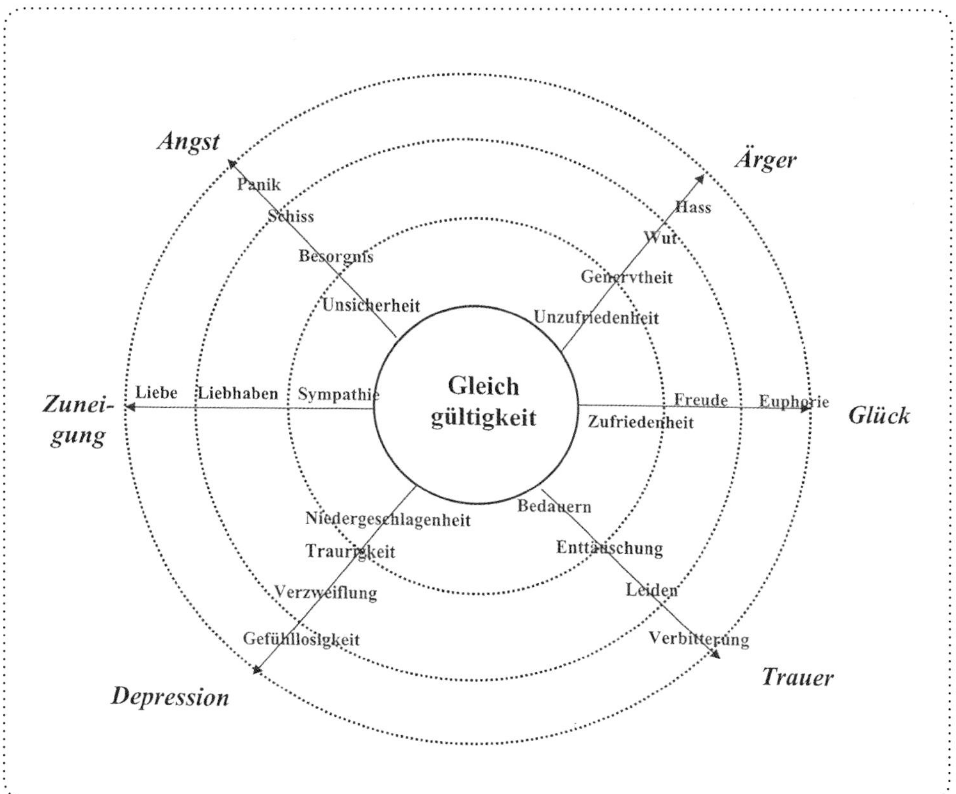


Abb. 21: „Gefühlskreis"

Weiters ist es nützlich zu überprüfen, wieweit der Pat. seine Stimmungen bzw. sein affektives Geschehen auch bestimmten Gefühlsqualitäten (verbal) zuordnen kann. Ein erheblicher Prozentsatz von Pat. mit somatoformen Störungen beschreibt die erlebten Erregungen relativ stark mit Körperempfindungen und deutlich weniger mit Gefühlsausdrücken. Hier mag ein kleines Training zur differenzierenden Beschreibung von Gedanken, Gefühlen, Körperreaktionen und Handlungen äußerst hilfreich sein.

**Ausdrücke, die eher angenehme Gefühle bezeichnen**

| | |
|---|---|
| Begeisterung | Vertrautheit |
| Heiterkeit | Befriedigung |
| Zufriedenheit | Entspannung |
| Fröhlichkeit | Geborgenheit |
| Stolz | Ausgeglichenheit |
| Erleichterung | Dankbarkeit |
| Freude | Sehnsucht |
| Ausgelassenheit | Leidenschaft |
| Glück | Liebe |

**Ausdrücke, die eher unangenehme Gefühle bezeichnen**

| | | |
|---|---|---|
| Ärger | Scham | Enttäuschung |
| Wut | Beleidigtsein | Einsamkeit |
| Unzufriedenheit | Aggressivität | Verzweiflung |
| Gereiztheit | Verwirrtheit | Hass |
| Neid | Hilflosigkeit | Entsetzen |
| Eifersucht | Traurigkeit | Verachtung |
| Unsicherheit | Verzagtheit | Verbitterung |
| Misstrauen | Bedrücktheit | Ängstlichkeit |
| Angst | Niedergeschlagenheit | |

**Ausdrücke, die sich nicht eindeutig zuordnen lassen**

| | |
|---|---|
| Überraschung | Aufgeregtheit |
| Gleichgültigkeit | Verlegenheit |

Unterscheidung zwischen *Denken*, *Fühlen*, *Körperreaktionen* und *Handeln* (sensu Alexa Franke, verhaltenstherapeutische Problemanalyse für konkrete Situationen):

Um den konkreten Ablauf des psychophysiologischen Prozesses in einer Problemsituation nachzustellen, eignet sich das verhaltenstheoretische Modell („Mikroanalyse" des problematischen Verhaltens in einer Krisensituation). Hier lassen sich nicht nur die vier Dimensionen des Reagierens (Denken, Fühlen, Körperreaktion und Handeln) differenziert nachzeichnen, sondern auch Einflussmöglichkeiten auf all diesen Ebenen für die erwünschte Veränderung ableiten.

| | |
|---|---|
| 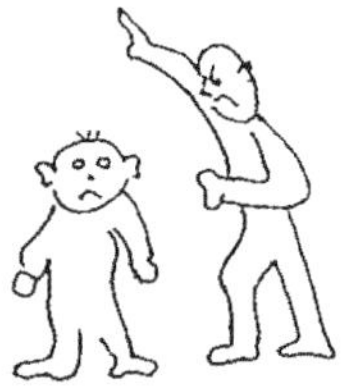 | **Situation** (Auslöser)<br>Was löst meine unangenehmen Gefühle/ Stimmung aus?<br>- Jemand kritisiert mich<br>- Ich kann mich nicht durchsetzen<br>- Ich stehe vor einer schwierigen Situation/Aufgabe<br>- Mein Körper spielt verrückt<br>- ................................ |
| 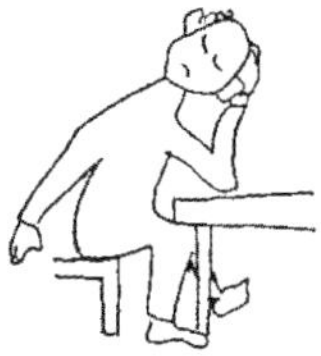 | **Gedanken**<br>Was denke ich dann?<br>- Alle wollen mir was tun<br>- Ich mache nichts richtig<br>- Ich bin an allem schuld<br>- Alle sind mir überlegen<br>- Niemand mag mich<br>- Ich bin eine Null<br>- Ich schaffe das nicht<br>- Jetzt werde ich ohnmächtig<br>- ................................ |
| 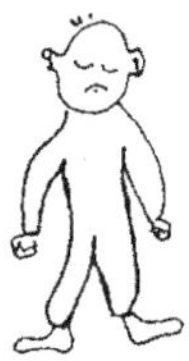 | **Gefühle**<br>Wie fühle ich mich dann?<br>- Ich fühle mich unsicher<br>- Ich fühle mich elend<br>- Ich bin hilflos<br>- Ich koche vor Wut<br>- Ich fühle mich innerlich angespannt<br>- ................................ |
| 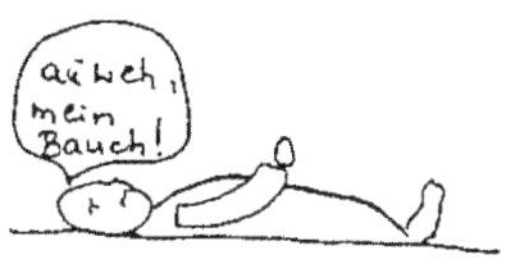 | **Körperreaktionen**<br>Wie reagiert mein Organismus<br>- Alle Muskeln sind angespannt<br>- Ich bekomme Magendrücken<br>- Ich habe Kopfschmerzen<br>- Mein Herz rast<br>- Ich kann nicht durchatmen<br>- Mir wird schwindlig<br>- Die Beine versagen mir<br>- ........................... |
| 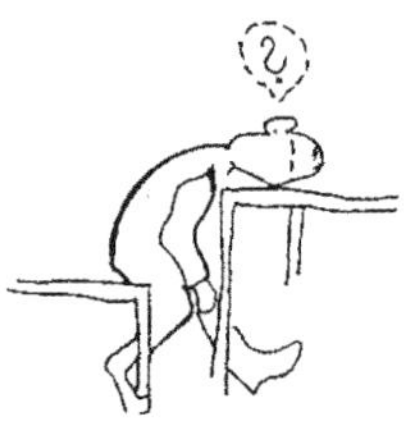 | **Handeln**<br>Was tue ich (was nicht)?<br>- Ich schweige<br>- Ich weine<br>- Ich bitte um Verzeihung und gehe weiter<br>- Ich schreie um Hilfe<br>- Ich gehe jemandem aus dem Weg<br>- Ich werde grob oder ausfällig<br>- ......................... |

Abb. 22: Analyse des problematischen „Verhaltens" in Situationen (mod. n. Alexa Franke)

Zusammenfassend gilt es, das Zusammenspiel der unterschiedlichen Einflussebenen auf das Beschwerdebild zu beschreiben. Dies dient einerseits der möglichst kompletten Erfassung der Informationen aus den drei großen Wirklichkeitsebenen (bio-psycho-ökosozial) und andererseits der Hypothesenbildung, wie die Störung verstanden werden könnte. Aus dieser Arbeitshypothese (jede Diagnose ist genau genommen eine solche Arbeitshypothese) leiten sich dann die sinnvollen, notwendigen oder möglichen Interventionen ab. Ein Muster für eine solche Zusammenschau findet sich in Abbildung 5.

## 2.5 Biopsychosoziale Medizin und ärztliche Kompetenzen

So wie der psychologische Psychotherapeut zur Umsetzung des biopsychosozialen Modells eine Bringschuld hinsichtlich Wissen um körperliche Vorgänge bei krankhaften Prozessen hat, so ist auch jeder Arzt, der eine wissenschaftlich begründete ganzheitliche Medizin vertreten will, aufgerufen, die psychologischen und ökosozialen Ebenen jeder Krankheit – und zwar sowohl hinsichtlich ätiopathogenetischer wie interventiver Aspekte – parallel zu den biomedizinischen Einflussgrößen zu kalkulieren und zu utilisieren. Aus der Sicht der Medizin lässt sich dies etwa wie folgt plakativ darstellen und damit auch demonstrieren, dass diese Forderung keineswegs neu ist (Egger et al. 2007):

**Die drei *Säulen* der Therapie**

| **WORT**<br>*psychologische bzw. kommunikative Wirkfaktoren* | **ARZNEI**<br>*pharmakologische Wirkfaktoren* | **MESSER**<br>*technische bzw. chirurgische Wirkfaktoren* |
|---|---|---|

Die vor über 3000 Jahren Asklepios (lat. Äskulap) zugeschriebene Aufforderung an Ärzte: „*Zuerst heile mit dem Wort, dann durch die Elemente und zuletzt mit dem Messer*" gilt nach wie vor und kann nach dem revidierten biopsychosozialen Modell ein wenig umformuliert werden in:

„*Finde gemeinsam mit deinem Patienten heraus, was ihm im jeweiligen Krankheitsstadium am besten hilft, und unterstütze ihn dabei mit allen gebotenen Mitteln – mit Wort, Arznei und Technik!*"

Das bedeutet natürlich auch einen Auftrag zum Erwerb und zur Nutzung aller drei Basiskompetenzen eines Arztes, nämlich der technisch-chirurgischen, der medikamentösen und der psychologisch-kommunikativen Intervention im Behandlungsvollzug! Der Arztberuf ist und bleibt damit in seinem Kern ein kommunikativer Beruf. Neben den *pharmakologischen* und *chirurgisch-technischen* Einflussnahmen besteht ärztliches Handeln zu einem guten Teil auch aus *psychologischen Wirkfaktoren* (Egger et al. 2007). Vice versa gilt für Therapeuten, die über eine vergleichsweise hohe Kompetenz in psychosozialen Belangen, aber über keine medizinische Grundausbildung verfügen, dass sie ihrerseits den Kenntnisstand in relevanten biomedizinischen Wissensbereichen so weit verbessern, dass eine sinnvolle Verständigung über potenzielle Wechselwirkungen der angesprochenen Systemebenen möglich ist.

Der Arzt (wie jeder andere im Gesundheitswesen arbeitende Therapeut) tritt nun wieder mit all seinen drei Funktionsbereichen in Erscheinung – als *Problemlöser*, als *Unterstützer beim Heilungsprozess* (im Sinne der Hilfe zur Selbsthilfe des Patienten) und auch als *Begleiter des Kranken* in seinem Krankheitsprozess (Egger 1995b, 1998, 1999, Pieringer et al. 1991). Dabei gilt, dass der (ärztliche wie psychologische) Therapeut immer alle drei therapeutischen Funktionen („Rollen") für seine Intervention nutzen sollte und zwar in einer quasi *parallelen* und nicht seriellen Weise, weil je nach Problemlage jede der Interventionsformen praktikabel bzw. hilfreich bei der Problemlösung sein kann. Eine zeitlich befristete Bevorzugung einer dieser Interventionsformen erklärt sich ebenfalls nur aus dem Prozess der Problemlösung, gilt also nicht auf Dauer (Egger 1993e, 1995).

**Die drei *Funktionen* des Arztes in der Behandlung von Kranken**

| | | |
|---|---|---|
| Der Arzt als<br>**Begleiter**<br>des Kranken | Der Arzt als<br>**Katalysator**<br>in der Krankenbehandlung | Der Arzt als<br>**Problemlöser**<br>im Krankheitsfall |

Um den Anforderungen einer wissenschaftlich begründeten biopsychosozialen Medizin einigermaßen gerecht werden zu können, benötigen Ärzte also zumindest basale Kenntnisse und Fertigkeiten der zwischenmenschlichen Kommunikation, die heute schwerpunktmäßig als Grundlagen für ein professionelles ärztliches Gespräch vermittelt werden.

Über dieses Wissen und über diese Fertigkeiten soll das permanente Zusammenwirken von psychologischen und somatischen Faktoren dargestellt und einer praktischen Handhabung zugänglich gemacht werden.

Um diese drei Funktionen ausfüllen zu können, braucht der Arzt (bzw. die Therapeutin) drei Grundfertigkeiten bzw. *Kompetenzen*:

| | | |
|---|---|---|
| für Ärzte: Pflichtkompetenz; für medizinpsychologische Therapeuten: Pflichtkompetenz | für Ärzte: Spezialkompetenz; für medizinpsychologische Therapeuten: Pflichtkompetenz | für Ärzte: Pflichtkompetenz; für medizinpsychologische Therapeuten: erweiternde Kompetenz |
| ***kommunikative (psychosoziale) Kompetenz*** für professionelle Therapeut-Patient-Kommunikation („Dialogförderer") Förderung eines biopsychoökosozialen Krankheitsverständnisses | ***psychotherapeutische Kompetenz*** Wissen und psychologische Fertigkeiten im Umgang mit Verhaltensrisikofaktoren, Aktivierung und Förderung der Hilfe zur Selbsthilfe aufseiten des Patienten, Ressourcenorientierung | ***naturwissenschaftliche Kompetenz*** Wissen und Fertigkeiten der bio-medizinischen Eingriffsmöglichkeiten bzw. der chirurgisch-technischen Medizin |

Zahlreiche Tagungen und einschlägige Publikationen legen inzwischen Zeugnis dafür ab, dass der Weg in Richtung einer biopsychosozialen Medizin in den meisten Bereichen der medizinischen Arbeitsfelder (mehr oder minder zaghaft) beschritten wurde. Schritt für Schritt könnten mit dieser Orientierung die bisherigen engen Fachgrenzen überwunden und interdisziplinäres Arbeiten besser als je zuvor genützt werden. Wie die praktischen Erfahrungen zeigen, lassen sich damit auch günstigere Therapeut-Patient-Beziehungen und eine erhöhte Patientenzufriedenheit erreichen. Generell werden mit diesem Ansatz zusätzliche therapeutische Möglichkeiten im Umgang mit Patientenbeschwerden eröffnet und der weiteren Auseinanderentwicklung psychosozialer und biomedizinischer Arbeitsweisen entgegengewirkt.

## 2.6 Wissenschaftliche Medizin versus Alternativmedizin und Esoterik

Was Studierende heute an den Medizinischen Universitäten lernen, ist *Wissenschaftliche Medizin* – keine *Schulmedizin*! *Schulmedizin* bedeutet ein geschlossenes Lehrgebäude, eine fixe Ansicht über Entstehung oder Beeinflussung von Krankheit, so wie dies viele randständige Konzepte der alternativen Medizin, der Komplementärmedizin und insbesondere die Esoterik vertreten (Egger 2009). Genau diese wären als „Schulmedizin" zu verstehen. Sie bieten jeweils eine geschlossene, auf singulären Axiomen basierende und damit festgelegte Sicht auf die Phänomene der Medizin. Dass sie aufgrund der vergleichsweise oft simplen und einseitigen Konzeptbildung auf viele Menschen verführerisch wirken, ist nachvollziehbar. (Das gleiche Phänomen kennen wir beispielsweise auch im Verhältnis der wissenschaftlichen Persönlichkeitspsychologie einerseits und der Vorliebe für Sternzeichen andererseits.)

Die wissenschaftliche Medizin hat *kein* geschlossenes Lehrgebäude, sie ist dem ständigen Wandel und dem Druck der internationalen Forschung und ihrer Erkenntnisse unterworfen. Sie ist daher weltumspannend, wird permanent empirisch überprüft, weiterentwickelt und korrigiert. Sie kennt keine Dogmen, sondern arbeitet mit überprüfbaren Annahmen. In diesen Hypothesen (bzw. Thesen) über die Beschaffenheit von Krankheit und Gesundheit ist das jeweils aktuell verfügbare Wissen der Zeit verdichtet. Wissenschaftliche Medizin produziert – wie jede andere ernstzunehmende Wissenschaft auch – nicht Wahrheit im engeren Sinn (diese ist nämlich als solche gar nicht erfassbar), sondern sie stellt überprüfbare und damit veränderbare Annahmen zur Verfügung, mit deren Hilfe wir Medizin betreiben – verbunden mit der Grundhaltung, dass auch die jeweils beste Theorie kein vollständig perfektes Regelwerk liefert. In jeder aufgeklärten Gesellschaft wird dies als logisch vernünftiger gesehen als der Rückbezug auf eine fixe und unverrückbare Idee, die per se auf Wahrheit pocht und sich als nicht hinterfragbar darstellt. Gute empirische Forschung ist daher ein unabdingbarer Bestandteil der wissenschaftlichen Medizin. Wissenschaftliche Medizin gehört zu keinem Glaubensbekenntnis, ist nicht im Besitz einer weltanschaulichen Gruppierung (Ideologie) oder gar eines Gurus, sondern ist allein dem fortwährenden Erkenntnisfortschritt zum Wohle der Menschheit verpflichtet. Nicht alle Beteiligten halten sich immer an diese wissenschaftlichen Grundregeln, was bedauerlich ist, aber natürlich keinen Grund darstellt, diese Regeln zu missachten oder davon abzurücken (s. a. Smolle 2002).

Nüchtern betrachtet ist auch jeder „Glaubenskrieg" zwischen der wissenschaftlichen Medizin und den vielen Mini-Theorien und sonstigen Ansätzen am Rande der wissenschaftlichen Medizin unsinnig. Viele dieser „alternativen" oder „komplementären" Ansätze (die sich teilweise fälschlich als „ganzheitlich" titulieren, obwohl sie nur einen kleinen Ausschnitt aus der komplexen Wirklichkeit erfassen) enthalten den einen oder anderen beachtenswerten Aspekt bzw. die eine oder andere überprüfbare Aussage, die es zu testen gilt. Sofern sie der *unabhängigen* wissenschaftlichen Überprüfung unterworfen werden und dabei ein *beständiges* Resultat zu liefern imstande sind, werden diese Teile zwangsläufig Bestandteil der wissenschaftlichen Medizin. Denn diese stellt – wie erwähnt – die Summe aller überprüften und haltbaren Resultate dar, die zugleich in ein komplexes Verstehensmodell von Krankheit und Gesundheit eingearbeitet werden müssen. (Der Rest verbleibt allerdings als nicht-wissenschaftlich und aus guten Gründen außenstehend, d. h. nicht in die wissenschaftliche Medizin integrierbar.) Im Kapitel 3 „Gesundheit – ein komplexes biopsychosoziales Phänomen" wird noch umfassender auf das Thema der komplementär-alternativen Methoden eingegangen.

## Literatur


Ader, R. & Cohen, N. (1975). CNS-immune system interactions: Conditioning phenomina. Behavioral and Brain Science, 8, 379–385.

Adler, R.H. (2009). Engel's biopsychosocial model is still relevant today. Journal of Psychosomatic Research, 67, 607–611.

Anderson, N.B. (1998). Levels of analysis in health science: a framework for integrating sociobehavioral and biomedical research. In: S. McCann & J.M. Lipton (eds.). Annuals of the New York Academy of Sciences, 840, 563–576.

Bauer, J. (2011). Neurobiologische Korrelate der zwischenmenschlichen Beziehung. Internationale Konferenz, Univ. Freiburg 15.10.2011, www.kongress-und-kommunikation.de.

Bertalanffy, L. v. (1950). The Theory of Open Systems in Physics and Biology. Science, 1950, Vol. 111, 23ff.
Bertalanffy, L. v. (1968). General System Theory. New York: Braziler.
Brähler, E. & Scheer, J.W. (1984). Subjektive Beschwerden und objektiver Befund. In: J.W. Scheer & E. Brähler (Hrsg.). Ärztliche Maßnahmen aus psychologischer Sicht. Berlin: Springer.
Damasio, A.R. (1997). Descartes' Irrtum. Fühlen, Denken und das menschliche Gehirn. München: dtv.
Damasio, A.R. (2002). Ich fühle, also bin ich. München: List.
Damasio, A.R. (2003). Der Spinoza-Effekt. Wie Gefühle unser Leben bestimmen. München: List.
Eckardt, J. (2005). Kinder und Trauma. Was Kinder brauchen, die einen Unfall, einen Todesfall, eine Katastrophe, Trennung, Missbrauch oder Mobbing erlebt haben. Göttingen: Vandenhoeck & Ruprecht, 89.
Egger, J.W. (1984). Nondualistische Modelle zur Ätiologie der koronaren Herzkrankheit. In: B. Rollett & M. Jirasko (Hrsg.). Abstractband zum 34. Kongress der Deutschen Gesellschaft für Psychologie, 222, Wien.
Egger, J.W. (1985). Zur psychosomatischen Herzinfarktforschung im deutschen Sprachraum. Wiener Medizinische Wochenschrift, 135: 432–432. Wien.
Egger, J.W. (1992a). Das Ende der Leib-Seele-Dichotomie? Neue Ansätze für eine Theorie der Psychosomatik. Psychologie in der Medizin, 3, 2, 3–9.
Egger, J.W. (1992b). Von der psychobiologischen Stressforschung zur Neuropsychoimmunologie. Pädiatrie und Pädologie, 27, 91–96.
Egger, J.W. (1993). Gibt es „psychosomatische" Krankheiten? In: Egger, J. (Hrsg.). (1993). Psychologie in der Medizin. Medizinische Psychologie, Psychotherapie, Psychosomatik. Wien: WUV-Universitätsverlag, 106–123.
Egger, J.W. (1993c). Empirische Psychosomatik. Zusammenhänge zwischen Stress, Angst und Krankheit. In: Egger, J.W. (Hrsg.). (1993). Psychologie in der Medizin. Medizinische Psychologie, Psychotherapie, Psychosomatik. Wien: WUV Universitätsverlag, 123–176.
Egger, J.W. (1995a). Psychosomatische Krankheiten gibt es nicht. In: Hochgerner, M., Wildgruber, E. (eds.). Psychotherapie in der Psychosomatik. Wien: Facultas Universitätsverlag, 20.
Egger, J.W. (1995b). Gesundheitspsychologie. In: Frischenschlager, O., Hexel, M., Kantner-Rumplmair, W., Ringler, M., Söllner, W. & Wisiak, U.V. (Hrsg.). Lehrbuch der Psychosozialen Medizin. Grundlagen der Medizinischen Psychologie, Psychosomatik, Psychotherapie und Medizinischen Soziologie. Wien: Springer Verlag, 47–58.
Egger, J.W. (1998). Gesundheitsverhalten und Motivation. In: Kryspin-Exner, I., Lueger-Schuster, B. & Weber, G. (Hrsg). Klinische Psychologie und Gesundheitspsychologie. Wien: WUV Universitätsverlag, 120–142.
Egger, J.W. (1999). Setup der Infekte. In: Dörner, G. (Hrsg.). Menschenbilder in der Medizin – Medizin in den Menschenbildern. Bielefeld: Kleine.
Egger, J.W. (1999). Gesundheitspsychologie: Gesundheitsverhalten und Gesundheitsmotivation. Psychologische Medizin, 10, 1, 3–12.
Egger, J.W. (1999). Medizin als empirische Wissenschaft – Die Bedeutung der Evolutionären Erkenntnistheorie und der biopsychosoziale Krankheitsbegriff. *Psychologische Medizin,* 10, 2, 3–14.
Egger, J.W. (2000). Die evolutionäre Erkenntnistheorie und der biopsychosoziale Krankheitsbegriff in der Medizin. In: Pieringer, W. & Ebner, F. (Hrsg.). *Zur Philosophie der Medizin.* Wien/New York: Springer, 173–189.
Egger, J.W. (2005). Das biopsychosoziale Krankheitsmodell – Grundzüge eines wissenschaftlich begründeten ganzheitlichen Verständnisses von Krankheit. Psychologische Medizin, 16, 2, 3–12. Wien: Facultas.

Egger, J.W. (2008a). Grundlagen der „Psychosomatik" – Zur Anwendung des biopsychosozialen Krankheitsmodells in der Praxis. Psychologische Medizin, 19, 2, 12–22.

Egger, J.W. (2008b). Theorie der Körper-Seele-Einheit: das erweiterte biopsychosoziale Krankheitsmodell – zu einem wissenschaftlich begründeten ganzheitlichen Verständnis von Krankheit. Integrative Therapie – Zeitschrift für Vergleichende Psychotherapie und Methodenintegration, Wien: Krammer/Edition Donau-Universität Krems, 33(4): 497–520.

Egger, J.W. (2009). Biopsychosoziale Medizin in Lehre und Forschung – Der Mensch als Objekt und Subjekt in der Medizin. Psychologische Medizin, 20(4): 41–43.

Egger, J.W. (2009). Das Phänomen der Emergenz im Verständnis von Gesundheit und Krankheit. Psychologische Medizin, 20, 4, 10–16.

Egger, J.W. (2010). Gesundheit – Aspekte eines komplexen biopsychosozialen Konstrukts und seine Korrelation zu Optimismus und Glückserleben. Psychologische Medizin, 21(1): 38–48.

Egger, J.W. (2015). Integrative Verhaltenstherapie und Psychotherapeutische Medizin. Ein biopsychosoziales Model. Wiesbaden: Springer 2015.

Egger, J.W., Stix, P. & Pieringer, W. (1985). Interdisziplinäre Vorstellungen zur Ätiopathogenese der koronaren Herzkrankheiten. Wiener Medizinische Wochenschrift, 135: 579–579. Wien.

Egger, J.W. & Stix, P. (1997). Dokumentation einer basalen psychosomatischen Intervention: Ein Leitfaden für die Simultandiagnostik und -therapie im PSY-II-Curriculum. Psychologie in der Medizin, 8, 2, 36–40.

Egger, J.W., Pieringer, W. & Wisiak. U.V. (2007). Das Lehrprogramm zu Medizinischer Psychologie, Psychosomatik und Psychotherapie in der aktuellen Diplomstudienordnung Humanmedizin an der Medizinischen Universität Graz. *Psychologische Medizin,* 18, 1, 44–52.

Egger, J.W. & Linder, M.D. (2010). International Society of Biopsychosocial Medicine (IS-BPS-Med) – Venice Declaration, Internationale Gesellschaft für Biopsychosoziale Medizin – Venedig-Deklaration 2010. Psychologische Medizin, 21(2): 68–69.

Egger, J.W. & Keidel, J.A. (2015). Somatoforme Störungen – Krankheitsassoziierte Kognitionen und therapeutische Interventionen. Psychologische Medizin, 26, 2, 4–27.

Engel, G.L. (1976). Psychisches Verhalten in Gesundheit und Krankheit. Bern: Huber.

Engel, G.L. (1977). The need for a new medical model: a challenge for biomedicine. Science, 196: 129–136.

Engel, G.L. (1980). The clinical application of the biopsychosocial model. Am. J. Psychiatry, 137: 535–544.

Engel, G.L. (1982). The biopsychosocial model and medical education: who are to be teachers? N. Engl. J. Med., 306: 802–805.

Engel, G.L. (1992). How much longer must medicine's science be bound by a seventeenth century world view? Psychother. Psychosom., 57: 3–16.

Engel, G.L. (1997). From biomedical to biopsychosocial. Psychother. Psychosom., 66: 57–62.

Fava, G.A., Sonino, N. (2008). The biopsychosocial model thirty years later. Psychother. Psychosom., 77: 1–2.

Fava, G.A., Sonino, N. & Wise, T.N. (eds.). (2012).The Psychosomatic Assessment – Strategies to Improve Clinical Practice. Basel: Karger.

Ferstl, R. (1989). Psychoneuroimmunologie – Grundlagen und denkbare Aspekte ihrer klinischen Anwendung. In: Wahl, R. & Hautzinger, M. (Hrsg.). Verhaltensmedizin. Köln: Deutscher Ärzte-Verlag, 4–42.

Foss, L. & Rothenberg, K. (1987). The Second Medical Revolution. From Biomedicine to Infomedicine. Boston/London: New Science Library Shambala.

Gmelch, M. (2006). Unklare körperliche Beschwerden (Somatoforme Störungen). Verhaltenstherapie mit Erwachsenen.

Goodman, A. (1991). Organic unity theory. The mind-body problem revisited. American Journal of Psychiatry 148, 5, 553–563.

Grawe, K. (2004). Neuropsychotherapie. Göttingen (Hogrefe).

Hausteiner-Wiehle, C., R. Schaefert, H. Sattel, J. Ronel, M. Herrmann, W. Haeuser et al. (2013). New guidelines on functional and somatoform disorders. Psychother. Psychosom. Med. Psychol., 63(1): 26–31.

Hiller, W., Rief & Braehler, E. (2006). Somatization in the population: from mild bodily misperceptions to disabling symptoms. Soc. Psychiatry Psychiatr. Epidemiol., 41(9): 704–712.

Hofstadter, D.R. (1985). Gödel, Escher, Bach – ein endlos geflochtenes Band. Stuttgart: Klett-Cotta.

Hogrefe-Testzentrale (2014). SOMS, Screening für somatoforme Störungen. http://www.testzentrale.de/programm/screening-fur-somatoforme-storungen.html

Hüther, G. (2003). Perspektiven einer Synthese zwischen Hirnforschung und Psychotherapie. Lindau: Auditorium.

International Society of Biopsychosocial Medicine – Venice Declaration. www.bpsmed.net

Irrgang, B. (1993). Lehrbuch der Evolutionären Erkenntnistheorie. München: Reinhardt.

Kandel, E.R. (2006). Psychiatrie, Psychoanalyse und die neue Biologie des Geistes. Suhrkamp, Frankfurt am Main.

Kanfer, F.H., Reinecker, H. & Schmelzer, D. (1991). Selbstmanagement-Therapie. Berlin: Springer.

Kapfhammer, H.-P. (2011a). Psychosomatische Medizin – Einleitung und Übersicht. In: Möller, H.-J., Laux, G. & Kapfhammer, H.-P. (Hrsg.). Psychiatrie, Psychosomatik, Psychotherapie. Band 2: Spezielle Psychiatrie, Berlin: Springer, 1273–1295).

Kapfhammer, H.-P. (2011b). Der Zusammenhang von Depression, Angst und Herzerkrankung – eine psychosomatische Herausforderung. Psychiatria Danubia, 23, 4, 412–424.

Kapfhammer, H.-P. & Gündel H. (2001). Kognitiv-verhaltenstheoretisches Modell des Somatisierungssyndroms. Psychotherapie der Somatisierungsstörungen. Krankheitsmodelle und Therapiepraxis – störungsspezifisch und schulenübergreifend. Georg Thieme, Stuttgart, Abb. 19.1, 29.

Kaplan, R. (1990). Behavior as the central outcome in health care. American Psychologist, 45, 1211–1220.

Klein, D.F. & LeDoux, J. (2006). Von der Metapsychologie zur Molekularbiologie. Kommentar zu Eric R. Kandel. Psychiatrie, Psychoanalyse und die neue Biologie des Geistes. Frankfurt/Main: Suhrkamp, 243–256.

Kleinstäuber, M., P. Thomas, M. Witthöft & W. Hiller (2012). Kognitive Verhaltenstherapie bei medizinisch unerklärten Körperbeschwerden und somatoformen Störungen. Springer-Verlag, Berlin Heidelberg.

Kriz, J. (1997). Systemtheorie. Eine Einführung für Psychotherapeuten, Psychologen und Mediziner. Wien: Facultas.

L'Abate, L. v. (1983). Aspekte des Reduktionismus: lassen sich zirkuläre Modelle auf Linearität zurückführen? Zeitschrift für systemische Therapie, 1, 2, 39–42.

LeDoux, J.E. (1998). Das Gedächtnis für Angst. In: Güntürkün, O. (Hrsg.). Biopsychologie. Heidelberg: Spektrum/Akademischer Verlag, 96–103.

LeDoux, J.E. (2001). Das Netz der Gefühle. München: Deutscher Taschenbuch Verlag.

Lieb, H. & Pein, A. (1990). Der kranke Gesunde. Psychosomatik für Betroffene. Stuttgart: Thieme.

Lurija, A.R. (1978). Zur Stellung der Psychologie unter den Sozial- und Biowissenschaften. *Gesellschaftswissenschaftliche Beiträge,* 31, 640–647.

Lurija, A.R. (1992). Das Gehirn in Aktion. Einführung in die Neuropsychologie. Reinbek: Rowohlt. 6. Aufl. 2001.
Lurija, A.R. (1993). Romantische Wissenschaft. Reinbek: Rowohlt.
Malmgren, H. (2005). The theoretical basis oft he biopsychosocial model. In: P. White (ed.). Biopsychosocial Medicine. Oxford University Press, 21–35.
Margraf, J. & Schneider (1990). Der Teufelskreis der Angst. Urban und Schwarzenberg.
Markl, H. (2005). Gehirn und Geist: Biologie und Psychologie auf der Suche nach dem ganzen Menschen. Psychologische Rundschau 56(1), 1–35.
Matarazzo, J. (1980). Behavioral health and behavioral medicine: frontiers of a new health psychology. American Psychologist, 35, 807–817.
Metzinger, T. (2009). Der Ego-Tunnel: Eine neue Philosophie des Selbst: Von der Hirnforschung zur Bewusstseinsethik. Berlin: Berlin Verlag.
Meyer, A.-E. (1987). Das Leib-Seele-Problem aus der Sicht eines Psychosomatikers. *Psychotherap. med. Psychol.,* 37, 367–375. Stuttgart: Thieme.
Morschitzky, H. (2007). Somatoforme Störungen: Diagnostik, Konzepte und Therapie bei Körpersymptomen ohne Organbefund. Springer-Verlag, Wien New York.
Novack, D.H., Cameron, O., Epel, E., Adler, R., Waldstein, S.R., Levenstein, S., Antoni, M.H. & Wainer A.R. (2007). Psychosomatic medicine: the scientific foundation of the biopsychosocial model. Academic Psychiatry, 31, 5, 388–401.
Orth, I., Petzold, H.G. (2000). Integrative Therapie: Das „biopsychosoziale" Modell kritischer Humantherapie. *Integrative Therapie,* 2/3, 131–144 (auch in 2001a).
Petzold, H.G. (2001). Integrative Therapie – Das „biopsychosoziale" Modell kritischer Humantherapie und Kulturarbeit. Ein „lifespan developmental approach". Paderborn: Junfermann.
Petzold, H.G. (2006). Gesamtbibliographie H.G. Petzold. www.fpi-publikationen.de/materialien.htm.
Pieringer, W. & Egger, J.W. (2005). Der Mensch als Subjekt in der Medizin. Psychologische Medizin, 16, 4, 3–4.
Rapoport, J.L. (2006). Psychotherapie und die einzelne Synapse – Kommentar. In: Eric R. Kandel (Hrsg.). Psychiatrie, Psychoanalyse und die neue Biologie des Geistes. Frankfurt/Main: Suhrkamp, 68–71.
Reinecker, H. (1994). Modelle psychischer Störungen. In: Reinecker, H. (Hrsg.). Lehrbuch der Klinischen Psychologie. Göttingen: Hogrefe.
Riedl, R. (1987). Begriff und Welt. Biologische Grundlagen des Erkennens und Begreifens. Berlin.
Riedl, R. (1990). Biologie der Erkenntnis. Berlin.
Rief, W. & Hiller, W. (1998). Somatisierungsstörung und Hypochondrie. *Fortschritte der Psychotherapie.* Band 1. Göttingen: Hogrefe.
Rief, W. & Hiller, W. (2008). SOMS Screening für somatoforme Störungen, Manual. Verlag Hans Huber/ Hogrefe.
Roth, G. (2003). Fühlen, Denken, Handeln. Wie das Gehirn unser Verhalten steuert. Frankfurt/Main: Suhrkamp.
Roth, G. (2006). Vorwort zu Eric R. Kandel. Psychiatrie, Psychoanalyse und die neue Biologie des Geistes. Frankfurt/Main: Suhrkamp, 19–22.
Schedlowski, M. (2007). Gezielte Verhaltensinterventionsprogramme können das biochemische Netzwerk im Körper beeinflussen. *Verhaltenstherapie,* 17, 129–131.
Schedlowski, M. & Tewes, U. (1996). (Hrsg.). Psychoneuroimmunologie. Heidelberg: Spektrum.
Schiepek, G. & Spörkel, H. (1993). Verhaltensmedizin als angewandte Systemwissenschaft. In: Schiepek, G. & Spörkel, H. (Hrsg.). Verhaltensmedizin als angewandte Systemwissenschaft. Bergheim: Mackinger. 7–20.

Schüßler, G. (2004). Neurobiologie und Psychotherapie. Z. Psychosom. Med. Psychother., 50, 406–429.
Schwartz, G. (1982). Testing the biopsychosocial model: The ultimate challenge facing behavioral medicine? *Journal of Consulting and Clinical Psychology,* 50, 1040–1053.
Schwartz, G.E. & Weiss, S.M. (1977). What is Behavioral Medicine? Psychosomatic Medicine, Vol. 39, No. 6, 377–381.
Schwartz, G.E. & Weiss, S.M. (1978). Behavioral Medicine revisited: An amended definition. Journal of Behavioral Medicine, 1, 3, 249–251.
Seiffert, H. (1983). Einführung in die Wissenschaftstheorie. Band 1: Sprachanalyse, Deduktion, Induktion in den Natur- und Sozialwissenschaften. München: Beck.
Seiffert, H. (1983). Einführung in die Wissenschaftstheorie. Band 2: Phänomenologie, Hermeneutik und historische Methode, Dialektik. München: Beck.
Seiffert, H. (1985). Einführung in die Wissenschaftstheorie. Band 3: Handlungstheorie, Modallogik, Ethik, Systemtheorie. München: Beck.
Singer, W. (2005). Der Beobachter im Gehirn – Essays zur Hirnforschung. Frankfurt: Suhrkamp.
Smolle, J. (2002). Wissenschaftliche und alternative Medizin. Der Allgemeinarzt, 6/02.
Spitzer, M. (2005). Lernen – vernetztes Denken. Müllheim: auditorium.
Straub, R.H. (2006). (Hrsg.). Lehrbuch der klinischen Pathophysiologie komplexer chronischer Erkrankungen. Band I und II. Göttingen: Vandenhoeck & Ruprecht.
Suls, J. & Rothman, A. (2004). Evolution of the Biopsychosocial Model: Prospects and Challenges for Health Psychology. Health Psychology, 23, 2, 119–125.
Sulz, S.K.D. (2007). Supervision, Intervision, Intravision in Ambulanz, Klinik und Praxis. Konzeption und Durchführung im Rahmen kognitiv-behavioraler und integrativer Psychotherapie. München: CIP-Medien.
Uexküll, T. v. (1991). Psychosomatik als Suche nach dem verlorenen lebenden Körper. Psychotherapie, Psychosomatik, Medizinische Psychologie, 41, 482–488.
Uexküll, T. v. & Wesiack, W. (1988). Theorie der Humanmedizin. München: Urban & Schwarzenberg.
Uexküll, Th. v. & Wesiack, W. (2003). Integrierte Medizin als Gesamtkonzept der Heilkunde: ein biopsychosoziales Modell. In: Uexküll – Psychosomatische Medizin. Modelle ärztlichen Denkens und Handelns. München: Urban & Fischer, 3–42.
Weiner, H. (1986). Die Geschichte der psychosomatischen Medizin und das Leib-Seele-Problem in der Medizin. Psychoth. Med. Psychol., 36, 361–391. Stuttgart: Thieme.
Weiner, H. (1990). Auf dem Weg zu einem integrierten biomedizinischen Modell: Folgerungen für die Theorie der psychosomatischen Medizin. Psychotherapie, Psychosomatik, Medizinische Psychologie, 40, 81–101.
Weiner, H. (1991). Der Organismus als leib-seelische Funktionseinheit – Folgerungen für eine psychosomatische Medizin. Psychotherapie, Psychosomatik, Medizinische Psychologie, 41, 465–481.
Weiner, H. (1998). Immer wieder der Reduktionismus. Das Beispiel des Helicobacter pylori. Psychother. Psychosom. Med. Psychol., 48, 425–429. Stuttgart: Thieme.
Weiner, H. (2001). Auf dem Weg zu einer integrierten Medizin. In: Deter, H.-C. (Hrsg.). Psychosomatik am Beginn des 21. Jahrhunderts. Chancen einer biopsychosozialen Medizin. Bern: Huber.
Weiner, H. & Mayer, E. (1990). Der Organismus in Gesundheit und Krankheit. Auf dem Weg zu einem integrierten biomedizinischen Modell: Folgerungen für die Theorie der psychosomatischen Medizin. *Psychother. Psychosom. med. Psychol.,* 40, 81–101. Stuttgart: Thieme.

Wesiack, W. (1983). Das Situationskreiskonzept Thure v. Uexkülls und seine Bedeutung für die Theorie und Praxis der Medizin. *Psychother. Psychosom. Med. Psychol.*, 33, Sonderheft 41–44. Stuttgart: Thieme.

Windmann, S. & Durstewitz, S. (2000). Phänomenales Erleben: Ein fundamentales Problem für die Psychologie und die Neurowissenschaften. *Psychologische Rundschau*, 51 (2), 75–82. Göttingen: Hogrefe.

# 3

# Gesundheit: ein komplexes biopsychosoziales Phänomen

Für das Phänomen *Gesundheit* gibt es zahlreiche Definitionen. Das biopsychosoziale Modell bietet einen übergeordneten Rahmen für alle diese bereichsspezifischen Beschreibungsversuche. Gesundheit wird erkannt als ein hochkomplexes Wechselwirkungsprodukt aus (a) den jeweils individuell gegebenen genetischen Dispositionen, (b) den erworbenen (physiologischen wie psychologischen/persönlichkeitsabhängigen) Antwortmustern auf innere und äußere Anforderungen sowie (c) den konkreten Lebenswelten, in welchen sich der Organismus befindet. Von zentraler Bedeutung ist hier das Verständnis, dass Gesundheit ein kreativer Akt ist und eine Kompetenz darstellt, mit den Anforderungen und Belastungen der inneren wie äußeren Welt ausreichend gut fertig zu werden. So gesehen muss Gesundheit in jeder Sekunde des Lebens hergestellt werden.

## 3.1 Vorstellungen von Gesundheit und Krankheit

In der konventionellen wissenschaftlichen Medizin dominiert bis in unsere Zeit die biomedizinische Perspektive. Im Zentrum ihrer Aufmerksamkeit steht die „Krankheit" im Sinne von organisch manifest Krankhaftem, Defizitärem oder Funktionsuntüchtigem. Das Phänomen „Gesundheit" ergibt sich dabei in erster Linie als Ausschluss von krankhaften Vorgängen im Organismus. Dass diese Dichotomie von „krank" und „gesund" zu kurz greift, zeigen die Fakten, die belegen, dass der vollkommen unauffällige, intakte Körper ein Wunsch- oder Idealbild ist (s. z. B. Lutz & Mark 1995, Zitterbarth 1995). Wie soll bzw. kann dann *Gesundheit* auf aktueller wissenschaftlicher Basis definiert werden?

Schwierigkeiten, die Phänomene *Gesundheit* und *Krankheit* voneinander abzugrenzen, bestehen seit jeher, und auch auf ganz unterschiedlichen Dimensionen dieser Begrifflichkeiten. Die vielen Aspekte von Gesundheit und Krankheit und die Erörterung, was nun tatsächlich unter einer physisch oder psychisch imponierenden Störung bzw. einer Behinderung zu verstehen wäre, machen die angestrebte Trennung oftmals praktisch unmöglich oder theoretisch fragwürdig (Egger 2010, 1992, 1991; Greiner 1998). Die Grundlage für diese Schwierigkeiten liegt vor allem in den *Verstehensmodellen* von Krankheit und Gesundheit. Das erkannte Manko: Biologische, psychologische und ökosoziale Einflussgrößen müssten in ihrer parallelen Verschaltung und nicht als singuläre Dimensionen kalkuliert werden (Reinbacher & Egger 2000). Dazu kommen viele Detailaspekte wie

z. B. geschlechtsspezifische, sozioepidemiologische oder subjektive Theorien („Laienvorstellungen“, vgl. Flick 1998, Frank et al. 1998, Faltermaier 1998, 1991) von Gesundheit und Krankheit (vgl. Franke 2006).

## Bereichsspezifische Definitionen von Gesundheit

- *Sozialpolitische (statische) Definition der WHO:*

„Gesundheit ist ein Zustand völligen körperlichen, seelischen und sozialen Wohlbefindens und nicht nur das Freisein von Krankheit und Gebrechen" (WHO 1946, zit. n. Noack 1994). Nach dem 2. Weltkrieg hat die WHO eine als politisches Ideal zu verstehende Definition von Gesundheit vorgegeben, in welcher Gesundheit nicht nur das Freisein von Krankheit und Gebrechen bedeutet, sondern mit umfassendem Wohlbefinden gleichgesetzt wird. Nach dieser Definition wäre Gesundheit als solche nie erreichbar, denn Gesundheit wird hier als *Zustand* definiert. Was die WHO damit nachhaltig einfordern wollte, ist eine stärkere gesundheitspolitische Hinwendung zu psychologischen und sozialen Faktoren für das komplexe Phänomen „Gesundheit".

- *medizinisches Konzept von Gesundheit*

Im biomedizinischen Verständnis gibt es e i n e Gesundheit, aber viele Krankheiten; letztere stellen einen biologischen Strukturdefekt oder eine physiologisch begründete Funktionsstörung dar. Gesundheit bedeutet hier „normale" Struktur oder Funktion und liegt damit außerhalb des Arbeitsfokus ohne Handlungsbedarf – ausgenommen z. B. die medizinische Primärprävention, z. B. in Form von Schutzimpfungen oder Risikofaktoren-Aufklärung.

- *soziologische und sozialmedizinische Konzepte, public health*

Im Zentrum stehen Faktoren wie Abwesenheit von Krankheit, Gesundheitsreserve und Gleichgewicht. Hier ist Gesundheit eine der funktionalen Vorbedingungen für das Gedeihen eines jeden sozialen Systems, sodass ein niedriges Niveau der Gesundheit und ein zu häufiges Auftreten von Krankheit dysfunktional in Hinblick auf das Funktionieren eines sozialen Systems sind. Im Sinne der allgemeinen Systemtheorie verfügen lebende Systeme (also auch Gemeinschaften) häufig über die Fähigkeit der Problembewältigung, ohne dass medizinische Intervention notwendig wäre (Noack 1994).

- *psychologische Konzepte von Gesundheit*

In der Gesundheitspsychologie verdichten sich Gesundheitswissen, Gesundheitsmotivation und Gesundheitsverhalten in den Begriffen „Lebensweise" oder „Lebensstil", welche potenziell wiederum mit Krankheitsphänomenen korreliert sind. Es wird häufig von einem Krankheits- bzw. Gesundheits-Kontinuum (health-ease – disease, Antonovsky 1979) ausgegangen. Gesundheitliches Wohlbefinden wird als subjektive Gesundheit konzipiert, was wiederum mit Konzepten wie *Kohärenzerleben* (sense of coherence), emotionale Befindlichkeit, Energie- und Antriebsniveau, Expressivität versus Defensivität, Funktions- und Leistungsniveau, Selbsttranszendenz versus Selbstzentrierung, Autonomie versus Hilfesuchen und Abhängigkeit oder Selbstwertgefühl erhoben wird. Seelische Gesundheit umfasst emotionale Aspekte und Kompetenzaspekte und wird von der Verhaltenskontrolle unterschieden. Im Bereich des Wohlbefindens wird unterschieden zwischen den langphasigen Faktoren wie Belastungsfreiheit oder Zufriedenheit und den kurzphasigen Faktoren wie Freude oder Glück. Damit gibt es viele Gesundheiten oder Befindlichkeitsdimensionen der Gesundheit.

Auch der Begriff Krankheit wird funktional definiert als Störung bzw. Versagen der autoregulativen Kompetenz des Organismus. Im salutogenetischen Modell von Antonovsky (1981, 1987) gelten als allgemeine Widerstandsressourcen beispielsweise materielle Güter, Wissen und Bewältigungsfähigkeiten, Selbstwertgefühl und soziale Bindungen. Sie fungieren als wirksame Puffer gegen Stressbelastungen, werden aber in bedeutsamem Ausmaß über das sogenannte Kohärenzerleben aktiviert bzw. wirksam im Sinne einer Mobilisierung und effektiven Koordinierung der Widerstandsressourcen. Damit lässt sich die Position eines Individuums auf dem Gesundheits-Krankheits-Kontinuum verbessern. Das Kohärenzerleben selbst setzt sich zusammen aus der Fähigkeit zum Verständnis der inneren und äußeren Welt (die Welt wird im Großen und Ganzen als verstehbar erlebt), der eigenen Handlungs- und Bewältigungsfähigkeit (das Leben erscheint prinzipiell bewältigbar) sowie der Sinnhaftigkeit der voraussehbaren Entwicklung des eigenen Tuns (das eigene Handeln wird als ausreichend sinnvoll erlebt).

**MODELLE ZUM VERSTÄNDNIS VON „GESUNDHEIT"**

ABSTRAKTIONSEBENE (Gesundheitsdimension):

I. **Gesundheit als somatische Unauffälligkeit**
organische bzw. körperliche Funktionstüchtigkeit;
*Beobachterperspektive:* Gesundheit als Ausschluss eines organpathologischen Befundes (ergibt eine Gesundheit, aber viele Krankheiten);
*Therapeutischer Ansatz:* Primärprophylaxe;
Prinzipiell: Mensch als komplexe Maschine, Problemlösung durch Experten (Therapeut als „Techniker"); kein Handlungsbedarf außer z.B. Schutzimpfung oder Risikofaktorenaufklärung;
*Focus:* Außenperspektive

→ biomedizinisch (health/fitness)

II. **Gesundheit als vitales Erleben und Verhalten**
*Erlebnisperspektive:* Gesundsein, Wohlbefinden, Vitalitätsgefühl;
*Therapeutischer Ansatz:* Gesundheitswissen, Gesundheitsmotivation, Gesundheitsverhalten (Gesundheitskompetenz);
Prinzipiell: Mensch hat Eigen- und Mitverantwortung, Änderung individuellen Erlebens und Verhaltens, Hilfe zur Selbsthilfe (Therapeut als Katalysator), persönlichkeitsgebundene und situative Verhaltensrisikofaktoren und Schutzfaktoren;
*Focus:* Innenperspektive

→ psychologisch (well-being/wellness)

III. **Gesundheit als salutogene Mensch-Umwelt-Passform**
*Hochsitzperspektive:* Gesundheit als gelungene Anpassung an sozioökologische Lebensbedingungen;
*Therapeutischer Ansatz:* Bevölkerung bzw. Gruppen von Menschen, Änderung von externen (sozialpolitischen, ökologischen) Lebensbedingungen und Verhaltensänderung von Populationen
Prinzipiell: (Mit)Verantwortung der sozialen und ökologischen „Umwelt"politik; public health;
*Focus:* Metaperspektive

→ ökosozial (public health)

*Synthese:* **DER BIOPSYCHOSOZIALE GESUNDHEITSBEGRIFF**
umfasst alle drei einzelwissenschaftlichen Dimensionen bzw. Abstraktionsebenen von „Gesundheit" in Form eines integrierten, dynamischen und hierarchisch geordneten „ganzheitlichen" Verständnisses (vgl. Egger, 1993, 2005)

Abb. 23 (Seite 98–99): Einzelwissenschaftliche Beiträge zur Dimensionalität eines biopsychosozialen Verständnisses von Krankheit und Gesundheit

ABSTRAKTIONSEBENE

**MODELLE ZUM VERSTÄNDNIS VON „KRANKHEIT"**

| | Modell | Abstraktionsebene (Krankheitsdimension): |
|---|---|---|
| I. | **Krankheit als somatische Störung**<br>organischer bzw. organfunktioneller Befund<br>*Beobachterperspektive:* Krankheit als materieller Befund<br>Primärer therapeutischer Ansatz: Mensch als komplexe Maschine, Problemlösung durch Experten (Therapeut als „Techniker"); Außenperspektive | biomedizinisch<br>(disease/impairment) |
| II. | **Krankheit als Störung des Erlebens und Verhaltens**<br>Erlebnisperspektive: *Kranksein, Krankheitsgefühl, Befindlichkeit*<br>Primärer therapeutischer Ansatz: Mensch hat Eigen- und Mitverantwortung, Änderung individuellen Erlebens und Verhaltens, Hilfe zur Selbsthilfe (Therapeut als Katalysator); Innenperspektive | psychologisch<br>(illness/disability) |
| III. | **Krankheit als Ergebnis einer pathogenen Mensch-Umwelt-Passform**<br>Hochsitzperspektive: *Krankheit als „Fehlanpassung" an sozioökologische Lebensbedingungen*<br>Primärer therapeutischer Ansatz: Bevölkerung bzw. Gruppen von Menschen, Änderung von externen (sozialpolitischen, ökologischen) Lebensbedingungen und Verhaltensänderung von Populationen (soziale und ökologische „Umwelt"politik); Metaposition | ökosozial<br>(sickness/handicap) |

*Synthese:* **DER BIOPSYCHOSOZIALE KRANKHEITSBEGRIFF**
umfasst alle drei einzelwissenschaftliche Dimensionen bzw. Abstraktionsebenen von „Krankheit" in Form eines integrierten, dynamischen und hierarchisch geordneten „ganzheitlichen" Verständnisses (vgl. Egger, 1993, 2005)

Synthese: *biopsychosozialer Gesundheitsbegriff*

Alle bisher beschriebenen, einzelwissenschaftlichen Zugänge zum Phänomen Gesundheit bleiben in ihrer Reichweite beschränkt, sie erfassen jeweils nur einen Teil der gesamten Datenmenge und geben damit ein unvollständiges Bild ab. In den aktuellen, Synthese-orientierten Definitionen, die auch als biopsychosoziale Beschreibung von Gesundheit verstanden werden kann, wird daher eine Integration von soziologischen, psychologischen und biomedizinischen Dimensionen angestrebt, die eine theoretische Basis für ein ganzheitliches Verständnis und eine multidimensionale Praxis liefern sollen (Egle & Hoffmann 1993).

Erst langsam setzt sich dieses neue Paradigma durch, wonach „Gesundheit" als autoregulative Kompetenz des Organismus aufgefasst wird. Gesundheit liegt dann vor, wenn der Organismus mit den vielfältigen Anforderungen ökologischer, sozialer, psychischer und somatischer Natur so umgehen kann, dass die wichtigsten Regulationskreise bzw. die Funktionstüchtigkeit des Organismus in seiner vorgegebenen Umwelt aufrechterhalten werden können. Dies wird als ausreichende Kompetenz (d. h. Fähigkeiten und Fertigkeiten zur Nutzung intrinsischer und extrinsischer Ressourcen) des betroffenen Menschen verstanden, das für ihn gewohnte Leben zu führen. Krankheit dagegen bedeutet den Zusammenbruch einer oder mehrerer dafür wichtiger Regulationssysteme (vgl. Egger 1993).

„Wenig hilfreich für eine wissenschaftliche Auseinandersetzung war die alte WHO-Formel für „Gesundheit“ als Zustand des vollkommenen körperlichen, seelischen und sozialen Wohlergehens. Diese idealistisch-sozialpolitische Gesundheits-Definition war nach dem 2. Weltkrieg vor allem an die Regierungen gerichtet gewesen und für diese als Auftrag zu verstehen, den Bevölkerungen bessere, dem Wesen des Menschen gerechter werdende (äußere) Lebensbedingungen bereit zu stellen, welche für die Ausbildung von Gesundheit verantwortlich gesehen wurden. Obwohl diese Formel als wissenschaftliche Definition unbrauchbar ist, wurde sie – wohl wegen ihrer einprägsamen Formulierung und trotz ihrer unerreichbaren Umsetzung – populär. Erst 1986 wurde von der WHO in der sog. Ottawa-Charta eine Neudefinition von „Gesundheit als Ziel“ publiziert, die sich gut in das integrative Modell der biopsychosozialen Medizin einordnen lässt:

**Ottawa-Charta zur Gesundheitsförderung, WHO 1986**

„Gesundheit wird von Menschen in ihrer alltäglichen Umwelt geschaffen und gelebt: dort, wo sie spielen, lernen, arbeiten und lieben. Gesundheit entsteht dadurch, dass man sich um sich selbst und für andere sorgt, dass man in die Lage versetzt ist, selber Entscheidungen zu fällen und eine Kontrolle über die eigenen Lebensumstände auszuüben sowie dadurch, dass die Gesellschaft, in der man lebt, Bedingungen herstellt, die all ihren Bürgern Gesundheit ermöglichen.“

Andere populär gewordene Vorstellungen wie das *Homöostase-Modell* sind – aus heutiger Sicht und wissenschaftlich nüchtern betrachtet – unfruchtbar geblieben, weil bis dato keine allgemein anerkannte Explikation vorliegt, was man sich darunter exakt vorstellen soll und wie man dieses Konstrukt empirisch fassen könnte. Dem Kenntnisstand vieler beteiligter Wissenschaftsdisziplinen näher ist das *Heterostase-Modell*, wonach Störungen (krankheitswertige Ereignisse) zur Normalität des Lebens gehören – ein Modell, das insbesondere durch das Salutogenesemodell von Antonovsky (mit seinem Kernbegriff des Kohärenzerlebens) bekannt geworden ist (s. a. Franke 2006).

In weiten Bereichen der Bevölkerung – aber auch der Gesundheitspolitik – wird immer noch fälschlicherweise angenommen, dass der Gesundheitszustand der Menschen hauptsächlich von der Erreichbarkeit und Wirksamkeit des medizinischen Versorgungssystems abhängt. Aber schon in den 1970er-Jahren konnte der englische Sozialmediziner Thomas McKeown (1976) zeigen, dass Umwelteinflüsse und insbesondere die materiellen Lebensbedingungen der Bevölkerung sowie das Gesundheitsverhalten der Menschen einen weitaus größeren Einfluss auf ihre Lebenserwartung haben als die Fortschritte der Medizin. Es gelang ihm nachzuweisen, dass die Sterblichkeit, welche durch die meisten Infektionskrankheiten verursacht wird, schon deutlich früher zurückgegangen ist, als die Einführung von Schutzimpfungen oder der Einsatz von Sulfonamiden und Antibiotika möglich war. In der Folge zeigte auch eine Reihe weiterer Untersuchungen die Richtigkeit dieser Annahme. So ergab eine epidemiologische Analyse des angesehenen

US-amerikanischen Center for Disease Control (CDC 1984, zit. n. Noack 1994), dass nur rund 10 % der Gesamtvarianz von vorzeitigen Sterbefällen, bezogen auf die zehnhäufigsten Todesursachen, durch das etablierte Gesundheitswesen aufgeklärt werden können, wohingegen aber 50 % durch Lebensweisen, rund 20 % durch physische und chemische Umweltfaktoren und weitere 20 % durch biologische Prädispositionen begründet werden können (s. a. Noack 1991)" (zit. n. Egger 2015).

## 3.2 Das biopsychosoziale Modell von Gesundheit

Lassen sich die bereichsspezifischen Definitionen von Gesundheit überhaupt sinnvoll zu einer übergeordneten Sicht, was unter Gesundheit im Allgemeinsten verstanden werden soll, integrieren?

Was es hier zu leisten galt, war der Versuch einer Positionierung der einzelnen Gesundheits-Definitionen entlang einer wissenschaftstheoretischen Entwicklungslinie. Es geht um die Frage, wieweit die relevanten Einzelbeiträge in übergeordnete Synthese-Konzeptionen zusammengeführt werden können. Natürlich birgt eine solche Zusammenschau von dominanten Einflussgrößen aus unterschiedlichen Wissenschaftsdisziplinen jede Menge Gefahren – wie etwa die der (logisch unerlaubten) Analogieschlüsse bzw. der weit verbreiteten fatalen Kategorienfehler. Aber ersparen können wir uns diese Arbeit nicht, wenn wir die erkennbaren Wirkvariablen zu einem theoretischen Netzwerk zusammenführen wollen, das die komplexe Wirklichkeit besser abzubilden imstande sein sollte als die Aneinanderreihung von singulären Zugängen (vgl. Weiner 2001).

Der aktuelle Diskussionsstand zur Synthese der wesentlichen am Thema *Gesundheit* beteiligten Theoriebereiche ist sowohl für den Praktiker wie für den Theoretiker gleichermaßen spannend: Durch die Nutzung metatheoretischer Prinzipien wie der Allgemeinen Systemtheorie und Semiotik wurde in den letzten Jahrzehnten aus G. Engels ursprünglichen „biopsychosozialem" Ansatz (Engel 1977) eine *Body Mind Unity Theory* oder *Organic Unity Theory* (s. z. B. Goodman 1991; *Theorie der Körper-Seele-Einheit* oder besser: *Theorie der Gehirn-Geist-Einheit,* vgl. Egger 2005, 2008). Um die logischen und semantischen Probleme einer solchen vereinheitlichten Theorie halbwegs zu bewältigen, musste zusätzlich auf Spinozas Leib-Seele-Identitätstheorie zurückgegriffen werden. Die bisher über Jahrhunderte tradierte Sichtweise, wonach Seelisches von Körperlichem getrennt gedacht wurde, wird damit aufgehoben: Jedes seelische Ereignis – ein Gedanke, ein Gefühl oder ein Handlungsimpuls – ist immer zugleich auch ein körperlicher Prozess. Das, was wir davon mit psychologischen Begriffen beschreiben, gehört zur Welt des Seelischen; alles, was wir mit Termini des Physischen benennen, zählt zum Körperlichen. Obwohl uns die Sprache zwei Welten vorspiegelt, handelt es sich tatsächlich immer um *einen* Prozess bzw. um ein *paralleles* Ereignis. Alles Seelische ist damit ein *emergentes* Phänomen des zugrundeliegenden komplexen organischen Systems – es lässt sich aber keinesfalls mit Begriffen der hierarchisch darunterliegenden Systeme ausreichend beschreiben oder verstehen (Egger 2009).

Das Bahnbrechende an dieser theoretischen Weiterentwicklung für eine Medizintheorie des 21. Jahrhunderts ist, dass mit diesem Ansatz Begriffe wie „psychosomatische Krankheit“ oder „Psychogenese“ überflüssig werden, weil es hier keinen Krankheitsprozess gibt, bei dem von vornherein irgendeine der beteiligten Dimensionen (biomedizinisch, psychologisch, ökosozial) mit ihren systemspezifischen Wirkgrößen ausgeschlossen werden kann – die Dichotomie zwischen „organischen“ und „psychischen“ Störungen wird damit obsolet (vgl. Egger 2008a, 1999, Goodman 1991)“ (zit. n. Egger 2015).

## Gesundheit und Krankheit im biopsychosozialen Modell

Im *biopsychosozialen Modell* bedeutet Gesundheit die ausreichende Kompetenz des Systems „Mensch“, beliebige Störungen auf beliebigen Systemebenen *autoregulativ zu bewältigen*. Nicht das Fehlen von pathogenen Keimen (Viren, Bakterien etc.) oder das Nichtvorhandensein von Störungen bzw. Auffälligkeiten auf der psychosozialen Ebene bedeuten demnach *Gesundheit*, sondern die Fähigkeit, diese pathogenen Faktoren ausreichend wirksam zu kontrollieren.

Krankheit stellt sich dann ein, wenn der Organismus die autoregulative *Kompetenz* zur Bewältigung von auftretenden Störungen auf beliebigen Ebenen des Systems „Mensch“ *nicht ausreichend* zur Verfügung stellen kann und relevante Regelkreise für die Funktionstüchtigkeit des Individuums überfordert sind bzw. ausfallen. Wegen der interdependenten Verschaltung der Systemebenen ist es nicht so bedeutsam, auf welcher Ebene eine Störung generiert oder augenscheinlich wird, sondern welchen Schaden diese auch auf den unter- oder übergeordneten Systemen zu bewirken imstande ist.

*Krankheit* und *Gesundheit* erscheinen hier nicht als ein Zustand, sondern als ein *dynamisches Geschehen*. So gesehen muss *Gesundheit* in jeder Sekunde des Lebens „geschaffen“ werden.

**Risiko- und Schutzfaktorenkonzept: Ansatzpunkte für theoretische und praktische Zugänge**

| **RISIKOFAKTOREN**<br>externe und interne Bedingungen, die einen Krankheitsprozess „verursachen", auslösen, beschleunigen, zum Vorschein bringen oder aufrechterhalten können | **SCHUTZFAKTOREN**<br>externe und interne Bedingungen, die einen Krankheitsprozess verhindern oder verzögern sowie die Heilung beschleunigen können |
|---|---|
| **Erbanlagen** und aktueller **Zustand** des Organismus; „Gewordensein" („der Mensch als Museum seiner eigenen Geschichte") | **Erbanlagen** und aktuelle **Verfassung** des Organismus; „Gewordensein" („der Mensch als Museum seiner eigenen Geschichte") |
| physiko-chemische und soziale **Umweltbedingungen** (Noxen)<br>(z. B. Überforderung der individuellen Bewältigungskapazitäten durch Schadstoffe in Luft und Nahrung, Lärm, Drogen, hohe soziale Dichte/Überbevölkerung usw.) | physiko-chemische und soziale **Umweltbedingungen** (Resilienzfaktoren)<br>(biologisch „passende" Lebensbedingungen, adäquates psychosoziales Netzwerk) |
| **Gesundheitsverhalten**<br>persönlichkeitsabhängige und situativ gebundene *Verhaltensrisikofaktoren*:<br>*physiologisch*<br>*sozial-motorisch*<br>*gefühlsmäßig-gedanklich*<br>(z. B. Fehlernährung; Drogenkonsum in Form von Zigarettenrauchen, Alkoholabusus, Medikamentenabusus; Konfrontation mit sonstigen Noxen; Bewegungsmangel; Angst; Hoffnungslosigkeit; Überforderung der psychologischen Bewältigungsmöglichkeiten) | **Gesundheitsverhalten**<br>persönlichkeitsabhängige und situativ gebundene *psychologische Schutzfaktoren*:<br>*physiologisch*<br>(Bedachtnahme auf und Training der eigenen körperlichen Möglichkeiten)<br>*sozial-motorisch*<br>(erlebter sozialer Rückhalt bzw. soziale Sicherheit, „sinnerfüllte" Lebensroutine)<br>*emotional-kognitiv*<br>(ausgeprägtes Kohärenzerleben: Optimismus/Zuversicht, Humor/Distanz, aktive sicherheitsvermittelnde Alltagsrituale) |

Egger 1993a, c, d; s. a. Damm et al. 2009

## 3.3 Lebensstil und Gesundheit

Für die *Gesundheitspsychologie* typisch ist ein zentraler psychologischer Zugang zum Thema Gesundheit (Egger 1999a). In guter Übereinstimmung zu den entsprechenden empirischen Forschungsergebnissen wird davon ausgegangen, dass zunehmend mehr Gesundheitsprobleme damit zu tun haben, *wie* wir leben und nicht bloß damit, dass es externe Krankheitsursachen gibt, die gleichsam wie ein Schicksal oder Unglück über uns hereinbrechen. Konsequenterweise erwächst daraus mehr Eigenverantwortung für das Individuum, aber auch für die Gesellschaft. Für den Gesundheitszustand des einzelnen wie der Bevölkerung ergibt sich damit eine vergrößerte Einflussmöglichkeit im Sinne einer geplanten und aktiven Gesunderhaltung und Mitkontrolle bei der Krankheitsentstehung. Hinter allem steht die prinzipielle Frage, ob wir so leben müssen, wie wir leben, und in welchem Ausmaß wir selbst positiven Einfluss auf unseren psychobiologischen Werdegang nehmen können (vgl. Schwarzer 1992).

Dies lässt auf einen hohen Handlungsbedarf für psychologische Konzepte im Gesundheitssystem schließen (s. a. Egger 1994, Egger & Schoberberger 1993). Für die breitenwirksame Nutzung psychologischer Erkenntnisse werden hier in Zukunft möglicherweise die klinisch-psychologischen und gesundheitspsychologischen Konzepte mit ihren Schwerpunkten „Kuration“ und „Rehabilitation“ sowie „Gesundheitserhaltung“ und „Krankheitsverhütung“ größere Bedeutung erlangen als die individuell arbeitende und schulengebundene Psychotherapie. Präventive psychologische Strategien, die beispielsweise erwünschte Einstellungs- und Verhaltensänderungen in Familie, Schule, Verkehr oder Arbeitsplatz verwirklichen helfen, sind für den angestrebten günstigeren physischen und psychischen Gesundheitszustand der Bevölkerung unentbehrlich. Für die weitere Entwicklung der Gesundheitspolitik braucht es einen vernünftigen Mix an kurativen wie präventiven Strategien (Egger 1998).

Für einen solchen Ansatz der rationalen Steuerung von individueller wie kollektiver Gesundheit ist eine Reihe wichtiger Rahmenbedingungen zu berücksichtigen. So zeigt sich, dass die erst vor 200 Jahren breitenwirksam gewordene *Aufklärung* bei Weitem nicht abgeschlossen ist. Die Emanzipation von Aberglauben und Vorurteilen über Ursachen und Bedingungen für Gesundheit und Krankheit muss als andauernder Prozess verstanden werden. Von den vielen Möglichkeiten, theoretische wie praktikable Veränderungsstrategien für jene Menschen bereitzustellen, welche von riskanten oder unerwünschten Gesundheitsverhaltensweisen betroffen sind, kommt der Gesundheitspsychologie ein besonderer Stellenwert zu. Sie kann relevantes Wissen über Risikosituationen und Risikodispositionen bereitstellen und andererseits konkrete Hilfestellung bei der Erweiterung der gesundheitsbezogenen Handlungskompetenzen leisten. Diese Ansätze beziehen sich sowohl auf die Veränderung von konkreten *Umweltbedingungen* (z. B. Verfügbarkeit oder Erreichbarkeit von gesundheitsschädigenden Substanzen, Gestaltung von gesundheitsfördernden Lebensbedingungen) als auch auf die Veränderung von individuellen Einstellungen und Verhaltensmustern (z. B. Verkehrsverhalten, Rauchverhalten, Stressverhalten ...). Wie bei allen Fragen des Normativen besteht – wie erwähnt – die Gefahr des theoretischen Sektierertums, des Aufkommens von vorschnellen Verallgemeinerungen und Heilsversprechungen. Das vergleichsweise beste Regulativ stellt hier die Kontrolle über den Weg der empirischen Forschung dar (vgl. Schwarzer 1997, Grawe et al. 1994, 2001).

Bis heute leben wir von den Früchten dieser abendländischen Aufklärung, die sich bis in den letzten Winkel unseres Alltags nachweisen lässt. Aber gleichzeitig leben auch Irrationalismus, Aberglaube und Esoterik sowie religiöser Fanatismus weiter, wie wir jeden Tag bestätigt bekommen. Die Entwicklung der Wissenschaften, die Erkenntnisse aus der weltweiten Forschung und ihre Anwendungen sind zum allergrößten Teil Errungenschaften der Aufklärung. Wir verstehen inzwischen auch, dass gesellschaftliche Gebilde niemals in der Moderne ankommen, wenn sie auf einem religiösen Menschenbild und einer religiösen Weltsicht basieren. Diese sind nämlich inhärent rückwärtsgewandt, dogmatisch und autoritär. Religion und Staat müssen – und das ist zugleich die wichtigste

Konsequenz der Aufklärung – streng getrennt werden. Die Religionsfreiheit kann sich ergo auch nur auf die private Ausübung religiöser Riten beziehen, sie darf sich niemals über die Gesetze des Staates stellen. So gesehen kann es auch keine Gleichberechtigung zwischen Religion und Staat geben. Alles Religiöse hat sich den durch Interessensausgleich demokratisch legitimierten staatlichen Prinzipien und deren Optimierungen unterzuordnen.

Der Gegenstand der Gesundheitspsychologie hat – wie erwähnt – in seinem Zentrum das Thema *Gesundheitsverhalten*. Der darin zum Ausdruck kommende typisch psychologische Zugang zu Krankheit und Gesundheit ist ein positiver Gesundheitsbegriff mit Betonung auf Prävention. Die Analyse und Beeinflussung gesundheitsbezogener Verhaltensweisen erfolgt mit genuin psychologischen Methoden und erweitert damit die konventionelle Palette an Eingriffsstrategien innerhalb des Gesundheitssystems (s. z. B. Schwarzer 1997, Knoll et al. 2005). Dazu muss allerdings angemerkt werden, dass *Gesundheit* an sich eine *Fiktion* ist. Systemtheoretisch gesehen sollten wir besser von der Potenz des Menschen und seiner Systeme reden, bei Funktionsstörungen auf beliebiger Ebene des dynamischen Lebensprozesses autoregulativ erfolgreich zu wirken. Nicht die Abwesenheit von Störung bedeutet Gesundheit, sondern die selbstregulative Fähigkeit, mit diesen Störungen fertigzuwerden.

So wertvoll der neue Begriff und auch die damit verbundenen Arbeitsbereiche der Gesundheitspsychologie sind, so unsicher wird auch der theoretische Boden für manch präventive Strategie. *Prävention* verlangt genau genommen nach einer ausreichend guten Theorie für Ursache-Wirkungszusammenhänge. Da Gesundheitsphänomene hochkomplex organisiert sind und besser in systemtheoretischen Begriffen beschrieben werden als in einfachen Ursache-Wirkungs-Ketten, bleibt ein mehr oder minder hoher Grad an Unsicherheit, ob eine präventive Strategie tatsächlich die erwünschten Effekte bringt und ob nicht neben den erwünschten auch gravierende unerwünschte Effekte eingehandelt werden.

Wie immer bei der Nutzung präventiver Strategien ist auch die Frage zu beantworten, *wer welches* Ziel *warum* verfolgen möchte. Eine andere Frage lautet: Sind Menschen generell zu wenig daran interessiert, sich vor allen möglichen Gefahren – nicht nur vor Krankheiten, sondern auch vor Unfällen, Kriminalität oder Umweltbedrohungen – zu schützen? Die Persönlichkeitspsychologie liefert dafür keinen ausreichenden allgemeingültigen Erklärungshintergrund: Zu gering sind die intraindividuellen Korrelationen zwischen den einzelnen Risikoverhaltensweisen (Schwarzer 1992). Aber wie könnte ein interventiver Ansatz gefunden werden, der sich angesichts der Gesamtheit der Lebensrisiken als erstrebenswertes Ziel anbietet? Ralf Schwarzer macht in seinem verdienstvollen Buch „Psychologie des Gesundheitsverhaltens“ dazu folgenden Vorschlag:

*Die allgemeine Risikotoleranzschwelle senken, ohne dass die Betroffenen überängstlich werden. Es kommt darauf an, die nötigen von den unnötigen Risiken zu unterscheiden und sich auf wohldosierte Weise den Lebensgefahren auszusetzen.* (Schwarzer 1992, S. 302)

Diese Position muss aber erst einmal gesellschaftlich verhandelt werden, um eine ausreichende Akzeptanz zu erhalten. Dabei wird uns klar, dass jede Sozietät zu jeder Zeit die Prioritäten für ihr „Gesundheitsverhalten" fortwährend zu diskutieren und zu definieren hat. So gesehen relativiert sich natürlich auch vieles, was an (psychologischen und anderen) Techniken zur Änderung eines riskanten gesundheitlichen Verhaltens erforscht und angepriesen wird. Für die momentane Phase, in der die Gesundheitspsychologie vergleichsweise ein relativ junges Kind der österreichischen *Gesundheitspolitik* ist, darf postuliert werden, dass sie im Wesentlichen zur Verbreiterung des Handlungsspielraumes beitragen kann: Sie ist hilfreich dabei, die gesundheitsförderlichen und krankheitsverhütenden Handlungskompetenzen unserer Bevölkerung zu verbessern. Das Ziel könnte darin liegen, den Bürger vermehrt zum wissenden und handlungsfähigen Experten seiner eigenen Gesundheit werden zu lassen. Dass dies darüberhinaus ein kulturelles Anliegen darstellt, ist leicht einzusehen und zeigt nur auf, wie sehr gesundheitspsychologische Aspekte mit gesundheitspolitischen Themen verknüpft sind.

### Grenzen der psychologischen Nutzung von Selbstverantwortung und Selbstkontrolle

Für die therapeutische Nutzung des *Selbstkontrollmodells* gibt es erkennbare Grenzen: *Irrationale Einstellungen* erschweren den Zugang zu *rationalen Erklärungsmodellen* und darauf gegründeten Handlungsoptionen. Glaubenssätze und Praktiken, die wissenschaftlich unbegründet sind und nicht dem erreichten Kenntnisstand einer Gesellschaft entsprechen, werden bekanntlich als *Aberglaube* bezeichnet. *Aberglaube* ist *kein* Phänomen der 3. und 4. Welt, wie man vermuten könnte; er ist ein unvorstellbar weit verbreitetes Phänomen. Auch in Österreich zeigen Umfragen, dass 65 % der Bevölkerung abergläubisch sind. Die Mehrheit der Bevölkerung hält Dinge wie *Wahrsagen*, *Sternzeichen*, *Wundermittel*, *Hexenkräfte* ... für wahre Gegebenheiten.

Die verpflichtende Schulbildung seit Maria Theresia und über 200 Jahre *Aufklärung* konnten den *Glauben an das Übernatürliche* nicht bezwingen. Erstaunlich ist die Tatsache, dass es kaum große Unterschiede zwischen Uni-Absolventen und Pflichtschulabgängern gibt und schon gar nicht zwischen technisch interessierten oder geschulten Menschen einerseits und solchen, die mit Technik nichts am Hut haben, andererseits. Dies lässt sich natürlich für jede Art von *Zauberei* und *irrationalem Heilsversprechen geschäftlich* ausnützen. In *Deutschland* werden am sog. Esoterik-Markt schätzungsweise jährlich bis zu 20 Mrd. Euro umgesetzt (Arbeit und Wirtschaft, ÖGB 2010, 64, 12, 16–17).

Neurobiologen und Neuropsychologen vertreten dazu mehrheitlich die Meinung, dass dies mit unserem *denkfaulen Gehirn* zu tun hat – ein Organ, das sich nicht zum Analysieren von komplexen Prozessen entwickelt hat, sondern vielmehr zum simplen Überleben in einer vorgegebenen Umwelt. Dabei werden *zufällige Korrelationen* fast automatisch als *kausale Verknüpfungen* interpretiert und *einfache Erklärungen siegen über komplexere*, egal ob diese nun zutreffen oder nicht. Für unser Thema bedeutet dies: Die eigene Gesundheit *externen Einflüssen zuzuschreiben* oder Gesundheit über *„Zaubermittel" kaufen* zu können, erscheint unserem Gehirn generell *attraktiver* und auch *weniger anstrengend*, als Gesundheit *permanent über eigenes Gesundheitsverhalten selbst (mit)produzieren zu müssen.*

## 3.4 Wohlbefinden und Glückserleben

Die Erkenntnis, dass Wohlergehen und psychische Gesundheit nicht allein durch eine Reduzierung von negativem Befinden zu erreichen ist, führte in den letzten Jahrzehnten zu Forschungsbemühungen, welche sich um Konstrukte wie Wohlbefinden *(wellbeing)* und *Glück* (Glückserleben, *flow*) konzentrieren. Entsprechende Literaturrecherchen zeigen dabei allerdings auf, dass die psychologischen Konzepte zu *Glück*, *Zufriedenheit* und (subjektive) *Lebensqualität* theoretisch eher schwierig zu fassen und die empirischen Beiträge insbesondere zum Thema *Lebenszufriedenheit* und *Glück* als noch verbesserungswürdig einzuschätzen sind.

Übereinstimmung besteht in weiten Teilen der Gesundheitspsychologie jedoch darüber, dass mit *Gesundsein* keineswegs nur körperliche Fitness gemeint ist, sondern dass es auch um ein vitales Lebensgefühl in einer ökosozial verträglichen („heilen") Umwelt geht (vgl. Flick 1998, Schulze & Welters 1998). H. Petzold (2008) sieht für die Qualität eines solchen Heil-Seins die „Frische" als zentralen Indikator: *„emotionale Frische, die in der Freude aufscheint oder im Staunen, in den „starken Emotionen" wie Liebe und Begeisterung und in den „sanften Gefühlen" wie Heiterkeit und Frieden; geistige Frische zeigt sich in Inspiration, zündenden Gedanken, Mut zum Entwurf oder im Begreifen des Lebens; körperliche Frische wird durch die Fähigkeit gewonnen, Spannung und Entspannung zu regulieren"* (s. a. Petzold 2006).

Wie die bisherigen Daten erkennen lassen, leisten soziodemographische Merkmale wie *Alter*, *Schulbildung* oder *Geschlecht* keinen signifikanten Beitrag zur Aufklärung von Zufriedenheit und Glückserleben. Die Güte von Sozialkontakten (wahrscheinlich als psychologisches Antidepressivum wirkend) und insbesondere das Ausmaß an Depressivität sind vergleichsweise wesentlich bedeutsamer. Nicht die objektiven Gegebenheiten im Leben eines Menschen scheinen für seine Lebenszufriedenheit und sein Glückserleben primär ausschlaggebend, sondern deren individuelle psychische Verarbeitung (unter Bedachtnahme auf die jeweils erkennbaren Randbedingungen für die Einschätzung bzw. Bewertung von „guten" bzw. „schlechten" Gegebenheiten) und den davon abhängigen Ausbildungen von Erwartungen (Freiberger & Egger 2002).

| | |
|---|---|
| Gesundheit ist<br>... nichts Statisches<br>... nicht allein strukturell Festzumachendes<br>... nicht allein materiell Bestimmbares<br>... nicht auf organischer Ebene allein Erklärbares | Gesundheit ist<br>... besser funktionell beschreibbar<br>... eine dynamische Außen/Innenwelt-Passform<br>... besser chaostheoretisch als mit physiko-chemischen Gleichungen verstehbar |

## 3.5 Schutzfaktoren der Gesundheit

Eine erste Zusammenschau von gesundheitspsychologisch relevanten Einflussgrößen zeigt die untenstehende Übersicht. Aus psychologischer Perspektive handelt es sich dabei um *Schutzfaktoren der Gesundheit,* die allerdings einen unterschiedlichen Grad an empirischer Absicherung aufweisen.

**Schutzfaktoren der Gesundheit** – Gesundheitspsychologische Konstrukte mit empirischer Überprüfung (Auswahl; Hoyer 2003, Beutel 1989, s. a. Egger 2010)

***Kohärenzerleben*** (sense of coherence, Antonovsky)

***Kontrollüberzeugung*** (internal locus of control, Rotter) ***health locus of control*** (Muthny & Tausch)

***Selbstachtsamkeit*** (mindfulness, Langer; Kabat-Zinn)/***Selbstwert***

***Selbstwirksamkeit/Kompetenzerwartung*** (Bandura, Schwarzer)

***Selbstregulation/Selbstkontrolle*** (Kanfer u. a.)

***dispositioneller Optimismus*** (Carver & Scheier)

***Widerstandsfähigkeit*** (hardiness, Kobasa)/***Resilienz***

***Gesundheitsbewusstsein*** (healthy thinking, Kendall), ***vernunftgeleitetes Denken*** (constructive thinking, Epstein & Meier), Nutzung relevanter Erkenntnisse für das Gesundheitsverhalten

***positive Selbstverbalisation*** (positiver innerer Dialog, pos. Selbstkommentierung, automatic cognition, Ingram & Wisnicki)

***wahrgenommene soziale Unterstützung*** (perceived social support, Siegrist)

***Wohlbefinden/Selbstaktualisierung/Wertschätzung*** (seelische Gesundheit sensu Becker)

***Weisheitskompetenz*** (multifaktorielle Kompetenz, *Baumann & Linden)*

## 3.6 Die Veränderung von riskantem Gesundheitsverhalten

Der Perspektivenwandel von einer *Gesundheitserziehung* mit ihren im Pathogenesemodell verankerten Risikofaktoren hin zu einer *Gesundheitsförderung*, die nach den salutogenetischen Bedingungen fragt, ist von zentraler theoretischer wie praktischer Bedeutung: Schutzfaktoren, Resilienz bzw. Invulnerabilität und Aspekte einer gesunden Lebensführung rücken ins Zentrum des forscherischen Interesses und praktischen Handelns (Sniehotta 2002). Die Analyse und Beeinflussung gesundheitsbezogener Verhaltensweisen auf individueller wie kollektiver Ebene berücksichtigt in einem ganz besonderen Maße die Bedeutung persönlicher oder sozialer Einstellungen, Werthaltungen oder Überzeugungen. Entsprechende präventive und rehabilitative Programme erfassen deshalb die subjektiven Vorstellungen zu allen Bereichen der Gesundheit und machen diese zum Ausgangspunkt von Veränderungsstrategien.

Für die Praktiker der Gesundheitspsychologie ist schnell einsichtig geworden, dass bei allen Veränderungsstrategien gesundheitlichen Verhaltens davon auszugehen ist, dass der Mensch ein schmerzorientiertes Wesen ist. Er reagiert primär auf schmerzhafte Empfindungen körperlicher oder seelischer Natur, d. h. er ist dann eher bereit, Gewohntes zu unterbrechen und Änderungen in Angriff zu nehmen, wenn sich dies als „schmerzliche Notwendigkeit" herausstellen sollte. So hat sich auch im Rahmen der präventiv arbeitenden Gesundheitspsychologie ein symptomorientiertes Vorgehen durchaus bewährt, wenngleich dies keinesfalls zufriedenstellend ist (zur Methodik s. z. B. Fisseni 1990, zu den Messinstrumenten s. Westhoff 1985). Im Kontrast zum klinischen Krankheitsmodell, welches vom Pathologischen ausgeht (also von dem, was krankhaft oder defizitär bzw. nicht funktionstüchtig ist), geht das psychologische Modell der Selbstkontrolle von Gesundheit und Krankheit davon aus, was an positiven Ressourcen im Bereich der physiko-chemischen und sozialen Umwelt sowie der physiologischen und psychologischen Personenfaktoren zu einem bestimmten Zeitpunkt gegeben ist. Es wird also davon ausgegangen, was funktioniert, was an Möglichkeiten bzw. an Reserven trotz kritischer Anforderungen oder Belastungsreaktionen bzw. Krankheit ausgemacht werden kann. Für die psychologische Behandlung bedeutet dies ein ressourcenorientiertes Vorgehen. Generell wäre für die präventive Arbeit natürlich eine Lebensgenusserziehung bzw. eine gelenkte Beeinflussung in Richtung Lebensfreude, Friedfertigkeit und Konfliktlösekompetenz erwünscht. Auch dies wären Bestandteile eines entsprechenden Gesundheitswissens, die in einer entsprechenden Gesundheitsmotivation und letztendlich in einem angepassten Gesundheitsverhalten resultieren sollten.

Aus primärpräventiver Sicht ist die Aufgabe der Gesunderhaltung sicherlich eine soziokulturelle, da es sich hier um Werte, Lebenseinstellungen und kollektiv zu integrierende Verhaltensweisen handelt. Aber schon sekundärpräventiv fallen fachspezifische Aufgaben in der medizinischen und psychologischen Versorgung an, da wir innerhalb der Risikogruppen jenen Personen, die auch in ihrem Gesundheitsverhalten gefährdet sind, dazu verhelfen müssten, ihr diesbezügliches Risiko zu erkennen und alternative Handlungsmöglichkeiten zu erarbeiten (vgl. Rozanski & Kubzansky 2005). Das empirische Problem dabei ist, dass es selbst bei gut einsehbarem Risikoprofil eine äußerst schwierige Aufgabe ist, riskantes Gesundheitsverhalten dauerhaft positiv zu verändern. So bleibt auch zukünftig die – aus theoretischer Perspektive etwas frustrane – tertiärpräventive Arbeit, bei der wir all unser Wissen und Können einsetzen, um zu retten, was nach Krankheitsausbruch noch zu retten ist.

Die bisherigen Ansätze zur Erklärung gesundheitlichen Verhaltens sind nicht ausreichend potent, um gesundheitliches Verhalten exakt aufklären zu können. Dass Kognitionen (Überzeugungen, Intentionen, Erwartungen von Handlungswirksamkeit und Selbstwirksamkeit) für gesundheitliches Handeln von zentraler Bedeutung sind, ist unbestritten.

**Als wichtigste Bestimmungsgrößen für *Gesundheitsverhalten*** (nach Taylor 1990, in Schwarzer 1992) **gilt, dass Menschen sich dann gesundheitsbewusst verhalten, wenn**

1. eine Gesundheitsbedrohung schwerwiegend erscheint,
2. wenn die subjektive Verletzbarkeit oder die Auftretenswahrscheinlichkeit für eine Krankheit hoch ist (beide Aspekte sind im „health belief model" verankert)
3. wenn jemand glaubt, persönlich eine protektive Handlung zur Verfügung zu haben (Kompetenzerwartung) und
4. wenn diese Handlung als eine wirksame Maßnahme zur Abwehr der Gefahr eingeschätzt wird (Konsequenzerwartung).

Schwarzer ergänzt dieses Modell, welches ursprünglich auf A. Banduras *sozial-kognitiver Lerntheorie* aufbaut (s. Bandura 1977, zit. n. Bandura 1995, 1997), durch den sogenannten „volitionalen Prozess", der den Umstand berücksichtigt, dass selbst dann, wenn jemand die Absicht hat, ein gesundheitsrelevantes Verhalten zu zeigen, und er auch von der Selbstwirksamkeit für dieses Verhalten ausreichend überzeugt ist, die Handlungsausführung nicht gesichert ist. Dies ist der Fall, wenn keine konkrete Handlungsplanung und damit verbundene Handlungskontrolle (als Teilbereiche des volitionalen Prozesses) gegeben sind – Aspekte, die sich erst aus der Wechselwirkung von Handlungsdurchführung und situativen Barrieren bzw. Ressourcen als bedeutsam herausstellen. D. h. die tatsächliche Handlungskontrolle wird erst in der realen Situation erfahrbar. Damit wird ein sozial-kognitives Prozessmodell für gesundheitliches Handeln begründet (Schwarzer 1992, 2000, s. Abb.).

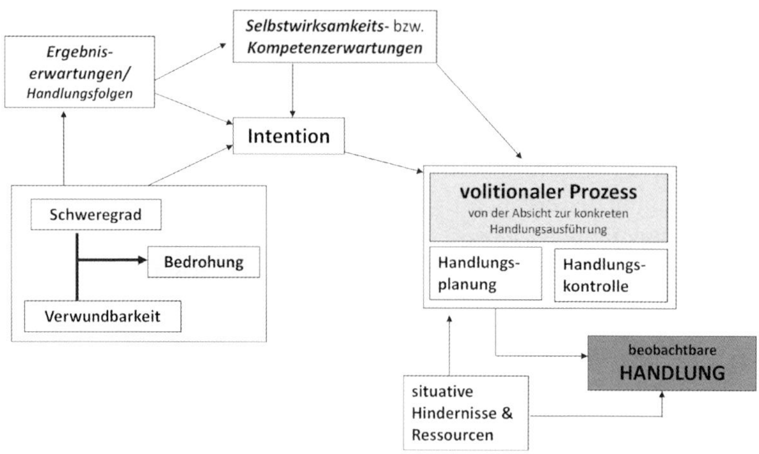


Abb. 24: Das sozial-kognitive Prozellmodell für gesundheitliches Handeln. Theorie der Handlungsausführung. Wie komplex der Prozess konzipiert werden muss, der zur tatsächlichen Handlung führt, veranschaulicht das Modell von Ralf Schwarzer (1992, 2000).

Einen idealtypischen Ablauf einer gesundheitspsychologischen Intervention skizziert Abbildung 25. Sie beschreibt die Abfolge einer gesundheitspsychologischen Intervention als mehrstufigen Prozess mit Problemanalyse, Problemklärung, Veränderungszielfindung, Problemlösung und Rückfallsprophylaxe. Die Ähnlichkeit zu herkömmlicher psychologisch-therapeutischer Arbeit ist augenscheinlich und verdeutlicht die Position, dass die Veränderung gesundheitsrelevanter Verhaltensweisen dem Wesen nach ein (präventiv orientierter) heilkundlicher Prozess ist (Egger 1991).

**Abfolge von Interventionsschritten im Prozess der Veränderung gesundheitsriskanten Verhaltens**

**Orientierungsphase**
Erhebung eines Risiko- und Schutzfaktorenprofils auf allen relevanten Dimensionen; Fähigkeiten/Fertigkeiten/Ressourcen und deren Mangel; Verhaltens- bzw. Lebensstilerkundung

**Klärung des(r) Problems(e) und Problemanalyse**
Definition des Anforderungs-Belastungs-Problems mit Änderungsnotwendigkeit bzw. -absicht auf Makro-, Meso- und Mikroebene (diagnostischer Prozessteil); Verständnis/Einsicht/Erkenntnis

**Klärung von Therapiezielen und Analyse derselben**
allgemeine und konkrete Zielvorstellungen, Ressourcenaktivierung und Motivation für Veränderungsprozess

**Planung der Intervention**
Skizzierung von konkreten Veränderungsschritten auf allen Verhaltensebenen und situativen Bezügen

**Auswahl von Methoden und deren Durchführung**
ressourcenorientiertes Vorgehen für konkrete Änderungsschritte, Erprobung der Elemente des sozial-kognitiven Prozessmodells für gesundheitliches Verhalten und reale Umsetzung/Bewährung

**Evaluation der Interventionen**
Dokumentation und Reflexion des Erreichten

**Optimierung von Zielen**
Nachjustierung

**Rückfallsprophylaxe und Endphase**
Reflexion des Therapierationalen, Herstellen von Commitments (innerhalb der eigenen Person, zu Bezugspersonen aus dem sozialen Umkreis, d.h. Familie/Partner/Freundes- u. Bekanntenkreis/Vereine, zu Tieren oder Objekten, Tagebuch), Booster-Sitzungen mit Therapeuten, Katamnese

Abb. 25: Idealtypische Abfolge einer gesundheitspsychologischen Intervention: Modell für das praktische Vorgehen im interventiven gesundheitspsychologischen Prozess: Ablaufrichtung in der Zeit (von oben nach unten) und an einem beliebigen Punkt notwendige Überprüfungsschritte (von unten nach oben; vgl. das verhaltenstherapeutische Standardvorgehen, n. Schmelzer 1985, s. a. Kanfer, Reinecker & Schmelzer 1991).

Psychologische Maßnahmen der Gesundheitsförderung, wie z. B. Methoden der kognitiven Umstrukturierung, soziale Unterstützung, Angehörigenbetreuung, konkrete Angst- und Stressbewältigungsprogramme, haben üblicherweise neben einer informativen Dimension (Aufklärung, Beratung) immer auch eine verhaltenstrainierende Dimension (Selbstbeobachtung, Einüben von Fertigkeiten, Selbstkontrolle, Ausbildung von Gewohnheiten). Sie sind prinzipiell dem Selbstmanagement-Ansatz verpflichtet, einerlei, ob es sich um ein Verändern von konkreten (unerwünschten) Verhaltensweisen oder von Umgebungsbedingungen handelt (s. z. B. Scholz & Sniehotta 2002). Dies bedeutet, dass psychologische Maßnahmen der Gesundheitsförderung auch einen emanzipatorischen Beitrag leisten und auf einen Prozess abzielen, der – zumindest im Ideal – allen Menschen ein hohes Maß an Selbstbestimmung, aber auch Selbstverantwortung über ihre Gesundheit ermöglicht.

Es scheint also gänzlich unrealistisch zu sein, einen vollkommen gesundheitsbewussten Menschen sozialisieren zu wollen. Externe Rahmenbedingungen des Lebens und latente bzw. aktuelle individuelle Bedürfnisse stehen einem derartigen Ziel meistens massiv entgegen. So scheint es nach Schwarzer, dem prominenten Vertreter der Gesundheitspsychologie im deutschen Sprachraum, insgesamt ökonomischer zu sein, präventiv ausgerichtete gesundheitspsychologische Veränderungsprogramme an Risikogruppen zu adressieren (Sekundärprävention) und sich auch innerhalb eines Individuums auf die kritischen bzw. riskanten Gesundheitsverhaltensweisen zu konzentrieren. Eine solche Vorgangsweise erscheint aber nicht nur sozioökonomisch, sondern auch in der individuellen Verhaltensökonomie, d. h. aus veränderungstechnologischer Perspektive, zweckmäßig. Aus psychologischer Perspektive ist damit ein ausreichendes Gefahrenwissen eine conditio sine qua non, wobei es darum geht, die allgemeine Risikotoleranzschwelle soweit zu senken, dass die betroffenen Menschen nicht überängstlich werden. „Es kommt offenbar darauf an, die nötigen von den unnötigen Risiken zu unterscheiden und sich auf wohldosierte Weise den Lebensgefahren auszusetzen" (Schwarzer 1992, S. 302).

Im Unterschied zu *public health*, welche auf eine externe Verhaltensregulation der Bevölkerung bzw. von Bevölkerungsgruppen abzielt, fokussiert die Gesundheitspsychologie auf eine interne (motivationale) Verhaltensregulation von Individuen oder speziellen Risikogruppen. Ihr emanzipatorischer Ansatz liegt darin, dass sie mit ihrer Gesundheitsförderung den Menschen in die Lage versetzen will, Kontrolle über seine Gesundheit auszuüben, diese zu verbessern und das Gesundheitsbewusstsein insgesamt zu stärken. Dabei sind die Erzeugung von sozialer Kompetenz und Selbstwirksamkeitserwartung, die Unterstützung kognitiver Problemlösungsfähigkeiten, der Erwerb von Techniken der Stressbewältigung und eigengesteuerten Verhaltensmodifikation sowie der Aufbau und Erhaltung eines hilfreichen sozialen Netzwerkes einige der zentralen Elemente dieser Gesundheitsförderung (s. Schwarzer 1990, 1997).

## Zusammenfassung

Für jede Form des medizinischen Handelns ist das jeweils dahinterstehende Verständnis von Krankheit bzw. Gesundheit leitend. Für das komplexe Konstrukt *Gesundheit* liegen diesbezüglich eine Reihe von Definitionsversuchen vor: die sozialpolitische (statische)

Definition der WHO, das biomedizinische Konzept, das soziologische und sozialmedizinische bzw. public-health-Konzept, die genuin psychologischen Konzepte von Gesundheit und der umfassendste, integrationsorientierte *biopsychosoziale Gesundheitsbegriff*. Letzterer beschreibt ein multidimensionales, paralleles Wirkungsgeschehen, in welchem Risiko- und protektive Faktoren auf allen beteiligten (externen wie Organismus-internen) Systemebenen das Produkt „Gesundheit" generieren. Nicht die Abwesenheit von Störung bedeutet demnach Gesundheit, sondern die selbstregulative Fähigkeit, mit diesen Störungen fertig zu werden, d. h. sie ausreichend kontrollieren zu können. *Gesundheit* erscheint hier nicht als ein Zustand, sondern als eine fortlaufend herzustellende, multimodale Funktionstüchtigkeit. Dabei helfen *protektive Faktoren* zunehmend besser zu verstehen, was uns – trotz gegebener Risikofaktoren – gesund erhält. Für die Veränderung von riskantem Gesundheitsverhalten wird auf gesundheitspsychologische Erkenntnisse zurückgegriffen.

## Literatur


Abele A. & Becker P. (Hrsg.). (1991). Wohlbefinden. Theorie, Empirie, Diagnostik. Weinheim: Juventa.

Antonovsky, A. (1979). Health, Stress, and Coping: New Perspectives and Mental and Physical Well-Being, San Francisco: Jossey-Bass.

Antonovsky, A. (1981). Health, stress and coping. In: Becker, P. (1982). Psychologie der seelischen Gesundheit. Göttingen: Verlag für Psychologie (Hogrefe).

Antonovsky, A. (1987). Unraveling the mystery of health: how people manage stress and stay well. S. Francisco: Jossey-Bass, zit. n. Becker, P. (1995). Seelische Gesundheit und Verhaltenskontrolle. Göttingen: Hogrefe.

Antonowsky, A. (1997). Salutogenese: zur Entmystifizierung der Gesundheit, Tübingen: DGVT.

Argyle, M. (1987). The psychology of happiness. London: Methuen. In: Mayring, P. (1991). Psychologie des Glücks. Stuttgart: Kohlhammer.

Bandura, A. (1995). Self-efficacy in changing societies. Cambridge University Press.

Bandura, A. (1997). Self-efficacy: The exercise of control. New York: Freeman.

Baumann K. & Linden, M. (2008). Weisheitskompetenzen und Weisheitstherapie. Die Bewältigung von Lebensbelastungen und Anpassungsstörungen. Lengerich: Pabst Science Publishers.

Becker, H. (1984). Die Bedeutung der subjektiven Krankheitstheorie des Patienten für die Arzt-Patienten-Beziehung. Psychotherapie, Psychosomatik, Medizinische Psychologie, 34, 313–321.

Becker, P. (1982). Psychologie der seelischen Gesundheit. Band 1, Theorien, Modelle, Diagnostik. Göttingen: Hogrefe.

Becker, P. (1995). Seelische Gesundheit und Verhaltenskontrolle. Göttingen Hogrefe.

Becker, P. (2002). Persönlichkeit und Gesundheit. In: Schwarzer, R., Jerusalem, M., Weber, H. (Hrsg.). Gesundheitspsychologie von A–Z, Verlag Hogrefe.

Beutel, M. (1989). Was schützt Gesundheit? Zum Forschungsstand und der Bedeutung von personalen Ressourcen in der Bewältigung von Alltagsbelastungen und Lebensereignissen. Psychotherapie, Psychosomatik, Medizinische Psychologie, 39, 452–462.

Carver, C.S. & Scheier, M.F. (1994). Optimism and health-related cognition: what variables actually matter? Psychology and Health, Vol. 9, 191–195.

Egger, J.W. (1991). Der Krankheitsbegriff in Verhaltenstherapie und Verhaltensmedizin. Psychologie in der Medizin. Medizinische Psychologie, Psychosomatik, Psychotherapie, 1, 6–12.

Egger, J.W. (1992). Von der psychobiologischen Stressforschung zur Neuropsychoimmunologie. *Pädiatrie und Pädologie,* 27, 91–96.

Egger, J.W. (1993). Gibt es „psychosomatische“ Krankheiten? In: Egger, J.W. (Hrsg.). Psychologie in der Medizin. Medizinische Psychologie, Psychosomatik,Psychotherapie, 106–123. Wien: WUV Universitätsverlag.

Egger, J.W. (1993a). Von der kurativen Verhaltensmedizin zur präventiven Gesundheitspsychologie. Psychologie in der Medizin. Medizinische Psychologie, Psychosomatik, Psychotherapie, 4, 9–12.

Egger, J.W. (1993c). (Hrsg.). Psychologie in der Medizin. Medizinische Psychologie, Psychotherapie, Psychosomatik. Wien: WUV Universitätsverlag.

Egger, J.W. (1993d). Empirische Psychosomatik. Zusammenhänge zwischen Stress, Angst und Krankheit. In: Egger, J.W. (Hrsg.). (1993). Psychologie in der Medizin. Medizinische Psychologie, Psychotherapie, Psychosomatik. Wien: WUV Universitätsverlag, 123–176.

Egger, J.W. (1994). Health Psychology in Austria. La psychologie de la santé en Autriche. European Review of Applied Psychology/Revue Européenne de Psychologie Appliquée, 44, 3, 179–203 (Paris).

Egger, J.W. (1995). Gesundheitspsychologie. In: Frischenschlager, O., Hexel, M., Kantner-Rumplmair, W., Ringler, M., Söllner, W. & Wisiak, U.V. (Hrsg.). Lehrbuch der Psychosozialen Medizin. Grundlagen der Medizinischen Psychologie, Psychosomatik, Psychotherapie und Medizinischen Soziologie. Wien: Springer-Verlag, 47–58.

Egger, J.W. (1998). Gesundheitsverhalten und Motivation. In: Kryspin-Exner, I., Lueger-Schuster, B. & Weber, G. (Hrsg). Klinische Psychologie und Gesundheitspsychologie. Wien: WUV Universitätsverlag, 120–142.

Egger, J.W. (1999). Medizin als empirische Wissenschaft – Die Bedeutung der Evolutionären Erkenntnistheorie und der biopsychosoziale Krankheitsbegriff. Psychologie in der Medizin. Medizinische Psychologie, Psychosomatik, Psychotherapie, 2, 3–14.

Egger, J.W. (1999a). Gesundheitspsychologie: Gesundheitsverhalten und Gesundheitsmotivation. Psychologische Medizin, 10, 1, 3–12.

Egger, J.W. (2005). Das biopsychosoziale Krankheitsmodell – Grundzüge eines wissenschaftlich begründeten ganzheitlichen Verständnisses von Krankheit. Psychologische Medizin, 16(2): 3–12.

Egger, J.W. (2007). Theorie der Körper-Seele-Einheit. Das erweiterte biopsychosoziale Krankheitsmodell. Skizze für ein wissenschaftlich begründetes ganzheitliches Verständnis von Krankheit. http://www.psy-graz.at/bpsMod2005.pdf.

Egger, J.W. (2008). Grundlagen der Psychosomatik – Zur Anwendung des biopsychosozialen Krankheitsmodells in der Praxis. Psychologische Medizin, 19(2): 12–22.

Egger, J.W. (2008a). Theorie der Körper-Seele-Einheit: Das erweiterte biopsychosoziale Krankheitsmodell. Integrative Therapie, 33(4): 497–520.

Egger, J.W. (2009). Das Phänomen der Emergenz im Verständnis von Gesundheit und Krankheit. Psychologische Medizin, 20(4): 10–16.

Egger, J.W. (2010). Gesundheit – Aspekte eines komplexen biopsychosozialen Konstrukts und seine Korrelation zu Optimismus und Glück. Psychologische Medizin, 21(1): 38–48.

Egger, J.W. (2015). Integrative Verhaltenstherapie und psychotherapeutische Medizin – ein biopsychosoziales Modell. Wiesbaden: Springer.

Egger, J.W. & Schoberberger, R. (1993). Gesundheitspsychologie in Österreich – Analyse und Befund zum status quo. Psychologie in Österreich, 13, 1/2, 3–9.

Egle, U.T. & Hoffmann, S.O. (1993). Das bio-psycho-soziale Krankheitsmodell. In: Egle, U.T. & Hoffmann, S.O. (Hrsg.). Der Schmerzkranke. Grundlagen, Pathogenese, Klinik und Therapie chronischer Schmerzsyndrome aus bio-psycho-sozialer Sicht. Stuttgart: Schattauer.

Engel, G.L. (1977). The need for a new medical model: A challenge for biomedicine. Science, 196, 129–136.

Faltermaier, T. (1991). Subjektive Theorien von Gesundheit – Stand der Forschung und Bedeutung für die Praxis. In: Flick, U. (Hrsg.). Alltagswissen über Gesundheit und Krankheit. Subjektive Theorien und soziale Repräsentationen. Heidelberg: Roland Asanger.

Faltermaier, T. (1998). Subjektive Konzepte und Theorien von Gesundheit. Begründung, Stand und Praxisrelevanz eines gesundheitswissenschaftlichen Forschungsfeldes. In: Flick, U. (Hrsg.). Wann fühlen wir uns gesund? Subjektive Vorstellungen von Gesundheit und Krankheit, 70–88. Weinheim: Juventa.

Fisseni, H.-J. (1990). Lehrbuch der psychologischen Diagnostik. Göttingen: Hogrefe.

Flick, U. (1991). Alltagswissen über Gesundheit und Krankheit. Überblick und Einleitung. In: Flick, U. (Hrsg.). Alltagswissen über Gesundheit und Krankheit. Subjektive Theorien und soziale Repräsentationen. Heidelberg: Roland Asanger.

Flick, U. (1998). Wann fühlen wir uns gesund? Subjektive Vorstellungen von Gesundheit und Krankheit. Weinheim: Juventa, Reihe Gesundheitsforschung.

Frank, U., Belz, Merk, M., Bengel, J. & Strittmatter, R. (1998). Subjektive Gesundheitsvorstellungen gesunder Erwachsener. In: Flick, U. (Hrsg.). Wann fühlen wir uns gesund? Subjektive Vorstellungen von Gesundheit und Krankheit. Weinheim: Juventa.

Franke, A. (1993). Die Unschärfe des Begriffs „Gesundheit" und seine gesundheitspolitischen Auswirkungen. In: Franke, A., & Broda, M. (Hrsg.). Psychosomatische Gesundheit. Versuch einer Abkehr vom Pathogenese-Konzept, 15–34. Tübingen: Deutsche Gesellschaft für Verhaltenstherapie.

Franke, A. (2006). Modelle von Gesundheit und Krankheit. Bern: Huber, 231.

Freiberger, E. & Egger, J.W. (2002). Glück und Gesundheit – Emotionale und kognitive Aspekte des Konstrukts Glück bei Kranken und Gesunden. *Psychologische Medizin,* 13, 2, 4–12. Wien: Facultas Universitätsverlag, ISSN 1014-8167.

Goodman, A. (1991). Organic unity theory. The mind-body problem revisited. American Journal of Psychiatry, 148, 5, 553–563.

Grawe, K. (1998/2004). Psychologische Therapie. Göttingen: Hogrefe.

Grawe, K. (2004). Neuropsychotherapie. Göttingen: Hogrefe.

Grawe, K., Donati, R. & Bernauer, F. (1994/2001). Psychotherapie im Wandel. Von der Konfession zur Profession. Göttingen: Hogrefe.

Greiner, B.A. (1998). Der Gesundheitsbegriff. In: Bamberg, E., Ducki, A. & Metz, A.-M. (Hrsg.). Handbuch Betriebliche Gesundheitsförderung. Göttingen: Verlag für angewandte Psychologie.

Hoyer, J. (2003). Gesundheitspsychologie. www.ppt-Folien zur Vorlesung. Universität München.

Kanfer, F., Reinecker, H. & Schmelzer, D. (1991). Selbst-Management-Therapie. Ein Lehrbuch für die klinische Praxis. Berlin: Springer.

Knoll, N., Scholz, U. & Rieckmann, N. (2005). Einführung in die Gesundheitspsychologie. München: Reinhardt.

Lutz, R. & Mark, N. (1995). Zur Gesundheit bei Kranken. In: Lutz, R. & Mark, N. (Hrsg.). Wie gesund sind Kranke?, 11–27. Göttingen: Hogrefe.

McKeown, T. (1976). The role of medicine. Nuffield provincial and hospitals trust, London.

Muthny, F.A. & Tausch, B. (1994). Adaptation der Multidimensional Health Locus of Control Scales (MHLC) für den deutschen Sprachraum. Zeitschrift für Differentielle und Diagnostische Psychologie, 15, Heft 1, 3–15.

Noack, H. (1991). Conceptualizing and measuring health. In: Bandura, B. & Kickbusch, I. (Hrsg.). Health promotion research – Towards a new social epidemiology (85–112). Copenhagen: World Health Organisation Regional Office for Europe.

Noack, H. (1994). Gesundheit: Medizinische, psychologische und soziologische Konzepte. Institut f. Sozialmedizin, Univ. Graz.

Pieringer, W., Egger, J.W. & Stix, P. (1991). Zum Selbstverständnis der Psychotherapie. Psychologie in der Medizin, 2, 1, 3–5. Wien: WUV Universitätsverlag.

Reinbacher, C. & Egger, J.W. (2000). Vorstellungen zu Gesundheit und Krankheit bei Gesunden und Kranken bzw. bei Gesundheitsexperten und Laien. Psychologische Medizin, 11, 1, 21–33.

Rozanski, A. & Kubzansky, L.D. (2005). Psychological Functioning and Physical Health: A Paradigm of Flexibility. Psychosomatic Medicine 67, Suppl. 1, 547–553.

Schmelzer, D. (1985). In: Kanfer, F., Reinecker, H. & Schmelzer, D. (1991). Selbst-Management-Therapie. Ein Lehrbuch für die klinische Praxis. Berlin: Springer.

Scholz, U., Sniehotta, F.F. (2002). Selbstregulation und Gesundheitsverhalten. In: Schwarzer, R., Jerusalem, M., Weber, H. (2002). Gesundheitspsychologie von A-Z. Verlag Hogrefe, 518–521.

Schulze, C. & Welters, L. (1998). Geschlechts- und altersspezifisches Gesundheitsverständnis. In: Flick, U. (Hrsg.). Wann fühlen wir uns gesund? Subjektive Vorstellungen von Gesundheit und Krankheit, 88–105. Weinheim: Juventa.

Schwarzer, R. (1990/1997). (Hrsg.). Gesundheitspsychologie. Ein Lehrbuch. Göttingen: Hogrefe. 2. Auflage 1997.

Schwarzer, R. (1992/1996). Psychologie des Gesundheitsverhaltens. Göttingen: Hogrefe.

Schwarzer, R. (2000). Stress, Angst und Handlungsregulation (4. Aufl.). Stuttgart: Kohlhammer.

Schwarzer, R. (2002). Selbstwirksamkeitserwartungen. In: Schwarzer, R., Jerusalem, M. & Weber, H. (Hrsg.). Gesundheitspsychologie von A--Z. Verlag Hogrefe, 521–524.

Schwarzer, R. & Jerusalem, M. (2002). Das Konzept der Selbstwirksamkeit. Zeitschrift für Pädagogik, 44. Beiheft: Selbstwirksamkeit und Motivationsprozesse in Bildungssituationen, 28--53.

Sniehotta, F.F. (2002). Gesundheitsverhaltenstheorien. In: Schwarzer, R., Jerusalem, M. & Weber, H. (Hrsg.). Gesundheitspsychologie von A–Z. Verlag Hogrefe, 224–227.

Weiner, H. (2001). Auf dem Weg zu einer integrierten Medizin. In: Deter, H.-C. (Hrsg.). Psychosomatik am Beginn des 21. Jahrhunderts. Chancen einer biopsychosozialen Medizin. Bern: Huber.

Wesiack, W. (1995). Gesundheitsentstehung – Konzepte zur Salutogenese. In: Frischenschlager, O., Hexel, M., Kantner-Rumplmair, W., Ringler, M., Söllner, W. & Wisiak, U.V. (Hrsg.). Lehrbuch der Psychosozialen Medizin. Grundlagen der Medizinischen Psychologie, Psychosomatik, Psychotherapie und Medizinischen Soziologie. Wien: Springer.

Zitterbarth, W. (1995). Gesundheit als gesellschaftliche Konstruktion. In: Lutz, R. & Mark, N. (Hrsg.). Wie gesund sind Kranke?, 27–41. Göttingen: Hogrefe.

# 4

# Medizin und Wissensgesellschaft

## 4.1 Zur Debatte um eine adäquate Gesundheitspolitik

Es heißt: *Alle fünf Jahre erneuert sich das Wissen in der Medizin!* Dass dies ein ausgemachter Unsinn ist, vermag man erst zu erkennen, wenn man über Jahrzehnte auch die modischen Erscheinungen im wissenschaftlichen Betrieb in ihren Zyklen, Kreis- und Spiralbewegungen aus einer Hochsitzperspektive betrachtet. Was Bestand hat, ist die philosophische Erkenntnis, dass es für die Bewertung jedes (anscheinend oder tatsächlich) Neuen eine möglichst breite Beurteilungsbasis braucht, aus der heraus man erst etwas als *neu*, als Erweiterung oder eben als „alter Wein in neuen Schläuchen" erkennen kann. Durch eine unangebrachte Hektik im Wissenschaftsbetrieb gehen solche Einsichten anscheinend mehr und mehr verloren, Erfahrung zählt weniger als die Produktion von scheinbar Neuem. Aber jenseits des hysterischen bzw. manischen Getriebes der zeitgeistigen wissenschaftlichen Moden, die uns weismachen wollen, dass nur das Neue zählt, erkennt der durch die Erfahrung geschärfte Geist, dass nur wenig von diesem sogenannten Neuen auch tatsächlich neu im Sinne eines echten Erkenntnisgewinns ist. Das Erobern von neuen Erkenntnissen ist nämlich ein langsamer und mühsamer Prozess, der so gar nicht Schritt halten will und kann mit dem wahnsinnigen Getümmel akademischer Karrieren. Der unaufhaltsame Produktionsdruck bedeutet einen Verlust an Wertzumessung für das Fundamentale jeden Urteilens, nämlich ausreichende spezifische Erfahrung und inhaltliche Übersicht.

In einem kritischen Beitrag zur Gesundheitsforschung berichtet Kugler (2013) über ein Expertenmeeting zum Thema „Welche Forschung braucht unsere Gesellschaft?" über die Defizite in unserem Land, wenn es darum geht, Einflussfaktoren mitzuberücksichtigen, die über die Grenzen der Medizin hinausreichen:

„Dass medizinische Forschung und die Entwicklung innovativer Diagnose- und Therapieverfahren wichtig sind, bestreitet niemand. Allerdings ist das nicht einmal die halbe Miete, wenn es um die Verbesserung der Gesundheit in einer Gesellschaft geht. Auch mit einer noch so guten Medizin wird man das Krankheitsgeschehen einer Bevölkerung – die ‚burden of disease' – nicht reduzieren können (zit. n. Wolfgang Dür, Direktor des Ludwig Boltzmann Instituts für Health Promotion Research) … Dazu drei Beispiele: Je älter die Menschen werden, umso mehr leiden an Krebs; der wissenschaftliche Fortschritt führt dazu, dass es auch immer mehr Krankheiten gibt; das Wachsen der Versorgungssysteme bewirkt, dass mehr Diagnosen gestellt werden. Ergo: Man braucht viel mehr Forschung, die weit über die Medizin im engeren Sinn hinausgeht. … In den OECD-Ländern würden 98 Prozent der Gesundheitsausgaben für die Krankheitsversorgung aufgewendet und nur zwei Prozent für die Prävention; bei der Forschung ist das Verhältnis noch krasser. Dabei werde völlig vergessen, dass Gesundheit nicht nur ein individuelles, sondern auch *sehr stark* ein soziales Phänomen sei (Georg Bauer, Schweizer Gesundheitsforscher, Uni und ETH). Bauer illustrierte das an seinem Spezialgebiet, der Erforschung von Stress und seinen Folgen: Stress wird von den Betroffenen als kurzfristiges Phänomen erlebt, aber längerfristig hängt er von der sozialen Stellung ab. Vor allem davon, wie in Organisationen mit Personen umgegangen wird. Wenn Menschen einer hohen Belastung ausgesetzt sind, aber gleichzeitig viele Ressourcen zur Verfügung und Autonomie haben, dann gibt es weniger Burn-out-Fälle. Oder anders formuliert: Ein gutes Verhältnis zwischen Ressourcen und Belastung führt zu einer guten Gesundheit. Diesen Punkt betonte auch Dür: Es sei sehr wichtig, dass Organisationen die Gesundheitsfähigkeit der Menschen unterstützen. Wir müssen stärker in die Lebens- und Arbeitsbedingungen hineinschauen. Der Hauptfaktor dabei sei die soziale Ungleichheit innerhalb der Organisationen; eine Rolle spielten aber auch das Sozialkapital (wie Menschen miteinander umgehen) sowie die Beziehungsqualität. Wir sollten Organisationen zeigen, mit welchen Prozessen sie den Menschen ein einigermaßen selbstbestimmtes Arbeiten ermöglichen können. – Darüber wissen wir viel zu wenig, hier ist noch viel Forschung notwendig.

Der Begriff der Gesundheitsfähigkeit (oder Gesundheitskompetenz: „health literacy“) ist in dieser Debatte zentral. Man weiß mittlerweile sehr genau, dass Bildung ein wesentlicher Bestimmungsfaktor für den Gesundheitszustand ist: Menschen mit wenig Gesundheitskompetenz betreiben seltener Vorsorge, erleiden häufiger Verschreibungs- und Behandlungsfehler und landen auch öfter im Krankenhaus. …Österreich schneidet bei diesem Punkt übrigens laut einer europaweiten Studie, an der das LBI für Health Promotion Research mitgewirkt hat, vergleichsweise schlecht ab – so verstehen 22 Prozent der Österreicher nicht, was ihr Arzt ihnen sagt (vgl. Egger 2012); im EU-Durchschnitt sind es nur 15 Prozent. Bildung ist der beste Prädiktor für die Gesundheit, vor allem im Alter: Jedes Jahr Bildung reduziert die Mortalität um sechs bis sieben Prozent, berichtet Bauer.

Das Forschungsthema *Health Technology Assessment* (Claudia Wild, Direktorin des Ludwig Boltzmann Instituts für Health Technology Assessment, HTA) untersucht z. B., ob es eine innovative Behandlungsmethode wert ist, in den medizinischen Alltag aufgenommen zu werden. HTA fragt, ob ein Nutzen für den Patienten geschaffen wird. In der Medizin kommt ständig etwas Neues, und wir kommen nicht dazu, genauer hinzuschauen, was eigentlich beim Patienten ankommt. Ihr schwebt ein „lernender Zirkel“ vor, bei dem neue Verfahren vor ihrer Einführung „prospektiv“ bewertet und dann im Laufe der Anwendung beobachtet werden. Wenn etwas keinen Nutzen bringt, sollte die Technologie eingestampft werden. Fünf Prozent der Mittel sollten in eine solche Feedback-Forschung fließen… So könnte man den gegenwärtigen Zustand symbolisch zusammenfassen: Wir retten Ertrinkende, schauen aber kaum danach, warum sie in den Fluss gefallen sind.

Natürlich sollten wir den tatsächlich Ertrinkenden auch retten. Aber von nachhaltigerem Nutzen für alle wäre es, ihnen zuvor das Schwimmen beizubringen und zudem die Uferböschungen so zu gestalten, dass weniger Gefahr besteht, ins Wasser zu fallen." (zit. n. Kugler 2013).

## 4.2 Von der psychobiologischen Stressforschung zur Neuropsychoimmunologie

Psychoimmunologie – ein Neologismus – ist eine Kurzformel für die in den letzten Jahren zunehmende Evidenz für vielseitige Wechselwirkungen zwischen Zentralem Nervensystem, Endokrinem System und Immunsystem. Forschungsgeschichtlich stellt das psychobiologische Stresskonzept eine wesentliche Basis für die inzwischen erweiterte, systematische Betrachtungsweise von Wirkungsmechanismen dar: Wurde im ursprünglichen Stressparadigma von Selye noch von Stressoren und Stressreaktionen im Sinne einer Ursache-Wirkungs-Relation ausgegangen, so erkennen wir heute zunehmend die Bedeutung von individuellen (psychologischen) Bewertungsprozessen für die messbaren physiologischen Veränderungen in Belastungssituationen. D. h. im Bereich psychosozialer Beanspruchungen bestimmen Bewältigungsfähigkeiten und Bewältigungsfertigkeiten in Situationen latenter, immer wiederkehrender oder extremer Anforderungen weitgehend das psychophysiologische Belastungsmuster. Wenngleich auch hier genetische und prädisponierende Faktoren nachweisbar sind, spielen doch Konditionierungsprozesse sowohl auf psychologischer als auch auf physiologischer Ebene – bis hin zur Konditionierbarkeit von biochemischen bzw. immunologischen Reaktionen – eine wichtige Rolle. Klinische Befunde zur Beeinflussbarkeit von Immunprozessen durch psychologische Faktoren erfahren so ihre erklärende Bestätigung.

Ein derart komplexes Thema wie *Stress* verlangt Mut zur starken Vereinfachung – ja zur Oberflächlichkeit. Trotz 50 Jahre Forschung – oder vielleicht gerade deswegen – ist vieles widersprüchlich, einfache Wenn-Dann-Beziehungen sind komplexeren, systemischen Zusammenhängen gewichen, was auch Neologismen wie *Psycho-Neuro-Endokrinologie* und *Psycho-Neuro-Immunologie* widerspiegeln.

### 4.2.1 „Stress" als Prozess

Von der aktuellen verhaltensmedizinischen Belastungsforschung haben Themen wie „Krankheitsverarbeitung" und „Coping" (Bewältigung), die inhaltlich eng mit dem inzwischen klassisch gewordenen Begriff „Stress" verbunden sind (Egger & Stix 1989), einen gewichtigen Platz eingenommen. Forschungsgeschichtlich wurde nämlich aus der psychophysiologischen Stressforschung recht bald eine weitverzweigte psychobiologische Aktivierungsforschung, und diese mündete in die laufende mehrdimensionale Belastungs-/Bewältigungsforschung (Bösel 1978).

Der aus Ungarn gebürtige Selye hat den Begriff „Stress“ ungefähr 1936 dem Englischen entnommen und etwa 1949 in die medizinische Diskussion eingeführt, und damit ein biologisches Stresskonzept vorgeschlagen. Auf der Grundlage des damals bereits bekannten Homöostasemodells von Cannon, wonach es eine Normallage gibt, von welcher aus sowohl Plus- wie auch Minusausschläge beobachtbar sind (die dann als Störung dieser Gleichgewichtssituation aufzufassen sind), formulierte Selye sein eigenes Konzept, das „Allgemeine Adaptationssyndrom“ (AAS, Selye, s. Egger 1989). Er verband damit persönliche Erfahrungen mit unter chronischer Belastung stehenden Patienten, welche nach seinen Beobachtungen drei Gemeinsamkeiten aufwiesen:

a) sie wirkten psychisch belastet und erschöpft,

b) die Nebenniere war vergrößert,

c) sie zeigten vermehrt Magengeschwüre.

Selye erklärte sich diese Phänomene mit einem generellen Reaktionsmuster (AAS), wonach der Organismus uniform auf Belastung reagiere. Die drei Phasen dieses *Adaptationssymdroms* – ein theoretisches Konstrukt – beschrieb er als

1. Alarm, Phase des Tolerierens oder „was ist für den Organismus noch verkraftbar?“ (Komponenten: Orientierung, Aktivierung, Einleitung einer Notfallreaktion)
2. Widerstand, Phase des Kontrollierens (Aufbau des Abwehrkampfes, Nutzung aller Widerstandsmöglichkeiten und Versuche des Anpassens).
3. Erschöpfung, Phase des Resignierens (Zusammenbruch des Abwehrkampfes, dauerhafte Dysregulationen, Funktionsstörungen und morphologische Veränderungen)

Bei der Verbreitung des Begriffs „Stress“ muss berücksichtigt werden, dass dieser von Selye falsch verwendet wurde: Er meinte nicht die Auslöser (Stressoren), sondern vielmehr die Stressreaktionen, im Englischen „strain“. Dieses Problem ist heute forschungsmäßig wenigstens insoweit entschärft, als Stress weder als Phänomen von Auslösebedingungen noch als eines von organismischen Reaktionen allein gesehen wird, sondern als Prozess von äußerer Bedrohung und darauffolgenden (inneren) Belastungsreaktionen. Eine weitere Schwierigkeit ergab sich darin, dass das Anpassungssyndrom von Selye ursprünglich nur jenes Ereignis beschreiben sollte, bei welchem der Organismus mit einer Belastung nicht mehr fertig wird. „Anpassungsversuche“ an solche nicht mehr bewältigbare Bedrohungssituationen führen zu deutlichen organismischen Reaktionen, und erst diese werden in der Folge als stressbedingte Veränderungen im Organismus gemessen. Für das Anpassungssyndrom – sowohl für das allgemeine wie auch für das lokale – ist natürlich ein neurohumorales System Voraussetzung. Die wesentlichen – aber bei Weitem nicht allein verantwortlichen – Hormongruppen sind dabei:

a) die Glucocorticoide bzw. Corticosteroide (aus dem Nebennierenrindensystem), welche die eigentlichen Stresshormone darstellen, bspw. auch den Totstellreflex vermitteln und eine weitgehende immunsuppressive Wirkung zeigen und

b) die Katecholamine (aus dem Nebennierenmark), insbesondere Adrenalin für Flucht und Angst bzw. Noradrenalin für Kampf und Aggression, welche bei noch bewältigbaren Belastungen aktiviert werden und generell als Aktivierungshormone zu bezeichnen sind.

Beide Hormongruppen (Corticosteroide und Katecholamine) sind nicht unabhängig voneinander, sodass ihr Mischungsverhältnis mehr aussagt als ein absoluter Messwert eines einzelnen Transmitters (s. Kiess & Hall 1989).

Selye hat in späteren Jahren (z. B. 1981) seinen Stressbegriff erweitert, sodass nun jede Belastung gemeint ist, die zu typischen organismischen Reaktionen führt: Damit wird die Stressforschung zu einer Aktivierungsforschung, da ein Alarm (Stressor) immer zu einer Aktivierung führt. Allerdings bleiben die physiologischen Vermittler für die beobachtbaren Reaktionen die gleichen. Es gilt, dass ein System entweder direkt auf neuralem Wege oder indirekt über den humoralen Weg und die Blutbahn angesteuert werden kann.

Wird Stress als Prozess definiert, so wird klar, dass „Stress" nicht einer Sache anhaftet und dieser auch nicht irgendwo im Organismus des Menschen sitzt. Das, was „Stress" ausmacht, ist auf mehreren Ebenen messbar, d. h.

1. Auslöser einer Bedrohung lassen sich durch bestimmte Messmethoden quantifizieren – wobei auf psychologischer Ebene eine Reihe von Verzerrungen und Wahrnehmungsprozessen wie Verleugnung, Übertreibung, Hypersensibilität usw. auftreten (vgl. Egger & Stix 1989) und

2. auch die Stressreaktionen sind durch entsprechende Methoden wenigstens teilweise erhebbar, womit Veränderungen von physiologischen Parametern in bestimmten Situationen erfasst werden und was gleichzeitig einen inneren Zugang zur Stressproblematik darstellt. Hier gibt es allerdings das Problem der Auswahl von spezifischen Parametern und der Bestimmung von Ausgangswerten, von wo aus eine Veränderung als solche erst interpretiert werden kann.

### 4.2.2 Psychobiologische Stressforschung

*Multimodales Antwortmuster des Organismus unter Stressbedingungen*

Die empirische Stressforschung weist eine Vielzahl von einigermaßen gesicherten biochemischen Wirkungen auf Stressbelastungen aus. Psychosoziale Stressoren können die Noradrenalin-Konzentration im Hirn herabsetzen (psychologisch: Verringerung der aggressiven Potenz) – umgekehrt steigt die Serotoninkonzentration eher an (psychologisch: Zunahme der Hilflosigkeitsreaktionen).

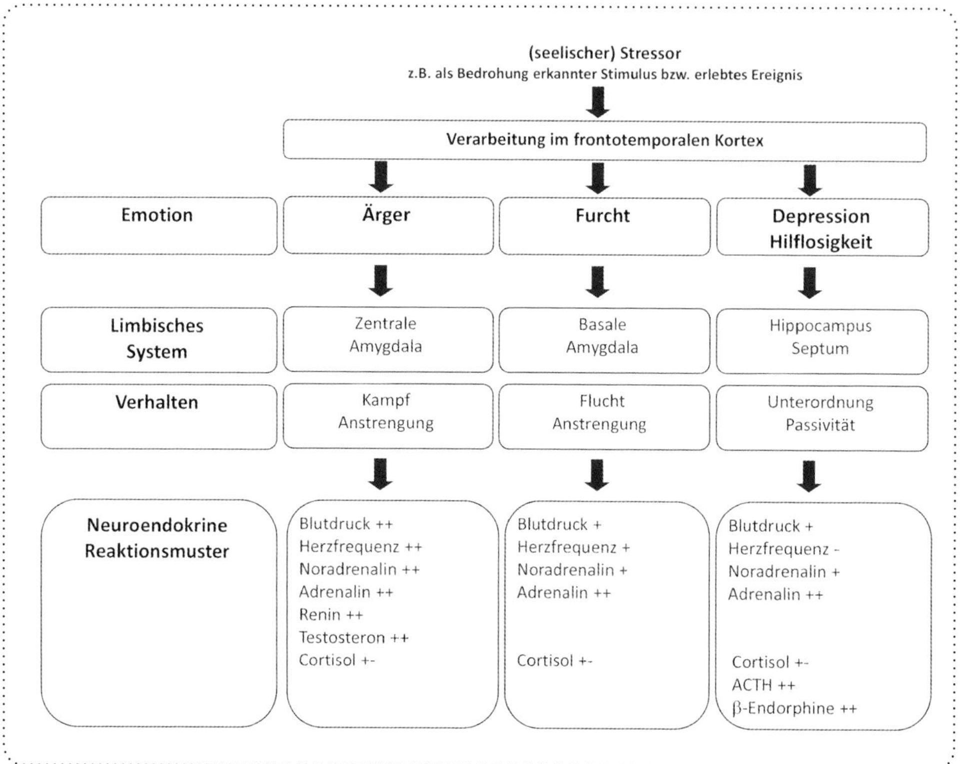


Abb. 26: Psychoneuroendokrinologisches Modell. Modifiziert nach Henry, 1986.

Psychische Erlebnisse führen bei Mensch und Tier zu den gleichen aktivierenden Prozessen. Folgen wie Sterilität, abnorme Hormonreaktionen, Nierenversagen und Tod sind beim Menschen unter extremen oder lang anhaltenden Stressbedingungen nachgewiesen. Aber nicht nur solche übermäßigen Dauerbelastungen, sondern auch kürzere Belastungen sind schädigend, wenn sie häufig (oder immer wiederkehrend) auftreten, weil diese über primär zentralnervöse Verarbeitungsprozesse wie Bewertungs- und Einschätzungsmechanismen zu – individuell unterschiedlichen – Belastungen führen und akkumulierende pathogene Potenz erhalten können.

Man kann daher im Gegensatz zum unspezifischen Erregungswert die schädigenden Faktoren einer bestimmten Situation für das Individuum nicht ohne Weiteres voraussagen. So kann z. B. der Lärm einer Diskothek in einer bestimmten Intensität, die an und für sich noch nicht physiologisch schädigend ist, durch die subjektive Ablehnung zu einer untragbaren Belastung für ein Individuum werden, während eine andere Person diesen Geräuschpegel nicht nur toleriert, sondern mit freudiger Erwartung aufsucht und genießt.

*Zusammenfassend* kann folgende Allgemeinaussage formuliert werden:

In Selyes Konzept besteht die Alarmphase aus einem komplexen Zusammenspiel von corticalen, hypophysären und adrenalen Vorgängen. Das Stadium des Widerstands ist erreicht, wenn die neurohumorale Umstellung abgeschlossen ist. Hält die Stresseinwirkung über längere Zeit an (oder übersteigt sie eine tolerable Intensität), so nimmt die Widerstandskraft ab und mündet in eine Erschöpfungsphase. Hier sind also fehlerhafte oder erschöpfte Anpassungsreaktionen als pathogenetische Faktoren anzusehen und machen sich insbesondere an Nieren, Blutgefäßen, Schleimhäuten, lymphatischen Gewebe und Bindegewebe in Form von dauerhaften (krankhaften) Veränderungen bemerkbar. Allerdings reagieren Individuen nicht so einheitlich auf Stressoren, wie dies Selye und seine Anhänger angenommen haben. Eine Reihe von erworbenen bzw. konditionierten Reaktionsmustern, sowohl auf psychologischer wie auch auf physiologischer Ebene, ergeben zusammen mit vererbten Reaktionsbereitschaften – wie z. B. im Rahmen des sympathischen Nervensystems – unterschiedliche Bedingungen für die Stresstoleranz, d. h. unterschiedliche physiologische Reaktionsabläufe bei gleichen Stressorbedingungen.

Trotzdem lassen sich einige klassische Stressoren nennen: Hitze, Kälte, Infektionen, Vergiftungen, Verletzungen, Schocks und Operationstraumata sind einige wesentliche davon, wobei im Organismus neben spezifischen Abwehrreaktionen wie Entzündungen, humorale und zelluläre Antikörperbildung auch eine unspezifische Abwehr im Sinne des Stressgeschehens festzustellen ist. Auslösereize für Stressreaktionen sind in unserer Umwelt jedoch umfassender vorhanden als die eben genannten klassischen. Insgesamt dürften nach Ansicht der psychophysiologischen Stressforschung psychosoziale Stimuli (bspw. Aufregungen durch Spannungen mit Vorgesetzten, Konkurrenten oder Untergebenen, zu hohe oder zu niedrige Anforderungen in den Bereichen Beruf und Familie, gestörte nachbarschaftliche Beziehungen etc.) im Vordergrund stehen.

### 4.2.3 Akute und chronische psychosoziale Belastungen

Mindestens seit den 1970er-Jahren gibt es zunehmend deutlicher werdende Hinweise, dass Verbindungen zwischen Persönlichkeit, Stressprozessen und Reaktionen des Immunsystems bestehen (vgl. Rose 1981, Locke et al. 1985). Dies gilt nicht nur für das Auftreten und für den Verlauf von Infektionskrankheiten, sondern hat auch Bedeutung für Malignome und Autoimmunerkrankungen (z. B. rheumatoide Arthritis). Bartrop und Mitarbeiter berichten bereits 1977 (s. a. Egger 1989) über eine Fülle von empirischen Studien, deren Hauptaussage darin besteht, dass schwere psychische Reaktionen die sogenannte Immunokompetenz des Organismus schwächen, ohne dass eine gleichzeitige Konzentrationserhöhung typischer Stresshormone dabei erforderlich wäre (s. a. Abb. 2, Wirkungsschema der „Psychoneuroimmunologie" nach Ferstl (1989), in welchem vielfältige Wechselwirkungen zwischen den Tätigkeiten des Zentralen Nervensystems, des Autonomen Nervensystems, des Endokrinen Systems und des Immunsystems angenommen werden).

Ein wichtiger Befund aus der psychophysiologischen Belastungsforschung ist, zwischen *zwei Arten von Belastungen* zu unterscheiden:

a) *Effort*: bedeutet eine Anstrengungshaltung, vor allem in Form von körperlicher Belastung und

b) *DiStress*: ist eine mehr oder minder stark unangenehm erlebte oder angstprovozierende Belastungssituation. Daraus ergeben sich folgende Kombinationen:

1. Effort und DiStress treten gemeinsam auf: Hier kommt es zu einer Erhöhung der Katecholamine (Aktivierungshormone) und der Cortisolausschüttung (Kortikoide sind, wie bereits erwähnt, die eigentlichen „Stresshormone"). Inhaltlich handelt es sich hauptsächlich um eine anstrengende Arbeit, die mit Unlust verrichtet wird.
2. Effort ohne DiStress: Hier kommt es im Wesentlichen nur zu einer Katecholaminausschüttung, Cortisol wird unterdrückt. Beobachtet wird dieses Phänomen z. B. bei einer anstrengenden (körperlichen) Arbeit, die Freude macht.
3. DiStress ohne Effort: Hier kommt es zu einer starken Cortisolausschüttung, die die Bedeutung der Katecholamine wesentlich übersteigt. Dies tritt z. B. in Situationen der Hoffnungslosigkeit auf, wenn die Möglichkeit von Kampf oder Flucht aufgegeben werden.

Der entscheidende Faktor besteht in der hohen und niedrigen Kontrolle über die Anforderungsbedingungen, sodass die subjektive Kontrollierbarkeit (bzw. individuelle Bewältigungskompetenz) einer gegebenen äußeren oder inneren Situation zur Drehscheibe der psychobiologischen Prozesse wird.

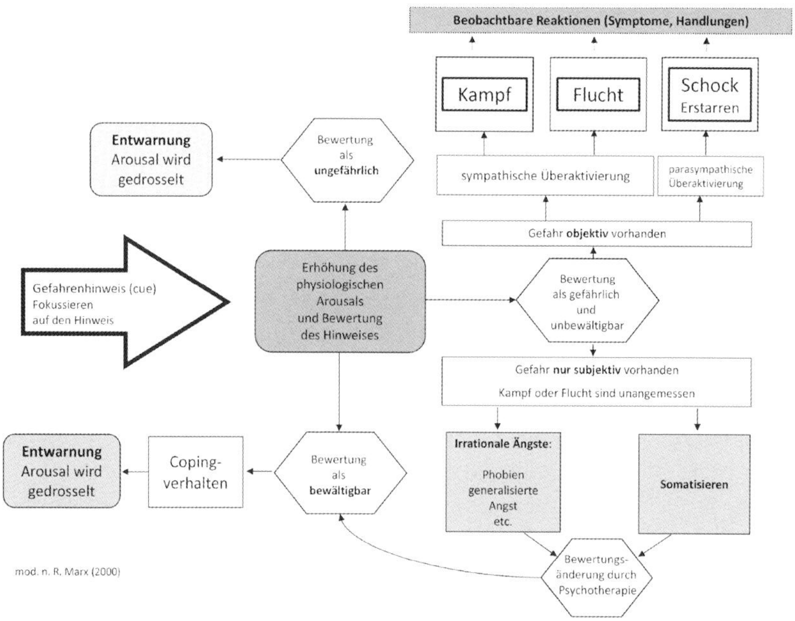


Abb. 27: Psychophysiologischer Angstablauf (schematisch).

Die oftmals gestellte Frage, warum die Stresshormone (Corticosteroide) eine – prima vista schwer verständliche – deutliche immunsuppressive Wirkung haben, lässt sich am besten mit einem kybernetischen Modell beantworten: Würde der Abwehrkampf des Organismus keine negative Rückkoppelung eingebaut haben, würde sich der (anfänglich lebenserhaltende) Bewältigungsprozess bald in einen zerstörenden (weil ungebremsten und damit kontraproduktiven) Prozess umkehren.

*Zur Akkumulation von Belastungsreaktionen:*

Chronische Stresssituationen, z. B. jahrzehntelange Belastung in Form von Schichtarbeit, wurde von mehreren Forschergruppen untersucht (z. B. Haider et al. 1980, s. Egger 1989):

1. In der sog. *Adaptationsphase* ergibt sich eine noch relativ geringe Korrelation zwischen den psychosozialen Faktoren bzw. Arbeitsbelastungsfaktoren einerseits und Gesundheitsfaktoren andererseits.
2. Im weiteren Verlauf des Längsschnittes, z. B. nach 10 bis 20 Jahren, korrelieren psychosoziale Faktoren und Arbeitsbelastungsfaktoren bereits hoch mit Gesundheitsfaktoren. Man nennt dies die *Sensibilisierungsphase.*
3. Im weiteren Verlauf dieses Längsschnitts dominieren nun bereits die klassischen *Risikofaktoren*, pathologische Erhöhung des arteriellen Drucks, Fettstoffwechselstörungen, Diabetes mellitus, Hyperuricämie, die phänomenologisch im Vordergrund stehen, wobei in der Genese der nun auffällig gewordenen Krankheit bzw. Regulationsstörung eindeutig eine lange Akkumulationsphase nachweisbar ist, die oft das ganze Leben lang von Relevanz ist und für die gilt, dass chronische Stressbedingungen diese *Akkumulationsphase* erheblich verkürzen und das Auftreten von Regulationsstörungen und Krankheiten signifikant beschleunigen. Die morphologische Veränderung steht praktisch am Ende dieser Entwicklung.

## Schlussbemerkungen

„Stress“ wird heute (wenn der Begriff überhaupt noch in der wissenschaftlichen Diskussion Verwendung findet) als Prozesshaftes psychobiologisches („systemisches“) Phänomen konzipiert. Im Rahmen dieses allgemeinen Anforderungs-Belastungs-Prozesses gibt es allgemeine und spezifisch-individuelle Auslösebindungen, welche biochemische und psychologische Verarbeitungsprozesse provozieren, die wiederum generelle und individuelle Reaktionsmuster zur Folge haben. In diesem prozesshaften Geschehen gibt es eine Reihe von Rückkoppelungsmöglichkeiten: So spielten z. B. auf psychologischer Ebene Bewertungsprozesse für die Form der Bewältigungsintention und Anpassungs-/Bewältigungsversuche eine herausragende Rolle. Es kann zu maladaptiven Phänomenen, Pseudoanpassungen bzw. Fehlanpassungen kommen, welche wiederum stark von Konditionierungsvorgängen (Lernprozessen) bestimmt werden.

In zeitlicher Perspektive eines solchen allgemeinen neuropsychoimmunologischen Ansatzes kann es zur Ausbildung von Hyporeaktivität (Formen des Totstellreflexes mit Phänomenen des depressiven Rückzugs), Hyperreaktivität (Formen des Kampfreaktionsmusters wie andauernde aggressive Anpassung bis zum Erschöpfungszusammenbruch) oder eingeschliffener Fluchtreaktionsmuster (wie Vermeidungsverhalten mit erhöhten Angst- und Erregungszuständen) kommen. Analoges dürfte auch auf physiologischer Ebene gelten.

Auf der Basis dieser Erklärungsansätze bieten sich für die Therapie auf physiologischer Ebene beispielsweise die Verabreichung von Antihistaminika oder Immunglobulinen an, auf psychologischer Ebene muss die Kompetenz für die Kontrollierbarkeit gegenüber bisher überfordernden Situationen erhöht werden und zwar durch die Vermittlung von Entspannungsverfahren oder etwa Selbstbehauptungs- bzw. Durchsetzungsstrategien, welche als „Stressbewältigungsstrategien" weite Verbreitung gefunden haben.

## 4.3 Neurobiologische Aspekte der Psychotherapie

*Neurobiologische Grundlagen* erweitern gegenwärtig unser Verständnis für Art und Umfang psychologischer Interventionen in erheblichem Umfang. Dies ist nicht verwunderlich, wenn man bedenkt, dass zur Zeit von S. Freud wesentliche Grundlagen der Hirnforschung nicht vorhanden waren, wie etwa die *Konnektivität*, die *elektrophysiologischen Vorgänge*, die *neurophysiologischen Verbindungen* oder die *Hirnzentren-Tätigkeiten*. Gerhard Roth, einer der prominenten deutschen Neurobiologen aus Bremen, hat in seinen Büchern „Das Gehirn und seine Wirklichkeit" (1996) und „Fühlen, Denken, Handeln. Wie das Gehirn unser Verhatlen steuert" (2001) sowie in einem vielbeachteten Plenarvortrag im Rahmen der Lindauer Psychotherapiewochen ausführlich darauf hingewiesen. Erstaunlich ist vielmehr, dass weite Teile der Psychotherapie bisher kein Update ihrer Theorien vorgenommen haben und weiterhin mit den tradierten Konstrukten und Begrifflichkeiten arbeiten.

Denken wir beispielsweise an das Konstrukt *Unbewusstes:* Wenn es einen physiologischen Sitz für das sogenannte Unbewusste gibt, sagt die Neurobiologie, dann am ehesten im Hypothalamus, wo die affektiven Automatismen, die Reaktionen auf Schmerz, zur Sexualität oder zur Lust genetisch programmiert sind. In diesem Zusammenhang müssen eine Reihe von Vorgängen mitberücksichtigt werden, die wir als psychophysiologischen *Stressprozess* bezeichnen. Unter Stress wird nicht nur der Hypothalamus und die Achse corticotropes Releasinghormon-Nebennierenrindenaktivität-Cortisol aktiviert, sondern auch über den Hippocampus die Herabregelung bzw. Hemmung organisiert, ein Prozess, der über die Hypophyse und die Nebennierenrinde mitgesteuert wird. Im Hippocampus liegt das entsprechende Gedächtnis dafür. Für den affektiven Zustand sind die physiologischen Reaktionen über die Amygdala und über den Hypothalamus mit seiner Verschaltung bis zur Großhirnrinde wichtig. Im Temporallappen wird zusammen mit dem autobiographischen Gedächtnis (im Hippocampus erfolgt im Wechselspiel mit dem Kortex die Aufbereitung der Detailhaftigkeit) die emotionale Einfärbung über die Amygdala erreicht (dort allerdings ohne jegliches Detail). D. h. für die emotionale Tönung ist im Wesentlichen die Amygdala verantwortlich, für die Detailinformation der Hippocampus.

*Befindlichkeiten* und *Stimmungen* werden in ihrer physiologischen Bedingung heute wesentlich besser verstanden als noch vor zwei, drei Jahrzehnten, wozu auch die Neurotransmitter-Forschung viel beigetragen hat. Wie Roth zusammenfasst, wirkt Dopamin antreibend (Substantia nigra), belohnend, die Neugierde unterstützend und sagt Belohnung vorher („Tu das, wenn du belohnt werden willst!"), während Noradrenalin die Erregung und damit auch die unspezifische Aufmerksamkeit steuert (wenn Neues, Interessantes auftritt). Der cholinerge Prozess vermittelt die gezielte Aufmerksamkeit und stellt die Verbindung zur Gedächtnisleistung her, und Serotonin hat die Aufgabe zu beruhigen und Wohlempfindung zu vermitteln.

Für das Verständnis von *Gedächtnisleistungen* hat sich das Wissen als hilfreich erwiesen, zwischen dem deklarativen Gedächtnis, das die Verbindung zu Bekanntem und Vertrautem herstellt, und dem autobiographischen Gedächtnis, das den jeweiligen Kontext liefert, zu unterscheiden. Das episodische Gedächtnis (Hippocampus) ist eine weitere Kategorie und zeigt, dass die Ablage im Kortex erforderlich ist, da sonst keine Bewusstseinsfähigkeit erreicht wird. Eine erlernte (d. h. konditionierte) Emotion läuft über die Amygdala, olfaktorische Informationen gehen direkt ins limbische System ...

Es scheint inzwischen auch klar zu sein, dass das *Ich* modular aufgebaut ist. Es entspricht einer Summe von Funktionen und ist ein Konstrukt (d. h. es kommt als Entität an sich nicht vor). Das, was wir mit diesem Phänomen beschreiben, wird im Wesentlichen in der Großhirnrinde konstruiert. Der Kortex führt dabei ungefähr 100.000-mal mehr „Selbstgespräche", als er mit den anderen Systemen interagiert.

*Wünsche* durchlaufen Schleifen über den Hippocampus (Detailarbeit), der Amygdala (emotionale Einfärbung) und dem basalen Vorderhirn (emotionales Erfahrungsgedächtnis), der präfrontale Kortex erkennt den Wunsch als solchen. Das Tun wird erst im Basalgangliom in seinen Konsequenzen überprüft, und wenn die Antwort *ja* lautet, an die Motorik vermittelt. Hier spielt wiederum Dopamin eine wichtige Rolle als Mutmacher. Emotionale Erfahrung ist nachhaltig, Cortico-Hippocampus-Abläufe sind für schnelles Lernen zuständig. Prozedurales Lernen ist im Wesentlichen emotionales Lernen (Herausbildung von Automatismen, Gewohnheiten). Ansätze zur Veränderung von Automatismen liegen daher in der Wiederholung und entsprechendem Einspeichern. (Nicht umsonst sind die psychologischen Lerntheorien fixe Bestandteile des psychotherapeutischen Wissens geworden). Das Bewusstsein wird nur gefragt, wenn neues Problemlösen notwendig wird. Es hat auch nur Beratungsfunktion und entspricht einem Beratungsgremium, das keine Entscheidungsgewalt hat. Die Entscheidung fällt primär nicht im Bewusstsein. Diese neurobiologische Erkenntnis hat weitreichende Konsequenzen für jede psychologische Therapie, da Logik und Reden für eine bleibende Veränderung wenig helfen können, wenn nicht die entsprechende emotionale Einfärbung den Boden für eine Änderung bereitstellt.

Gerald Hüther, Neurobiologe an der Universität Göttingen, beschäftigt sich insbesondere mit der neurobiologischen Verankerung von Stress. In seiner Zusammenfassung wird deutlich, dass der stresshormonelle Ablauf auf zwei Schienen läuft: Ist die Situation kontrollierbar, läuft die Erregung über Katecholamine. Ist dagegen die Situation nicht kontrollierbar (wird sie als unkontrollierbar erlebt), wird diese Belastung über Kortikosteroide gesteuert. Ein weiteres neurobiologisches Ergebnis ist, dass Serotonin (Hirnstamm) sich in allen Bereichen des Gehirns findet und mit einem Rhythmus von etwa drei- bis fünfmal pro Sekunde, außer in der Nacht, aktiv ist. In der Nacht kann die Rhythmik auf ein- bis zweimal pro Sekunde absinken und im Traumschlaf auf null reduziert werden, was auch die Ungeordnetheit der Traumlogik zu erklären hilft. Serotonin entspricht einem harmonisierenden Netzwerk, es kann z. B. über Extasy, Kohlenhydrate oder auch über Fasten provoziert werden. Therapeutisch ist eine derartige Beeinflussung in folgender Potenz-Rangreihe möglich: (1) über Drogen (ist prinzipiell der weniger günstige Weg, (2) über Rhythmus, (3) über Entspannung und (4) über Bewältigung (aus psychologischer Sicht der günstigste Weg). Interessant ist auch die neurobiologische Stützung für die psychologische Erfahrung, dass eine Umpolung von Angst in Lust über Konfrontation möglich ist – genutzt z. B. in der international erfolgreichen verhaltenstherapeutischen Konfrontationstherapie: Hier ist die Kaskade (1) Angst, (2) Überraschung, (3) Neugier, (4) neugierige Spannung, (5) Freude und (6) Lust wohlbekannt. Für den operationalen Teil der Therapie bedeutet dies,

1. eine entsprechende Herausforderung schaffen,
2. eine adäquate emotionale Sicherheit vermitteln und
3. Bewältigungsstrategien vermitteln, die zum Erfolg führen.

Es handelt sich also um ein dynamisches Geschehen, welches psychotherapeutisch von größter Bedeutung ist. Auf Patientenseite gilt es primär, eine Förderung der Handlungsfähigkeit und damit der Kontrollierbarkeit von Stressoren zu erreichen. Eine solche Kontrollierbarkeit ist nicht nur durch die äußere Aktion (im Sinne des beobachtbaren Handelns), sondern auch durch „innere Bewegung“ wie Nachgeben und Innehalten (Veränderung von kognitiven Plänen, Überzeugungen oder Einstellungen) möglich und erreichbar.

Das aus meiner Sicht Entscheidende an der noch sehr jungen Diskussion zwischen Neurobiologie und Psychotherapie ist, dass wir auf der Basis der biopsychosozialen Theorie uns Folgendes klarmachen: Die Phänomene, die sich neurobiologisch untersuchen lassen (materielle Grundlagen des Gehirns, Neurotransmitter ...) bilden eine Ganzheit, ein System oder eine eigene Wirklichkeit. Die Phänomene, mit denen sich die Psychotherapie beschäftigt (Erleben und Verhalten) bilden ebenfalls eine Ganzheit, ein System oder eine Wirklichkeit für sich. Diese beiden Wirklichkeiten sind nicht ident, vielmehr sind die seelischen Phänomene den physiologischen Gegebenheiten gegenüber emergent, d. h. es sind keine seelischen Phänomene vorstellbar ohne physiologische Prozesse, und dennoch stellen seelische Phänomene auf der Ebene der Psyche eine eigenständige Wirklichkeit dar, die auf systemtheoretischer Grundlage prinzipiell niemals auf physiologische Prozesse reduzierbar sind.

## 4.4 Vorstellungen zu Gesundheit und Krankheit bei Experten und Laien

### Zusammenfassung einer empirischen Studie[3]

Ziel dieser empirischen Untersuchung war es, Vorstellungen zu *Gesundheit* und *Krankheit* bei Gesundheitsexperten sowie bei gesunden und kranken Laien zu explorieren. Damit sollten beide Seiten des Gesundheitsversorgungssystems, also die Sicht jener, die es in Anspruch nehmen, und diejenigen, die es repräsentieren, erfasst werden. Erhoben wurden Begriffsdefinitionen, biopsychosoziale Orientierung, Verursachungstheorien und Kontrollüberzeugungen. Weiters soll empirisch abgeschätzt werden, wieweit sich das biopsychosoziale Modell gegenüber dem – im konventionellen und fälschlicherweise als „schulmedizinisch" bezeichneten Bereich weiterhin dominanten – biomedizinischen Modell in seiner aktuellen Rezeption behaupten kann.

Insgesamt wurden 100 Probanden (40 „Gesundheitsexperten": 20 Ärzte und 20 Psychologen bzw. Psychotherapeuten; 60 Laien: 20 stationäre und 20 ambulante Patienten sowie 20 gesunde Laien, d. h. krankheitsmäßig unauffällige und soziodemographisch parallelisierte Kontrollpersonen) mittels standardisierter Erhebungsverfahren (Fragebogen zur Erhebung von Kontrollüberzeugungen zu Krankheit und Gesundheit, KKG; Patiententheoriefragebogen, PATEF) sowie mittels selbstkonstruierten Fragebogens zur biopsychosozialen Orientierung und halbstrukturierten Interviews untersucht.

Die Ergebnisse bestätigen, dass der Begriff *Gesundheit* in der Gesamtstichprobe charakterisiert ist durch *positive emotionale Befindlichkeit* (56 %), *Freisein von Schmerzen und Beeinträchtigungen* (40 %), *Leistungsfähigkeit* bzw. *Belastbarkeit* (40 %; Mehrfachnennungen waren möglich). Gut abgesichert ist auch das Ergebnis, wonach *Gesundheit* (und vice versa auch *Krankheit*) nicht als homogenes Konstrukt verstanden wird, sondern eher als ein Kontinuum oder als ein Sowohl-als-auch-Konzept, was in guter Übereinstimmung mit dem biopsychosozialen, nicht aber mit dem biomedizinischen Ansatz steht. So stufen sich auch definitiv kranke Laien durchaus als noch gesund ein. Kranke Laien und in ihrer Attribution external orientierte Menschen vertrauen vorwiegend auf die naturwissenschaftliche Medizin, setzen aber doch auch auf die therapeutische Psychologie, wenn es um die Bevorzugung von therapeutischen Interventionen geht. Fata-

3 Frau Mag. Carmen Reinbacher war die Ausführende dieser Erhebung, die im Rahmen eines Projekts des Autors durchgeführt wurde (s. Lit.Verz.).

listisch orientierte Personen erkennen dagegen in der Psychotherapie keinerlei sinnvolle Maßnahme zur Bekämpfung des eigenen Leidenszustandes. Gesundheitsexperten selbst schätzen Freizeitaktivitäten als die wichtigste Maßnahme für die Gesundheitserhaltung ein und unterscheiden sich dabei nicht von der Gruppe der primär internal orientierten Menschen. Gesundheitsexperten sowie kranke und gesunde Laien unterscheiden sich nicht in der sog. *biopsychosozialen Orientierung* – in allen drei Gruppen ergeben sich deutliche Hinweise auf eine Veränderung vom biomedizinischen zum biopsychosozialen Krankheitsmodell.

*Problemstellung*

Die Schwierigkeiten, (abstrakte) Begriffe wie *Gesundheit* und *Krankheit* zu definieren, sind wohlbekannt (vgl. Egger, 1991). So verwenden nicht nur Laien und Gesundheitsexperten zum Teil unterschiedliche Definitionen (Gochmann, 1988), sondern auch die verschiedenen wissenschaftlichen Disziplinen wie etwa die naturwissenschaftliche, die psychologische, die soziologische, oder auch die juristische (Becker, 1982). Aber auch die Frage, ob *Gesundheit* und *Krankheit* dichotome Phänomene darstellen oder auf einem Kontinuum liegen, ist bis dato nicht allgemeingültig geklärt (Gochmann, 1988). Beim *Kontinuumsmodell* geht man davon aus, dass *Gesundheit* und *Krankheit* Polaritäten auf einem Kontinuum darstellen. Der Mensch ist demzufolge mehr oder weniger gesund bzw. krank. Das *Zwei-Faktoren-Modell* hingegen stellt nicht *Gesundheit* und *Krankheit* gegenüber, sondern gesunderhaltende und krankmachende Bedingungen. Hier ist es entscheidend, die Balance zwischen beiden aufrechterhalten zu können. Dabei spielen nicht nur der somatische Befund, sondern auch das soziale Umfeld und die persönliche Einstellung eine maßgebliche Rolle (Lutz & Mark, 1995).

*Gesundheit*

Mit der stärkeren Beachtung von Konzepten der erfahrungswissenschaftlichen Psychologie und Soziologie und deren Anstrengungen in den letzten Jahrzehnten hat das Thema *Gesundheit* einen eigenen Stellenwert auch in den medizinischen Wissenschaften erhalten (Franke, 1993). Die Medizin begnügte sich nämlich bisher mit der Position, dass *Gesundheit* gleichzusetzen sei mit der Abwesenheit von *Krankheit* (Kremer, 1982).

1978 wurde die Fachgruppe *Gesundheitspsychologie* innerhalb der American Psychological Association gegründet, der die WHO die Verantwortung über gesundheitsförderliche und krankheitsverhütende Maßnahmen übertrug (Schwarzer, 1990). Sie orientiert sich an den psychologischen Grundlagenfächern, wie etwa der Sozial- oder Entwicklungspsychologie und der Klinischen Psychologie, ist aber auf eine interdisziplinäre Zusammenarbeit, vor allem mit Ärzten, angewiesen (Egger, 1993). Die Hauptaufgabe der Gesundheitspsychologie liegt in der Bestimmung und Veränderung von Verhaltensweisen und Kognitionen, die mit Krankheitsrisiken verbunden sind oder der Gesundheitsförderung dienen. Grundannahme ist, dass viele Krankheiten vermeidbar wären, wenn man nach entsprechender Analyse der gesundheitsbezogenen Verhaltensweisen die Menschen dazu bringen könnte, ihr gesundheitsriskantes Verhalten zu ändern (Schwarzer, 1990).

*Definitionen von Gesundheit – Expertenmodelle*

Die meisten Definitionen lassen sich in drei zusammenfassende Dimensionen integrieren (Versteegen, 1988), die geeignet sind, die Überlegungen der verschiedensten Forscher zu vereinheitlichen.

1. *Gesundheit als Produkt* oder *als objektivierbarer, biomedizinisch überprüfbarer Status.* Dazu gehört das traditionelle medizinische Gesundheitsverständnis, aber auch das allumfassende Konzept der WHO und Zustandsbeschreibungen wie etwa Glück, Wohlbefinden oder Lebensqualität.
2. *Gesundheit als Potenzial* zur optimalen Anpassung an Umweltanforderungen. Hier dient *Gesundheit* dazu, bestimmte Funktionen auszuführen oder Ziele zu erreichen. Der Mensch muss vor allem in der Lage sein, die Aufgaben und Rollen, die die Gesellschaft – im Wechselspiel mit seinen Möglichkeiten – ihm zugedacht hat, zu erfüllen.
3. *Gesundheit als Prozess* aktiver, zielgerichteter Umweltveränderungen im Sinne von Selbstverwirklichung. *Gesundheit* hat die Funktion, übergeordnete Ziele zu erreichen, wobei für die Erreichung dieser Ziele auch soziale Phänomene wie Einkommen, Beschäftigungsstruktur oder soziale Netzwerke eine Rolle spielen.

Abgesehen von der Tatsache, dass wir über keine allgemein akzeptierte Definition von Gesundheit verfügen und auch innerhalb der medizinischen Wissenschaften keine Übereinstimmung herrscht, besteht das Problem, relevante Aussagen, Einsichten und empirische Daten zum Gegenstand *Gesundheit* zu vernetzen, was ohne ein integrierendes Modell nicht zu bewerkstelligen ist (Schäfer, 1993). Anstrengungen dazu sind gemacht worden, einige bedeutsame Modelle sollen kurz skizziert werden:

*Health belief model:*

Dieses Modell basiert auf der Überlegung, dass der Mensch mehrere gesundheitsbezogene Überzeugungen (health beliefs) gegeneinander abwiegt, und nach einer Kosten-Nutzen-Balance handelt. Emotionale Aspekte werden dabei außer Acht gelassen (Faltermaier, 1991).

*Health locus of control:*

Rotters Konzept (1966, zitiert nach Lohaus & Schmitt, 1989) verhalf der Gesundheitspsychologie dazu, Kontrollüberzeugungen zur Vorhersage von Gesundheitsverhalten heranzuziehen. Durch eine lebensgeschichtlich erworbene Erwartungshaltung, die dadurch zustande kommt, dass das eigene Verhalten und die daraus resultierenden Konsequenzen in Zusammenhang gebracht werden, betrachtet eine Person Erlebnisse entweder als durch sie selbst verursacht (internale Kontrollüberzeugung) oder als außerhalb ihrer Kontrolle stehend (externale Kontrollüberzeugung). Levenson (1972) erweiterte dieses Konzept um eine fatalistische Kontrollüberzeugung.

*Salutogenese-Konzept von Antonovsky:*

*Gesundheit* und *Krankheit* liegen nach Antonovsky (1979) auf einem Kontinuum. Die Lokalisation auf diesem Kontinuum hängt von vier Faktoren ab: dem Fehlen von Schmerzen, dem Fehlen von Beeinträchtigungen der Lebensaktivitäten, der Prognose eines Gesundheitsexperten und Maßnahmen präventiver oder kurativer Art. Ausgehend davon entwickelte er das Konzept des Kohärenzerlebens oder Kohärenzempfindens (sense of coherence): Sogenannte „generalisierte Widerstandressourcen" (GRRs) wie etwa Geld, Ich-Stärke oder soziale Unterstützung geben den Stressoren einen Sinn und entziehen ihnen dadurch ihre negativen Einflüsse. Je stärker das Kohärenzerleben bei einem Menschen ausgeprägt ist, desto eher wird er auf dem Kontinuum Richtung Gesundheitspol tendieren.

*Krankheit*

In den letzten Jahrzehnten kündigte sich ein langsamer Wandel vom biomedizinischen zum biopsychosozialen Paradigma an (der Begriff *Paradigmawechsel* ist in diesem Zusammenhang allerdings deutlich überzogen oder gar irreführend). *Krankheit* sollte demnach nicht mehr am rein „objektiv-medizinischen" Status gemessen werden, sondern bedarf einer Ergänzung um die psychische und soziale Dimensionen in allen Ätiopathogenesemodellen (d. h. auf der Erklärungsebene) und Behandlungsstrategien (d. h. auf der Interventionsebene). Sowohl die subjektive (wie etwa Beschwerden, Angst ...) als auch die intersubjektive bzw. gesellschaftliche Perspektive (kategoriale Krankheitsdiagnose eines Gesundheitsexperten) und die allgemeinmenschliche bzw. anthropologische Dimension (der sterbliche Mensch; die Fiktion von Gesundheit) sollten in ein zeitgemäßes synthesefähiges Modell integriert werden können, um der Einäugigkeit einer bestimmten Perspektive zu entrinnen (Wesiack, 1995, Egger 1998).

*Das biomedizinische Modell*

Aus der Sicht des radikalen biomedizinischen Modells spielt es keine Rolle, ob einer Krankheit eine exogene oder endogene Verursachung zugrunde liegt, sie ist vergleichbar mit einer Störung in einem technischen Betrieb. Es geht ausschließlich darum, Strukturveränderungen und Funktionsstörungen des Organismus durch chemische und physikalische Untersuchungsmethoden zu diagnostizieren. Für eine Therapie werden auch

Mittel der Psychologie und Soziologie nicht prinzipiell ausgeschlossen, sofern sie zu einer strukturellen Veränderung des Organismus führen. Dieses Modell fordert in seiner basalen Konzeption keine Berücksichtigung von subjektiven Vorstellungen zu Befinden oder laienhaften Vorstellungen zu Verursachung bzw. Beeinflussung von Beschwerden (Greiner, 1998). Eine vollständige Beschreibung von *Krankheit* lässt sich damit allerdings nicht erreichen, weil die Dimension *Kranksein* (das erlebte Leiden) nicht Bestandteil der Theorie ist.

Neben diesem „mechanistischen" Modell (Zitterbarth, 1995) wurden von den verschiedensten Forschern eine Reihe anderer Modelle propagiert, die neben dem biomedizinischen Modell Anwendung fanden, wie etwa psychotherapeutische (insbesondere psychoanalytische und verhaltenstheoretische) oder soziologische Modellvorstellungen. Das bisher umfangreichste theoretische Gebäude zur Aufnahme der unterschiedlichen Wirklichkeitsaspekte und deren Nutzung für eine grundlegende Theorie der medizinischen Wissenschaften wurde von George L. Engel propagiert und ist als *biopsychosoziales Modell* bekannt geworden. Es ist bisher das einzige Modell, das als Ersatz für das biomedizinische in Frage kommt.

*Das biopsychosoziale Modell sensu Engel et al.*

Diese Theorie, welche organische, psychische und ökosoziale Elemente bei der Ätiopathogenese von Krankheiten berücksichtigt, wurde Ende der 1970er-Jahre vor allem durch breitenwirksame Publikationen von Engel (1976; s. a. Egle & Hoffmann, 1993) der interessierten Öffentlichkeit vorgestellt. In ihr wird versucht, der endlosen und letztendlich unfruchtbaren Debatte zur Geist-Materie-Dichotomie zu entkommen, was einer Metatheorie bedarf, welche in der damals relativ neuen Allgemeinen Systemtheorie – und auch in der Semiotik – gefunden wurde (Egger, 1993, Wesiack 1995). Der Mensch wird nunmehr als Teil eines umfassenderen Systems gesehen, besteht selbst aus vielen Subsystemen, bis hin zu seiner Molekülstruktur und noch feineren Subsystemen unserer Materie. Neben den endokrinen, immunologischen und nervalen Ebenen (biologisch) wird in diesem Modell auch die psychologische und soziologische Ebene (jeweils als eigene Systeme oder „Ganzheiten" zu verstehen) erfasst (Egle & Hoffmann, 1993). Die parallele Einbindung der objektiven wie der subjektiven Welt (die Person als Organismus und als Subjekt) für die Belange der Medizin ist von etlichen Wissenschaftern mit solcher Begeisterung und Vehemenz erkannt und aufgenommen worden, dass dieses Modell als Nachfolger für das biomedizinische propagiert und von einem „Paradigmenwechsel in der Medizin" gesprochen wurde (Uexküll, 1996).

Wegen einiger wissenschaftstheoretischer Probleme musste das biopsychosoziale Modell eine Erweiterung erfahren, was in den letzten Jahren zur Ausformulierung der „Organic Unity Theory" oder „Body Mind Unity Theory" geführt hat. So konnte die Schwierigkeit, die mit der Position des emergenten Materialismus verknüpft ist – einer philosophischen Sichtweise, wonach Seelisches sich immer aus dem Materiellen herausentwickelt – durch eine Integration des Ansatzes von Spinoza (Leib-Seele-Identitätsauffassung, d. h. unser Erleben und das materiell Fassbare sind nur zwei Betrachtungsebenen ein und derselben Wirklichkeit bzw. Körperliches und Seelisches gehören der gleichen Wirklichkeit an) zufriedenstellend gelöst werden. Die objektivistische Seite der Wirklichkeit (im Modell von Engel durch Übernahme der Allgemeinen Systemtheorie hervorragend repräsentiert), wird nun erstmals innerhalb einer schlüssigen Theorie mit der subjektivistischen Seite durch das Konstrukt des „reinen psychophysischen Ereignisses" (als solches die dem Menschen niemals zugängliche Wirklichkeit repräsentierend) verbunden. Der Mensch kann demnach entweder (etwa als Forscher) eine Außenperspektive oder als Subjekt – allerdings nur in einem umgrenzten Wirklichkeitsausschnitt – die nur ihm solcherart mögliche Erlebnisperspektive einnehmen. Hinsichtlich seines eigenen Körpers kann er prinzipiell beide Positionen einnehmen, ist also in einer gegenüber dem Außenstehenden bevorzugten Haltung, welche er allerdings außerhalb seines direkten Erlebnisraumes nicht aufrechterhalten und dort nur die Außenperspektive in Anspruch nehmen kann (vgl. Egger, 1999).

### *Subjektive Theorien zu Gesundheit und Krankheit*

Zu den wichtigsten Funktionen „subjektiver Theorien", ein Begriff, der von Groeben und Scheele (1977) geprägt wurde, gehören Orientierungsgewissheit, Rechtfertigung und Selbstwertstabilisierung. Die Notwendigkeit der Erforschung dieser Theorien liegt insbesondere darin, die soziale Konstruktion von *Krankheit* durch die Erforschung von Krankheits- und Gesundheitsvorstellungen aufzudecken (Flick, 1991). Um ein Konzept zur Gesundheitsförderung zu erstellen, aber auch um ein besseres Verständnis zwischen Arzt und Patient zu erreichen, beschäftigte sich die psychologische Forschung seit Beginn der 1980er-Jahre auch mit den subjektiven Gesundheits- und Krankheitsvorstellungen (Belz-Merk, 1995). Die Grundessenz der zahlreichen Studien, von denen die meisten nicht nur den Gesundheitsbegriff, sondern auch das Gesundheitserleben sowie Kontrollüberzeugungen unter Einbeziehung soziodemographischer Gegebenheiten untersuchten (vgl. Faltermaier, 1992; Belz-Merk, 1995; Udris, Kraft & Mussmann, 1991), lassen sich wie folgt zusammenfassen:

*Krankheit* und *Gesundheit* unterscheiden sich bezüglich ihrer Möglichkeiten, sie begrifflich zu erfassen. So bereitet es mehr Schwierigkeiten, Gesundheitsvorstellungen zu verbalisieren als Krankheitsvorstellungen.

*Gesundheit* wird von den meisten Befragten durch Mehrfachnennungen charakterisiert, die überwiegend positiver Natur sind.

Gesundheitskampagnen stimmen nicht mit den subjektiven Vorstellungen von *Gesundheit* überein.

Die subjektive Vorstellung von *Gesundheit* resultiert nicht nur aus formalen Kriterien, wie Schichtzugehörigkeit, Bildungsniveau, Geschlecht oder Alter, sondern ist auch von der aktuellen Lebenssituation abhängig.

Zentral für das Gesundheitsverständnis ist der aktuelle, subjektiv erlebte Gesundheitszustand als eigene erfolgreich bewältigte Krankheitserfahrungen (Belz-Merk, 1995).

*Laientheorie versus Expertentheorie*

Den „Laientheorien“ geht es im Gegensatz zu den Expertentheorien nicht primär um einen Erkenntnisgewinn, der Patient hat vielmehr das Bedürfnis, seine aversiven Gefühle (Unsicherheit, Angst, Hilflosigkeit) zu bewältigen (Mark & Bischoff 1994). Die Konzepte von Laien sind gekennzeichnet von folgenden Charakteristika, die zugleich Unterscheidungsmerkmale zu den Expertenmodellen darstellen:

Mögliche Inkonsistenz: auch logisch unvereinbare Vorstellungen können widersprüchlich und unverbunden nebeneinander bestehen.

Mögliche Instabilität über die Zeit: Laientheorien können sich je nach dem aktuellen Erfahrungskontext ändern.

Mögliche Bedeutung von Affekten und Affektdynamik: Die einzelnen Krankheitsvorstellungen sind durchsetzt von Konnotationen, Symbolik, Metaphorik und Wahrnehmungsabwehr.

Prozessualer Charakter: Gerade bei emotional belastenden Themen wie „Erkrankung“ spiegeln die kognitiven Vorstellungen häufig adaptive Prozesse wider. Oft ist unklar, ob sie Rationalität oder Rationalisierung bedeuten (Verres, 1998).

Ziel wäre es, dass der Laie unter der Betreuung eines Fachmanns fähig ist, mit den Risiken des Alltags umzugehen (Geue, 1990). Diese, vor allem von der Gesundheitspsychologie eingebrachte Forderung zielt auf eine Modifikation in der Beziehung zwischen Arzt und Patienten in Richtung eines mehr partnerschaftlichen (kooperativen) Verhältnisses.

*Fragestellungen der Untersuchung*

Die vorrangige Aufgabenstellung dieser empirischen Untersuchung liegt darin, Laien und Experten (bzw. Kranke und Gesunde) in Bezug auf subjektive Gesundheits- und Krankheitsvorstellungen zu vergleichen. Die dafür gesichtete wissenschaftliche Literatur erbringt viele theoretische Arbeiten, aber relativ wenige empirische Studien (vgl. Baumann 1961). Die hier erarbeiteten Fragestellungen sind oftmals weniger stringente Ableitungen, sondern haben mehrheitlich explorativen Charakter. Um Aspekte zu erfassen, die nicht nur den gegenwärtigen Zustand von *Gesundheit*, sondern auch vergangenheits- und zukunftsspezifische Komponenten beschreiben, wird auf Überlegungen von Noack (1991) zurückgegriffen.

Aus der Fachliteratur ableitbare Hypothesen beziehen sich in erster Linie auf Studien, die geschlechts-, alters- und schichtspezifische Unterschiede sowie *Definitionen von Gesundheit* bzw. *Kontrollüberzeugungen* untersuchten. Durch die Kombination von qualitativen und quantitativen Erhebungsmethoden wird versucht, einen erweiterten Einblick in die Struktur der subjektiven Konzepte zu erlangen. Dazu war es notwendig, ein (provisorisches) Erhebungsinstrument für die Messung der *biopsychosozialen Orientierung* zu entwickeln. Hier liegt das Interesse auf der Prüfung, ob und wieweit das biomedizinische Modell durch das jüngere biopsychosoziale Modell für Krankheit und Gesundheit abgelöst wird.

*Methode*

Die Gesamtstichprobe umfasst n=100 Personen, von denen n1=40 aufgrund ihrer Berufsausbildung im medizinischen beziehungsweise psychologisch-therapeutischen Bereich tätig sind und als „Gesundheits-Experten" bezeichnet werden können. Die Teilstichprobe der „Experten" setzt sich wiederum aus n1a=20 Psychologen und Psychotherapeuten, die am Universitätsklinikum-Landeskrankenhaus (LKH) Graz oder am Landesnervenkrankenhaus Graz und n1b=20 Ärzten, die an den Universtätskliniken des LKH Graz tätig sind, zusammen. Sie stehen zum Zeitpunkt der Untersuchung in keiner ärztlichen Behandlung. Die Gruppe der kranken Laien besteht ebenfalls aus n2=40 Personen, die sich in stationäre Patienten (n2a=20) gliedern, die an der Universitätsklinik für Lungenheilkunde und Hämatologie Graz medizinisch versorgt werden, und in psychologisch oder psychotherapeutisch betreute Patienten (n2b=20), welche an der Universitätsklinik für Medizinische Psychologie und Psychotherapie und an der Abteilung für Onkologie des Universitätsklinikums Graz ambulant behandelt werden. Die gesunden Laien (n3=20), die als Kontrollgruppe fungieren, wurden aus einer Zufallsstichprobe von Erwachsenen rekrutiert, die keinem Gesundheitsberuf angehören und gemäß Alter, Geschlecht und Bildungsrad mit der Gruppe der kranken Laien zufriedenstellend parallelisiert werden konnten. Das durchschnittliche Alter der Probanden betrug 42,3 Jahre, wobei die Altersuntergrenze bei 23 Jahren, die Altersobergrenze bei 74 Jahren liegt. Zu Beginn der Befragung wurden die soziodemographischen Daten und gegebenenfalls die Dauer der gerade laufenden Behandlung erhoben. Darauf folgte ein halbstrukturiertes Interview mit Fragen zur subjektiven Gesundheitsvorstellung. In die mündliche Befragung wurden die Erhebung des momentanen Gesundheitszustandes und die Erhebung psychologischer Dimensionen einzelner Lebensbereiche, auf welche sich auch die paper-pencil-Version der Untersuchung bezogen hat, eingebaut. Anschließend wurde das Interview mit Fragen zum Thema „subjektive Krankheitsvorstellungen" fortgesetzt. Danach wurde das Erhebungsinstrument zur *biopsychosozialen Orientierung* (Eigenkonstruktion), der *Fragebogen zur Erhebung von Kontrollüberzeugungen zu Krankheit und Gesundheit* (Lohaus & Schmitt, 1989) und der *Patiententheoriefragebogen* (Zenz, Bischoff & Hrabal 1996) vorgegeben. Die Auswertung der Daten erfolgte gemäß den Richtlinien von Bortz unter Verwendung des Statistikprogramms SPSS (Statistical Package for Social Sciences).

### *Ergebnisse*

*Gegenwärtiges Gesundheitskonzept*

*Definitionen von Gesundheit und Gesundheitserleben*

Nach den allgemeinen Definitionen von *Gesundheit* gefragt, nannten die Befragten (Gesamtstichprobe) im Durchschnitt knapp drei (*M*=2.61) Definitionsmerkmale, weiters ist der Gesundheitsbegriff zum Großteil mit positiven Attributen belegt. Mehr als die Hälfte (56 %) dieser spezifischeren Nennungen bezieht sich dabei auf Beschreibungen, die in der Kategorie *psychisch-soziale Integrität* zusammengefasst wurden. Auch positive körperliche Aspekte wurden von 40 % der Befragten als Definition verwendet. Mehr als ein Drittel der Untersuchungsgruppe (36 %) versteht unter dem Gesundheitsbegriff auch die *Abwesenheit von Schmerzen oder Behinderungen* (siehe Tabelle).

Häufigkeit der Nennungen von Gesundheitsdefinitionen der drei Hauptgruppen und prozentuelle Verteilung in der Gesamtstichprobe (N %)

| **Gesundheit als ...** | **Experten** | **kranke Laien** | **gesunde Laien** | **N %** |
|---|---|---|---|---|
| psychische und soziale Integrität | 30 | 14 | 12 | 56 % |
| körperlich-organische Integrität: positive Aspekte | 23 | 9 | 8 | 40 % |
| allgemeines Wohlbefinden | 8 | 15 | 13 | 36 % |
| körperlich-organische Integrität: negative Aspekte | 15 | 15 | 6 | 36 % |
| Freude und Zufriedenheit mit Arbeit und Leben | 7 | 11 | 3 | 21 % |
| funktionalistischer Begriff | 9 | 8 | 3 | 20 % |
| höchstes Gut | 0 | 15 | 5 | 20 % |
| Körper-Geist-Einheit | 7 | 8 | 2 | 17 % |
| sonstiges | 6 | 8 | 1 | 15 % |
| insgesamt | 105 | 103 | 53 | |

∑ (Mehrfachnennungen)=261, N=100

*Psychisch-soziale Integrität* (Chi2=13.15, df=2, p=.001) und die positiven Aspekte bezüglich *körperlich-organischer Integrität* (Chi2=10.21, df=2, p=.006) sind den Experten sehr signifikant wichtiger als den kranken Laien. Diese wiederum bezeichnen, ebenso wie die gesunden Laien, *Gesundheit als höchstes Gut* sehr signifikant häufiger als die Experten (Chi2=17.97, df=2, p=.000). Das *allgemeine Wohlbefinden* wird von den gesunden Laien signifikant häufiger als Definitionsmerkmal verwendet als von den kranken Laien und Experten (Chi2=11.78, df=2, p=.003).

Die Hypothese, wonach Frauen mit niedrigerem Bildungsniveau eher eindimensionale Definitionen verwenden und Frauen mit höherem Bildungsniveau meist multidimensional definieren (Versteegen, 1988), konnte bestätigt werden (Chi2=6.653, df=1, p=.0120, Fisher's Exact). Eine weitere Hypothese, die von einem multidimensionalen Gesundheitskonzept sowohl bei kranken Laien als auch bei Experten ausgeht (Baumann 1961), konnte insofern bestätigt werden, als dass sich die beiden untersuchten Gruppen in ihrem Gesundheitskonzept nicht unterscheiden (Chi2=.157; df=1; p=1.000).

Auf die Frage nach dem Erleben von Gesundheit nannten kranke Laien *Leistungsfähigkeit* signifikant häufiger als gesunde Laien (Chi2=6.94, df=2, p=.031). Dass man *Gesundheit nicht spüren* kann, wird von gesunden Laien signifikant häufiger erwähnt als von Experten (Chi2=, df=2, p=.000). Kranke Laien gaben außerdem häufiger als die Experten an, Gesundheit anhand *sozialen Wohlbefindens* spüren zu können (Chi2=5.36, df=2, p=.068).

### *Allgemeiner Gesundheitszustand*

Ausgehend von einem Kontinuumsmodell (Herzlich 1973) wurde postuliert, dass sich stationär behandelte Patienten trotz ihrer Krankheit gesund fühlen. Die Auswertung ergab, dass sich von den 20 stationären Laien die Hälfte als gesund bezeichnete. 8 gaben an, nicht gesund zu sein. Von diesen 8 Patienten stuften sich in der Folge 5 auf der Gesundheitsskala von „völlig gesund“ bis „gerade noch gesund“ ein, was als Indiz für die Nutzung eines Kontinuumsmodell bei der Beurteilung der eigenen Gesundheit gewertet werden kann.

### *Individuelle Bedeutsamkeit von Lebensbereichen für das eigene Leben*

Während den Experten und den gesunden Laien die Familie am wichtigsten ist und die *Gesundheit* den zweiten Rangplatz einnimmt, ist für die kranken Laien *Gesundheit* der wichtigste Lebensbereich, gefolgt von der Familie. An dritter Stelle findet sich sowohl bei kranken Laien als auch bei den gesunden Laien ein weiterer sozialer Wert in Form von „Freunden“. Die Experten nennen an dieser Stelle stattdessen ihren Beruf, der für die gesunden Laien (5. Stelle) und vor allem für die kranken Laien (8. Rangplatz) von geringer Bedeutung ist (vgl. Tabelle Seite 139).

Rangreihe der Bedeutung von Lebensbereichen in den drei Untersuchungsgruppen

| Stellen-wert | Experten | Mean Experten | kranke Laien | Mean kranke L. | gesunde Laien | Mean ges. Laien |
|---|---|---|---|---|---|---|
| 1. Stelle | Familie | 1.85 | **Gesundheit** | 2.00 | Familie | 1.75 |
| 2. Stelle | **Gesundheit** | 3.35 | Familie | 2.18 | **Gesundheit** | 2.65 |
| 3. Stelle | Beruf | 4.35 | Freunde | 5.26 | Freunde | 4.55 |
| 4. Stelle | Freunde | 4.40 | Freiheit | 5.70 | Sexualität | 5.95 |
| 5. Stelle | Freiheit | 5.95 | Fitness | 6.23 | Beruf | 6.05 |
| 6. Stelle | Sexualität | 6.08 | Hobby | 6.43 | Hobby | 6.10 |
| 7. Stelle | Hobby | 6.55 | Geld | 6.93 | Geld | 6.20 |
| 8. Stelle | Fitness | 7.05 | Beruf | 7.28 | Freiheit | 7.30 |
| 9. Stelle | Geld | 8.50 | Sexualität | 7.35 | Fitness | 7.45 |
| 10. Stelle | Religion | 9.00 | Religion | 7.93 | Anerkennung | 8.65 |
| 11. Stelle | Anerkennung | 9.13 | Anerkennung | 8.78 | Religion | 9.35 |

N =100, Anmerkung: Ein niedriger Mittelwert entspricht einem hohen Stellenwert in der Bedeutungshierarchie

Um einen Unterschied bezüglich der Lebensbereiche zwischen den drei Gruppen feststellen zu können, wurde der H-Test nach Kruskal-Wallis herangezogen, und im Anschluss ein multipler Vergleich zwischen den drei Hauptstichproben durchgeführt. Den Experten und gesunden Laien ist *Sexualität* signifikant wichtiger als den kranken Laien (Chi2=8.34, df=2, p=.016), wobei die Experten auch dem *Beruf* einen höheren Stellenwert beimessen (Chi2=12.60, df=2, p=.002). Die kranken Laien wiederum räumen der *Gesundheit* einen signifikant höheren Stellenwert ein als die Experten (Chi2=11.88, df=2, p=.003). *Geld* ist für die gesunden Laien von größerer Wichtigkeit als für die Experten (Chi2=8.24, df=2, p=.016).

*Kontrollüberzeugungen zu Gesundheit und Krankheit*

Die Hypothese, dass sich gesunde Personen insofern unterscheiden, dass Frauen in einem stärkeren Ausmaß *internal* orientiert sind als Männer (Moser, 1992), konnte bestätigt werden (t=2.70, df=58, p=.009). Dass auch das Alter einen Einfluss auf die Kontrollüberzeugungen haben kann (Schulze & Welters, 1998), konnte durch die Bestätigung der Hypothese, wonach ein höheres Alter mit einer größeren *externalen Kontrollüberzeugung* einhergeht, verifiziert werden (t=-2.04, df=98, p=.044).

Nach Durchführung einer einfaktoriellen Varianzanalyse zeigte sich, dass die Gruppe der kranken Laien eine signifikant höhere *externale Kontrollüberzeugung* aufweist als die Gruppe der Experten und der gesunden Laien (df=2, f=9.16, p=.000).

Dies zeigt auf, dass nach Einschätzung der kranken Laien der eigene körperliche Zustand hauptsächlich durch das Handeln anderer bestimmt ist (wobei in der Regel Ärzte gemeint sind). Gleichzeitig liegt in dieser Gruppe auch eine signifikant höhere *fatalistische Kontrollüberzeugung* vor als in der Gruppe der Experten (df=2, f=4.22, p=.018). Diese besagt, dass die kranken Laien glauben, ihr eigener gesundheitlicher Zustand sei maßgeblich auch von Zufällen, vom Glück oder Schicksal abhängig.

Um einen besseren Eindruck der vorhandenen Kontrollüberzeugungen innerhalb der drei Untersuchungsgruppen bekommen zu können, wurden alle Personen herausgefiltert, die einen überdurchschnittlichen Wert in *nur einer* Kontrollüberzeugung aufweisen. Personen, bei denen zwei oder drei Kontrollüberzeugungen stark ausgeprägt vorliegen, wurden in diese Gruppe nicht aufgenommen (vgl. Abbildung 2). Der Wert, ab dem jemand als „*primär* einer Kontrollüberzeugung zugehörend" bezeichnet wurde, entspricht dem errechneten Median in den jeweiligen Kontrollüberzeugungen. Während in der Kontrollgruppe der gesunden Laien alle drei Kontrollüberzeugungen relativ gleich stark ausgeprägt vorliegen, überwiegt in der Gruppe der kranken Laien die *Externalität*, in der Gruppe der Experten die *Internalität* und die *fatalistische Kontrollüberzeugung.*

*Vergangenheitsbezogene Gesundheitsvorstellungen*

Die Konfrontation mit *eigenen Beschwerden* beziehungsweise einer *Krankheit* gab fast die Hälfte der Befragten (47 %) als auslösenden Moment für gesundheits- und krankheitsbezogene Gedanken an.

Weitaus weniger häufig wurden alle anderen Kategorien genannt, wie *Arztbesuche und Untersuchungen* (16 %), bei denen auch Vorsorgeuntersuchungen inkludiert sind, weiters *Reflexionen über eigene gesundheitsgefährdende Verhaltensweisen* wie ungesunde Ernährung, Rauchen und Alkoholkonsum (12 %).

Häufigkeit der Nennungen von rezenten Situationen, die über Gesundheit reflektieren ließen; prozentuelle Verteilung in der Gesamtstichprobe (N %):

| **Rezente Situationen, die zu gesundheitsbezogenen Vorstellungen führen** | **Experten** | **kranke Laien** | **gesunde Laien** | **N %** |
|---|---|---|---|---|
| eigene Krankheit bzw. Beschwerden | 18 | 20 | 9 | 47 % |
| Arztbesuch oder med. Untersuchung | 5 | 4 | 7 | 16 % |
| Reflexionen über eigene gesundheitsgefährdende Verhaltensweisen | 5 | 5 | 2 | 12 % |
| Erkrankung oder Leid eines anderen Menschen | 3 | 4 | 0 | 7 % |
| regelmäßige Gedanken ohne erkennbaren Anlass | 4 | 2 | 1 | 7 % |
| sonstiges | 5 | 5 | 1 | 11 % |
| insgesamt | 40 | 40 | 20 | |

∑ (Mehrfachnennungen)=100, N=100

Bei einer solchen Konfrontation mit der eigenen *Gesundheit* beschäftigte die Gruppe der gesunden Laien sachliche bzw. *neutrale* (Chi2=9.61, df=2, p=.008), die kranken Laien *positive Gedanken* (Chi2=13.50, df=2, p=.001). Im emotionalen Bereich wiederum unterschieden sich die Experten von den anderen beiden Gruppen insofern, als dass sie sehr signifikant häufiger als die kranken Laien eine *neutrale Stimmungslage* als begleitende Gefühlslage zu gesundheitsbezogenen Vorstellungen nannten (Chi2=8.43, df=2, p=.015). Verglichen mit den gesunden Laien überwogen auch die ärgerlichen und aggressiven Gefühle (Chi2=6.29, df=2, p=.043).

Ein Drittel der Befragten (34 %) nahm nach Auseinandersetzung mit gesundheits- und krankheitsbezogenen Gedanken keine gesundheitsförderliche Veränderung in Angriff. Die kranken Laien gaben sowohl gegenüber den Experten als auch im Vergleich zu den gesunden Laien signifikant häufiger an, eine *psychische Veränderung* realisiert zu haben (Chi2=6.81, df=2, p=.033), während der *Wunsch nach Veränderung* von den Experten häufiger genannt wurde (Chi2=6.68, df=2, p=.035, Fisher's Exact).

### *Zukunftsbezogene Vorstellungen*

Die Erhebung der Zukunftsperspektiven zeigte deutlich, dass sich die meisten Probanden (85 %) eines positiven Verlaufs sicher sind oder diesen zumindest erhoffen oder erwarten. Nur 9 % der Befragten befürchten, dass ihre *Gesundheit* in Zukunft negativ verlaufen wird, 6 % machten keine Angaben. Zwischen den drei Untersuchungsgruppen konnten keine signifikanten Abweichungen festgestellt werden. Mehr als die Hälfte der Befragten nannte *Freizeitaktivitäten* als gesundheitsförderliche Komponente (58 %), gefolgt von *klassischen Gesundheitsverhaltensweisen* wie etwa gesunde Ernährung, Nicht-Rauchen oder moderater Alkoholkonsum (44 %). Auch eine *positive Lebenseinstellung* (40 %) sowie ein *befriedigendes soziales Leben* (36 %) spielten eine wichtige Rolle.

Absichten zur Nutzung gesundheitsförderlicher Aktionen und deren prozentuelle Verteilung in der Gesamtstichprobe (N %)

| **Absichten zur Nutzung gesundheitsförderlicher Aktionen** | **Experten** | **kranke Laien** | **gesunde Laien** | **N %** |
|---|---|---|---|---|
| Freizeitaktivitäten | 27 | 17 | 14 | 58 % |
| klassische Gesundheitsverhaltensweisen | 18 | 15 | 11 | 44 % |
| positive Lebenseinstellung/Lebensphilosophie | 13 | 17 | 10 | 40 % |
| befriedigendes soziales Leben | 17 | 14 | 12 | 36 % |
| naturwissenschaftliche Medizin | 1 | 15 | 0 | 16 % |
| therapeutische Psychologie | 2 | 12 | 1 | 15 % |
| alternative Behandlungsmethoden | 5 | 8 | 0 | 13 % |
| sonstiges | 7 | 5 | 2 | 14 % |
| insgesamt | 90 | 103 | 50 | |

∑ (Mehrfachnennungen)=243, N=100

Sowohl die *naturwissenschaftliche Medizin* (Chi2=22.99, df=2, p=.000) als auch die *therapeutische Psychologie* (Chi2=11.76, df=2, p=.003) wurden von kranken Laien sehr signifikant häufiger als Interventionsmaßnahme genannt als von den anderen Untersuchungsgruppen. Die *Freizeitaktivitäten* wiederum waren sowohl den Experten als auch den gesunden Laien signifikant wichtiger als den kranken Laien (Chi2=6.61, df=2, p=.037).

Die in der Gesamtstichprobe *primär internal* eingestellten Menschen wiederum bezeichnen häufiger *Freizeitaktivitäten* als Hilfsmittel für einen guten Gesundheitszustand (Chi2=4.34, df=1, p=.037).

*Krankheitskonzepte*

Obwohl *körperlich-organisches Gebrechen* von 61 % der Befragten am häufigsten genannt wurde, nimmt auch die *psychische Beeinträchtigung* mit 53 % für mehr als die Hälfte der Probanden einen relativ hohen Stellenwert ein, wobei die Experten *Krankheit* signifikant häufiger als *körperlich-organisches Gebrechen* beschreiben als die kranken Laien (Chi2=6.37, df=2, p=.041).

Häufigkeit der Nennungen von Krankheitsdefinitionen und prozentuelle Verteilung in der Gesamtstichprobe (N %)

| Krankheit als... | Experten | kranke Laien | gesunde Laien | N % |
|---|---|---|---|---|
| körperlich-organisches Gebrechen bzw. Beeinträchtigung | 30 | 19 | 12 | 61 % |
| psychische Beeinträchtigung | 26 | 18 | 9 | 53 % |
| generelles Unwohlsein | 13 | 11 | 4 | 28 % |
| Funktionsunfähigkeit | 11 | 12 | 4 | 27 % |
| Beeinträchtigung im sozialen Bereich | 8 | 6 | 1 | 15 % |
| Gegenteil von Gesundheit | 5 | 3 | 4 | 12 % |
| sonstiges | 6 | 12 | 7 | 25 % |
| insgesamt | 99 | 81 | 41 | |

∑ (Mehrfachnennungen)=221, N=100

Hinsichtlich der *biopsychosozialen Orientierung* ergab sich bei den drei Untersuchungsgruppen kein signifikanter Unterschied (p=.5116), jedoch zeigen Frauen nach Durchführung einer zweifaktoriellen Varianzanalyse eine signifikant ausgeprägtere *biopsychosoziale Einstellung* als Männer (df=1, f=9.91 p=.002).

*Verursachungstheorien zu Gesundheit und Krankheit*

Die Annahme eines Zusammenhangs zwischen der Dauer der Erkrankung und den *Verursachungstheorien* (Zenz, Bischoff & Hrabal 1996) konnte insofern bestätigt werden, als dass Personen mit einer länger andauernden Krankheitserfahrung die Ursachen ihrer Erkrankung in *psychosozial* oder *naturalistisch inneren* Einflüssen zu finden glauben. Sowohl *naturalistisch innen* als *psychosozial außen* korreliert positiv mit der Krankheitsdauer.

Dementsprechend sehen Personen mit Krankheiten, die länger als 2 Monate andauerten, in verstärktem Maße die Ursachen für ihre Erkrankungen in Verschleißerscheinungen oder in Belastungen durch das soziale Umfeld.

Wie das Ergebnis einer einfaktoriellen Varianzanalyse zeigt, ist die Gruppe der kranken Laien signifikant mehr *naturalistisch innen* orientiert als die Gruppe der Experten (df=2, f=11.54, p=.000). Dies bedeutet, dass kranke Laien Faktoren, die im eigenen Körper lokalisiert sind, wie z. B. Verschleißerscheinungen oder erlebte körperliche Schwächen, als bestimmende Ursache für ihre Beschwerden sehen.

*Zur Bedeutung der Ergebnisse*

*Gesundheitsdefinitionen und Gesundheitserleben*

Grundsätzlich lässt sich feststellen, dass die Mehrheit der befragten Personen mehr als eine Antwortkategorie auf die Frage nach der Definition von *Gesundheit* gab, und dass sich Experten und Laien diesbezüglich nicht unterscheiden (vgl. Baumann, 1961). Sowohl physische als auch psychische und soziale Kategorien wurden von den Befragten als Definitionsbestandteile verwendet. Dieses Ergebnis einer mehrdimensionalen Beschreibung findet sich auch in den Antworten zum Gesundheitserleben wieder, was als Indiz für eine *biopsychosoziale Orientierung* in allen drei Untersuchungsgruppen gedeutet werden kann (vgl. Frank, Belz-Merk, Bengel & Strittmatter 1998).

*Gesundheit* ist darüberhinaus – wenig überraschend – größtenteils mit positiven Attributen belegt. Die Ergebnisse zur Kategorie *körperlich-organische Integrität* lässt erkennen, dass *negative Aspekte*, wie etwa Abwesenheit von Schmerzen, nur knapp 14 % der Gesamtnennungen ausmachen. Gesundheit wird also nicht in erster Linie als das *Gegenteil von Krankheit* aufgefasst.

Durch die Unterteilung der Stichprobe in gesunde bzw. kranke Laien und Experten wird deutlich, dass einerseits der jeweilige Gesundheitszustand (gesund versus krank), andererseits aber auch der Zugang zu diesem Thema (professionell versus laienhaft) einen entsprechenden Einfluss auf das Gesundheitsverständnis hat. Derartige Einflüsse konnte bereits Baumann (1961) in ihrer Untersuchung an stationären Patienten und Medizinstudenten aufzeigen. So stellt für die Gesunden, sowohl in der Gruppe der gesunden Laien als auch in der Expertengruppe, die *psychisch-soziale Integrität* ein bedeutsameres Gesundheitsmerkmal dar als für die kranken Laien. Unspezifische, positive Befindlichkeitszuschreibungen werden in erster Linie von den gesunden Laien genannt, während die Experten vergleichsweise genauer spezifizieren und positive Aspekte bezüglich *körperlich-organischer Integrität* herausheben. Dies ergibt sich aus dem Expertenstatus, der – wenig verwunderlich – mit einer differenzierteren Sichtweise einhergeht.

Die kranken Laien wiederum definieren *Gesundheit* mit dem abstrakten Begriff *höchstes Gut* wesentlich häufiger als die Gesunden. Dies macht deutlich, dass für die Kranken die *Gesundheit* einen ausgesprochen dominanten Wert darstellt, was sich aus dem eigenen, aktuell schlechten Gesundheitszustand erklären lässt, unter dessen Einfluss die Definitionsaufgabe erledigt wurde. Auch ein Vergleich gesunder mit kranken Frauen erbrachte ein bedeutsames Ergebnis dahingehend, dass gesunde Frauen wesentlich häufiger positive Aspekte von *psychischem und sozialem Wohlbefinden* nennen als kranke. Zusätzlich konnte Versteegen (1988), die in ihrer Studie nur Frauen untersuchte, zeigen, dass gesunde Frauen grundsätzlich stark dazu neigen, „sozialisierte" negative Definitionen zu verwenden. Versteegen (1988) begründet die Tatsache damit, dass Frauen mit höherem Bildungsniveau häufiger multidimensional antworten als Frauen mit niedrigerem Bildungsniveau; nicht – wie man annehmen könnte – durch die Nutzung erworbener Fertigkeiten wie etwa einer besseren Redegewandtheit oder einem größeren aktivem

Wortschatz, sondern sie führt derartige Unterschiede auf die jeweiligen unterschiedlichen Lebensbedingungen zurück.

Bei der Frage nach dem subjektiven Erleben bzw. individuellen „Spüren von Gesundheit" zeigte sich, dass mehr als die Hälfte der Befragten angab, Gesundheit durch *psychische und emotionale Befindlichkeiten* spüren zu können, dass also auch hier nicht primär von einem eindimensionalen *biomedizinischen Konzept* ausgegangen wird. Vor allem in der Gruppe der kranken Laien wird deutlich, dass durch die Konfrontation mit einer Krankheit für die Betroffenen neue Aspekte von Gesundheit aufgetan werden. Betonen die gesunden Laien, dass Gesundheit an und für sich nicht gespürt werden kann, so werden von den Kranken vor allem die Möglichkeit, Leistungen erbringen zu können und *soziales Wohlbefinden* zu genießen, genannt. Dies sind Betrachtungsebenen, die es den Patienten trotz ungünstiger Krankheitsdiagnose unter Umständen ermöglichen, sich subjektiv (zumindest in Teilbereichen) auch als gesund zu empfinden. „Kranksein" ist tatsächlich nicht gleichzusetzen mit „Krankheit". So macht es u. U. auch Sinn, bei Kranken gesundheitspsychologische Interventionen zu realisieren, um bei ihnen die verbliebenen Ressourcen optimal im Sinne einer jeweils erreichbaren Lebensqualität zu nutzen. Solche Überlegungen sind im herkömmlichen biomedizinischen Krankheitsmodell mit seinen organzentrierten Interventionen naturgemäß nicht gut begründbar und werden auch nur marginal genützt.

*Aktueller Gesundheitszustand*

Dass sich etwa drei Viertel der Befragten zum Zeitpunkt der Befragung als gesund einstuften, unter anderem auch die Hälfte der stationären und ambulanten Patienten, obwohl vor allem die stationären Patienten vom rein medizinischen Standpunkt aus als „nicht gesund" zu bezeichnen sind, legt nahe, dass das subjektive Erleben von *Gesundheit* nicht konform gehen muss mit dem objektiv-medizinischen Status. Wie auch Versteegen (1988) in ihrer Untersuchung zeigen konnte, wird auch in unserem Kulturkreis im Denk- und Urteilsmodell der Menschen hinsichtlich ihrer Gesundheit eine gewisse Beeinträchtigung – trotz massierter Aufklärung und ubiquitärer medialer Konfrontation mit Krankheitsaspekten – noch toleriert. Unterstrichen wird diese Schlussfolgerung dadurch, dass selbst zwei Drittel derjenigen Patienten, die sich selbst als nicht gesund bezeichneten, trotzdem die Möglichkeit nutzten, sich auch auf einer Gesundheitsskala einzustufen und sich dort zumindest als „gerade noch gesund" beurteilen.

Dieses Ergebnis bestätigt die einschlägige Forschung (vgl. Herzlich, 1973) dahingehend, dass Laien *Gesundheit* und *Krankheit* nicht als sich ausschließende Kategorien, sondern als Kontinuum betrachten, auf dem sie sich als mehr oder weniger gesund einstufen, oder sich vielmehr subjektiv als gesund und krank gleichzeitig empfinden. Gleichzeitig gehen das Gefühl, krank zu sein, und das *biomedizinische Modell*, das eine Person nur beim Vorhandensein eines körperlich-organischen Gebrechens als behandlungswürdig betrachtet, nicht konform. Auf diese subjektiven Laientheorien einzugehen, wäre eine lohnende Aufgabe der behandelnden Ärzte, auch wenn sie in ihrer bisherigen Ausbildung mit dem Fokus auf biomedizinischen Grundlagen häufig noch keine adäquaten Kenntnisse und Fertigkeiten besitzen, den Vorstellungen der Patienten zu entsprechen.

### *Gesundheit und Alltagsverhalten*

Die Ergebnisse zur Wertigkeit von verschiedensten Lebensbereichen für das eigene Leben spiegeln weitgehend die Wunschvorstellungen zu den globalen Lebenszielen wider und umschreiben damit wohl die jeweilige Sicht für ein „zufriedenstellendes Leben". Der hohe Stellenwert, den *Gesundheit* hier einnimmt, lässt die Diskrepanz zwischen Einstellung und Alltagsverhalten offenkundig werden. Eine Studie (Belz-Merk 1995), die nach der tatsächlichen Berücksichtigung gesundheitsrelevanten Verhaltens im Alltag fragte, lässt die tatsächliche geringe Beachtung erkennen, sodass Wunsch und Wirklichkeit stark auseinanderklaffen. Die untersuchten Personen zeigten sich durch die Anforderungen in Familie und Beruf weitestgehend ausgelastet mit wenig zeitlichem Spielraum für aktives Gesundheitsverhalten. Die Befragten dachten typischerweise erst beim Auftreten von Schmerzen oder gut erkennbaren Krankheitssymptomen über ihre Gesundheit nach. Es darf angenommen werden, dass sich die Menschen der Bedeutung von *Gesundheit* kognitiv durchaus bewusst sind, dass aber mangels eines entsprechenden Sensoriums (Gesundheit per se ist keine Empfindungsqualität) immer nur die Negation, also über Beschwerden und Schmerzen, als Erlebnisphänomen ins Bewusstsein rückt. Um dieses Manko auszugleichen, wären entsprechend breit wirksame soziale Normen für gesundheitliches Verhalten notwendig, die in den individuellen Lebensbereichen adäquat einzugreifen imstande sind.

In der vorliegenden Untersuchung unterscheiden sich die kranken Laien von den Experten und den gesunden Laien dadurch, dass ersteren die *Gesundheit* wichtiger ist als die Familie, was plausiblerweise auf die negative körperliche bzw. psychische Verfassung zurückzuführen sein dürfte. Dass der Beruf für diese Gruppe nur einen relativ geringen Stellenwert einnimmt, ist ebenfalls damit erklärbar, dass die erfolgsbezogenen (beruflichen) Lebensziele von ernsthaft Kranken hinsichtlich ihrer Relevanz für das eigene (Über)Leben überdacht und relativiert werden und zugunsten interpersonaler Lebensziele (Familie, Freunde) und vor allem der *Gesundheit* (Einsatz der Ressourcen für die eigene Gesundung) zurückgestellt werden (s. a. Meier 1992, zitiert nach Filipp & Aymanns 1998).

### *Kontrollüberzeugungen zu Gesundheit und Krankheit*

Die ausgeprägte externale Kontrollüberzeugung in der Gruppe der kranken Laien kann auch positiv verstanden werden, da diese einer guten *compliance* nicht unbedingt im Wege stehen muss und für kranke Menschen auch eine entlastende Funktion mit sich bringt (Greve & Krampen 1991). Andererseits konnte für den Bereich notwendige oder sinnvolle therapeutische Maßnahmen gezeigt werden, dass sich der Glaube und die Bereitschaft, auch selbst etwas für die *Gesundheit* tun zu können, stark verringert. Die *fatalistische Kontrollüberzeugung* unter den kranken Laien ist möglicherweise damit zu erklären, dass kranke – insbesondere auch schwerkranke – Menschen das Bedürfnis haben, sich über die Ursachen ihrer Krankheit Kenntnis zu verschaffen und die Medizin beispielsweise bei onkologischen Erkrankungen häufig nicht vermag, eindeutige Erklärungen zu liefern. In einem solchen Fall neigen Patienten dazu, ihre Erkrankung mit Schicksalsschlägen in Verbindung zu bringen. Hilfe kann für fatalistisch eingestellte Menschen dementsprechend nur von einer unbeeinflussbaren positiven Schicksalswendung kommen (vgl. Becker 1984). Dass sich in der Gruppe der kranken Laien vor allem die *personale Kontrolle* verglichen mit den anderen Versuchsgruppen nicht stärker entwickelt hat, ist vermutlich auf die neue Form der Rollenwahrnehmung und das damit verbundene Verhalten der Patienten im Sinne einer Depersonalisierung zurückzuführen (Taylor 1979; zitiert nach Greve & Krampen 1991). Aufgabe der Gesundheitspsychologie sollte es hier sein, den Betroffenen dabei zu helfen, die Verantwortung für die eigene Gesundheit zu übernehmen und ihre persönlichen Ressourcen zu erkennen, zu nutzen und auszubauen. Gerade klinisch-psychologische und gesundheitspsychologische Konzepte können diesen Ansprüchen gerecht werden, da sie in der Lage sind, neben einer Rehabilitation auch psychosoziale Prävention anzubieten (Egger 1998).

Doch nicht nur Laien, auch ältere Personen sind stärker *external* orientiert. Dies ist vermutlich den körperlichen Veränderungen und dem damit verbundenen Zuwachs an Krankheitsdiagnosen zuzuschreiben (Sichrowski 1984; zitiert nach Schulze & Welters 1998). Frauen hingegen zeigen im Gegensatz zu Männern eine größere *internale Kontrollüberzeugung*, glauben also stärker daran, selbst etwas für ihre Gesundheit tun zu können und eine etwaige Krankheit auch selbst in den Griff zu bekommen. Dies wird darauf zurückgeführt, dass Frauen im Normalfall nicht nur die häuslichen Bedingungen schaffen, die für die Erhaltung der Gesundheit der Familie förderlich sind, sondern auch den Kontakt der Familienmitglieder zu medizinischen Experten herstellen (Graham 1985; zitiert nach Faltermaier 1998), wodurch Frauen prinzipiell sensibler auf Erkrankungen zu reagieren gewohnt sind (Moser 1992).

Der Versuch, jene Personen mit einer *primären*, d. h. mit einer vorliegenden überdurchschnittlich ausgeprägten Kontrollüberzeugung herauszufiltern, brachte ein erstaunliches Ergebnis dahingehend, dass viele Experten nicht nur *internal* orientiert sind, sondern dass bei einem Viertel der befragten Gesundheitsexperten auch eine *fatalistische Kontrollüberzeugung* vorliegt. Bezieht man dies – wie es naheliegt – auf die Berufserfahrung und die tägliche Konfrontation mit kranken Menschen, so liegt es nahe, dass diese Experten für sich oftmals keine „logischen" Erklärungen für den Krankheitsausbruch finden können und daher *Krankheit* und deren Ursachen mit Schicksalsschlägen erklären. Möglicherweise wird es dadurch für sie auch leichter, das eigene, unter Umständen gesundheitsschädliche Verhalten zu rechtfertigen.

*Vergangenheitsbezogene Gesundheitsvorstellungen*

Dass die meisten der befragten Personen erst beim Auftreten von Beschwerden oder Krankheit über ihre Gesundheit nachdenken und erst bei einer ernsten Krankheitsgefahr und nach subjektiven Kosten-Nutzen-Überlegungen zum gesundheitlichen Handeln zu bewegen sind, wurde bereits im *Health-Belief-Modell* zur Diskussion gestellt (Schwarzer 1996). Im Vergleich zu den Experten gaben die Laien häufiger an, tatsächlich *psychische Veränderungen* in Angriff genommen zu haben. Dass sich diese Gruppe zur Hälfte aus psychologisch Betreuten zusammensetzt, kann durchaus als Erklärung für diesen ansonsten kontraintuitiven Tatbestand herangezogen werden. Die Experten äußerten hingegen vermehrt den *Wunsch* nach einer gesundheitsverbessernden Veränderung. Dass sich bei den kranken Laien überwiegend positive Gedanken im Zuge gesundheitsbezogener Auseinandersetzungen einstellten, spiegelt einen gewissen Optimismus auf Seiten der Kranken wider. Der emotionale Bereich äußert sich bei den Experten im Vergleich mit den kranken Laien in einer neutralen Stimmungslage. Im Vergleich mit den gesunden Laien überwiegen hier die ärgerlichen und aggressiven Gefühle. Dies stellt möglicherweise eine durch Berufserfahrung bedingte Machtlosigkeit der eigenen Krankheit gegenüber dar, die sich bereits in der ausgeprägten *fatalistischen Kontrollüberzeugung* in dieser Gruppe widerspiegelt.

*Zukunftsbezogene Gesundheitsvorstellungen*

Zwei Drittel der Befragten glauben, dass ihre *Gesundheit* in Zukunft eher positiv verlaufen wird, nur etwa 10 % glaubt an einen negativen Verlauf. Da sich innerhalb der Gesamtstichprobe auch ein nicht geringer Teil an behandlungsbedürftigen Patienten findet, kann die Schlussfolgerung gezogen werden, dass selbst bei Erkrankung eine optimistische Einstellung vorherrschend ist. Ob dies in Zusammenhang gebracht werden kann mit dem sog. *unrealistischen Optimismus* (Weinstein 1980, zitiert nach Schwarzer 1993), wonach Menschen das Risiko, selbst zu erkranken, als geringer einstufen, als sie dies für andere tun, oder ob dieses Ergebnis als *funktionaler Optimismus* verstanden werden kann, der Bemühungen um die eigene *Gesundheit* voraussetzt und sich als durchaus effektiv erwiesen hat (Taylor 1989; zitiert nach Schwarzer 1993), bleibt offen. Um das Ziel einer guten *Gesundheit* zu erreichen, verlassen sich die kranken Laien häufiger als die Experten und gesunden Laien auf die *naturwissenschaftliche Medizin*, zu einem deutlich geringeren Teil auch auf die *therapeutische Psychologie*. Dies bestätigt die schon früher erwähnte Bevorzugung für eine *externale Kontrollüberzeugung* in dieser Gruppe.

Obwohl sich die kranken Laien bezüglich der Medizin und der Psychologie signifikant von den Experten unterscheiden, sollte die Tatsache Erwähnung finden, dass auch die Anzahl der Nennungen in anderen Kategorien, wie etwa *Freizeitaktivitäten*, *klassische Gesundheitsverhaltensweisen* oder eine *positive Lebenseinstellung*, einen nicht unerheblichen Teil der Antworten darstellen. Gleichzeitig sind dies alles Maßnahmen, die vom

Expertensystem nicht „ersetzt" werden können und die in erster Linie der Erhaltung von Gesundheit dienen (Faltermaier, 1998). Sowohl die gesunden Laien als auch die Experten betrachten *Freizeitaktivitäten* signifikant häufiger als wichtige Maßnahme, um ihre Gesundheit zu erhalten oder wiederherzustellen. Dieses Ergebnis resultiert wahrscheinlich daraus, dass sich diese Gruppen in einem relativ guten Gesundheitszustand befinden, also weniger über eine Heilung reflektieren als vielmehr über präventive Maßnahmen. Auch die Gruppe der *primär internal* orientierten Personen nennt *Freizeitaktivitäten* signifikant häufiger als der Rest der Stichprobe. Dies entspricht der üblichen Interpretation dieser Skala, wonach bei vorliegender *Internalität* auch die Bereitschaft besteht, den Gesundheitszustand durch eigenes Handeln zu erhalten (Lohaus & Schmitt 1989).

*Krankheitskonzepte*

Experten sehen in einem *körperlich-organischen Gebrechen* wesentlich häufiger ein Merkmal von *Krankheit* als kranke Laien. Dies zeigt – wenig überraschend –, dass der professionelle Zugang zum Phänomen *Krankheit* stark über das *biomedizinischen Modell* führt, während sich die sog. Laien ein wesentlich breiteres Erklärungsmodell zurechtgelegt haben, in welchem die empirisch gesicherten Erkenntnisse keinen dominanten Wert besitzen müssen, zugleich aber kommen die Laien dem biopsychosozialen Bedingungsgefüge – zumindest oberflächlich – näher. Eine Erklärung für das Ergebnis, dass Frauen eine stärkere *biopsychosoziale Orientierung* aufweisen als Männer, liefert möglicherweise eine Untersuchung von Becker & Minsel (1986 zitiert nach Schulze & Welters 1998), die den Frauen – bedingt durch das noch immer vorherrschende Rollenbild – eine höhere soziale und dadurch auch höhere psychische Belastung zuschreibt. Möglicherweise sind Frauen dergestalt für eine *biopsychosoziale Orientierung* sensibler und erkennen, dass alltägliche soziale Anforderungen, die nicht immer erfüllbar sind, durchaus als Ursache für einen schlechten Gesundheitszustand gewertet werden können (vgl. z. B. das Thema *daily hassles* in der Erforschung anhaltender niedrigschwelliger Stressfaktoren).

*Verursachungstheorien zu Gesundheit und Krankeit*

Die Relevanz für die Erfassung von Ursachenkognitionen liegt nicht nur in der Möglichkeit, die Krankheitsentstehung zu rekonstruieren, sondern dient auch der Klärung, wie die Betroffenen mit ihrer Erkrankung umgehen und welche Bewältigungsstrategien sie nutzen (Filipp & Aymanns 1997). Es konnte gezeigt werden, dass sich nicht nur die Schwere, sondern auch die Dauer der Erkrankung auf subjektive Theorien auswirkt, obwohl der Einfluss auf subjektive Krankheitsmodelle durch individuelle Krankheitserfahrungen bislang geleugnet wurde (Lau & Hartmann 1983). So erwies es sich als richtig, dass mit einer längeren Erkrankungsdauer auch die Überzeugung steigt, die Ursache der

Beschwerden sei in naturalistisch inneren und psychosozial äußeren Einflüssen zu finden (Zenz, Bischoff & Harabal 1996). Dies bedeutet, dass sich mit der Dauer der Erkrankung auch die Bereitschaft erhöht, sich auf eine rein medikamentöse Behandlung zu verlassen, bis hin zu der fatalistischen Einstellung, mögliche soziale Missstände im Umfeld nicht beeinflussen zu können. Auch im Vergleich zwischen kranken Laien und Experten wird bestätigt, was sich in beiden Gruppen bereits bezüglich der gesundheitsförderlichen Komponenten, aber auch in Hinblick auf die Kontrollüberzeugungen abzeichnete, nämlich, dass sich kranke Personen in einem weit größeren Maß auf die Medizin verlassen als Gesunde. Die Ursache für ihr Leiden ist ihrer Meinung nach in einer Schwäche des eigenen Körpers, sei es durch Verschleißerscheinungen, durch Vererbung oder Missbildung, zu sehen. Charakteristisch für solche Personen ist die Neigung zu einer passiven Therapiebereitschaft. Becker (1984) vermutet, dass es einem Kranken leichter fällt, die Ursache einem „bösen" Organ zuzuschreiben, da dieses abgespalten werden kann und den Patienten von möglicher Schuld freispricht.

## Resumee

Die Notwendigkeit in der Gesundheits- und Krankheitsforschung neben der biomedizinischen Sichtweise auch psychische und soziale Komponenten zu berücksichtigen und verstärkt auf die Bedürfnisse der behandelten Menschen einzugehen, um die Behandlungsergebnisse zu optimieren (z. B. über ein Anheben der Patienten-Compliance), macht es notwendig, die subjektiven Theorien von „Laien" zu erforschen. Der Nutzen solcher Forschung besteht sowohl in der Optimierung von Behandlungsstrategien als auch in der Anhebung der Patientenzufriedenheit mit dem therapeutischen Angebot – beides Faktoren, die die Patienten-Compliance verbessern helfen. Unter diesem Gesichtspunkt wurden 100 Personen, darunter 40 Gesundheitsexperten, 40 kranke Laien und 20 gesunde Laien (eine Parallelisierung anhand des Geschlechts, Alters und Bildungsgrades wurde angestrebt) zu ihren Gesundheits- und Krankheitsvorstellungen, der biopsychosozialen Orientierung, Kontrollüberzeugungen und Verursachungstheorien zu Gesundheit und Krankheit unter Einbeziehung soziodemographischer Gegebenheiten untersucht.

Die Erwartung, dass bei allen Gruppen ein multidimensionales Konzept zu *Gesundheit* und *Krankheit* vorliegt, die eine rein organmedizinische Sichtweise übersteigt, konnte bestätigt werden. In der Gruppe der gesunden Laien wird *Gesundheit* primär als *nicht spürbar* bzw. als *allgemeines Wohlbefinden* empfunden, und es herrscht ein relativ ausgeglichenes Verhältnis in den Ausprägungen zwischen den verschiedenen Kontrollüberzeugungen und Verursachungstheorien vor. Dies ändert sich nach einer Konfrontation mit einer Krankheit. Bei kranken Laien zeigte es sich am deutlichsten, dass *Gesundheit* und *Krankheit* im „gelebten Leben" nebeneinander existieren. Das Gefühl, trotz einer Erkrankung auch gesund zu sein (d. h. bedeutsame gesunde Anteile zu haben), ist sogar bei schwerkranken Patienten präsent. Es wird offensichtlich, dass nicht primär der objektiv-medizinische Status als Kriterium für den eigenen Gesundheitszustand herangezogen wird, sondern dass sich Gesundheit im Erleben zwar als verzahntes Ganzes darstellt, dass aber keine zwingende Dominanz der körperlichen gegenüber den seelischen und sozialen Belangen besteht. Dies steht in Widerspruch zur biomedizinischen Auffassung von Gesundheit, deckt sich aber erstaunlich gut mit dem biopsychosozialen Krankheitsmodell. Gleichzeitig – und der rationalen Logik anscheinend entgegenlaufend – wird ein „Wegmachen" der krankmachenden Bedingungen der naturwissenschaftlichen Medizin zur Aufgabe gestellt, was mit einer stark ausgeprägten *externalen Kontrollüberzeugung* der kranken Laien einhergeht. So wird auch die Verantwortung für eine Erkrankung nicht dem eigenen Verhalten, sondern externen bzw. körperimmanenten Faktoren, nicht aber persönlich beeinflussbaren Umständen zugesprochen.

Die Definition von *Gesundheit* durch Gesundheitsexperten bestätigt die Erwartung, dass meist die *körperlich-organische Integrität* oder das Fehlen von *Beschwerden* im Vordergrund stehen. Erst in zweiter Linie werden psychische Aspekte als Determinanten für Gesundheit und Krankheit miteinbezogen. In dieser Gruppe sind bipolar sowohl eine *internale Kontrollüberzeugung*, d. h. der Glaube an einflussreiche eigene Ressourcen, als auch eine *fatalistische Kontrollüberzeugung*, wonach der eigene Gesundheitszustand als schicksalshaft zu sehen ist, stark ausgeprägt. Als durchgehendes Phänomen – in allen drei Untersuchungsgruppen in unterschiedlicher Ausprägung feststellbar – zeigt sich eine Orientierung am *biopsychosozialen Konzept*.

Insgesamt belegen die Ergebnisse, dass sich Gesundheitsexperten und Laien bzw. Gesunde und Kranke in ihren subjektiven *Gesundheits- und Krankheitsvorstellungen* vor allem aber in ihren *Kontrollüberzeugungen* und *Verursachungstheorien* voneinander unterscheiden. Besitzt der Therapeut Kenntnis von den subjektiven Überzeugungen zur Krankheitsverursachung seines Patienten, wird er weitaus besser in die Lage versetzt, diese Kognitionen für ein erwünschtes Krankheitsverhalten bzw. für kurative Maßnahmen zu nützen oder gesundheitserhaltende bzw. präventive Aktionen zu fördern. Derartige psychologische Erkenntnisse werden z. B. in unseren Krankenhäusern nur äußerst spärlich genützt, sodass hier für eine Optimierung des Behandlungsergebnisses noch viel ungenütztes Potenzial schlummert. Aus medizinpsychologischer Sicht besteht auf der Basis der verfügbaren Daten bereits jetzt Handlungsbedarf.

## 4.5 Vom Kranken-Haus zum Gesundheits-Kompetenzzentrum

Die *Psychosomatik* hat sich dem Leib-Seele-Thema weit über 100 Jahre angenommen, konnte aber die Dichotomie von Materie und Geist nicht lösen. Erst mit dem metatheoretischen Ansatz der Allgemeinen Systemtheorie und der wissenschaftstheoretisch notwendigen Ergänzung durch das Leib-Seele-Identitätskonzept konnte im letzten Viertel des zwanzigsten Jahrhunderts dieses Problem besser aufgelöst werden. Die praktischen Auswirkungen dieser wissenschaftlich begründeten *Theorie der Leib-Seele-Einheit* sind hoch bedeutsam: Das biopsychosoziale Modell trennt nicht mehr zwischen körperlichen und seelischen Erkrankungen. Es zeigt u. a. auf, dass es vernünftiger ist, Einschlussdiagnostik und nicht Ausschlussdiagnostik zu betreiben, und dass der Patient prinzipiell Mitverantwortung (wenngleich in individuell unterschiedlichem Ausmaß) an der Entwicklung und Beeinflussung seiner Erkrankung hat. Für die Medizin ergibt sich daraus die Chance, dass unsere Krankenhäuser nicht so sehr krankheitsbezogene Reparaturwerkstätten sein müssten. Sie könnten mehr und mehr zu Gesundheitseinrichtungen werden, in denen Menschen ihre Krankheit nicht nur besser verstehen lernen, sondern auch eine psychoedukative Begleitung und persönliche Förderung für den Aufbau eigener gesundheitlicher Kompetenzen und eine verbesserte Verantwortungsübernahme für die weitere Entwicklung ihrer Erkrankung erfahren.

Die biopsychosoziale Medizin ist ohne die lang anhaltenden Bemühungen um ein besseres Verständnis der Beschaffenheit des menschlichen Organismus mit seinen körperlichen wie seelischen Funktionen nicht vorstellbar. Die österreichische Fachzeitschrift „Psychologische Medizin“ hat anlässlich einer gleichnamigen Tagung einen Überblick zum Thema *„Psychosomatik im 21. Jahrhundert – Innensichten/Außensichten/Übersichten“* publiziert[4], der exemplarisch den aktuellen Stand (und Zustand) der „Psychosomatik“ sowohl in wissenschaftlichen als auch praktischen Aspekten skizziert. Dabei ergibt sich etwa folgendes Bild: Der Praktiker mag erfreut sein über die beträchtliche Spannweite „psychosomatischer“ Arbeitsfelder in der Medizin. Der Theoretiker hingegen ist eher enttäuscht von der nach wie vor recht heterogenen Theorielandschaft und von der unverkennbaren Langsamkeit bei der Rezeption des *biopsychosozialen Modells* in das Denk- und Handlungsschema der wissenschaftlichen Medizin.

Wie ist es möglich, fragt sich der Wissenschafter, dass am Beginn des 21. Jahrhunderts, auch etwa 40 Jahre nach Entwicklung einer systemtheoretisch begründeten biopsycho-ökosozialen Perspektive für die wissenschaftliche Medizin – der Basis für ein multidimensionales Krankheitsverständnis – noch immer Kollegen, die sich als „Psychosomatiker“ verstehen, wenig Notiz nehmen von diesem paradigmatischen Wechsel von einer klassischen (vorwiegend psychodynamischen) Psychosomatik zu einer umfassenden systemtheoretisch fundierten ganzheitlichen Denk- und Arbeitsweise (sensu „Theorie der Körper-Seele-Einheit“)? Zur Zeit ergibt sich die Situation, dass auf dem aktuellen Stand der Theorieentwicklung stehende Beiträge neben solchen zu finden sind, die weiterhin mit Begriffen wie „psychogene Krankheiten“ operieren und damit die dichotome Betrachtung von Krankheit als entweder organische oder psychische Entität (samt überholter diagnostischer und therapeutischer Begrifflichkeiten) aufrechterhalten.

Zugegebenermaßen handelt es sich bei den Grundlagen des biopsychosozialen Modells um ein hochkomplexes Theoriesystem, das die Potenz in sich trägt, die Medizin nachhaltig zu verändern. Es konkurrieren auch andere, zum Teil überschneidende

4 Psychologische Medizin, Wien: WUV Universitätsverlag, 2007, *18*, 1

Ansätze mit diesem Gedankengebäude, aber das inzwischen revidierte und erweiterte biopsychosoziale Modell – in seiner aktuellen Fassung als *Theorie der Leib-Seele-Einheit* konzipiert – gilt insgesamt als das gegenwärtig kohärenteste, kompakteste und auch bedeutendste Theoriekonzept, innerhalb dessen der Mensch in Gesundheit und Krankheit erklärbar und verstehbar wird. Es ist aus Studien zur Allgemeinen Systemtheorie (und Semiotik) und seiner Anwendung auf die Biologie hervorgegangen und ist im Wesentlichen das Verdienst von Bertalanffy (der das Grundgerüst für die Allgemeine Systemtheorie entworfen hat), einigen frühen Verhaltensmedizinern (wie z. B. Weiss) und etlichen weiteren, nicht nur angloamerikanischen und englischen, sondern auch österreichischen, deutschen und russischen Wissenschaftern, die in der zweiten Hälfte des 20. Jahrhunderts an einer umfassenderen, mehrdimensionalen Sichtweise von Krankheit bzw. Gesundheit gearbeitet haben. Die Ausformulierung und Propagierung als „biopsychosoziales Modell" und damit als Grundlage für die psychosomatische Medizin war im Wesentlichen die Arbeit von George Engel (1976), den Verhaltensmedizinern Schwartz und Weiss, des unermüdlichen Sammlers von empirischen Belegen Herbert Weiner (2001), des Nobelpreisträgers Eric Kandel (2008) sowie vieler weiterer Wissenschafter (s. Egger 2005, 2015).

Erstaunlich ist der signifikante Beitrag (alt)österreichischer Wissenschafter zur Entwicklung des biopsychosozialen Modells, wenngleich diese überwiegend im anglo-amerikanischen Raum ihre Wirkung entfaltet haben: Ludwig von Bertalanffay, der den Entwurf für eine Allgemeine Systemtheorie erarbeitet hat, war Wiener, und die beiden Alt-Österreicher Herbert Weiner und der Nobelpreisträger Eric Kandel haben Entscheidendes zur wissenschaftlichen Fundierung bzw. empirischen Absicherung des biopsychosozialen Modells beigetragen.

Die *Allgemeine Systemtheorie* stellt einen konzeptuellen Rahmen bereit, der sich für eine Vielzahl von Wissenschaften, darunter auch die Medizin, als fruchtbar erweist. Mit Hilfe dieses Ansatzes ist es möglich, Systeme unterschiedlicher Komplexität nach einheitlichen Prinzipien zu beschreiben. Unter einem *System* versteht man eine Menge von Elementen, zwischen denen Beziehungen bestehen. Lebende Systeme tauschen Materie, Energie und Informationen mit der Umwelt bzw. zwischen ihren Subsystemen aus. Es werden einfache sowie adaptive Kontrollsysteme näher charakterisiert, wobei vor allem auf Regelkreise eingegangen wird. Ein Kontrollsystem verfügt über sechs Funktionen: Befehlsfunktion, Vergleichs- bzw. Regulationsfunktion, Kontrollfunktion, Aktionsfunktion, Informationssammelfunktion sowie energetisierende Funktion. Adaptive Kontrollsysteme erlangen gegenüber einfachen Kontrollsystemen eine höhere Flexibilität durch multiple Optionen, Selbstprogrammierung und die Fähigkeit zur Antizipation künftiger Entwicklungen.

Für das Verständnis von Vorgängen im menschlichen Organismus von besonderer Bedeutung ist dabei folgende Einsicht:

Ein Ereignis läuft aufgrund der vertikalen und horizontalen Vernetzung mehr oder minder gleichzeitig auf verschiedenen Dimensionen ab, was technisch dem Prinzip der parallelen Verschaltung entspricht. Bezüglich *geistiger* Phänomene einerseits und *körperlicher* Phänomene andererseits sagt diese Theorie, dass mentale Phänomene relativ zum Nervensystem emergent sind, d. h. sie sind zwar bestimmt durch und auch erzeugt von physiologischen und physiko-chemischen Ereignissen, sie sind aber charakterisiert durch emergente Eigenschaften, welche unterscheidbar sind von neurobiologischen Eigenschaften und welche auch nicht reduzierbar sind auf neurophysiologische Tatbestände. Ein psychologisches Konstrukt wie etwa „Selbstunsicherheit" oder „Hilfsbereitschaft" werden wir auf physiologischer Ebene vergeblich suchen. Was wir dort davon finden, sind vielfältige nervöse, humorale bzw. biochemische Erregungsmuster, die ohne Kenntnis der übergeordneten Funktion in ihrer psychologischen Bedeutung nicht zu verstehen sind.

Es ist nun zu vermuten, dass mit der zunehmenden Akzeptanz des biopsychosozialen Modells die klassische Psychosomatik nach mehr als hundert Jahren als ein Übergangsmodell erkannt wird. Die theoretischen Ansätze der Psychosomatik konnten die Vertreter einer streng biologisch orientierten Medizin nicht ausreichend überzeugen. Ganz im Gegenteil: Sie konnten den Psychogenese-Ansatz entweder ohne erkennbaren Schaden für ihr Ansehen ignorieren oder erlebten diesen Ansatz als zu geringe wissenschaftliche Herausforderung, um in einen ernsthaften Dialog zu treten. (Dies bedeutet aber keineswegs, dass der große Fundus an psychopathologischen Phänomenen und theoretischen Überlegungen keinen Wert hätte.)

Auch viele, die den Begriff *biopsychosozial* inzwischen im Munde führen, meinen oft nur eine additive Auflistung von biologischen, psychologischen und ökosozialen Faktoren, die irgendwo im Prozess der Ätiopathogenese oder des weiteren Krankheitsverlaufs zu beachten wären – ohne dass sie dafür eine überprüfbare wissenschaftstheoretische Verortung für diese Haltung angeben. Zwar gilt, dass bei jedem Krankheitsprozess psychosoziale Faktoren als potenzielle Einflussgrößen zu kalkulieren sind. Aber die konkrete Frage lautet nunmehr: An welchen Punkten der Ätiopathogenese oder des Heilungsprozesses haben psychosoziale Faktoren einen wie großen Einfluss – sind solche für das Verständnis der beobachtbaren Vorgänge eventuell vernachlässigbar oder aber prozesssteuernd? Und in welchen Phasen des Krankheitsverlaufs zeigen psychosoziale Variablen auf welche Weise ihre Wirkung?

Beim *biopsychosozialen Modell* handelt es sich um keine bereichsspezifische Theorie zu Krankheit oder Gesundheit, sondern um eine metatheoretische Position. Diese Metatheorie basiert auf der gemeinsamen Nutzung der sogenannten *Allgemeinen Systemtheorie* und der *Leib-Seele-Identitätstheorie* von Spinoza. Erst dadurch wurde es möglich, die alte Dichotomie der *Psychosomatik* bezüglich Körper und Seele (oder zwischen krank und gesund bzw. zwischen organisch und seelisch bedingter Krankheit) aufzulösen bzw. dieser Zwei-Welten-Theorie zu entgehen. Das *biopsychosoziale Modell* ist also nur eine Rahmentheorie und hat in der aktuellen Fassung als *erweitertes* bzw. *revidiertes biopsychosoziales Modell* die sog. *Body Mind Unity Theory* oder *Theorie der Körper-Seele-Einheit* zur Grundlage. Dieser theoretische Ansatz ist weder pathogenetisch noch salutogenetisch ausgerichtet, sondern hebt diese Dichotomie auf: Man kann sowohl gesund als auch krank sein, je nachdem welche Systeme im Fokus stehen und wie sehr die Ausprägungen von Funktionstüchtigkeit oder Funktionseinschränkung auf den unterschiedlichsten Systemebenen wirksam werden. So hat auch der kranke Mensch gesunde Anteile und der Gesunde kann durchaus pathogene Aspekte aufweisen, die jedoch das System „Mensch" bzw. der menschliche Organismus unter Kontrolle behält. – Der Krankheitsbegriff ist in dieser Konzeption ein funktioneller und kein rein materieller bzw. histologisch begrenzter Begriff.

Gleichzeitig eröffnen sich mit dieser biopsychosozialen Hintergrundtheorie neue Ansätze für die Nutzung unserer medizinischen Versorgungseinrichtungen. Krankenhäuser müssen nicht nur als Reparaturwerkstätten für gesundheitliche Gebrechen gesehen werden. Sie könnten sich darüber hinaus zu neuen Zentren für „lebenslanges Lernen" in Bezug auf „wie Gesundheit erschaffen und erhalten werden kann" weiterentwickeln. Hier könnten Patienten „psychoedukativ" erfahren und in Maßen auch gefördert und trainiert werden, wie sie ihr Verhaltensrisikoprofil verringern und ihr Schutzfaktorenprofil verbessern können. Damit wäre die Verantwortung für die Einflussnahme auf krankhafte Prozesse sinnvollerweise auf beide Teile – nämlich auf den Arzt (bzw. die in der Medizin arbeitenden Gesundheitsberufe) und auf den Patienten (die Gesellschaft) aufgeteilt. Die Bringschuld für das Ziel „mehr Gesundheit" würde damit prinzipiell auf beiden Seiten liegen.

## 4.6 Zur spirituellen Dimension des biopsychosozialen Modells

Ein weit verbreiteter Irrtum hinsichtlich des Begriffs „biopsychosozial" besteht darin, dass angenommen wird, es handle sich hier um drei separierte Wirklichkeitsaspekte, die nun additiv zusammengeführt werden sollen. Die Bezeichnung „bio" meint jedoch – als begrifflicher Platzhalter – die Gesamtheit aller materiell festmachbaren Entitäten des menschlichen Organismus. Das Kürzel „psycho" meint die Gesamtheit aller seelischen Phänomene, und die Kurzform „sozial" umfasst die Gesamtheit aller physiko-chemischen und sozialen Lebensbedingungen (oder „Umwelten") des menschlichen Organismus. Alle diese Bereiche sind Aspekte ein und derselben Wirklichkeit, sie sind untrennbar – hierarchisch geordnet und dynamisch – miteinander vernetzt. Sie können zwar zu Zwecken des Detailstudiums separiert betrachtet werden, sie sind aber immer Teile ein und desselben Geschehens, sodass durch die Reduktion auf eine dieser Systembereiche immer auch Information verloren geht.

Alles Seelenleben – Gefühle, Gedanken, spirituelle Vorstellungen und jeweils darauf begründete Handlungen – sind untrennbar mit dem Materiellen verbunden: Es gibt kein einziges seelisches Phänomen, das ohne ein entsprechend geartetes Nervensystem denkbar ist. Ergo zählen Aspekte des *Spirituellen* zu den Phänomenen des menschlichen Geistes und sind Teil einer „ganzheitlichen" Betrachtung des menschlichen Seins, wie es für die biopsychosoziale Theorie mit ihrer Leib-Seele-Einheit typisch ist. Die spirituelle Dimension umfasst keine Phänomene der dinglichen Welt, sie gehört zur Welt der Vorstellungen und bildet im biopsychosozialen System logisch richtig einen Teil der psychischen Welt des Menschen ab. Anders formuliert: Sie ist ein Phänomen, das den Leistungen der menschlichen Psyche zuzuordnen ist. Dort hat sie ihren Platz – egal, ob das Spirituelle religiös oder nicht-religiös verstanden wird.

So gesehen wäre auch der Zuständigkeitsbereich der „Spiritualität" die gedankliche Beschäftigung mit dem „Sein an sich" und den Versuchen, Antworten zu finden, wie unsere Existenz zu verstehen ist. Den größten Beitrag in der bisherigen Menschheitsgeschichte leistet dazu – paradoxerweise – die Wissenschaft, obwohl ihr Zuständigkeitsbereich sich auf Aussagen bezieht, die überprüfbar (und damit falsifizierbar) bleiben müssen. Demzufolge entziehen sich einige der abstrakten Gedankenwelt angehörende Fragen der wissenschaftlichen Kontrolle, wie z. B. „Hat der Mensch eine göttliche Seele?" etc. Es bleibt eine Unauflösbarkeit zwischen dem, was wissenschaftlich erkannt werden kann (der erkennbaren und damit „wissbaren" Welt) und dem, was in unterschiedlichen Glaubenssystemen (den Glaubensbekenntnissen oder Ideologien) vorgegeben wird.

So kann auch der durch die Aufklärung geläuterte Wissenschafter das Bedürfnis nach einem übergeordneten, die erkennbare Welt übersteigenden Verständnis des Lebens haben. Auch der Wissenschafter orientiert sich in seinem eigenen Leben an einer Lebensphilosophie, die sein Wissenschaftsgebiet übersteigt. Auch er operiert im Privaten mit Begriffen wie „Lebenskraft" und „Lebenssinn" – auch wenn er einsieht, dass das Leben nur sich selbst zum Zweck hat. Auch er benötigt kognitiv-emotionale Entlastung, sucht Trost, Versöhnung, Zuversicht und Perspektiven für sein Leben. Er sieht sich genauso den Fragen nach Akzeptanz des Vergänglichen, des Unermesslichen oder auch Unbegreifbaren (wie dies auch Sterben und Tod sein können) ausgesetzt.

Sofern religiöse oder religionsähnliche Vorstellungen dieses Bedürfnis nach „Antworten auf die letzten Fragen" befriedigen, ist dieses Problem mehr oder minder gelöst. Wie soll sich aber der aufgeklärte Mensch, der sich nicht zu einer vorgegebenen religiösen Illusion bekennen mag, den „letzten Fragen" stellen? Dirnberger (2012) ist der Auffassung, dass es selbstverständlich auch eine *aufgeklärte Spiritualität* geben kann:

„Aufgeklärt spirituell heißt …, keine Angst vor scheinbar Irrationalem, Unerklärbarem zu haben. Letztendlich bedeutet es auch, den Mut zu haben, Fragen nicht beantworten zu können, sie als offen oder nicht lösbar zu akzeptieren und auszuhalten, ohne in dogmatische Glaubensgeschichten zurück zu verfallen. So gesehen kann aufgeklärte Spiritualität nicht das neue Dogma sein. Jeder dogmatische Ansatz pervertiert seine Grundideen und wird der Vielfalt menschlicher Existenz nie gerecht, weil er die Unterschiede im Menschen nivelliert oder ignoriert und dadurch die Einheit, die Ganzheit aller Menschen nicht fassen kann. ... Was bleibt dem Menschen, wenn wir ihm Gott nehmen? Möglicherweise alles! ... Wahrhafte Spiritualität als einzigartiger Teil der einzigartigen Menschheit, alles Lebendigem, der Welt und des gesamten Kosmos, alles Seienden, aller Existenz. Was heißt das? Wenn wir darüber nachdenken, können wir es erahnen, in Märchen, Mythen und Geschichten intuitiv erfassen, in liebevoller zwischenmenschlicher Begegnung erspüren, in der ruhigen Bewunderung der Natur erstaunen und in der Stille der Meditation in spiritueller Praxis uns annähern."

Als aufgeklärte Menschen können wir festhalten: Alle Religionen sind Schöpfungen von Menschen. Sie versuchen seit Urzeiten, auf die großen Fragen des menschlichen Seins, aber auch auf die Nöte und Anliegen der jeweiligen Zeit Antworten zu geben und damit das anscheinend oder tatsächlich Unbegreifliche verständlich zu machen oder ihm Sinn zu geben. Religionen sind kognitive menschliche Leistungen, die auf die Probleme ihrer jeweiligen Entstehungszeit nicht nur Antworten, sondern auch Handlungsanleitungen für die Lebenspraxis geben wollen. Sie sind naturgemäß immer an einer spezifischen Vergangenheit orientiert und würden damit ein inhärentes Ablaufdatum aufweisen, wenn sie nicht durch stetige Neuinterpretation bzw. Auslegung an die jeweiligen Lebensbedingungen angepasst würden. In einer zunehmend komplexer werdenden Welt wird dies immer schwieriger; die brennenden Fragen der Gegenwart und auch der unmittelbaren Zukunft können nicht mehr nur aus einer Extrapolation von lange zurückliegenden (weniger komplexen) Lebens- bzw. Denkwelten ausreichend bewältigt werden.

Aus der Sicht der Aufklärung – der wahrscheinlich größten intellektuellen Leistung des Abendlandes – kann kritisch angemerkt werden, dass mit der Rückwärtsgewandtheit und Bezogenheit auf alte Lebenswelten, wie wir sie vor 3000, 2000 oder 1500 Jahren vorgefunden haben, Glaubenssysteme verbunden sind, die in wesentlichen Aspekten grundsätzlich falsche Ziele vorgeben bzw. fatale Überzeugungen prolongieren. So mochte z. B. der Versuch, die Kontrolle der Geburtenrate mit allen Mitteln zu verhindern, ohne großen Widerspruch hingenommen werden, als die Erde nicht einmal ein Zehntel der heutigen Bevölkerung ausmachte. Heute, da wir die letzten Ressourcen der Erde ausbeuten, um 8 Milliarden Bewohner dieses Planeten zu ernähren und ihnen die selbstgewünschte Wohnumwelt zu schaffen, mutet diese Haltung an wie ein unermessliches Verbrechen an den zukünftigen Generationen, die bald 9 bis 10 Milliarden Menschen umfassen werden. – So werden ursprünglich sinnvolle, in Normen gegossene Erkenntnisse nach Jahrhunderten und Jahrtausenden zu gefährlichen Hindernissen bei der Bewältigung der gegenwärtigen Menschheitsprobleme. Es lassen sich in jeder der uns geläufigen monotheistischen Weltreligionen (Judentum, Christentum und Islam) zahlreiche solcher Widersinnigkeiten und kontraproduktiven Gebote bzw. Lehrmeinungen finden.

Die einzige bekannte Gegenstrategie, zeitgerechte Lösungen für jene erdumspannenden Megaprobleme der Gegenwart zu erarbeiten, besteht im kritischen Einsatz wissenschaftlicher, d. h. überprüfbarer Problembewältigungsstrategien. Diese liefern natürlich keine fertigen Rezepte, sondern nur Näherungswege, die fortdauernd über Versuch und Irrtum und viel intellektuelle Mühe bei der Erarbeitung von Verstehensmodellen verbessert werden müssen. Dass dies gleichbedeutend ist mit dem *Prinzip der permanenten Aufklärung,* ist leicht einzusehen. Ebenfalls leicht einzusehen ist natürlich der immense Widerstand althergebrachter Glaubensbekenntnisse gegen Wissenschaft, wie wir dies in unserer abendländischen Geistesgeschichte in dramatischer Weise kennengelernt haben – und in einigen Regionen gegenwärtig wieder hautnah erleben. Mit dem Erstarken des menschlichen Geistes bzw. der wissenschaftlichen Überprüfung von Behauptungen – oder anders ausgedrückt: dem Primat der Aufklärung, „scientia potentia est!" – mussten die tautologischen Welterklärungsansätze einen Bedeutungsverlust hinnehmen. Die Absicherung gegen Veränderung oder Infragestellung ihrer Axiome haben die Religionen seit jeher dadurch gelöst, dass sie ihre Herkunft einer virtuellen Instanz zuschreiben, die quasi unangreifbar und unhinterfragbar ist – also den vielen Ausgestaltungen von Gottheit (früher meist auch mehreren oder sogar vielen Göttern).

Unbestreitbar ist allerdings auch, dass der Mensch immer schon nach einer Erklärung von für ihn schwer begreifbaren Phänomenen gesucht hat und nach einer Orientierung in einer zunehmend komplexeren und schwer durchschaubaren Welt Ausschau hält. Dabei haben die Wissenschaften keine guten Karten, denn sie liefern die Erklärungen ja nur als Puzzle-Stücke und nicht in der gewünschten intellektuell einfachen „Verdaubarkeit". Wissenschaft ist verbunden mit einer unvermeidlichen Unschärfe und erhebt keinen Anspruch auf letztgültige Wahrheit, weil es diese logisch nicht geben kann.

So hat sich das Bild vom Menschen als von Gott geschaffenes Wesen – auf dem im Zentrum der Welt gedachten Globus namens Erde lebend – in den letzten Jahrtausenden mehrmals, aber stetig in Richtung geringerer (kosmologischer) Bedeutung gewandelt. Die relativ kleine Erde steht eben nicht im Mittelpunkt des Weltalls, die Sonne selbst ist nur ein unbedeutender Teil einer Galaxie und diese wiederum nur ein Staubkorn größerer galaktischer Einheiten usw. Der Mensch, als relativ junges Wesen auf dieser Erde, teilt sein Erbe mit der Geschichte des Lebens auf diesem Planeten, und seine Zukunft ist durchaus ungewiss, gewiss scheint nur der Untergang des gesamten Sonnensystems in fernen Zeiten.

Aus dem Blickwinkel des Mesokosmos (also der Perspektive des Menschen, vgl. Vollmer 1981, 2002) ist die Evolutionstheorie das bedeutendste aller bekannten Modelle zum Verständnis des Lebens an sich und hat ihre wissenschaftliche Strahlkraft noch lange nicht eingebüßt. Inzwischen gelangt man sowohl aus theologischer als auch naturwissenschaftlicher Perspektive zum überzeugenden Schluss, dass es keinen prinzipiellen qualitativen Unterschied zwischen Mensch und Tier geben kann. „Seele" (Empfindungen, emotionales Erkennen von Wirklichkeitsaspekten), „Geist" (Schluss folgerndes Urteilen,

Denkvermögen) und sogar „Bewusstsein" (Meinigkeits-Bewusstsein, Ich-Bewusstsein) können bei beiden vorhanden sein, wenngleich in sehr unterschiedlicher Komplexität, abhängig von der Leistungskapazität des jeweiligen Nervensystems. Das ist einsichtig, da der Mensch ja selbst ein evolutionäres Produkt seiner tierischen Vorfahren innerhalb eines viele Millionen Jahre währenden Evolutionsprozesses ist. Das anthropozentrische Weltbild lässt sich schon lange nicht mehr aufrechterhalten. „Welche Menschen soll Gott denn mit der „Geistseele" (die dem Tier angeblich nicht innewohnt) ausgestattet haben: den Australopithecus afarensis oder erst den Homo erectus? Und hat „Er" sie dem Homo neanderthalensis wieder entzogen, nachdem dieser im Wettstreit mit dem Homo sapiens den Kürzeren gezogen hat?" – fragt in pointierter Diktion Hagencord (zit. n. William 2009).

Zentrale Ideen von religiösem Charakter müssen in einer Gesellschaft, die durch Wissenschaft und Aufklärung geläutert ist, rational diskutiert werden. Natürlich benötigen auch aufgeklärte Menschen zentralisierende Ideen, um Großartiges zu leisten. Eine solche zentrale Idee, die für große Teile der Bevölkerung in unserer Zeit auszumachen ist, besteht in der Bedeutung von *Gesundheit*. Diese legen wir nicht mehr in Gottes Hand, sondern erkennen sie als Ergebnis komplexer Wechselwirkungen, bei welchen wir als Individuen mit unserem je eignen Risiko- und Schutzfaktoren-Profil mehr oder minder immer beteiligt sind. Wir erkennen aber sehr häufig auch unsere Schwächen bei der Erfüllung „gesunder" Lebensweisen, verzagen im Fall der Störung unserer Liebes- und Arbeitsfähigkeit und werden auch schmerzhaft leidend an der Vergänglichkeit unseres Körpers. Für diese Phänomene wird der Mensch in alle Ewigkeit Zufluchtstätten der Linderung oder Heilung suchen bzw. sich schaffen.

Könnten *Krankenhäuser* nun die zeitgemäßen Tempel sein? Sie erfüllen im Prinzip viele der zuvor erwähnten Aspekte (zit. n. Ellis Huber, Vortrag Psychotherapieseminar Bad Gleichenberg 2008 und pers. Mitteilung 2008). Wir sind es heute gewohnt, Krankenhäuser als Reparatureinrichtungen zu sehen, wo es vorrangig um Krankheit, Schmerzen und Sterben geht. Dies muss nicht zwangsläufig so bleiben. Es wäre denkbar, unsere Krankenhäuser weniger als Hort des Leids und der Klage, sondern mehr und mehr als öffentliche Stätten der Krankheitsbewältigung und Gesundheitsförderung zu positionieren. Nicht nur mehr oder minder gelingende Reparatur, sondern die Besinnung auf die vielschichtigen Einflussgrößen für das, was wir Gesundheit nennen, könnte in den Mittelpunkt rücken. Die Rahmentheorie dafür haben wir bereits vor uns: Das erweiterte biopsychosoziale Modell der Medizin macht deutlich, dass man Gesundheit nicht hat, sondern dass Gesundheit in jedem Moment des Lebens geschaffen werden muss – und zwar in einem komplexen Wechselwirkungsprozess zwischen *Innenfaktoren* (d. h. der genetischen Ausrüstung und der individuellen Entwicklung mit dem Produkt einer einzigartigen Persönlichkeit) und *Außenfaktoren* (d. h. den jeweils am Organismus wirksam werdenden sozialen und ökologischen Lebensbedingungen).

Und genau hierin besteht die Option, unsere Krankenhäuser als solche „Orte der Besinnung" zu formen. Eine dafür adäquate Medizin müsste folgerichtig nicht nur das erkennbar Materielle des menschlichen Leids erfassen und behandeln, sondern auch das Denken, Fühlen und Handeln des Leidenden als wesentliche Bestandteile für Diagnostik und Therapie nützen können. Da sich alles Leben in Kontexten abspielt, gilt es natürlich auch, die sozialen Lebensbedingung und ökologischen Lebensumwelten als pathogene oder salutogene Wirkgrößen ins Kalkül zu ziehen. Mit anderen Worten: Die erwähnte Be-Sinnung meint hier, sich darüber zu verständigen, an welchen Teilen des Störungsprozesses sind welche Einflussmöglichkeiten denkbar und wer übernimmt für welche Änderungen bzw. Eingriffe die Verantwortung. Von Reparieren bis Akzeptanz des nicht Änderbaren reicht hier die Palette der Zugangsweisen.

*Von der medizinischen Reparaturwerkstätte zur Gesundheitsuniversität*

Erste Medizinische Universitäten (z. B. Medizinische Universität Graz) haben bereits die Zielperspektive dieser Lehr- und Forschungsstätte in Richtung einer „Gesundheitsuniversität" erweitert. Es ist dies auch ein Bekenntnis, dass „Medizin" mehr kann und mehr sein muss als eine „Reparaturwerkstätte" für den menschlichen Organismus. Gesundheit ist eben nicht (nur) über eine Reparaturmedizin sicherzustellen, vielmehr bedarf es der salutogenen Aktivität der gesamten Bevölkerung, um nachhaltig erfolgreich zu sein. An der Spitze dieser Erkenntnis soll zukünftig die wissenschaftliche Medizin aktiv werden, indem sie die Menschen informiert, motiviert und anleitet, Gesundheit zu generieren. Es wird wohl nicht der alte *Tempelschlaf* sein (bzw. die stationäre Aufbewahrung im Krankenhaus), mit dem wir dies schaffen. Es könnte aber vielleicht das Krankenhaus der Zukunft sein, welches sich zu einem „Gesundheits-Kompetenz-Zentrum" weiter entwickelt hat. Dort sollen wir erfahren, dass uns zwar im Krankheitsfall geholfen wird, aber Gesundheit von uns selbst jeden Tag aufs Neue und auch zu einem guten Teil in eigener Verantwortung (wieder)hergestellt werden muss. Gesundheit ist hier nicht definiert durch Störungsfreiheit, sondern durch die Kompetenz, mit den auftretenden Störungen so weit wie möglich zurechtzukommen.

Für den professionellen Helfer (Therapeut) gilt es dabei, einerseits die jeweils gegebenen persönlichen und lebensweltbezogenen Ressourcen des Patienten auszumachen, ihm ein adäquates Wissen für die mögliche Bewältigung sowie eine entsprechende praktische Hilfe dazu angedeihen zu lassen – und dem Patienten all das in seiner konkreten Erfahrungswelt zu vermitteln. Dies hat Grawe in mehreren Publikationen ausführlich als den wissenschaftlichen Zugang (psycho)therapeutischen Handelns beschrieben (s.u.).

| RESSOURCENAKTIVIERUNG | PROBLEMAKTUALISIERUNG |
|---|---|
| Ausschöpfung von vorhandenen spezifischen Fähigkeiten und Fertigkeiten sowie ökosoziale Potenziale des Patienten; Aktivierung möglicher „Selbstheilungskräfte“, was ist trotz Krankheit möglich<br>z.B. positive Therapieerwartung und -motivation, soziales Netz, positive therapeutische Beziehung ... | Prinzip der realen Erfahrung, Bedeutungsänderung durch aktuelles Erleben auf Seiten des Patienten; Problem und deren Änderungsmöglichkeit erfahrbar machen<br>„Reden = Silber, Handeln = Gold“; konkretes Handeln in der problematischen Situation; Rollenspiel ... |
| **PROBLEMBEWÄLTIGUNG** | **PROBLEMKLÄRUNG** |
| aktive therapeutische Hilfe zur Problembewältigung, anleiten, zeigen; konkretes Können bzw. Veränderungskompetenz sowie Bewältigungsperspektive aufbauen<br>Hilfe zur Selbsthilfe | aktive therapeutische Hilfe zu Einsicht und Verständnis, „Aufklärung“ (Tiefenperspektive, Erkenntnisdimension), Bedeutung & Motivation für Problemverhalten ergründen<br>warum verhält sich Patient so, was steckt dahinter? |

Zusätzlich:

Therapie verfolgt **intrapersonellen** Ansatz versus **interpersonellen** Ansatz

Abb. 28: Vgl. Grawe, K., Donati, R. & Bernauer, F. (1994). Psychotherapie im Wandel. Von der Konfession zur Profession. Göttingen: Hogrefe; Grawe, K. (1998). Psychologische Therapie. Göttingen: Hogrefe.

Damit wir derartige zukunftsorientierte Krankenhäuser bzw. medizinische Einrichtungen betreiben können, benötigen wir natürlich zu Beginn entsprechende Modell-Einrichtungen, die uns zeigen, wie diese Änderung an Einstellungen und Verhalten den Menschen nahegebracht werden kann. Es braucht darüber hinaus mutige Vordenker und erfahrene Pioniere sowie einen ausreichenden gesellschaftlichen Konsens zum Umgang mit Krankheit. Wir müssen uns auch um eine entsprechende Ausbildung von Gesundheitsexperten bemühen, die diesem Anspruch mit ihrem *Wissen*, *Können* und *Wollen* gerecht werden. Mit einigen der neuen Studienordnungen für Humanmedizin (z. B. in Graz, Bern, Maastricht, Harvard, Glasgow, Heidelberg u. a., Adler 2009, Egger 2011) sind wir auf gutem Weg. Die Grazer Medizinische Universität hat die biopsychosozial orientierte Medizin als ihr Leitbild für Lehre, Forschung und Patientenbetreuung ausgewiesen und hat dies mit einer ersten Professur für „biopsychosoziale Medizin in der Lehre“ ausgewiesen. Dies erlaubt u. a. die Arzt-Patient-Beziehung und die kommunikative Kompetenz der zukünftigen Ärzte viel stärker ins Augenmerk zu nehmen, als dies davor möglich war. Es gilt hier der Leitsatz: *„Finde gemeinsam mit deinem Patienten heraus, was ihm im jeweiligen Krankheitsstadium am besten hilft, und unterstütze ihn dabei mit allen gebotenen Mitteln – mit Wort, Arznei und Messer!“* (Egger 2008).

Unabhängig davon, wieweit uns eine solche Entwicklung für die moderne Medizin und ihre Versorgungseinrichtungen gelingen wird, bleibt der Anspruch, dass wir zu jeder Zeit ein möglichst gemeinsam erarbeitetes Verständnis darüber erzielen, was denn nun die Aufgabe der Medizin und im Speziellen der Ärzteschaft in unserer Gesellschaft ist. Da auch in Zukunft der Patient als personales Wesen der Ansprechpartner der Medizin sein wird, muss das zentrale Thema *Kommunikation* und damit die Arzt-Patient-Beziehung einen entsprechenden Platz beanspruchen. Mit dem gesellschaftlichen Wandel ist längst auch ein Wandel im Umgang mit Patienten notwendig geworden. Die (autoritäre) ärztliche Verschreibung muss immer mehr einer gemeinsamen Verhandlung darüber weichen, was im gegebenen Krankheitsfall die „Bringschuld" des Arztes und was die „Bringschuld" des Patienten ist.

## 4.7 Komplementär-alternative Methoden – zwischen Wissenschaft und Esoterik[5]

Aus der Perspektive der EBM (evidence based medicine) ist das Allermeiste der komplementär-alternativen Methoden (CAM) wissenschaftlich nicht haltbar oder nachweisbarer Schwindel. Die „Theoriesysteme", mit denen viele Verfahren untermauert werden, sind aus Sicht der wissenschaftlichen Biologie und Chemie ähnlich unhaltbar wie die Astrologie aus Sicht der Astronomie. Aus ethischer und gesundheitsökonomischer Perspektive muss der riesige Markt der CAM äußerst kritisch beurteilt werden. Zumindest haben die Patienten ein Recht darauf, korrekt informiert zu werden, wofür sie ihr Geld (leichtgläubig) ausgeben. Sie kaufen nämlich Hoffnung auf irrationaler Basis. Die dem Menschen evolutionär mitgegebene Tendenz zu vereinfachtem (korrelativem) Denken und die damit verknüpfte Bereitschaft zu magischem Denken begünstigt die Aufrechterhaltung von Wunder- und Aberglauben. Nicht von der Hand zu weisen ist allerdings die durch CAM (teuer erkaufte) Unterstützung von Selbstheilungskräften, wenngleich der Großteil der angebotenen Heilslehren gegen Vernunft und Aufklärung verstoßen.

### 4.7.1 Wissenschaftliche Medizin versus Alternativmedizin und Esoterik

*„Alles fließt. Öffne dich, und du kannst es spüren. Die Wahrheit ist in dir, sie spricht zu dir. Finde dein inneres Selbst, reinige dich, löse die Blockaden und lass die Energie fließen. Sie ist eins, und du bist Teil des Ganzen. Denn alles ist eins."* (Roedig, A. (2012): Großkonzern „Great Spirit". Der Standard, 27. Oktober 2012)

*Eso-Watch* definiert „Alternativmedizin" wie folgt:

„Unter Alternativmedizin versteht man Methoden und Behandlungen, welche nicht von der wissenschaftsbasierten Medizin (auch *evidenzbasierte Medizin* oder *evidence based*

5 Dieser Beitrag stützt sich auf eine Arbeit von Danzinger & Egger (2013): Heilen komplementär-alternative Methoden? Psychologische Medizin, 24, 1, 2–15, sowie weiteren Arbeiten des Autors zum Thema.

*medicine, EBM*) angewendet werden. Alternativmedizinische Verfahren sind somit fast immer der Pseudomedizin zuzurechnen. Vor allem von Befürwortern werden auch die Begriffe *Komplementärmedizin, Erfahrungsmedizin* und *Integrative Medizin* benutzt. Im englischen Sprachraum, aber zunehmend auch bei uns, werden komplementär- und alternativmedizinische Verfahren als *CAM* bezeichnet.

Das *National Center for Complementary and Alternative Medicine NCCAM* in den USA definiert komplementär- und alternativmedizinische Therapien als Behandlungen, die anstatt („alternativ") oder zusätzlich („komplementär") zu einer konventionellen, etablierten Therapie durchgeführt werden. Eine Behandlung gilt dann als etabliert, wenn die klinische Wirksamkeit in prospektiven, randomisierten Studien zweifelsfrei belegt ist oder eine biologische Rationale die Behandlung als sinnvoll erscheinen lässt.

Die Begriffe *Alternativmedizin* und *Komplementärmedizin* sind daher beschönigend, da sie in der Regel keine wirklichen Alternativen anbieten, sondern nicht oder weniger wirksame, pseudomedizinische Methoden. Das gilt auch für die Bezeichnung *Erfahrungsmedizin*, mit der die Berufung auf anekdotische Heilerfolge statt auf solide Wirkungsnachweise als positive Eigenschaft dargestellt werden soll." (http://esowatch.com/index.php?titel=Alternativmedizin; s. a. Ullmann 2006, Shermer et al. 2004)

Smolle (1995) merkt zum Verhältnis *wissenschaftliche Medizin* und *CAM* an:

„Obwohl in der letzten Zeit der „Alternativ"-Anspruch zunehmend einem „Komplementär"-Gedanken zu weichen scheint und damit eher eine Ergänzung und kein Ersatz wissenschaftlich fundierten ärztlichen Handelns als Ziel formuliert wird, stellt sich die Frage, warum nicht nur Laien, sondern auch Ärzte zu völlig verschiedenen, ja gegensätzlichen Urteilen zu bestimmten Methoden gelangen können. Oft wurde versucht, diese Diskrepanz durch Unterschiede in den Weltbildern und mit Schlagworten verständlich zu machen: So nehmen z. B. viele alternativmedizinische Richtungen für sich Patienten-Orientiertheit, Ganzheitlichkeit und Erfahrung in Anspruch, während der wissenschaftlichen Medizin Organ-Bezogenheit, mechanistisches Denken und durch den Begriff „Schul"-Medizin suggeriert – scholastische Prinzipien unterstellt werden. Es sei dahingestellt, warum die „Erfahrungsmedizin" auf die wissenschaftlich-statistische Analyse und damit auf die kritische Reflexion der Erfahrung oft verzichtet oder worauf sich der Anspruch auf ein umfassendes, ganzheitliches Verständnis gründet: Intensive wissenschaftliche Beschäftigung – mit welchem Aspekt der Biologie auch immer – entlarvt die Vorstellung, die Komplexität des Lebens je vollständig erfassen und verstehen zu können, als Anmaßung. Scholastisches Denken im Sinne des Tradierens einmal etablierter, in sich geschlossener Gedankengebäude wiederum findet sich gar nicht selten gerade dort, wo die Entfernung von der wissenschaftlichen Medizin am größten ist."

### 4.7.2 Regeln (natur)wissenschaftlicher Arbeit und magisches Denken

Was vielen Laien und auch Anhängern von CAM oft nicht geläufig ist, ist die Tatsache, dass die Wissenschaft fortwährend bestrebt ist, Wirkmechanismen aufzuspüren, zu verstehen und nutzbar zu machen. Dies gilt auch für die *medizinischen Wissenschaften*. Es besteht also kein Freund-Feind-Verhältnis der Wissenschaft zu den CAM. Was unabdingbar ist, sind die Regeln für die Erkenntnisgewinnung. In jeder ernstzunehmenden Wissenschaft werden Daten gesammelt und objektiv ausgewertet, sodass persönliche Vorurteile des Beurteilenden möglichst keinen Einfluss auf das Ergebnis haben. Alle wichtigen Informationsquellen sollen vollständig ausgewertet werden, ehe eine Entscheidung gefällt wird. Wenn die Daten als unzureichend betrachtet werden, wird ihre Beurteilung aufgeschoben, bis genügend Informationen gesammelt sind, um eine Entscheidung zu ermöglichen. Keine Idee, Schlussfolgerung, Entscheidung oder Lösung wird übernommen, nur weil es jemand verlangt, sondern sie wird skeptisch und kritisch hinterfragt, bis ihre Richtigkeit im Lichte der dafür relevanten Beweise und Daten beurteilt werden kann. Und selbst dann bleibt diese „Richtigkeit" nur so lange aufrecht, bis bessere oder stabilere *hard facts* (und dazu gehörende Erklärungsansätze) diese ersetzen, wie dies Grüter (2010) zutreffend formuliert.

All das ist im *magischen Denken* nicht gegeben. Das magische Denken, fasst Grüter (2010) pointiert zusammen, konstruiert einen Wirk- oder Sinnzusammenhang zwischen voneinander unabhängigen Ereignissen über mächtige Wesen mit übermenschlichen Eigenschaften. Damit sind auch göttliche Aufträge oder die angeblichen Einwirkungen guter oder böser Geister auf die Welt gemeint.

Das Gesamtbild magischen Denkens lässt sich im Großen und Ganzen so beschreiben, dass (1) das Festhalten an der Idee typisch ist, wonach ein Phänomen auf übernatürlicher Fernwirkung beruhe, obwohl man die Möglichkeit einer natürlichen Ursache nicht hinreichend geprüft hat, und dass (2) die Vorstellung vorherrscht, dass Gegenstände die Eigenschaften ihrer Besitzer übertragen können *(Ansteckung* oder *Kontamination)*. Das magische (irrationale) Denken ist evolutionär allen Menschen eigen, es kann aber durch Überprüfung, Logik und Wissen kontrolliert oder zumindest eingegrenzt werden.

Eigenschaften der Verarbeitungssysteme im Gehirn (nach Seymour Epstein, zit. n. Grüter 2010)

| **Subjektives Erfahrungssystem (naiv, intuitiv)** | **Wissenschaftlich rationales System (objektiv, interindividuell überprüfbar)** |
|---|---|
| schnell | langsam |
| mühelos | aufwendig |
| ganzheitlich | analytisch, rational |
| gefühlsbetont | verstandesbetont |
| vorbewusst | bewusst |
| konkret, episodenbetont | abstrakt, rechnend |
| vorwiegend nicht verbal | vorwiegend verbal |
| assoziativ, symbolisch | schlussfolgernd |
| unflexibel, lernt nur durch mehrfache Erfahrung | flexibel, lernt durch Nachdenken |
| entwicklungsgeschichtlich alt, auch bei anderen Säugetieren | entwicklungsgeschichtlich jung, nur beim Menschen |

Grüter (2010) beschreibt die Kennzeichen des magischen Denkens und die damit assoziierten esoterischen Ideen wie folgt:

| **Magisches Denken** | **Esoterische Idee** |
|---|---|
| Die Vorstellung, dass Gegenstände die Eigenschaften ihrer Besitzer übertragen können. | Homöopathische Medizin (Übertragung von Eigenschaften durch eine Lösung, die so verdünnt ist, dass sie keine Wirkstoffmoleküle mehr enthält), Glaube an „energetisch aufgeladenes Wasser", Frischzellentherapie. |
| Das Prinzip der *Homöopathie* oder *Imitation*. Dinge, die sich in einer Eigenschaft gleichen, sind sich auch in anderen ähnlich. | Homöopathische Medizin, anthroposophische Medizin, die Vorstellung von Feldern und Resonanzen. |
| Das Prinzip des Übergreifens von der inneren auf die äußere Welt, also die Beeinflussung der Außenwelt durch Worte, Formeln, Sprüche oder bloße Gedanken. | Grundlage nahezu aller esoterischen Richtungen, Geistheilung, Beeinflussung der Welt durch bloße Wünsche, spirituelle Energien oder Felder, Reiki, C. G. Jungs „Synchronizität". |
| Der Glaube, dass die Zukunft vorhersehbar ist oder dass bestimmte Dinge oder Vorgänge eine Vorbedeutung haben, obwohl sie mit den zukünftigen Ereignissen keinerlei Verbindung haben (temporale Magie). | Astrologie, Wahrsagekunst, Omen, Medien, Orakel. |
| Die Annahme einer tatsächlichen und gegenseitigen Verbindung zwischen Symbol und Wirklichkeit, z. B. die Schutzwirkung von Amuletten und Talismanen. | Fast alle esoterischen Richtungen, anthroposophische Medizin, Glaube an die Heilwirkung von Schmucksteinen oder Blüten. |

| Magisches Denken | Esoterische Idee |
|---|---|
| Der Glaube, dass bestimmte Menschen übernatürliche Kräfte haben oder zumindest Wesen mit solchen Kräften in ihren Dienst zwingen können. | Glaube an Heiler, Wahrsager oder „Medien", die mit Toten, Geistern oder Göttern kommunizieren („Channeling"). |
| Die Verbindung von getrennten Ereignissen oder Phänomenen über mächtige Akteure mit übermenschlichen Eigenschaften. Das können Geister, Götter oder Geheimgesellschaften sein. | Heilung durch Gesundbeten, Einflüsse durch die Geister Verstorbener, Engel oder Dämonen. |

Grüter, T. (2010). Magisches Denken. Wie es entsteht und wie es uns beeinflusst. Frankfurt/Main: Fischer.

### 4.7.3 Placebo-Effekt und therapeutische Illusion

Grüter favorisiert den Begriff der *therapeutischen Illusion*, der deutlich prägnanter jene psychologischen Phänomene umfasst, die heute terminologisch wenig zutreffend ebenfalls unter dem Terminus „Placebo-Effekt" subsummiert werden:

„Die ... therapeutische Illusion ist nicht identisch mit dem sogenannten Placebo-Effekt. Beim Placebo-Effekt handelt es sich um eine Besserung von Beschwerden durch ein Scheinmedikament. Die Wirkung eines Medikaments wird in klinischen Studien daran gemessen, um wie viel es besser wirkt als das Scheinmedikament. Dabei dürfen weder Ärzte noch Patienten wissen, wer das Scheinmedikament (Placebo) und wer das echte Medikament (Verum) bekommt. Man spricht dann von einer Doppelblindstudie. Der Placebo-Effekt ist erstaunlich ausgeprägt und vermittelt Ärzten und Patienten ein falsches Bild von der Wirkung der Heilmittel. Auch die Person des Arztes und seine Beziehung zum Patienten beeinflussen den Verlauf einer Erkrankung. Zuwendung, Zeit, menschliche Wärme oder Vermittlung von Optimismus helfen ebenso bei der Behandlung wie alle Medikamente. Allein der Glaube des Arztes an ein Medikament verbessert seine Wirkung. Dazu kommt noch ein anderer Punkt: Je mehr sich der Arzt um den Patienten kümmert, desto weniger mag der Patient ihn enttäuschen. Er wird dem Arzt also sagen: „Ich glaube, das hat ein bisschen geholfen", auch wenn er in Wirklichkeit keine Besserung verspürt.

Das Wort Placebo-Effekt deckt nicht alle diese Wirkungen ab, denn unter einem Placebo versteht man in erster Linie ein (Schein)Medikament (auch wenn der Ausdruck immer allgemeiner verwendet wird). Der Placebo-Effekt lässt sich nur bei kontrollierten Studien nachweisen, also unter Bedingungen, die nicht dem Alltag von niedergelassenen Ärzten entsprechen. Die *therapeutische Illusion* deckt dagegen jede Situation ab, bei der der Arzt oder Patient den Eindruck bekommt, eine Behandlung habe gewirkt. Das wirkt sich besonders stark bei zwei Gruppen von Krankheitsbildern aus: Krankheiten mit chronischen Schmerzen von unvorhersehbar wechselnder Stärke. Schmerzen im unteren Rückenbereich oder bei Kniegelenksverschleiß (Gonarthrose) beispielsweise verändern sich ständig und werden oft ohne erkennbare Ursache schlimmer oder besser. Die meisten Menschen gehen nur zum Arzt, wenn sie besonders starke Schmerzen haben. Im weiteren Verlauf würden die Schmerzen mit großer Wahrscheinlichkeit wieder nachlassen. Deshalb unterliegt der Arzt hier leicht der Illusion, seine Therapie habe gewirkt, auch wenn sie den normalen Verlauf des Leidens kaum beeinflusst hat. Leichte Infektionskrankheiten, Erkältungskrankheiten oder unkomplizierte Durchfallserkrankungen bei ansonsten gesunden Menschen verschwinden normalerweise auch ohne Behandlung recht schnell. Deshalb scheint jede Therapie zu wirken." (Grüter 2010).

Oder, wie es Smolle (1995) formuliert: „Nachdem es in den letzten Jahrzehnten zur Gewohnheit geworden ist, fast jede noch so harmlose Krankheit irgendwie different zu behandeln, ist das Wissen darüber, wie Krankheiten unbehandelt verlaufen, sowohl in der Bevölkerung als auch in der Ärzteschaft weitgehend verschüttet worden. Nichtsdestotrotz ist der Spontanverlauf in der überwiegenden Mehrzahl aller Krankheiten wohl der stärkste Verbündete der Medizin." (s. a. Beyerstein 2004).

Der Ruf nach mehr alternativ-komplementären Methoden in der medizinischen Versorgung der Bevölkerung ist erstaunlicherweise gerade in vermeintlich aufgeklärten Gesellschaften schwer zu überhören. Ja, es gehört fast zum guten Ruf, für die CAM zu sein und die wissenschaftliche Medizin als eingeengt oder begrenzt zu bewerten (Federspiel & Lackinger-Karger 1996, Oepen 1989, Harder 2007, Donau VAG 2011). Dies rührt offensichtlich von unzureichendem Wissen über die Forschungsergebnisse zu „Wirkfaktoren" in der Entstehung und Behandlung von Störungen her (Mahner 2012, Goldacre 2010). Viele der in CAM-Ansätzen behaupteten Wirkungen sind inzwischen durch wissenschaftliche Forschung ganz anders erklärbar und bereits Teil der wissenschaftlichen Medizin geworden (Singer & Lalich 1996, Oepen 1998, 1993, s. dazu die Ausführungen zum biopsychosozialen Modell der gegenwärtigen Medizin in diesem Beitrag).

Smolle (2002) versucht eine Brücke zwischen der wissenschaftlichen Medizin und den ernst gemeinten alternativen Heilungsansätzen zu schlagen:

„Gemeinsam ist das Ziel, dem kranken Menschen zu helfen. Sind die Wege dazu derart unterschiedlich? – Die Antwort liegt in der Komplexität von Heilung und ärztlichem Handeln. Die Medizin beruht nämlich nicht auf einfachen Ursache-Wirkungsbeziehungen, sondern steht auf drei Säulen: Die erste Säule ist die objektiv fassbare Heilwirkung, die durch ein Medikament oder eine ärztliche Maßnahme eher und besser erzielt wird als bei Unterlassung derselben. Es ist jener Effekt, der in doppelblinden, randomisierten Studien zutage tritt. Die zweite Säule wird oft lapidar als Placebo-Effekt abgetan, ist aber in Wirklichkeit die jahrtausendealte Heilwirkung der Zuwendung des Arztes zum Patienten. Die dritte Säule ist die Säule des Spontanverlaufs oder – griffiger – der Selbstheilungskraft der Natur. Sehr vieles kommt ohne unser Zutun wieder in Ordnung oder zeigt zumindest Besserung. Somit ist die dritte Säule wohl der stärkste Verbündete jedweder Art von Medizin. Leider neigen wir in unserer „Erfahrung" allzu sehr dazu, jede Wende zum Besseren ursächlich mit unserer ärztlichen Tätigkeit in Verbindung zu bringen."

„Viele Ärzte (nach einer internationalen Metastudie aus dem Jahre 1998 mehr als die Hälfte) schwören auf alternative Therapien mit magischer Grundlage wie *Homöopathie*, *Akupunktur* oder *Anthroposophie*, sind aber in Wirklichkeit der *therapeutischen Illusion* erlegen.“ (Grüter 2010).

Grüter (2010) fasst zusammen, welche Verfehlungen wir dem magischen Denken vorwerfen können:

(1) Es behindert den medizinischen Fortschritt. Es hält unwirksame Behandlungsmethoden am Leben und verringert das Budget der Krankenkassen für wirksame Behandlungen.

(2) Es hilft Betrügern beim Verkauf unwirksamer Medizin oder „zauberkräftiger" Gegenstände.

(3) Es schafft einen Markt für unsinnige esoterische Bücher und Seminare.

(4) Es hat die Hexenjagd im Europa der frühen Neuzeit legitimiert und ist für den Tod hunderttausender angeblicher Hexen rund um den Globus verantwortlich.

(5) Es behindert den wissenschaftlichen Fortschritt und verwirrt die Köpfe der Wissenschafter.

(6) Es macht die Religion erst möglich. Viele gegenwärtige Religionen machen den Menschen schädliche Versprechen, verlangen ihnen Geld, Energie und Glaubensbekenntnisse ab, sollen Herrschaft legitimieren und dienen als Vorwand für Kriege und Terrorangriffe.

Es mag verwundern, aber die *Esoterik* boomt gerade in Zeiten, in denen Wissenschaft und Forschung einen nie dagewesenen Erkenntnisfortschritt aufweisen und dessen Verbreitung über die neuen Medien so leicht wie noch nie ist (Much 2003, Weber 2006). Olaf Krohn fasst zusammen:

*ESOTERIK* ist heute ein Markt mit Milliardenumsätzen. Den düsteren Sphären der Geheimwissenschaft entrissen, rivalisieren viele Sparten um die modernen Sinnsucher. Ein kleines und zwangsläufig unvollständiges Wörterbuch des siebten Sinns:

FENG SHUI: Nach dieser alten chinesischen Lehre wird das Wohlbefinden der Menschen durch Architektur und die Einrichtung der Räume bestimmt. Große Finanzunternehmen wie die Chase Manhattan Bank haben ihre Zentralen nach Feng-Shui-Kriterien entwerfen lassen.

CHAKRA: Der Sanskritbegriff bedeutet „Rad" und bezeichnet sieben Energiezentren im Körper. Esoteriktherapeuten platzieren spezielle „magische" Steine oder Edelsteine auf den Chakras der Patienten und wollen damit heilen, wo die *wissenschaftliche Medizin* nicht weiterweiß.

AROMATHERAPIE/BACH-BLÜTENTHERAPIE: Die Aromatherapie verspricht Heilung und Stimulierung durch den sehr alten Glauben an die Wirkung ätherischer Öle, die aus Blüten gewonnen werden. Die Bach-Blütentherapie geht auf den britischen Arzt Edward Bach (1888 bis 1936) zurück, der die Essenz aus 38 verschiedenen Blüten herstellte, um damit seelische und körperliche Störungen zu behandeln.

AYURVEDA: Die indische Wissenschaft vom langen Leben gehört neuerdings zu den Hits auf dem Esoterikmarkt. Ayurveda, das zunehmend auch in deutschen Kurorten angeboten wird, steht für den Erhalt der Gesundheit durch Vorbeugung und richtige Ernährung.

REIKI: Aus Japan stammt die Kunst des Handauflegens, die bei der Abwehr von Krankheiten und bei der Heilung helfen soll. Im Zentrum der Lehre steht der „göttliche Funke", der jedem Menschen eigen sein soll. Reiki bedeutet „universelle Lebensenergie", ausgeübt wird die Technik von einem Meister, nach der „Einweihung" aber auch von Laien.

TANTRA: Dieser Esoterikzweig beruft sich ebenfalls auf fernöstliche Wurzeln und versteht sich als Gegenbewegung zu eher asketischen Philosophien mit buddhistischem Hintergrund. Im Tantra gilt der Körper als Tempel der Seele, das Ziel ist die Entfaltung der Spiritualität durch bewusste und befreite Sexualität.

PROGNOSTIK: Der Blick in die Zukunft reizt die Menschen seit je. Auf dem Esoterikmarkt wird diese Nachfrage in erster Linie durch Kartenlegen (Tarot), Horoskope, Pendel oder Wahrsagung bedient. „Seherkugeln" zählen zu den Bestsellern der esoterischen Supermärkte.

SCHAMANISMUS, SATANISMUS, NEUHEIDENTUM: Neben den auf dem offenen Esoterikmarkt inzwischen etablierten Dienstleistungen gibt es eine Reihe weiterer Bewegungen und Trends. Deren Strukturen weisen teilweise auf Sekten hin, oder sie sind weltanschaulich von der rechtsextremistischen Szene unterwandert oder dominiert.

Nüchtern betrachtet ist ein „Glaubenskrieg" zwischen der wissenschaftlichen Medizin und den vielen Mini-Theorien und sonstigen Ansätzen am Rande der wissenschaftlichen Medizin dennoch wenig sinnvoll oder gar hilfreich (Smolle 2000, 1995). Die meisten dieser „alternativen" oder „komplementären" Ansätze (die sich teilweise fälschlich als „ganzheitlich" titulieren, obwohl sie nur einen kleinen Ausschnitt aus der komplexen Wirklichkeit erfassen, s. Ernst 2001, Stalker & Glymour 1985) enthalten den einen oder anderen beachtenswerten Aspekt bzw. die eine oder andere überprüfbare Aussage, die es zu testen gilt. Sofern sie der *unabhängigen* wissenschaftlichen Überprüfung unterworfen werden und dabei ein *beständiges* Resultat zu liefern imstande sind, werden diese Teile zwangsläufig Bestandteil der wissenschaftlichen Medizin. Denn diese stellt – wie erwähnt – die Summe aller überprüften und haltbaren Resultate dar, die zugleich in ein komplexes Verstehensmodell von Krankheit und Gesundheit eingearbeitet werden müssen. Der Rest verbleibt allerdings als nicht-wissenschaftlich und aus guten Gründen außenstehend, d. h. nicht in die wissenschaftliche Medizin integrierbar.

### 4.7.4 Komplementär-alternative Methoden im Gesundheitswesen[6]

Allen beeindruckenden Fortschritten der modernen, weltumspannenden (natur)wissenschaftlichen Medizin zum Trotz wenden sich zahllose Patienten den sogenannten *alternativen Heilverfahren* zu. Je nach Land und Umfang der Definition von CAM nehmen

6 Danzinger hat in einem Reprint (2016) eine Zusammenfassung zu diesem Themenkreis gegeben, auf deren Unterlagen und gemeinsamer Arbeit mit dem Autor (2013) hier ausführlich Bezug genommen wird.

40–70 % der Bevölkerung solche Angebote in Anspruch. Als Sammelbegriff für Heilmethoden die im Allgemeinen nicht der konventionellen, wissenschaftlichen Medizin zugerechnet werden und die ergänzend oder anstelle der wissenschaftlich begründeten Behandlungsmethoden angewendet werden, hat sich in den letzten Jahrzehnten mehr und mehr der Sammelbegriff CAM durchgesetzt, obwohl nach wie vor zahlreiche mehr oder weniger verwandte Bezeichnungen wie *Ganzheitsmedizin*, *Naturheilverfahren*, *Energiemedizin* oder *integrative Medizin* in Gebrauch sind. Diese Namen beinhalten oft schon anspruchsvolle, wohl auch verführerische Hinweise auf das Wirkungsprinzip – Natur heilt, Energie wird innerhalb einer Ganzheit integriert etc. Umso abwertender sind die Etiketten, die von Skeptikern diesen Verfahren aufgeklebt werden, beispielsweise *Quacksalberei*, *Kurpfuscherei*, *Paramedizin* oder *Esoterik*.

In Zeiten, in denen versucht wird, die medizinischen Behandlungsprozesse immer besser zu standardisieren und ihre Effizienz statistisch nachzuweisen, entsteht ein gewisser Legitimierungsdruck bei den sich auf oft jahrhundertealte Traditionen berufenden Vertretern der CAM. Andererseits wollen die Kritiker aus kontrolliert-empirischer bzw. (natur)wissenschaftlicher Perspektive die Wirkung überprüfen (vgl. Bausell 2007, Goldner 2008). Deshalb hat sich international eine Reihe seriöser Institutionen entwickelt, die sich mit Forschung, Lehre, Qualitätssicherung und breiter Information der Öffentlichkeit befassen. Einige besonders wichtige und bekannte derartige Einrichtungen, denen es ein Anliegen ist, Übersicht in den Dschungel der weltweiten CAM-Angebote zu bringen, sind (Danzinger 2016):

USA: NCCAM National Center for Complementary and Alternative Medicine (Bethesda, Maryland, Dir. Josephine P. Briggs)

EU: EICCAM European Center for CAM (Brüssel, Dir. Susanne Schnudler-Tatzler), CAMBRELLA – EU-weites Projekt in 12 Ländern, EFCAM – europ. CAM-Plattform

Österreich: Wiener Internationale Akademie für Ganzheitsmedizin (Sanatoriumsstraße 2, im Otto Wagner Spital, Dr. S. Schunder-Tatzber)

Deutschland: An 12 der 36 medizinischen Fakultäten wird Homöopathie als Wahlpflichtfach angeboten, in Essen Ayurveda, TU München hat Kompetenzzentrum für Komplementärmedizin und Naturheilkunde, Berlin einen Lehrstuhl für Komplementärmedizin, das Universitätsklinikum Hamburg-Eppendorf ein Zentrum für TCM (Traditionell Chinesische Medizin)

Im Folgenden soll nun versucht werden, einen zumindest skizzenhaften Überblick über die häufigsten, wichtigsten und bekanntesten Methoden der CAM zu geben. Als grobes Einteilungsprinzip wird zwischen nachstehenden Kategorien unterschieden:

KOMPLEXE MEDIZINISCHE LEHRGEBÄUDE

(Homöopathie, TCM, Tibetische Medizin, Ayurveda, Unani, Anthroposophische Medizin, Naturheilkunde)

THERAPEUTIC TOUCH

(Manualtherapie/Chiropraxis, Craniosakraltherapie, Shiatsu, Massagen, Reiki)

AKTIVE BEWEGUNG

(Tai Chi (Daiji), Qi Gong, Feldenkrais, Yoga, Alexander, Rolfing, Pilates, Heilgymnastik, Tanz- und Bewegungstherapien ...)

MAGISCHE ENERGIE

(Chi (Ji) des Daoismus, Qi (japanisches Ki), z. B. in Reiki, Qi Gong, Prana im Hinduismus, Orgon der Bioenergetik, Lebenskraft Hahnemanns, Fluidum der romantischen Medizin, Magnetismus animalis Mesmers, Libido Freuds etc.)

WASSER

(Balneotherapie, Hydrotherapie, Trinkkuren, Thermen, Schlammpackungen)

BRENNEN, STECHEN UND LICHT

(Akupunktur, Moxibustion, Schwitzkuren, Bioelektrische Verfahren, Farb- und Lichttherapien)

(NICHT)SCHLUCKEN

(Kräutermedizin, Heilfasten, Diäten, Entgiftung, Bach-Blüten, Schüssler-Salze)

Erst unlängst hat die WHO einen umfangreichen Atlas zur Verteilung der CAM in verschiedenen Ländern der Erde herausgegeben, nicht zuletzt, weil diese Verfahren in den armen, unterentwickelten Ländern eine wichtige Rolle in der Versorgung spielen. In den Industrienationen werden die CAM bekanntlich von einkommensstärkeren Bevölkerungsschichten mit besserer Gesundheit und höherer Lebenserwartung intensiver genutzt als von den Armen.

Unter den komplexen medizinischen Lehrgebäuden ist die *Homöopathie* besonders prominent. Sie wurde von Christian Friedrich Samuel Hahnemann (1720–1784) eingeführt. Die Grundidee, dass symptomatische Selbstheilungsversuche des Körpers unterstützt würden, wenn man mit einem der Krankheitsursache ähnlichen Medikament behandelt, findet sich übrigens beispielsweise auch bei Paracelsus, dessen Leitsatz „similia similibus curantur" von Hahnemann übernommen und in den Imperativ gesetzt wurde: „similia similibus curentur" (Damien 2010, Bräutigam 1993).

Weitere CAM mit ausgebauten Theoriesystemen sind die *Traditionelle Chinesische Medizin* (TCM; Ots 1987, Granet 1968), die damit nahe verwandte *Tibetische Medizin,* das indische *Ayurveda* und *Unani* (welches durch arabische Ärzte über Persien und die Mogulherrscher schließlich nach Indien gewandert ist). Möglicherweise kann man auch die *Anthroposophische Medizin* und die *Naturheilkunde* (Heyll 2006) hier einordnen.

Bei der zweiten, mit *Therapeutic Touch* charakterisierten Gruppe von CAM legt der Therapeut buchstäblich Hand an bzw. auf den Patienten. Beinahe jede Kultur hat spezifische *Massagetechniken* entwickelt, aber auch die *Manualtherapie* oder die *Cranisosakraltherapie* sind hier einzureihen.

Zahlreich sind auch die Methoden, die die Klienten zur eigenen aktiven Bewegung nach bestimmten Regeln ermutigen. Im *Daiji* und im *Qigong* soll dadurch die Lebensenergie ausbalanciert werden. Vom *Yoga,* das zur Meditation und Entspannung eingesetzt wird, reicht der Bogen über Krankengymnastik bis hin in die Fitnesszentren und Wellness-Oasen, die zumindest behaupten, Gesundheitsförderung zu betreiben.

Die Grenze zu den Methoden, die mit diversen Konzepten der *Lebensenergie* arbeiten, ist fließend. Irgendwie gehört es für die meisten Menschen beinahe in den Bereich trivialer Alltagserfahrung, dass sie so etwas wie innere Energie, eine gewisse Vitalität und Lebenslust haben, die offenbar auch Schwankungen unterliegt. Für dieses Empfinden werden zahllose Metaphern herangezogen, da inneres Empfinden eben nur mit Hilfe von Bildern aus der Außenwelt metaphorisch dargestellt werden kann. Da spricht einer davon, dass seine „Batterien leer" sind und „aufgeladen" werden müssen (im Spanischen ist „poner se las pilas" zu einer Standardphrase für die Erholung der *Lebensgeister* geworden), ein anderer meint, er müsse „auftanken", er habe „keinen Treibstoff mehr", ein vom Auto übernommenes Bild, das M. Mahler sogar in die Entwicklungspsychologie eingeführt hat. Der Chinese fühlt, dass sein *Qi* und der Japaner, dass sein *Ki* „geschwächt" ist, was sich in zahllosen alltäglichen Redensarten spiegelt. Das Schriftzeichen dafür ist übrigens eine Kombination des Graphems für *Dunst* und jenes für *Reisbündel.*

Da es also transkulturell und transhistorisch eine Unzahl von verschiedenen Metaphern für dieses innere Lebensgefühl gibt, muss man sich über zwei Fakten klar werden. Zum einen, dass es Unfug ist zu meinen, man könne jemals mit Methoden der Physik oder Chemie diese „Energie" messen, ebenso wenig kann man ja die „Seele" messen, zum anderen aber, dass es ein wichtiges psychisches Bedürfnis ist, sich diese innere Energie vorzustellen und darüber reden zu können. Ob dieses Erleben dann *Pneuma*, *Prana*, *Fluidum*, *Orgon*, *Libido*, *Magnetismus* oder *elan vital* heißt, ist wohl nicht so wichtig. Wichtig ist, dass fast jeder in seinem Selbsterleben ein heimlicher Animist ist, auch wenn er dies rational, aus wissenschaftlicher Perspektive, für Unsinn hält.

Auch das *Wasser* spielt in vielen Formen der CAM eine bedeutsame Rolle. Heilbäder, Hydrotherapie und Trinkkuren werden beispielsweise in Österreich sogar in beachtlichem Umfang von der Sozialversicherung bezahlt, und die Kurbäder, in denen die Heilquellen aus der Erde sprudeln, sind vielfach schon seit der Römerzeit in Verwendung. In einem ins Auge springenden Gegensatz zu den heilenden Wässern stehen die Methoden, bei denen gebrannt, erhitzt, elektrisiert oder mit Licht und Luft geheilt wird. Schon Theophrastus Bombastus von Hohenheim, alias Paracelsus, schrieb: „Alle Wiesen und Matten, alle Berge und Hügel sind die große Apotheke der Welt". Paracelsus war übrigens nicht nur Vitalist, der an die Lebensenergie *Archeus* glaubte, sondern ausgesprochener Traditionalist, was ja auch charakteristisch für die CAM ist: „Die hohen Schulen lehren nicht alles, daher muss der Medicus auch zu Zeit zu alten Weibern, Zigeunern, Schwarzkünstlern, Landfahrern, alten Bauersleuten und dergleichen mehr unachtsamen Leuten in die Schule gehen und von ihnen lernen."

### Historische Anmerkungen

Hippokrates von Kos, 460–370 v. Chr. (Blut, Schleim, gelbe und schwarze Galle, Natur als Lebens- und Heilkraft, durch Ibn Sina über Persien nach Indien gelangt, wird die Lehre zur Unani-Medizin)

Galen von Pergamon, 129–199 (Lebensenergie Pneuma)

Paracelsus Theophrastus Bombastus, 1493–1541 (Lebensenergie Archäon)

Mesmer Franz Anton, 1734–1815 (Magnetismus animalis)

Hahnemann Samuel, 1755–1834 (andere Therapiemethoden ... verbrecherischer Verrat an göttlicher Homöopathie)

In der Nazizeit Versuch, Naturheilkunde mit Homöopathie zur Volksheilkunde zu verschmelzen – NDH Neue Deutsche Heilkunde

1992 Marburger Erklärung zur Homöopathie: Irrlehre

Seit etwa 1990 auch immer mehr Ausbildungsinstitute, seit ca. 2005 auch universitäre Institute und Kliniken für Ganzheitsmedizin, TCM und Homöopathie, besonders in Deutschland

Gleichzeitig Verschärfung der Kritik seitens der EBM

In gewisser Weise ist die gesamte Geschichte der Medizin seit den Zeiten schamanischer Heilung eine Geschichte der CAM (Die Presse 2009, Pollak 1993, Drössler o.J.). Ist es doch typisch für die meisten dieser Methoden, dass sie sich eher nach historischen Vorbildern innerhalb und außerhalb Europas richten als nach aktuellen wissenschaftlichen Richtlinien bzw. *guidelines*. Seltsamerweise verspricht man sich mitunter gerade von geheimnisvollen esoterischen Lehren aus den entlegenen Gebirgsregionen des Himalayas oder mystischen Rezepten mittelalterlicher Medizin besonders wirksame Wunder. Aus diesen Gründen soll ein kurzer Streifzug durch die Geschichte zumindest ein paar Hinweise auf wichtige Ahnväter der CAM geben.

Eine prägende Gestalt war zweifellos Hippokrates von Kos mit seiner vitalistischen *Säftelehre*. Sein System von den vier Körperflüssigkeiten war einerseits von den ionischen Naturphilosophen und andererseits vom alten Indien inspiriert und ist dann wiederum transportiert von arabischen Ärzten über Persien als *Unani-Medizin* nach Indien zurückgekehrt. Noch heute geistert es als umgangssprachliche Charakterologie durch unsere Vorstellungen vom *Phlegmatiker*, *Choleriker*, *Melancholiker* oder *Sanguiniker*. Galen betonte im Gegensatz zu Hippokrates eine gasförmige Lebensenergie, das *Pneuma*. Entscheidenden Einfluss übte auch Paracelsus aus, einer der letzten großen Repräsentanten alchimistischer Analogiesysteme. Der Mensch ist bei Paracelsus eine Konstellation von Sternen, er trägt sein Firmament im Inneren. Obwohl dieses innere Firmament den äußeren Himmel spiegelt, ist er doch mit diesem nicht kausal verbunden, wie etwa der Fischer mit dem Fisch.

M. Foucault (1966) hat in seiner „Ordnung der Dinge" auf diese unterschiedlichen Ähnlichkeiten, die noch im ausgehenden Mittelalter im Denken eine bedeutsame Rolle spielten, hingewiesen. Convenientia, Aemulatio, Analogie und Sympathie sagen uns, wie die Welt sich verschließen, sich reduplizieren, sich reflektieren oder verketten muss, damit die Dinge sich ähneln können. Franz Anton Mesmer mit seinem *Magnetismus animalis* war zu seiner Zeit hochberühmt, nach dem Verdikt durch die Academie Francaise sank jedoch sein Stern, wie Stefan Zweig in seiner Trilogie „Heilung durch den Geist" beeindruckend schildert. Der Stern seines Zeitgenossen Samuel Hahnemann hat sich hingegen bis heute auf dem Nachthimmel der CAM halten können.

Erwähnenswert ist auch die Stellung des Naziregimes zu den CAM. Zu Beginn der faschistischen Ära versuchte man *Naturheilkunde* und *Homöopathie* zu einer deutschen Volksheilkunde zu verschmelzen, später, vielleicht auch unter dem Druck der Kriegsverletzten und der Not, distanzierten sich die Nazis wieder etwas von der Homöopathie.

Den kritischen Stimmen der wissenschaftlichen Medizin zum Trotz, beispielsweise der MARBURGER ERKLÄRUNG, die die *Homöopathie* zur Irrlehre erklärte, entstanden im letzten Jahrzehnt zahlreiche, auch universitäre Institute für Ganzheitsmedizin, TCM und Homöopathie, besonders in Deutschland.

*Kritische Bewertung*

GERAC German Acupuncture Trials 2002–2007 – Ruhr Uni Essen und 6 andere Unis, 3500 Patienten – bei Rücken-, Knie- und Kopfschmerz – 11 Akupunkturen in 6 Wochen etwas besser als medikamentöse Standardtherapie – Einschätzung weitgehend von der Cochrane Library übernommen. Aber: kein Unterschied zu SHAM (beliebige Einstichpunkte irgendwo)

Homöopathie keinerlei wissenschaftlicher Wirkungsnachweis. E. Ernst (2002) A systematic Review of systematic Review of Homeopath. Brit. J. Clin. Pharm.

A. Shang (2005) et al. Are the Clinical Effects of Homeopathy Placebo Effects? Lancet 366. Laut Hrsg. der Zschr. „Das Ende der Homöopathie"

A. Lim (Dec. 2010). Adverse Effects associated with the Use of CAM in Children. Auflistung zahlreicher schädlicher Vorkommnisse inklusive Todesfälle durch CAM

Zusammenfassend muss festgehalten werden, dass im Allgemeinen in Studien und Metaanalysen nach naturwissenschaftlichen Kriterien (rcT – prospektiv, doppelblind) keine positive Wirkung nachweisbar ist. Dem werden immer einzelne kasuistische Erfolgsgeschichten bei möglicherweise falscher Diagnose, persönliche Erfahrungsberichte und Legitimierung durch vitalistische parawissenschaftliche Systeme, die der Chemie, Physik und Anatomie völlig widersprechen, entgegengehalten. Typisch z. B. der Film von P.A. Straubinger „Am Anfang war das Licht".

Wie ist nun tatsächlich der Wert der Heilverfahren mit CAM aus naturwissenschaftlicher bzw. empirisch-wissenschaftlicher Sicht zu beurteilen? Eine gewisse beschränkte Wirksamkeit wird noch am ehesten der AKUPUNKTUR attestiert. Nicht zuletzt ist diese Einschätzung das Ergebnis der großen GERAC-Verbundstudie von sieben deutschen Universitäten, in die 3500 Patienten eingeschlossen wurden. Die Bewertung, dass bei Rücken-, Kniegelenks- und Kopfschmerzen Akupunktur sogar etwas besser als medikamentöse Standardtherapie wirkt, wurde sogar weitgehend von der Cochrane-Library übernommen. Ein Unterschied zwischen Einstichpunkten, die genau auf den Meridianen der chinesischen Theorie lagen, und beliebigen Einstichpunkten (SHAM) konnte allerdings nicht gefunden werden (s. a. Schnabel 2008).

Traurig sieht es um die wissenschaftliche Evidenz der HOMÖOPATHIE aus. Je besser und sorgfältiger das Design einer Studie, desto negativer die Ergebnisse. Hier sei nur das systematische Review zahlreicher Metaanalysen durch E. Ernst (1997, 2002, zit. n. Simon Singh, Edzard Ernst: Gesund ohne Pillen – was kann die Alternativmedizin? Hanser 2009) erwähnt. Der vernichtende Artikel von A. Shang et al., von dem die Herausgeber des renommierten „Lancet" meinten, er markiere das Ende der Homöopathie oder der im Dezember 2010 veröffentlichte Artikel von A. Lim haben bisher das lukrative Rollen der Globuli nicht aufhalten können (Lim 2010). Angesichts dieser Studien muss sich ein vernunftbegabter, denkender Konsument doch fragen, was das denn für eine „Heilmethode" sei. Wenn man dann nachliest, dass etwa Essigsäure, so stark verdünnt, dass ohnehin kein einziges Molekül mehr in der Lösung ist, nicht nur bei Wurstvergiftung, sondern auch bei geschäftlichen Sorgen und bei Schwangerschaftserbrechen helfen soll, stellt sich die Frage, ob hier verzweifelte, kranke Menschen nicht schmählich betrogen werden.

Trotz wiederholter Aufklärungsversuche können sich offensichtlich widersinnige „Heilverfahren" halten. Hier ein Beispiel für eine weit gestreute Offensive gegen falsche Versprechungen der Homöopathie:

*Homöopathie – Nichts drin, nichts dran!*

Verbraucherschützer und Aufklärer in aller Welt schlucken am 5. Februar 2011 massenweise homöopathische Medikamente und provozieren auf diese Weise eine „Überdosis". Sie wollen damit Verbraucher und Patienten auf das eklatante Missverhältnis zwischen der behaupteten Wirkung und den Beweisen für die Wirksamkeit der Homöopathie hinweisen und eine ausführliche Diskussion zu diesem überholten Verfahren anregen. – Die

Homöopathie ist in vielen Ländern – allen voran Deutschland – ein bekanntes und beliebtes Verfahren der sogenannten Komplementär- und Alternativmedizin, allerdings zu Unrecht. Die Theorie hinter der Homöopathie war zu Hahnemanns Zeiten vor 200 Jahren plausibel. Inzwischen hat der wissenschaftliche Fortschritt die grundlegenden Thesen Hahnemanns überholt. Klinische Prüfungen ergeben ein negatives Bild für die Homöopathie, sodass keine homöopathische Therapie bei einem konkreten Krankheitsbild empfohlen werden kann. – Dass die Homöopathie trotz der desolaten Beweislage noch populär ist, liegt an mehreren Faktoren. Zum einen fördern das ausführliche Krankengespräch (Anamnese) und die wissenschaftlich klingenden Ausdrücke (Potenzierung, Dynamisierung, Globuli) den Placeboeffekt. Außerdem profitiert die Homöopathie vom Trend zu pflanzlichen Heilmitteln, denen die Homöopathie fälschlicherweise zugerechnet wird.

Wo keine Wirkung, da keine Nebenwirkung. Nach diesem Motto demonstrieren Kritiker der Homöopathie im Rahmen der 10:23-Aktion, dass man ohne Weiteres eine ganze Packung eines hochpotenzierten Homöopathikums einnehmen kann, völlig ohne Wirkung oder Nebenwirkungen. Die Aktionen finden in mehreren Dutzend Städten in mehr als 20 Ländern statt, eine aktuelle Liste führen die Organisatoren der britischen Aktion unter 1023.org.uk.

http://www.gwup.org/infos/nachrichten/1025-nichts-drin-nichts-dran

Ähnliches wie für die Homöopathie gilt cum grano salis für die meisten CAM-Methoden, mit einer gewissen Ausnahme für *Kräutermedizin* und – wie bereits erwähnt – für die *Akupunktur*. Entweder gibt es keine rcTs, randomisierte, prospektive, doppelblinde Studien, oder diese werden verweigert, lächerlich gemacht und durch Einzelfall-Erfahrungsberichte wundersamer Heilung ersetzt. Die meist vitalistischen theoretischen Legitimierungssysteme der CAM stehen in der Regel in völligem Gegensatz zur Physik, Chemie oder Biologie. Die *Srotas*, die Kanäle der *Ayurvedamedizin,* die angeblich den Körper durchziehen, die *Chakren*, die Kraftzentren des *Tantrismus* oder die *Meridiane* der TCM lassen sich mit Methoden der Anatomie, Physiologie oder Histologie eben nicht nachweisen. Sie müssen phänomenologisch wohl einer virtuellen Welt zugerechnet werden.

Simon Singh und Edzard Ernst meinen in ihrem 2009 auch auf Deutsch erschienenen Buch „Gesund ohne Pillen", dass auf 40 Millionen Websites leichtgläubigen, oft verzweifelten, unheilbar Kranken, häufig Krebskranken, häufig mit unverschämten Lügen unhaltbare Versprechungen gemacht würden. Liest man ihr Buch, so stößt man nicht nur auf unglaubliche, sondern oft auch belustigende Informationen. Da gibt es die skurrilsten Diäten, etwa *Geson-Kaffe-Einläufe* oder *Hai-Knorpelextrakt* bei Krebserkrankungen, diagnostische Methoden von der *Kirlian-Fotografie* bis zur *Iris-Diagnostik* und zum *Auspendeln*, *Geistheilung* per Telefon oder Internet, *magnetische Armbänder*, Schuheinlagen und Matratzen, *Hopi*-Ohrkerzen gegen Heuschnupfen und Tinnitus (diese sollen schon zu Trommelfellperforationen und Wohnungsbränden geführt haben) und vieles andere mehr. Der kritische Führer von Singh und Ernst (2009) ist durchaus empfehlenswert, weil er weder gehässig noch feindselig über die CAM schreibt und durchaus versucht anzuerkennen, wo es irgendeine Wirkung gibt – was leider extrem selten ist.

In praktisch allen Ansätzen der CAM spiegelt sich ein vermeintliches Wirksamwerden äußerer Kräfte für die Gesundung. Der neuzeitliche Ansatz, wonach Gesundheit in jeder Sekunde des Lebens in einem hochkomplexen Zusammenwirken von Risiko- und Schutzfaktoren erschaffen werden muss – und dafür ist auch ein guter Anteil an Eigenleistung des einzelnen Menschen zu erbringen! – ist darin nicht enthalten. Vielmehr dominiert magisches Denken, der Wunsch nach einem Zauber, der Gesundheit wiederherstellen soll. Hier zeigen sich die Grenzen der Aufklärung und mit ihr die Grenzen für die therapeutische Nutzung von Selbstverantwortung und Selbstkontrolle.

Wie bereits an anderer Stelle dieses Buches zum Thema CAM festgestellt wurde, sind es insbesondere irrationale, archaische Einstellungen, die den Zugang zu rationalen Erklärungsmodellen und darauf aufbauenden Handlungsmöglichkeiten erschweren (Egger 2012). Solche Glaubenssätze und Praktiken, die wissenschaftlich unbegründet sind und nicht dem erreichten Kenntnisstand einer Gesellschaft entsprechen, bezeichnen wir als *Aberglaube*. Dieser ist weltweit verbreitet, also durchaus kein Phänomen der Dritten oder Vierten Welt. Auch bei uns hält die Mehrheit der Bevölkerung *Wahrsagen*, *Sternzeichen*, *Wundermittel*, *Hexenkräfte* ... für wahre Gegebenheiten. Die verpflichtende Schulbildung seit Maria Theresia und der gewaltige Schub an Erkenntnissen durch die Aufklärung mit seiner epochalen Wirkung auf die Überwindung von bisherigen (kirchlich fixierten) Dogmen ab dem späten 17. Jh. in Europa konnten den Glauben an das Übernatürliche nicht wirklich bezwingen. Neurobiologen und Neuropsychologen vertreten dazu mehrheitlich die Meinung, dass dies mit unserem „denkfaulen Gehirn" zu tun hat – ein Organ, das sich nicht zum Analysieren von komplexen Prozessen entwickelt hat, sondern vielmehr zum simplen Überleben in einer vorgegebenen Umwelt. Dabei werden zufällige Korrelationen fast automatisch als kausale Verknüpfungen interpretiert (was raumzeitlich in etwa gemeinsam auftritt, wird als miteinander verbunden oder zusammengehörend aufgefasst). Einfache Erklärungen siegen außerdem über komplexere, egal ob diese nun zutreffen oder nicht. So wird es verständlich, dass es unser Gehirn generell als attraktiver und auch weniger anstrengend erlebt, die eigene Gesundheit vielfältigen externen Einflüssen zuzuschreiben und diese Gesundheit über „Zaubermittel" einkaufen zu können, als sie permanent über das eigene Gesundheitsverhalten (mit)produzieren zu müssen.

### 4.7.5 Komplementär-alternative Methoden in der Ärzteausbildung

Wie die Geschichte der abendländischen Aufklärung belegt, ist die Wissenschaft das einzige funktionierende Bollwerk gegen Aberglauben und Irrlehren. Es braucht die fortwährende wissenschaftliche Auseinandersetzung mit irrationalen und zeitgeistigen Strömungen. Nur Wissenschaft verfügt über die selbstreinigende Potenz, weil hier jede Aussage zur „Wirklichkeit" prinzipiell der immerwährenden Falsifikation unterworfen ist – nur eine solche immerwährende kritische Auseinandersetzung mit dem vermeintlich Richtigen vermag die Ausbreitung von totalitären oder axiomatischen Wahrheitsansprüchen zu begrenzen. Eine Unterwanderung mit irrleuchtenden Ansätzen ist bis in die Reihen der Ärzteschaft, der Universitäten und auch der Bundesministerien für Gesundheit bzw. Wissenschaft feststellbar. Wenn hier nicht mit rational-kritischen und vernunftgesteuerten Anstrengungen dagegen gearbeitet wird, finden wir uns bald wieder im wundergläubigen geistigen Mittelalter.

Es erscheint wichtig darauf hinzuweisen, dass es auch gut bekannte physikalische (und zum Teil auch chemische) Wirkfaktoren gibt, die auch in CAM wirksam sein können. Darunter sind zum Beispiel thermische Reize (Kälte-, Wärmeanwendungen mit ihren vorwiegend vasokonstriktiven und vasodilatativen Effekten, z. B. Balneotherapie, Kryotherapie) oder (je nach vegetativer Ausgangslage) psychovegetative Umstimmungen durch Rhythmuswechsel von Anstrengung und Schlaf oder Bewegung und Ruhe – vorwiegend Effekte über eine Reduktion der Sympathikusaktivität –, aber auch Anwendungen von gezieltem physikalischem Druck (z. B. Massagen) und vieles mehr. Diese Wirkvariablen sind aufgrund ihrer wissenschaftlichen Evidenz immer auch Teil der wissenschaftlichen Medizin und können nicht von den CAM vereinnahmt werden. Eine ganze Reihe von Stimulationen, die je nach Verfahren einen oder auch mehrere unserer Sinneskanäle erreichen können, kann zu replizierbaren Befindensänderungen beitragen (wie etwa die gezielte Reizung über Duftmoleküle in der sog. Aromatherapie, oder die Nutzung von Lichtintensität und -qualität in der Beeinflussung von Vitalitätsempfindungen u. a.). Dieses Wirkungswissen steht in Übereinstimmung mit den Gesetzten der Physik und Chemie bzw. Biologie und generiert daher per definitionem mehr oder minder brauchbare Interventionsmöglichkeiten der wissenschaftlichen Medizin, ohne die eingegrenzten „Lehren" der CAM in Anspruch nehmen zu müssen. Ein Prädikat „komplementär" braucht es hier nicht – und erst recht nicht das Attribut „alternativ". Vielmehr handelt es ich um Veränderungen, die über die großen Steuerungsbereiche „Vegetativum", „Endokrinum", „Immunsystem" auch das ZNS umfassen, wo die Emotionsregulation eine zentrale Rolle für die erlebten Effekte bildet.

Die allermeisten der behaupteten „Wirkungen" von CAM sind – wissenschaftlich gesehen – allerdings den psychologischen Wirkfaktoren zuzuordnen. Der größte Wirkbereich liegt wahrscheinlich in der sog. *Erwartungshaltung*: Ein erwarteter positiver Effekt einer beliebigen Intervention hat nachweislich eine höhere Chance auf Erfolg. Dieser Erfolg wird aber dem „Selbstheilungpotenzial" des Organismus geschuldet. Durch mehr Zuversicht und Geduld (als psychologische Einflussgrößen) kann der Selbstheilungsvorgang unterstützt werden. Diese Methoden versagen dann, wenn der Organismus die erforderliche Reparaturarbeit nicht mehr (ausreichend) erbringen kann. Weil diese vorgeblich heilsamen Interventionen nicht als solche wirken, sondern sowohl über bewusstseinsfähige wie nichtbewusste psychische Vorgänge, werden sie dem Wirkspektrum „therapeutische Illusion" zugerechnet.

Die unter den Begriffen *Selbstheilungskompetenz* oder auch *Selbstheilungskräfte* zusammengefassten Prozesse rekurrieren – wissenschaftlich betrachtet – auf das Konzept der *autoregulativen Kompetenz* des Organismus. Diese beschreibt die zentrale Fähigkeit des menschlichen Organismus, beliebige Störungen auf beliebigen Ebenen des Lebens ausreichend gut unter Kontrolle zu halten. Die autoregulative Kompetenz bildet den Kern der Gesundheits-Definition im biopsychosozialen Modell (s. a. Egger 2007, Albrecht 2011).

Ein weiterer Aspekt im Wirkfaktorenbereich von CAM liegt in der Erhöhung der *Kontrollierbarkeit* einer gesundheitlichen Störung: Wann immer etwas dagegen „unternommen" wird (einerlei, ob das medizinisch sinnvoll ist oder nicht), sinkt die Hilflosigkeit bzw. Hoffnungslosigkeit des Betroffenen und entlastet dabei das Immunsystem, weil u. a. die 2. Stressachse (mit ihrer Corticosteroidwirkung) weniger aktiviert wird (s. z. B. Schubert 2015).

Eine Reihe von CAM-assoziierten Wirkungen werden auch über den sog. *Placebo*-Effekt erreicht: Hier wird über die Prinzipien der sog. klassischen Konditionierung ein psycho-physiologischer Prozess in Gang gesetzt, der ebenfalls die körpereigenen Reparaturmechanismen unterstützt (Analogie-Wirkung durch eine zuvor gebahnte Kombination von Verum- und Placebo-Verabreichung).

Daneben ist eine Reihe weiterer Wirkmechanismen ausgemacht worden, die die beobachteten Phänomene von CAM erklären helfen (u. a. Aufmerksamkeitsverschiebung und Ablenkung, Änderung der Symptomwahrnehmung, psychische Entlastung …). Jedenfalls ist der geläufige Spruch „Wer heilt, hat recht", unlogisch oder zumindest unvernünftig. Ob er recht hat, zeigt erst die gründliche Auseinandersetzung mit seinem Procedere und den vermeintlichen Wirkelementen. Genau hier stellt sich meist heraus, dass die Phänomene ganz anders als behauptet erklärbar sind.

Die zuvor erwähnten, bisher erforschten und bekannten Wirkfaktoren, die Phänomene der CAM verständlich machen, sind – auf einer wissenschaftlichen Basis – in den Lehrinhalten der *„sprechenden Medizin"* enthalten (Schlagwörter „Arzt-Patient-Kommunikation", „das professionelle ärztliche Gespräch", „Arzt-Patient-Beziehung" etc.). Sie werden an der Medizinischen Universität Graz (MUG) vorrangig in einem Studien begleitenden Modul („track") gelehrt, der *Kommunikation, Supervision, Reflexion* benannt ist und inklusive ethischer und rechtlicher Aspekte etwa 70 Lehrstunden umfasst (Stand 2015). Ergänzt wird dies durch ein weiteres Lehr-Modul „Spannungsfeld Persönlichkeit". Die Studierenden sollen hier die wesentlichen nicht-pharmakologischen und nicht-chirurgischen bzw. nicht-technischen Wirkprinzipien in Ansätzen kennenlernen. So müssen sie nicht den Umweg über komplementär-alternative Methoden (mit ihren zum allergrößten Teil unhaltbaren theoretischen Ansätzen) gehen, um diese Wirkprinzipien in den ärztlichen Therapieangeboten zu nützen. Über das Leitbild einer wissenschaftlich begründeten ganzheitlich orientierten Medizin – nämlich einer biopsychosozialen Medizin – lehren wir, dass der zukünftige Arzt gleichzeitig mit *Wort*, *Arznei* und *Messer* Heilkunde betreibt.

Als Beleg für die Praktikabilität dieses Ansatzes und der damit verbundenen Eindämmung von irrationalen oder ungeprüften Verfahren in der Medizin können die PSY-Diplom-Curricula (gem. ÖÄK-Diplomordnung) angeführt werden. Ärzte, die eine postgraduierte PSY-Diplom-Ausbildung absolvieren, greifen deutlich mehr auf die überprüften psychologischen Wirkfaktoren für die Therapie ihrer Patienten zurück und wenden weniger CAM an, weil sie diese nun nicht mehr benötigen. Damit wird der wissenschaftliche Ansatz der biopsychosozialen Medizin, wie ihn die MUG vertritt, auch in der alltäglichen Praxis erkennbar.

**Resumee**

Zusammenfassend und abschließend kann also die Wirkung der CAM aus verschiedenen Blickwinkeln beurteilt werden. Aus der Perspektive der wissenschaftlichen Medizin bzw. der EBM (evidence based medicine) ist das Allermeiste ein Schwindel und wissenschaftlich nicht nachweisbar. Die Theoriesysteme, mit denen viele Verfahren untermauert werden, sind aus Sicht der wissenschaftlichen Biologie und Chemie ähnlich unhaltbar wie die Astrologie aus Sicht der Astronomie. Aus ethischer und gesundheitsökonomischer Perspektive muss der riesige Markt der CAM äußerst kritisch beurteilt werden. Zumindest haben die Patienten ein Recht darauf, korrekt informiert zu werden, wofür sie ihr Geld zum Fenster hinauswerfen. Aus psychoanalytischer und kulturkritischer Sicht geht es beim Versuch der Heilung mit CAM um den gemeinsamen Versuch von Therapeut und Patient/Klient, einen in der Krankheit entgleisten inneren „Energiehaushalt“ wieder ins „Gleichgewicht“ zu bringen (Danzinger 2016). Der Therapeut versucht dabei, psychogenetisch, vielleicht auch phylogenetisch ältere Regulationssysteme zu fördern. Man könnte sagen, dass er sich in vielen Fällen auf die Seite der *Selbstheilungskräfte* stellt. Damit wird auch ein vielleicht gesundheitsförderndes Zurücklehnen und ein In-den-eigenen-Körper-Hineinhorchen unterstützt.

### 4.7.6 Zur Wirkfaktorenforschung in den komplementär-alternativen Methoden

Nach wie vor provozieren „nüchterne“ Beiträge zu den komplementär-alternativen Methoden in der Medizin (CAM) sowohl Zustimmung bei den CAM-kritischen Lesern als auch Enttäuschungen bei Anhängern von CAM. Die breite wissenschaftliche Auseinandersetzung mit vielen dieser Verfahren, die natürlich keinesfalls in einen gemeinsamen Topf zu werfen sind, hat allerdings noch gar nicht richtig begonnen. Dort, wo methodisch saubere Untersuchungen in Angriff genommen wurden, konnte keine valide Unterstützung für die in der jeweiligen CAM-Schule aufgestellten Behauptungen erbracht werden (s. Singh & Ernst 2009; Cochrane Library). Im Sinne einer redlichen wissenschaftlichen Auseinandersetzung müsste zuerst der durch eine „Intervention“ hervorgerufen geglaubte Effekt so genau wie möglich und unvoreingenommen beschrieben werden. Diese Deskription bildet dann den Ausgangspunkt für die Überprüfung, wie diese beobachteten Effekte erklärt werden könnten, d. h. für die nachfolgende Hypothesenbildung. Die beschriebenen „Effekte" könnten nämlich durch eine Vielzahl von sogenannten Wirkfaktoren erklärbar sein. Die vom jeweiligen Verfahren behauptete Wirkung wäre dabei nur eine von mehreren Varianten, wobei diese möglichen bzw. postulierten Faktoren zuerst einmal – wissenschaftlich betrachtet – mehr oder minder gleichwertig sind, d. h. abgesehen von den Auflagen der rationalen Logik und der Kompatibilität mit wissenschaftstheoretischen Vorgaben (z. B. Vermeidung von Kategorienfehlern, s. Egger 2013).

Aber schon mit diesem Minimalkonsens für eine nicht-ideologische Vorgehensweise zur Überprüfung von Behauptungen tun sich viele Vertreter der CAM schwer. Das darf aber den nach überprüfbaren Aussagesätzen interessierten Wissenschafter nicht anfechten. Es darf ihn bzw. sie nicht stören, dass ein Effekt (sofern er tatsächlich als solcher wiederholt und objektiv beschreibbar ist) durch ganz andere, und oftmals wesentlich einfachere Wirkfaktoren zustande kommt, als dies eine Vermutung oder gar vorgefasste Meinung glauben machen will. Leider sind die ernsthaften Forschungsanstrengungen zu den Phänomenen der CAM im Vergleich zur Polemik nach wie vor gering oder von so dürftiger Qualität, dass dies auf den ersten Blick überrascht. Bei genauerer Betrachtung lässt sich aber doch einigermaßen klar erkennen, dass es vor allem an interdisziplinären und multimodalen Untersuchungsansätzen mangelt. Aus einer biopsychosozialen „Hochsitzperspektive" scheinen viele Verfahren der CAM mit anderen als den behaupteten Wirkgrößen erklärbar. Diese sind nicht weniger interessant als die (teilweise obskuren) Thesen einiger CAM, sie finden allerdings kaum Niederschlag in den Forschungsdesigns, weil dafür Vertreter unterschiedlicher Fachrichtungen unvoreingenommen zusammenarbeiten müssten.

Ein wesentlicher Faktor ist z. B. die sogenannte autoregulative Kompetenz des Organismus zur Reparatur beliebiger Störungen – eine Reparatur, die je nach Problemlage und verfügbarer restlicher Kompetenzen *Zeit* benötigt („Zeit heilt Wunden"). Weitere potenzielle Wirkgrößen bilden die *Aufmerksamkeitsverschiebung* und *positive Erwartungshaltung* (im Sinne einer *self fulfilling prophecy*: Im Sinne einer erwarteten positiven Wirkung werden die positiven Signale deutlich stärker wahrgenommen als die negativen). Aber auch *Geduld* und *Zuversicht* sind mit geringerer Symptomwahrnehmung bzw. größerer Symptomtoleranz korreliert und können als kognitiv-emotionale Entlastung wirksam werden. Letzteres ist eng verknüpft mit dem Konstrukt der *Hoffnung*. Die *Kontrollierbarkeit* einer Situation (erlebte Einflussnahme auf ein Geschehen) hat nachgewiesenerweise einen signifikanten Effekt auf neurohumorale, neuroendokrinologische und neuroimmunologische Regelkreise im Organismus. – Das hochinteressante Konstrukt der *Selbstwirksamkeit* bzw. der *Selbstwirksamkeitserwartung* steht übrigens wieder in Korrelation mit den eher allgemeinpsychologischen Konstrukten wie *Hoffnung*, *Zuversicht* bzw. *Kontrollierbarkeit* von Belastungssituationen.

Auch auf anderen Einflussebenen sind Wirkvariablen plausibel, welche einige der vermeintlichen oder tatsächlichen Änderungen durch CAM-Interventionen aufklären könnten. So ist unter dem Schlagwort der „physiologischen Musterunterbrechung" schon seit Langem bekannt, dass durch eine Vielzahl von physikalischen oder chemischen Minimalinterventionen (unerwünschte oder pathologisch arbeitende) physiologische Regelkreise irritiert werden können und wieder zu einem veränderten, günstigeren Arbeitsrhythmus gelangen. Darauf hat schon Herbert Weiner vor Jahrzehnten hingewiesen (vgl. Egger 2005). Ein solcher Nutzeffekt kommt häufig nicht durch eine spezifische Intervention zustande, sondern ist vielmehr dadurch bedingt, dass überhaupt etwas „Musterunterbrechendes" auf den Organismus einwirkt. Das mag auch erklären, warum so Vieles und so Unterschiedliches hin und wieder eine erwünschte Wirkung zu erzeugen imstande ist. Eine Generalisierung jeder dieser Einflussgrößen zu einem Wirkprinzip ist allerdings genauso wenig belegt oder sinnvoll wie die Erwartung einer beständigen Wirkung derselben.

Die oben nur ansatzweise dargelegten allgemeinen Wirkfaktoren auf psychologischer oder physiologischer Ebene, die bei der Hervorbringung von CAM-Effekten beteiligt sein können, sind inzwischen einigermaßen gut untersucht und zeigen signifikante positive Veränderungen auf eine Reihe gesundheitsrelevanter Parameter. Diese und vermutlich noch viel mehr sind als untersuchbare und wissenschaftlich fassbare psychophysiologische Wirkgrößen zu benennen, die mit den behaupteten CAM-Wirkungen kaum oder nichts zu tun haben. Für die wissenschaftliche Medizin sind die Ergebnisse aus diesem interessanten Forschungsfeld – sofern sie objektiv, reliabel und valide sind – von enormer Bedeutung, weil sie den potenten Einfluss derartiger Variablen auf den Heilungsprozess unterstreichen und die Breite und Unterschiedlichkeit von Dimensionen aufzeigen, die hier am Werk sind. Themen wie Arzt-Patient-Beziehung und Patient-Therapeut-Kommunikation erfahren über die empirische Forschung eine enorme Aufwertung und belegen die Sichtweise, wonach Wissenschaftliche Medizin mit Wort, Arznei und Messer wirksam ist. Für das Verständnis und die wissenschaftliche Integration dieser heterogenen Wirkfaktoren auf den unterschiedlichen Beobachtungsebenen braucht es allerdings ein entsprechendes Theoriesystem. Dieses liegt im erweiterten biopsychosozialen Modell, der sog. Theorie der Körper-Seele-Einheit, längst vor. Auf der Basis dieses Modells wird verständlich, wie die parallele Wirksamkeit von Wort, Arznei und Messer zustande kommt (www.bpsmed.net). Bedauerlicherweise wollen viele Anhänger der CAM diesen wissenschaftsmethodischen Zugang nicht nützen, obwohl sie damit einen wertvollen Beitrag zur Verbreiterung der herkömmlichen Wissenschaftlichen Medizin leisten könnten. Vielmehr versuchen sie ihr eigenes Gedankengebäude mit fragwürdigen Strategien pseudowissenschaftlich abzusichern (Danzinger & Egger 2013).

Ein interessanter Kommentar zu diesem Aspekt ist unlängst von Schweitzer (Die Zeit, 2013) verfasst worden. Unter dem Titel „Homöopathie, jetzt ganz clever. Alternativheiler wollen seriös werden – mit immer neuen Tricks" beschreibt er die Szene wie folgt:

„Es könnte alles so schön sein: Man behandelt den ganzen Menschen (und nicht nur seine Symptome) und hat Mittel zur Verfügung, die schwerste Krankheiten heilen können. Die Therapien zeigen keine schlimmen Nebenwirkungen und sind auch noch kostengünstig. So vielen Menschen könnte ihre Methoden helfen!, rufen die Homöopathen – allein die seriöse Wissenschaft wolle ihnen partout nicht glauben. Es gibt keine ernstzunehmenden

Studien, die einen Nutzen der Homöopathie belegen. Was also können deren Befürworter tun? Ganz einfach: Sie machen auf seriös, versuchen, den Geruch der Scharlatanerie loszuwerden. Mit neuen Tricks. Seit einiger Zeit ist diese Strategie zu beobachten. So initiieren Homöopathen Studien, die eine Wirksamkeit ihrer Methode beweisen sollen und in Fachjournalen veröffentlicht werden – ganz so, wie es Wissenschafter tun. Beliebt ist auch, Mediziner zu rekrutieren, die einen Professorentitel tragen und im Sinne der Homöopathie argumentieren.

Nun der nächste Schritt: In Kooperation mit der Steinbeis-Hochschule Berlin kündigt eine „Homöo-Akademie" einen neuen Bachelorstudiengang an, der „eine praxisnahe Ausbildung in Klassischer Homöopathie auf wissenschaftlichem Niveau" verspricht. Das ist clever, ein Studium auf wissenschaftlichem Niveau – kann ja nur seriös sein. Im März 2014 soll der Studiengang starten. Als Absolvent kann man sich dann gleich bei den Homöopathen ohne Grenzen bewerben. Die gibt es wirklich. Auch das globale Globulisieren gehört zur neuen Taktik – und dafür kapert man bestehende Namen, die für das Gute stehen. – Wie wehren sich die bewährten Pioniere gegen die Vereinnahmung? Am besten mit Humor. In Anlehnung an die Ärzte ohne Grenzen (Médecins Sans Frontières) bekam die homöopathische Bewegung bereits den Namen verpasst, den sie verdient: Médecins Sans Médecines."

Vor Kurzem wurde ein derartiger Versuch an der Medizinischen Universität Graz in letzter Minute von der Professorenkurie abgewehrt. Der Antrag auf Errichtung eines Universitätslehrgangs mit akademischem Abschluss in CAM wurde nach engagierter Debatte aus wissenschaftlichen Gründen einstimmig abgelehnt. Die Unterwanderung der wissenschaftlichen Medizin durch fragwürdige bis obskure Ansichten und Behauptungen ist damit allerdings keineswegs gestoppt. Ein kritischer und wachsamer Geist in der akademischen Gemeinde kann aber zumindest den gröbsten Unfug, den der Zeitgeist einzuspielen versucht, in Grenzen halten.

## Literatur


Adler, R.H. (2009). Engel's biopsychosocial model is still relevant today. Journal of Psychosomatic Research, 67, 607–611.

Albrecht, H. (2011). Heilung, die von innen kommt. Die Zeit 2011/30/M.

Antonovsky, A. (1979). Health, Stress, and Coping: New Perspectives and Mental and Physical Well-Being. San Francisco: Jossey – Bass.

Ärztewoche „Adherence statt Compliance", Erste Professur für „Biopsychosoziale Medizin in der Lehre" an der Medizinischen Universität Graz. Wien: Springer 16.11.2011.

Bartrop, R.W. (1977). Psychischer Stress schwächt Immunabwehr unmittelbar. The Lancet, 8016, 834–836.

Bauman, B. (1961). Diverities in conceptions of health and physical fitness. *Journal of Health and Human Behavior,* 2, 39–46.

Bausell R. Barker (2007). Snake Oil Science. The Truth about Complementary and Alternative Medicine, B & T.

Beaumont, J.G. (1987). Einführung in die Neuropsychologie. München: Psychologie Verlags-Union.
Becker, H. (1984). Die Bedeutung der subjektiven Krankheitstheorie des Patienten für die Arzt-Patienten-Beziehung. *Psychotherapie, Psychosomatik, Medizinische Psychologie,* 34, 313–321.
Becker, P. (1982). Psychologie der seelischen Gesundheit. Band 1, Theorien, Modelle, Diagnostik. Göttingen: Hogrefe.
Belz-Merk, M. (Hrsg.). (1995). Gesundheit ist Alles und alles ist Gesundheit. Die Selbstkonzeptforschung zur Beschreibung und Erklärung subjektiver Vorstellungen von Gesundheit und Gesundheitsverhalten. Frankfurt/Main: Peter Lang.
Berichte zur LBI-Studie „Jeder vierte versteht seinen Arzt nicht.", derStandard, Presse, Kleine Zeitung, ORF-Interview (Pelikan), Sommer 2012.
Beyerstein B.L. (2004). Warum falsche Therapien zu wirken scheinen. In: Shermer/Traynor (s.u.).
Birbaumer, N. (1975). Physiologische Psychologie. Berlin: Springer-Verlag.
Birbaumer, N. & Schmidt, R.F. (1990). Aufgaben des Blutes und des Immunsystems. Endokrine Systeme (Hormone). Struktur des zentralen Nervensystems (ZNS) – Neuroregulatoren im ZNS. Aus: Biologische Psychologie. Berlin. Springer-Verlag.
Bösel, R. (Hrsg.). (1978). Stress. Einführung in die psychosomatische Belastungsforschung. Hamburg: Hoffmann & Campe.
Bräutigam, H.H. (1993). Der Glaubenskrieg um die Homöopathie eskaliert. Der Bannstrahl des Äskulap. DIE ZEIT Nr. 10, 5. März 1993.
Christian, P. (1989). Schwerpunkt psychosomatischer Krankheitsbilder – Immunologie und Endokrinologie. Kommunikation und Interaktion in neurobiologischer und systemtheoretischer Sicht und die gegenwärtige Leib-Seele-Diskussion. Aus: Anthropologische Medizin. Theoretische Pathologie und Klinik psychosomatischer Krankheitsbilder. Berlin. Springer-Verlag.
Danzinger, R. (2016). Wie heilen komplementär-alternative Methoden (CAM)? Psychologische Medizin, 27, 1, 40–43.
Danzinger, R. & Egger, J.W. (2013). Heilen komplementär-alternative Methoden? Psychologische Medizin, 24, 1, 2–15.
Der Standard „Vertrauen kann man nicht mit dem Messer schaffen", www.derStandard.at: Gesundheit-Leben-Menschlichkeit in der Medizin, 24.11.11, 15:08.
Der Standard „Biopsychosoziale Kompetenz – Kommunikation als Wirk- und Heilmittel in der Humanmedizin", 13. Oktober 2011.
Die Presse (2009). Wissenschaft im Kampf gegen Esoterik. Die Presse am Sonntag, 12. April 2009, Wissen, 27.
Dirnberger, R. (2012). Aufgeklärte Spiritualität. Spiritualität ohne Gott. Norderstedt: Books on demand.
Donau Versicherung AG – Vienna Insurance Group (2011). Gesunde Zukunft – Österreicher schwören auf Alternativmedizin (Studie Karmasin, Wien, Mai 2011). www.donauversicherung.at.
Drössler, Ch. (2012). Der Preis des sanften Heilens. DieZeit, Stimmt's, Wissen, 35.
Egger, J.W. (1989). Stress, Angst, Krankheit: Physiologische Korrelate kognitiv-emotionaler Prozesse. Befunde zur empirischen Psychosomatik. Die Heilkunst, 102, 9, 360–370; 10, 406–418; 11, 452–468.
Egger, J.W. (1991). Der Krankheitsbegriff in Verhaltenstherapie und Verhaltensmedizin. Psychologie in der Medizin. *Medizinische Psychologie, Psychosomatik, Psychotherapie,* 1, 6–12.
Egger, J.W. (1993). Gibt es „psychosomatische" Krankheiten? In: Egger, J. (Hrsg.). Psychologie in der Medizin. *Medizinische Psychologie, Psychosomatik,Psychotherapie,* 106–123. Wien: WUV Universitätsverlag.
Egger, J.W. (1993a). Von der kurativen Verhaltensmedizin zur präventiven Gesundheitspsychologie. Psychologie in der Medizin. *Medizinische Psychologie, Psychosomatik, Psychotherapie,* 4, 9–12.

Egger, J.W. (1998). Gesundheitsverhalten und Motivation. In: Kryspin-Exner, I., Lueger-Schuster, B. & Weber, G. (Hrsg). *Klinische Psychologie und Gesundheitspsychologie,* 120–139, Wien: WUV Universitätsverlag.

Egger, J.W. (1999). Medizin als empirische Wissenschaft – Die Bedeutung der Evolutionären Erkenntnistheorie und der biopsychosoziale Krankheitsbegriff. Psychologie in der Medizin. *Medizinische Psychologie, Psychosomatik, Psychotherapie,* 2, 3–14.

Egger, J.W. (2000). Die evolutionäre Erkenntnistheorie und der biopsychosoziale Krankheitsbegriff in der Medizin. In: Pieringer, W. & Ebner, F. (Hrsg.). Zur Philosophie der Medizin. Wien/New York: Springer, 173–189.

Egger, J.W. (2001). Der biopsychosoziale Krankheitsbegriff in der Praxis. Simultandiagnostik in der Verhaltensmedizin. Psychotherapeut, 5, 2001, 46, 309–316.

Egger, J.W. (2005). Das biopsychosoziale Krankheitsmodell. Grundzüge eines wissenschaftlich begründeten ganzheitlichen Verständnisses von Krankheit. Psychologische Medizin, 16, 2, 3–12.

Egger, J.W. (2005). Das Subjekt in der Medizin. Editorial. Psychologische Medizin, 16, 1, 2.

Egger, J.W. (2008). Grundlagen der „Psychosomatik". Zur Anwendung des biopsychosozialen Krankheitsmodells in der Praxis. Psychologische Medizin, 19, 2, 12–22.

Egger, J.W. (2008). Theorie der Körper-Seele-Einheit: das erweiterte biopsychosoziale Krankheitsmodell – zu einem wissenschaftlich begründeten ganzheitlichen Verständnis von Krankheit. Integrative Therapie, Wien: Krammer/Edition Donau-Universität Krems, 33(4): 497–520.

Egger, J.W. (2012). Quellen von Gesundheit aus psychologischer Perspektive. Wie Gesundheit erschaffen wird. *Psychologische Medizin,* 23, 2, 11–20.

Egger, J.W. (2012). Theorie der Körper-Seele-Einheit. Folgerungen der body mind unity-theory für die biopsychosozial orientierte Forschung. Psychologische Medizin, 23, 1, 24–30.

Egger, J.W. (2012). Auf dem Weg zu einer Verständnis-Medizin. DerStandard.at, 30.8.2012.

Egger, J.W. (2012). Arzt-Patient-Kommunikation. „Jeder vierte Patient versteht seinen Arzt nicht." Kommentar zur aktuellen LBI-Studie. Psychologische Medizin, 23, 3, 2–3, Editorial. Wien: Facultas Universitätsverlag.

Egger, J.W. (2013). Pseudowissenschaft am Prüfstand – Zurück ins geistige Mittelalter? Psychologische Medizin, 24, 2, 2–3.

Egger, J.W. & Stix, P. (1989). Herzinfarkt und Schlaganfall. Zur seelischen Auseinandersetzung mit einer lebensbedrohenden Erkrankung. Stuttgart: Hippokrates.

Engel, G.L. (1976). Psychisches Verhalten in Gesundheit und Krankheit. Bern: Huber.

Egle, U.T. & Hoffmann, S.O. (1993). Das bio-psycho-soziale Krankheitsmodell. In: Egle, U.T. & Hoffmann, S.O. (Hrsg.). Der Schmerzkranke. Grundlagen, Pathogenese, Klinik und Therapie chronischer Schmerzsyndrome aus bio-psycho-sozialer Sicht. Stuttgart: Schattauer.

Ernst, E. (1997). Homöopathie: Argumente und Gegenargumente. Deutsches Ärzteblatt, 94, 37: 2340–2342.

Ernst, E. (2001). The Desktop Guide to Complementary and Alternative Medicine. An evidence-based approach. Mosby, Harcourt Publishers Limited.

Eso-Watch: http://esowatch.com/index.php?titel=Alternativmedizin

Faltermaier, T. (1991). Subjektive Theorien von Gesundheit – Stand der Forschung und Bedeutung für die Praxis. In: Flick, U. (Hrsg.). Alltagswissen über Gesundheit und Krankheit. Subjektive Theorien und soziale Repräsentationen. Heidelberg: Roland Asanger.

Faltermaier, T. (1992). Health consciousness: Subjective concepts of health and preventive health behavior. Paper presented at the 6th European Health Psychology Society Conference, Leipzig, 25.–28.8.1992.

Faltermaier, T. (1998). Subjektive Konzepte und Theorien von Gesundheit. Begründung, Stand und Praxisrelevanz eines gesundheitswissenschaftlichen Forschungsfeldes. In: Flick, U. (Hrsg.). Wann fühlen wir uns gesund? Subjektive Vorstellungen von Gesundheit und Krankheit, 70–88. Weinheim: Juventa.

Federspiel, K. & Lackinger-Karger, I. (1996). Kursbuch Seele. Köln: Kiepenhauer & Witsch.

Ferstl, R. (1989). Psychoneuroimmunologie – Grundlagen und denkbare Aspekte ihrer klinischen Anwendung. In: Wahl, R. & Hautzinger, M. (Hrsg.). Verhaltensmedizin. Köln: Deutscher Ärzteverlag, 40–42.

Filipp, S.-H. & Aymanns, P. (1997). Subjektive Theorien als Forschungsgegenstand: Forschungspragmatische und ideengeschichtliche Aspekte. In: Schwarzer, R. (Hrsg.). Gesundheitspsychologie – Ein Lehrbuch, 3–23. Göttingen: Hogrefe.

Finniss, Damien G., Kaptchuk, Ted J., Miller, Franklin & Benedetti, Fabrizio (2010). Review: Biological, clinical, and ethical advances of placebo effects. www.thelancet.com. Vol. 375. February 20, 2010.

Flick, U. (1991). Alltagswissen über Gesundheit und Krankheit. Überblick und Einleitung. In: Flick, U. (Hrsg.). Alltagswissen über Gesundheit und Krankheit. Subjektive Theorien und soziale Repräsentationen. Heidelberg: Roland Asanger.

Foucault, M. (1974). Die Ordnung der Dinge. Frankfurt.

Frank, U., Belz, Merk, M., Bengel, J. & Strittmatter, R. (1998). Subjektive Gesundheitsvorstellungen gesunder Erwachsener. In: Flick, U. (Hrsg.). Wann fühlen wir uns gesund? Subjektive Vorstellungen von Gesundheit und Krankheit. Weinheim: Juventa.

Franke, A. (1993). Die Unschärfe des Begriffs „Gesundheit“ und seine gesundheitspolitischen Auswirkungen. In: Franke, A., & Broda, M. (Hrsg.). Psychosomatische Gesundheit. Versuch einer Abkehr vom Pathogenese-Konzept, 15–34. Tübingen: Deutsche Gesellschaft für Verhaltenstherapie.

Geue, B. (1990). Therapieziel: Gesundheit. Springer Verlag.

Gochman, D.S. (1988). Health behavior. Emerging Reseach Perspectives. New York: Plenum Press.

Goldacre, Ben (2010). Die Wissenschaftslüge: Wie uns Pseudo-Wissenschaftler das Leben schwer machen. ISBN-13 978-3596185108, Fischer Taschenbuch.

Goldner, C. (2008). Alternative Diagnose- und Therapieverfahren: Eine kritische Bestandsaufnahme. Alibri, ISBN-10: 3865690432.

Granet, M. (1968). Die chinesische Zivilisation. München.

Grawe, K., Donati, R. & Bernauer, F. (1994). Psychotherapie im Wandel: Von der Konfession zur Profession. Göttingen. Hogrefe.

Greiner, B.A. (1998). Der Gesundheitsbegriff. In: Bamberg, E., Ducki, A. & Metz, A.-M. (Hrsg.). Handbuch Betriebliche Gesundheitsförderung. Göttingen: Verlag für angewandte Psychologie.

Greve, W. & Krampen, G. (1991). Gesundheitsbezogene Kontrollüberzeugungen und Gesundheitsverhalten. In: Haisch, J. & Zeitler, H.-P. (Hrsg.). Gesundheitspsychologie. Zur Sozialpsychologie der Prävention und Krankheitsbewältigung. Heidelberg: Asanger.

Groeben, N. & Scheele, B. (1977). Argumente für eine Psychologie des reflexiven Subjekts. Paradigmenwechsel vom behavioralen zum epistemiologischen Menschenbild. Darmstadt: Steinkopff.

Grüter, Th. (2010). Magisches Denken. Wie es entsteht und wie es uns beeinflusst. Frankfurt/Main: Fischer.

Harder, Bernd (2007). Stimmt es, dass Recht hat, wer heilt? Skeptiker 2/07, 74–75.

Herzlich, C. (1973). Health and Illness: A social psychological analysis. London: Academic Press.

Heyll, Uwe (2006). Wasser, Fasten, Luft und Licht: Die Geschichte der Naturheilkunde in Deutschland. Campus Verlag.

Holmes, C.S. (Hrsg.). (1990). Neuropsychological and Behaviorial Aspects of Diabetes. Berlin: Springer-Verlag.

Homöopathie – Nichts drin, nichts dran! Die 10:23-Aktion. www.gwup.org/infos/nachrichten/1025-nichts-drin-nichts-dran.

Huber, E. (2008). Rhythmus, Resonanz und gesellschaftliche Entwicklung. 14. Internationales Seminar für Körperbezogene Psychotherapie, Körpertherapie und Körperkunst, Bad Gleichenberg, 29. April 2008.

Kiess, W. & Hall, N. (1989). Hormone im Immunsystem. In: Hesch, R. (Hrsg.). Klinik der Gegenwart, Bd. 17, Endokrinologie. München: Urban & Schwarzberg.

Klosterhalfen, W. & S. (1990). Psychoimmunologie. Aus: Uexküll, Thure v. (Hrsg.). Psychosomatische Medizin (4. Auflage). München, Wien, Baltimore: Urban & Schwarzenberg.

Kramer, B. (2012). Globuli-Akademie. Über die Gründung privater Hochschulen erlangen Pseudowissenschaften höhere Weihen. Die Zeit, 39, 20.9.2012.

Kremer, J.W. (1982). Plädoyer für eine Debatte um einen Gesundheitsbegriff. Musiktherapeutische Umschau.

Krohn, Olaf. Esoterik in Stichworten – Der siebte Sinn.

Kropiunigg, U. (1990). Psyche und Immunsystem. Wien: Springer-Verlag.

Kugler, M. (2013). Was Gesundheit bedeutet. Wissen, 3. November 2013, Die Presse am Sonntag.

Lambeck, M. (2003). Irrt die Physik? Über alternative Medizin und Esoterik, Beck Verlag.

Lau, R.R. & Hartmann, K.A. (1983). Common sense representations of common illnesses. Health Psychology, 2, 167–185.

Locke, S., Ader, R., Besedovsky, H., Hall, N., Solomon, G. & Strohm, T. (Hrsg.). (1985). Foundations of Psychoneuroimmunology. New York: Aldine.

Lohaus, A. & Schmitt, G. M. (1989). Fragebogen zur Erhebung von Kontrollüberzeugungen zu Krankheit und Gesundheit (KKG). Handanweisung. Göttingen: Hogrefe.

Lutz, R. & Mark, N. (1995). Zur Gesundheit bei Kranken. In: Lutz, R. & Mark, N. (Hrsg.). Wie gesund sind Kranke?, 11–27. Göttingen: Hogrefe.

Mahner, Martin (2012). Die Zeit, Nr. 21, 16. Mai 2012. Lobbyisten gegen esoterische Umtriebe. Brauchen kritische Denker eine Kampforganisation gegen Abstruses? Berlin: Skeptiker Weltkongress. www.worldskeptics.org.

Mark, N. & Bischoff, C. (Hrsg.). (1994). Psychosomatische Grundversorgung. Verhaltenstherapeutische Konzepte und Empfehlungen für die ärztliche Praxis. Köln: Deutscher Ärzte-Verlag.

Medizinische Universität Graz (2011). „Heilen mit Arznei, Messer und Wort. Seit 2011 gibt es einen eigenen Lehrstuhl für die Arzt-Patient-Kommunikation an der MUG“, Graz, Meditio, Dezember 2011.

Miltner, W. & Birbaumer, N. (1986). Psychoimmunologie. Aus: Verhaltensmedizin. Berlin. Springer-Verlag.

Mizil, S.P. & Garet, P. (1988). Unser Immunsystem. Frankfurt/Main: Campus.

Moser, H.K. (1992). Einstellung und Bewusstsein zu Gesundheit und Krankheit. Eine Vergleichsstudie zur ganzheitlichen Sicht körperlicher Befindlichkeit. Dissertation. Salzburg.

Much, Theodor (2003). Der veräppelte Patient?: Alternativmedizin zwischen (Aber-)Glauben und Wissenschaft. Verlag: Edition va bene, Klosterneuburg. ISBN-10: 3851671430.

MUG – Homepage: www.medunigraz.at.

Noack, H. (1991). Conceptualizing and measuring health. In: Bandura, B. & Kickbusch, I. (eds.), Health promotion research – Towards a new social epidemiology, 85–112. Copenhagen: World Health Organisation Regional Office for Europe.

Oepen, I. (1993). Unkonventionelle medizinische Verfahren. Stuttgart.

Oepen, I. & O. Prokop (Hrsg.). (1989). Außenseitermethoden in der Medizin. Ursprünge, Gefahren, Konsequenzen. WBG.

Oepen, I. & R. Scheidt (1989). Wunderheiler heute. Eine kritische Literaturstudie. München: Zuckschwerdt.
Oepen, I. & Amardeo Sarma (Hrsg.). (1998). Paramedizin – Analysen und Kommentare. Münster.
ÖGB (2010). Arbeit und Wirtschaft, 64, 12, 16–17.
Ots, Th. (1987). Medizin und Heilung in China. Berlin.
Pollak, K. (1993). Wissen und Weisheit der alten Ärzte. Düsseldorf.
Reinbacher, C. & Egger, J.W. (2000). Vorstellungen zu Gesundheit und Krankheit bei Gesunden und Kranken bzw. bei Gesundheitsexperten und Laien. Psychologische Medizin, 11(1): 21–33.
Rinn, J. (1987). Allergische Erkrankungen. Stuttgart: Deutscher Apothekerverlag. (Schriftenreihe der Bayrischen Landesapothekenkammer 27).
Roitt, V.M., Brostoss, J.Th. & Male, D.K. (1987). Kurzes Lehrbuch der Immunologie. Stuttgart: Thieme.
Rose, R.M. (1981). Psychoendocrinology. In: Williams, R. (ed.). Textbook of Endocrinology. Philadelphia: Saunders.
Roth, G. (1996). Das Gehirn und seine Wirklichkeit. Berlin: Suhrkamp.
Roth, G. (2001). Fühlen, Denken, Handeln. Wie das Gehirn unser Verhalten steuert. Berlin: Suhrkamp.
Rüger, U., Blomert, Albert F. & Förster, W. (1990). Neuroendokrinologie. Aus: Coping. Theoretische Konzepte, Forschungsansätze, Messinstrumente zur Krankheitsbewältigung. Göttingen: Verlag Vandenhoeck & Ruprecht.
Schäfer, H. (1993). Gesundheitswissenschaft. Versuch eines wissenschaftlichen Programms und seiner Anwendung. Heidelberg: Verlag für Medizin Fischer. Heidelberg: Roland Asanger.
Schandry, R. (1989). Lehrbuch der Psychophysiologie, körperliche Indikationen psychischen Geschehens. München: Psychologie Verlag-Union.
Schedlowski, M. & Gehde, E. (1990). Psyche und Immunsystem. Psychomed., 2, 59–62.
Schmidt, W. (2012). Wie behandle ich meinen Arzt. Aus Scheu verschweigen Patienten viele ihrer Probleme – Worauf es beim Gespräch ankommt. Frankfurter Rundschau, 12. Januar 2012, 68. Jahrgang, Nr. 10.
Schnabel, U. (2008). Hauen und Stechen. Alternative Medizin. DieZeit, 11.12.2008, Nr. 51 – http://www.zeit.de/2008/51M-Akupunktur.
Schubert, C. (2015). Psychoneuroimmunologie und Psychotherapie. Stuttgart: Schattauer.
Schultz, H., u.a. (1990). Zum Zusammenhang chronischer und akuter Belastung mit immunologischen Veränderungen. In: Laireiter, A. & Mackinger, H. (Hrsg.). Verhaltensmedizin – Gesundheitspsychologie. Bergheim/Salzburg: Mackinger-Verlag.
Schulze, C. & Welters, L. (1998). Geschlechts- und altersspezifisches Gesundheitsverständnis. In: Flick, U. (Hrsg.). Wann fühlen wir uns gesund? Subjektive Vorstellungen von Gesundheit und Krankheit, 88–105. Weinheim: Juventa.
Schwarzer, R. (Hrsg.). (1990). Gesundheitspsychologie. Göttingen: Hogrefe.
Schwarzer, R. (1993). Defensiver und funktionaler Optimismus als Bedingung für Gesundheitsverhalten. *Zeitschrift für Gesundheitspsychologie,* 1. Hogrefe.
Schwarzer, R. (1996). Psychologie des Gesundheitsverhaltens. Göttingen: Hogrefe.
Schweitzer, J. (2013). Homöopathie, jetzt ganz clever. Alternativheiler wollen seriös werden – mit immer neuen Tricks, 17. Oktober 2013, DieZeit, Buch: Wissen, Nr. 43, 37.
Selye, H. (1977). Stress, Bewältigung und Lebensgewinn. Reinbeck/Hamburg: Rowohlt.
Shermer, M. & Traynor, L. (2004). Heilungsversprechen – Alternativmedizin zwischen Versuch und Irrtum, Skeptisches Jahrbuch III. Alibri, ISBN 3-932710-86-X.
Siebert, A. (1983). Strafrechtliche Grenzen ärztlicher Therapiefreiheit. Berlin: Springer.
Singh, S. & Ernst, E. (2008). Trick or Treatment: The Undeniable Facts about Alternative Medicine. Random House.

Singh, S. & Ernst, E. (2009). Gesund ohne Pillen – was kann die Alternativmedizin? München: Hanser, ISBN-13: 978-3446233010.
Smolle, J. (1995). Wissenschaftliche Medizin und Alternativmedizin – reden wir aneinander vorbei? Hausarzt 46: 381–382. Springer-Verlag.
Smolle, J. (2000). Aus aktuellem Anlass. Heilen: weniger Theorie, mehr Bescheidenheit. Imago Hominis, 12, Heft 1, 8–10.
Smolle, J. (2002). Wissenschaftliche und alternative Medizin. Gemeinsame Strategie, unterschiedliche Gewichtung. Der Allgemeinarzt 6/2002.
Smolle, J. (2003). Homeopathy in dermatology. Dermatology Therapy, 16, 93–97.
Stalker, D. & Glymour, C. (eds.). (1985). Examining holistic medicine. Buffalo: Prometheus.
Thakkur, Ch.G. (1977). Ayurveda. Freiburg.
Thaler Singer, M. & Lalich, J. (1996). „Crazy" Therapies – What are they? Do They Work? San Francisco: Jossey-Bass Publishers.
Udris, I., Kraft, U. & Mussmann, C. (1991). Warum sind „gesunde" Personen „gesund"? Untersuchungen zu Ressourcen von Gesundheit (Forschungsprojekt SALUTE „Personale und organisationale Ressourcen der Salutogenese", Bericht Nr. 1). Zürich: Eidgenössische Technische Hochschule, Institut für Arbeitspsychologie.
Uexküll, T. v. & Wesiack, W. (1988). Theorie der Humanmedizin. München: Urban & Schwarzenberg.
Uexküll, T. v. & Wesiack, W. (1996). Wissenschaftstheorie: Ein bio-psycho-soziales Modell. In: Adler, R.H., Herrmann, J.N., Köhle, K., Schonecke, O.W. & von Uexküll, T.
Uexküll, T. v. & Wesiack, W. (2003). Integrierte Medizin als Gesamtkonzept der Heilkunde: ein biopsychosoziales Modell. In: v. Uexküll, T. (Hrsg.). Psychosomatische Medizin. Modelle ärztlichen Denkens und Handelns. München: Urban & Fischer, 3–42.
Ullmann, Christian (2006). Fakten über die „andere Medizin". Augsburg: Foitzick.
Verres, R. (1998). Gesundheitsforschung und Verantwortung. Gedanken zur Differenzierung und Vertiefung der Rekonstruktion subjektiver Gesundheits- und Krankheitstheorien. In: Flick, U. (Hrsg.). Wann fühlen wir uns gesund? Subjektive Vorstellungen von Gesundheit und Krankheit, 301–314. Weinheim: Juventa.
Versteegen, U. (1988). Zur Bedeutung des Konzeptes der „Lebensweisen" für die Gesundheitspsychologie. Eine empirische Untersuchung zu den Determinanten des Gesundheitsverhaltens 30–50-jähriger Frauen. Unveröffentlichte Dissertation, Albert-Ludwigs Universität, Freiburg.
Voigt, K.H. & Fehm, H.L. (1990). Psychoneuroendokrinologie. Aus: Uexküll, Thure v. Psychosomatische Medizin (4. Auflage). München, Wien, Baltimore: Urban & Schwarzenberg.
Vollmer, G. (1981, 2002). Evolutionäre Erkenntnistheorie: Angeborene Erkenntnisstrukturen im Kontext von Biologie, Psychologie, Linguistik, Philosophie und Wissenschaftstheorie. Stuttgart: Hirzel.
Weber, Tobias & Christian Ullmanns (2006). Fakten über die andere Medizin. Skeptiker 19 (3/06), 103–106.
Weiner, H. (2001). Auf dem Weg zu einer integrierten Medizin. In: Deter, H.-C. (Hrsg.). Psychosomatik am Beginn des 21. Jahrhunderts. Chancen einer biopsychosozialen Medizin. Bern: Huber.
Wesiack, W. (1995). Gesundheitsentstehung – Konzepte zur Salutogenese. In: Frischenschlager, O., Hexel, M., Kantner-Rumplmair, W., Ringler, M., Söllner, W. & Wisiak, U.V. (Hrsg.). Lehrbuch der Psychosozialen Medizin. Grundlagen der Medizinischen Psychologie, Psychosomatik, Psychotherapie und Medizinischen Soziologie. Wien: Springer.
Wesiack, W. (Hrsg.). (1995). *Psychosomatische Medizin*. Urban & Schwarzenberg.
William, U. (2009). Die beseelte Zoologie. Ein neues Institut in Münster lehrt, wie der Christ sich gegenüber den Tieren verhalten soll. DieZeit, Nr. 49, 44 Wissen, 26.11.2009.

Zenz, H., Bischoff, C. & Hrabal, V. (1996). Patiententheoriefragebogen. Göttingen: Hogrefe.
Zitterbarth, W. (1995). Gesundheit als gesellschaftliche Konstruktion. In: Lutz, R. & Mark, N. (Hrsg.). Wie gesund sind Kranke?, Göttingen: Hogrefe Verlag, 27–41.

# 5

# Sprechende Medizin: Arzt-Patient-Kommunikation

Die dritte Säule der wissenschaftlichen Medizin

## 5.1 Zuerst heile mit dem Wort ...? Zur Bedeutung der Kommunikation in der Humanmedizin

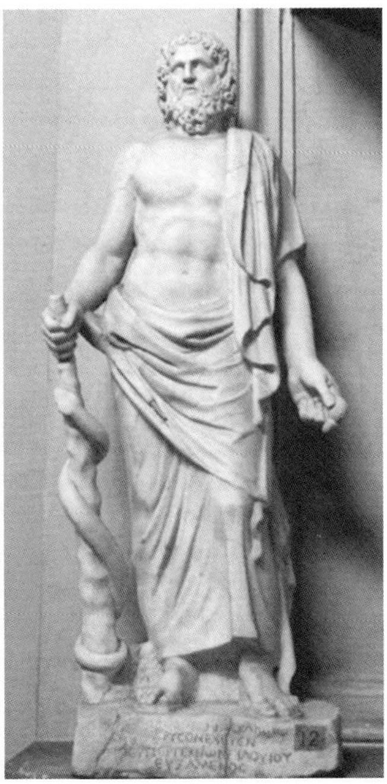

*„Zuerst heile mit dem Wort,*
*dann mit der Arznei*
*und zuletzt mit dem Messer"*

sinngemäße Übertragung aus dem Altgriechischen, dem antiken Gott der Heilkunst *Asklepios* (römisch: Äskulap) zugeschrieben; später von Paracelsus übernommen

Abb. 29

Schon vor 3000 Jahren galt für die griechische Tempelmedizin das erstaunliche Motto: *Zuerst heile mit dem Wort, dann mit der Arznei und zuletzt mit dem Messer.* Diese Aufforderung an Ärzte ist eine sinngemäße Übertragung aus dem Altgriechischen. Sie wird dem Halbgott der Heilkunde Asklepios zugeschrieben – wir kennen ihn unter seinem römischen Namen *Äskulap* bis heute. Kann eine derart antike Haltung für die moderne Medizin überhaupt noch von Bedeutung sein? Ist es nicht Zeit, so alte Vorgaben zu überwinden und uns ganz auf unsere aktuellen naturwissenschaftlichen Erkenntnisse zu verlassen? Was sollen wir mit so alten Weisheiten noch anfangen, die aus einer Zeit des Götterglaubens mit all ihrer Symbolik und Vieldeutigkeit stammen? Ich möchte nun der Frage nachgehen, ob und wieweit eine solche Handlungsanweisung auch für die Ärzte der Gegenwart Gültigkeit haben kann – oder ob wir uns davon besser lossagen.

Unsere moderne Medizin als Wissenschaft präsentiert sich nach wie vor überwiegend und stolz als Teil der Naturwissenschaften. Aber: Wird sie damit ihrem Gegenstand – nämlich dem *kranken Menschen* – tatsächlich ausreichend gerecht? Genau genommen ist auch der Begriff *biologische Medizin* für diesen *Mainstream* nicht richtig, denn in der biologischen Wissenschaft musste immer mit dem Konzept *lebender Systeme* gearbeitet werden – wie Uexküll (1997) anmerkt, der Internist war und zugleich ein ganz prominenter Kritiker der biologistischen Medizin: Ein umfassendes Verständnis des Menschen und seines „Funktionierens" ergibt sich nur, wenn der Mensch in seinen konkreten Lebensumwelten studiert wird.

Trotz der enormen Fortschritte in der naturwissenschaftlichen Medizin müssen wir auch die Grenzen dieses Ansatzes erkennen. Große Bereiche menschlicher Leidenszustände werden damit nicht zutreffend erfasst und können mit dieser Reparaturmedizin auch nicht „repariert" werden, was immer wieder Hoffnungen enttäuscht. Denken wir dabei nur an die Pat. mit sog. somatoformen Störungen, also *Beschwerden*, für die es *keinen ausreichenden organmedizinischen Befund* gibt. Zugleich fordern weite Teile der Bevölkerung vehement eine „sprechende Medizin" ein: Immer mehr Menschen wollen ihre Krankheit „verstehen" und in diagnostische und therapeutische Prozeduren mitverantwortend einbezogen werden.

Aber dürfen wir uns – trotz aller Kritik – nicht wirklich freuen über die großartigen Leistungen unserer zeitgenössischen Medizin? Ja, selbstverständlich! Wir alle sind als Patienten Nutznießer dieser Erkenntnisse und wollen nicht darauf verzichten. Aber warum ist dann der Befund seit Jahrzehnten unverändert, dass diese Medizin einerseits hochgeschätzt ist und andererseits massiv unter Kritik steht, wenn es um den Umgang mit uns als Patienten geht. Diese ambivalente Haltung der Öffentlichkeit gegenüber der wissenschaftlichen Medizin können wir jeden Tag in den Medien verfolgen. Es gibt also trotz der vielgerühmten Fortschritte ein offensichtliches Defizit, das es zu erkennen und zu begrenzen gilt.

Die Hypothese dazu lautet: „Wir haben ein zu einseitig mechanistisches Bild vom Menschen. Wir sehen im Organismus noch immer eine komplexe Maschine, die ingenieursmäßig repariert werden kann."

Wie nicht nur die Zufriedenheitsforschung, sondern auch die Internet-Foren belegen, sind erstaunlich viele Patienten frustriert über die *insuffiziente medizinische Hilfe*, die sich aus der „hard core medicine" ergibt. Diese Patienten laufen von Arzt zu Arzt und weichen schließlich in Scharen auf die Versprechungen von alternativ- oder komplementärmedizinischen Angeboten aus. Aber auch immer mehr Ärzte wenden sich solchen randständigen oder esoterischen Praktiken zu, um die Patienten zu halten. Hier haben wir schon längst eine zweigleisige Medizin in unserer Kultur – (a) eine wissenschaftliche und (b) eine paramedizinische, die mit wissenschaftlich nicht oder nicht ausreichend geprüften und verstandenen Behauptungen agiert.

Hinter der Debatte um dieses *biomedizinische Modell* verbirgt sich die Auseinandersetzung, ob der Mensch entweder primär als *Objekt* oder aber als *Subjekt* oder gar zugleich als *Objekt und Subjekt* zu verstehen ist. Anders formuliert: Braucht es eine Ausbildung zum Arzt als Reparateur für körperliche Gebrechen im Sinne einer *Ingenieursmedizin* oder brauchen wir *Ärzte*, die den erkrankten Menschen bei ihrer Heilung fachkundig behilflich sind, sie darin fortwährend unterstützen, Gesundheit zu generieren oder mit ihrer unheilbaren Krankheit leben zu lernen und die Patienten bis zum Sterben begleiten, wo es nichts mehr zu reparieren gibt.

Die Frage lässt sich wissenschaftlich auch anders formulieren: Kann das *Objektive* (die materiell erkennbare *Krankheit*) und *Subjektive* (der *kranke Mensch* mit seinen um die Krankheit rankenden *Gedanken, Gefühlen und Handlungen*) gemeinsam erfasst und erklärt werden, oder müssen wir weiter von *zwei Welten* ausgehen, von denen wir nicht verstehen, ob und wie sie miteinander verwoben sind?

„Nichts ist praktischer als eine gute Theorie" – das theoretische Fundament der *biopsychosozialen Medizin*
(bereichsspezifische Ausformungen des biopsychosozialen Modells):
= Theorie der Körper-Seele-Einheit – Body Mind Unity Theory
= Theorie der Gehirn-Geist-Einheit – Brain Mind Unity Theory
= Theorie der Materie-Geist-Einheit – Organic Unity Theory

**Das biopsychosoziale Modell**

als Wegbereiter einer integrierten wissenschaftlichen Medizin *(The Body Mind Unity Theory)*

Ludwig von Bertalanffy (Systemtheorie)

George L. Engel (originäre Formulierung, breitenwirksame Publikation)

G. E. Schwartz & P. Weiss (Ausformulierung, Propagierung)

A. Goodman (organismische Einheit *sensu* Spinoza)

Herbert Weiner (Organismus als Leib-Seele Funktionseinheit)

Eric Kandel (Neurobiologie, interdisziplinäre Vernetzung)

Th. v. Uexküll, W. Wesiack, A.R. Lurija, H. Petzold & J.W. Egger u.v. a.

In Abbildung 3 ist der Ausschnitt *Mesokosmos* (sensu Vollmer) für den Bereich der Humanmedizin relevant. Darin wird skizzenhaft ersichtlich, dass das erweiterte biopsychosoziale Modell als Theorie der organismischen Einheit (Theorie der Körper-Seele-Einheit oder auch *The Body Mind Unity Theory*) die *Allgemeine Systemtheorie* als Metatheorie der „Wirklichkeit" nutzt. Schon das originäre *biopsychosoziale Modell* beschreibt die Natur als eine hierarchische Ordnung von Systemen. In diesem Kontinuum stehen größere, komplexere Einheiten hierarchisch über den weniger komplexen Einheiten. Jedes Niveau in dieser Hierarchie repräsentiert ein *dynamisches System* (bzw. eine „Ganzheit") und jedes System weist Eigenschaften und Beziehungen auf, die für dieses Organisationsniveau typisch sind. Die „Person" ist ihren Organsystemen, aus denen sie besteht, übergeordnet (sie bildet also ein komplexeres System als die Summe aller Organe). Nichts existiert isoliert, alle Ebenen der Organisation sind verbunden, sodass eine Änderung auf einer Ebene im Prinzip auch eine Änderung in den anderen, v. a. den angrenzenden Systemebenen bewirken kann. (Übrigens – die Nagelprobe hat diese Allgemeine Systemtheorie schon vor Jahrzehnten bestanden: Mit ihr wurde aus der Zoologie und Botanik die Biologie.) Ein *Ereignis* läuft aufgrund der vertikalen und horizontalen Vernetzung mehr oder minder *gleichzeitig auf verschiedenen Dimensionen* ab, was technisch dem Prinzip der *parallelen Verschaltung* entspricht (vgl. Abb. 2). D. h. aber nicht, dass auch alle Effekte zur gleichen Zeit einsehbar sind. Aufgrund der unterschiedlichen zeitlichen Abläufe auf den beteiligten Systemebenen können einige Aspekte schnell, andere Aspekte – auch auf anderen Systemebenen – möglicherweise erst verzögert wahrgenommen werden – denken wir bspw. an die lange Vorlaufzeit für *Schädigungen* durch Zigarettenrauchen oder an den Zusammenhang zwischen einer latenten Ärgerbereitschaft und der Entwicklung eines Magen-Ulcus ...

1. Zwischenergebnis

*Krankheit* lässt sich *mit naturwissenschaftlichen Methoden* immer wieder behandeln, aber nur begrenzt beherrschen. Für die Schaffung und Aufrechterhaltung von *Gesundheit* braucht es die Mitarbeit des Patienten und seiner Lebensumwelt. *Aber wie schafft der Arzt eine solche Mitverantwortung aufseiten des Patienten?* Wieder landen wir beim Begriff der *Kommunikation*. Was wir heute als kommunikative Kompetenz des Arztes bezeichnen, galt ja bis in die Gegenwart herauf vielen Fachvertretern als schmückendes Beiwerk, was jeder Arzt ohnehin beherrsche und was obendrein nicht lehrbar sei. Die *Arzt-Patient-Kommunikation* wurde teilweise wie das bunte *Geschenkpapier* gesehen, das Entscheidende sei ja doch der *Inhalt* (z. B. das Medikament), war oft die Meinung.

Auf die Sprache achten: Worte sind das „Schweizermesser" der Kommunikation.
Kommunikation ist ein Phänomen allen Lebens.
Arzt-Patient-Kommunikation ist ein Werkzeug in der Medizin,
professionell eingesetzt wirkt sie als Heilmittel.

Tatsächlich ist Kommunikation, wie uns die Forschung zeigt, ein hochpotenter Wirkfaktor, der allerdings in seiner Bedeutung nach wie vor unterschätzt wird, weil die *Parallelität* von *psychischen und physischen Vorgängen* wenig geläufig ist. – Dazu eine einfache Skizze:

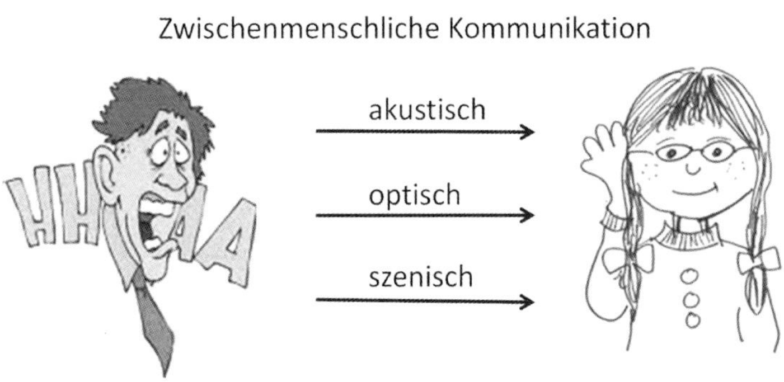


Abb. 30: Zwischenmenschliche Kommunikation – Sender-Empfänger-Modell

Für unsere Überlegungen gilt: Sobald das gesprochene WORT als Schallwellen mein Ohr erreicht und sobald die nonverbalen Signale und die weiteren szenischen Informationen meine anderen Sinnesorgane erreichen, werden sie dort in physiologische Signale umgesetzt. Ab diesem Moment ist die Sache bereits körperlich. Im Gehirn werden diese unterschiedlichen Signale in einer parallelen Verarbeitung ausgewertet und eine entsprechende Bedeutung errechnet – je nach Bedeutungserteilung kann die Botschaft z. B. als gut und freundlich oder aber als schlecht und bedrohlich interpretiert werden. Jedenfalls läuft nun der gesamte Prozess als paralleles Ereignis ab: im Psychischen als mehr oder minder bewusstes Erleben und im Organischen als messbarer physiologischer Prozess. Die Schaltstelle für das Ausmaß an physiologischer Aktivierung liegt bei den Emotionen.

Mit dem Begriff „Emotion" wird der gesamte (großteils nichtbewusste, „automatisierte" und daher schnell ablaufende) psychophysiologische Prozess der bewertenden Informationsverarbeitung bezeichnet. Im Gehirn sind dies physiologische Vorgänge wie beispielsweise Durchblutungsveränderungen (diese Hämodynamik ist mit bildgebenden Verfahren gut darstellbar), die elektrischen bzw. elektro-chemischen Aktivitäten (z. B. mittels EEG erfassbar) oder die Neurotransmitteraktivität. Im restlichen Organismus lassen sich z. B. die Herzaktivität bzw. die Durchblutung (z. B. über EKG oder Pulswellenmessung darstellbar), die Atmung, die Spannungsänderungen in der Willkürmuskulatur, die Verdauungstätigkeit, die Pupillengröße oder der elektrische Hautwiderstand (als Summenwert des psychophysiologischen Arousals) messen ... sie alle sind Teilaspekte des emotionalen Prozesses, welche wir von außen beobachten können. Von dieser Beobachterposition lässt sich aber auch die nonverbale Kommunikation, welche den emotionalen Prozess begleitet, erfassen, d. h. wir können Stimme, Mimik, Gestik und motorisches Verhalten der Person beobachten. Auch die Versprachlichung des Gefühlten bzw. das Erzählen des Erlebten sind als erfassbare verbale Kommunikation und Symbolisierung relevante und objektivierbare Teile des emotionalen Prozesses. Nur das eigentliche Erleben, d. h. das ganz private Fühlen und Empfinden sowie die damit verbundene Stimmung bleiben ausschließlich dem Individuum zugänglich (vgl. z. B. Koemeda-Lutz 2010).

Mit „Emotion" ist also der gesamte psychophysiologische Prozess gemeint, mit „Gefühl" vorrangig das jeweils subjektiv Erlebte, mit „Affekt" die kurzzeitige (deutlich erhöhte) emotionale Erregung mit ihren entsprechenden Handlungsimpulsen und mit „Stimmung" üblicherweise die zeitlich verlängerte emotionale Hintergrundaktivierung (vgl. auch Abb. 26).

Wie komplex dieses Geschehen ist, lässt sich an den Forschungsergebnissen zur „physiologischen Persönlichkeit" erahnen (zusammenfassend z. B. bei Henning & Netter 2005). Die Gesamtpersönlichkeit eines Menschen muss als psychophysiologisches Konstrukt konzipiert werden. Es lassen sich ganz unterschiedliche Arten von physiologischer Aktivierung bzw. neurophysiologischen Verschaltungen nachweisen, welche die für den jeweiligen Menschen typischen „seelischen Eigenheiten" steuern. Damit liegt ein weiterer unzweifelhafter Beleg für die immerwährende multimodale Vernetzung von ZNS, Vegetativum, Endokrinum und Immunsystem vor. Wir haben nicht nur eine psychologische, sondern zugleich auch eine physiologische Persönlichkeit, die als Summe der zeitlich überdauernden physiologischen Reaktionsmuster gesehen werden kann. In diesen Regelkreisen sind die physiologischen Routinen für unser individuelles Reaktionsmuster (welches wir als „Persönlichkeit" oder zeitlich überdauerndes Verhalten einer Person bezeichnen) verankert. Jedes seelische Ereignis, d. h. jeder Gedanke, jedes Gefühl oder jeder Handlungsimpuls ist daher zugleich auch ein körperliches Ereignis. Damit wird verständlich, wie Änderungen in den betreffenden physiologischen Regelkreisen auch zu einem veränderten Erleben und Verhalten eines Menschen führen und auch, wie konditioniertes Verhalten immer auch Veränderungen an den „Programmzeilen" der physiologischen Schaltkreise mit sich bringt.

Es ist also keine Fiktion, wenn wir behaupten, dass man mit der zwischenmenschlichen Kommunikation direkt in das Körpergeschehen eingreift. Man kann mit Worten verletzen wie mit dem Messer. *„Mit Worten berühren"* ist also mehr als nur eine Metapher – wir können dadurch auch physiologisch beruhigt oder aber auch verletzt werden. Durch die *nervöse Verarbeitung* der jeweils einlangenden Informationen wird im Gehirn ein Ereignis konstruiert, wo nicht mehr unterschieden wird, ob es sich um einen physiko-chemischen oder ursprünglich symbolischen Eingriff handelt – in jedem Fall dreht es sich *immer auch* um einen physiologischen Prozess – egal wie die Quelle aussieht; Worte haben also eine psychophysische Wirkung. (Ein gewichtiges Lob lässt sich z. B. auch an der Neurotransmitter-Veränderung nachweisen.)

Es ist wieder unsere *Sprache* (bzw. unser Begriffssystem), die uns eine doppelte Welt vorgaukelt, eine seelische und eine davon irgendwie losgelöste materielle Welt, obwohl beide Teile zur selben Wirklichkeit gehören. Wir erkennen also längst, dass der Organismus ein informationsverarbeitendes, dynamisches System ist, wie dies Herbert Weiner oder der Nobelpreisträger Eric Kandel beschrieben haben. Aber wir haben nach wie vor zwei Sprachsysteme, die nicht harmonieren: Die *Sprache für das Organische* und die *Sprache für das Seelische.* Solange wir dieses Problem nicht zufriedenstellend lösen, werden wir immer in die Falle tappen: Wir reden von zwei Wirklichkeiten, wo es nur eine gibt. Herbert Weiner war der Überzeugung, dass die Medizin die Sprache der Funktion benutzen muss und nicht die Sprache der Materie, um diese gewaltige Schwierigkeit zu meistern.

### 2. Zwischenergebnis

Wir können also festhalten: Jeder Gedanke, jedes Gefühl – überhaupt jedes seelische Ereignis – ist sowohl ein psychologisches als auch ein physiologisches Ereignis. Was den Gesetzen der Physik und Chemie entspricht, ist das *Organische.* Was den Gesetzen der Psychologie entspricht, ist das *Seelische.* Beide Seiten gehören zu einer Wirklichkeit – diese können wir *immer nur hinreichend, aber nie perfekt abbilden*, weil die meisten hier interessierenden Phänomene *multidimensional, nicht-linear* und *hochkomplex* sind. Es verbleibt daher immer eine Restunschärfe, auch wenn wir uns noch so sehr forscherisch anstrengen.

Ich bin – als empirisch denkender Mensch – ein Freund der naturwissenschaftlichen Medizin. Es ist großartig, was wir mit chemisch und physikalisch begründeten Eingriffen zuwege bringen. Aber ich bin auch ein Freund der subjektorientierten Medizin, denn wir sind eben doch keine Maschinen, sondern *leibhaftige Menschen mit unterscheidbaren Persönlichkeiten und individuellen Lebensumwelten,* mit denen unsere *Medizin* zunehmend besser zurechtkommen sollte. Wenn wir *Krankheit und Kranksein* tatsächlich *gemeinsam betrachten,* führt dies wie von selbst zu einer *integrierten Medizin.* Um der Unschärfe und Scharlatanerie entgegenzuwirken, braucht es allerdings eine strenge Kontrolle, jede Aussage muss so formuliert werden, dass sie *überprüfbar* und damit auch widerlegbar ist – es gilt: „nichts ist fix", unsere Aussagen sind mehr oder minder gut gesicherte Hypothesen. Wir nennen dieses Vorgehen bekannterweise die wissenschaftliche Methode zur Beschreibung und Erklärung der Wirklichkeit.

Die verbindende Variable zwischen objektiver und subjektiver Sicht ist die Kommunikation. Ohne diese Verbindung laufen die beiden Seiten der Wirklichkeit unverbunden nebeneinander her. – Aber was sagt nun die empirische Forschung zum Thema *ärztliche Kommunikation*? Was sollen unsere Studierenden über die Bedeutung der Arzt-Patient-Kommunikation wissen und was davon beherrschen?

**Warum ist Kommunikation ein bedeutsames Thema in der Medizin?**

- Der wichtigste Grund für Klagen gegen Ärzte ist die Unzufriedenheit des Patienten mit der Kommunikation seines Arztes
- Patienten, die sich in Diagnostik und Therapie beteiligen können, zeigen eine Verbesserung ihres Wohlbefindens, sie zeigen bessere Compliance und neigen weniger zum Arztwechsel
- „Schwierige Patienten" teilen die Konzepte ihrer Ärzte nicht; das Krankheitsverständnis von Arzt und Patient divergiert beträchtlich
- Ärzte selbst erleben den Mangel an Kommunikationskompetenz als wesentliche Berufserschwernis

Fazit: Kommunikation ist ein Thema für Ärzte, weil es ein Thema für Patienten ist.

Abb. 31: Kommunikation als bedeutsames Phänomen in der Humanmedizin

Allgemein: Die Internet-Beurteilungen von Ärzten und auch die über Patientenurteile erstellten Rankings lassen Folgendes erkennen: Der Patient kann häufig nicht valide einschätzen, wie gut der Arzt pharmakologisch oder technisch-chirurgisch gearbeitet hat. Was der Patient aber immer beurteilen kann, ist, wie der Arzt mit ihm kommunikativ umgegangen ist. Das wird sein Urteil über diesen Arzt maßgeblich bestimmen.

## Fakten zur Arzt-Patient-Kommunikation

**Informationsbedürfnis:**

80 % bis 95 % der Pat. wollen umfassende Info über Erkrankung, Behandlung und Prognose

**Funktionen der Kommunikation:**

Kommunikation mit Pat. ist *wichtigstes Handwerkszeug* des Arztes: 50 % aller Diagnosen über umfangreiche Anamnese-Erhebung, ca. 80 % mittels genauer Anamneseerhebung & körperlicher Untersuchung

**Patienten-Anliegen:**

50 % der Patientenprobleme werden nicht geäußert oder nicht vom Arzt aufgegriffen

**Gesprächsverhalten:**

Dem Patienten ermöglichen, seine Fragen, Erwartungen und Befürchtungen zu äußern, ermöglicht Angleichung des „naiven Krankheitsverständnisses" an das professionelle ärztliche Verständnis

**Compliance:**

Nur ca. 50 % der Verschreibungen und Empfehlungen zur Änderung des Lebensstils werden von Pat. befolgt

**Recht des Patienten, über seine Krankheit informiert zu werden**

**Aufklärungsgespräch:**

„Aufklärung als Prozess", keine einmalige Übermittlung der bedrohlichen Diagnose; Aufnahmebereitschaft in intellektueller und emotionaler Hinsicht überprüfen, unzureichende Aufklärung gilt als Kunstfehler

**Unerfüllte Erwartungen:**

betreffen primär diagnostische und prognostische Informationen

Sonderfall **somatoforme Störungen**:

Beschwerden ohne ausreichenden organischen Befund; medizinisches vs. patientenseitiges Krankheitsverständnis ist zu verhandeln; doctor shopping, Koryphäenkiller-Syndrom

**Klagen gegen Ärzte:**

Studie USA / Canada (JAMA 2007): Studierenden-Noten in „ärztlicher Kommunikation" korrelieren mit Anzahl von Klagen, die von Patienten gegen die Ärzte (in ihrem späteren Berufsleben) eingebracht wurden

*Exkurs*:

## JAMA-Studie – Kommunikative Kompetenz vermeidet Patientenbeschwerden

Kommunikation ist ein wichtiger Bestandteil der ärztlichen Kunst. Wer im Studium den Umgang mit dem Patienten nicht gelernt hat, sieht sich im späteren Berufsleben häufiger mit Patientenbeschwerden konfrontiert. Dies ergab eine Studie im amerikanischen Ärzteblatt (JAMA 2007; 298: 993–1001).

In Kanada müssen Medizinstudierende seit 1993 im klinischen Teil der Ausbildung einen „Kommunikationstest" absolvieren. In einer „clinical skills examination" (CSE) müssen sich die angehenden Mediziner in drei bis vier ärztlichen Alltagssituationen bewähren. Thema der Arzt-Patienten-Gespräche sind – nach Anamnese und körperlicher Untersuchung beispielsweise die Diskussion über die Fortsetzung einer Therapie bei einer terminalen Erkrankung oder die Beratung von Jugendlichen zu den Möglichkeiten der Empfängniskontrolle. Zu einer schlechten Bewertung führt dabei, wenn die angehenden Mediziner die Nachfragen der Patienten ignorieren, sie herablassend behandeln oder gar beschimpfen. Schließlich müssen die Studierenden in einem schriftlichen Test zeigen, dass sie die medizinischen Probleme der Patienten erfasst haben und anderen Kollegen mitteilen können. Ein ähnlicher Test, der USMLE Step 2 CS, gehört seit 2004 auch in den USA zum Curriculum. Die Tests sind zeitaufwendig und daher umstritten – aber sie sagen einiges über die späteren kommunikativen Fähigkeiten der Ärzte im Beruf aus. Robyn Tamblyn von der McGill-Universität in Montreal hat die CSE-Ergebnisse der ersten Mediziner, die diesen Test in Ontario und Quebec 1993 bis 1996 im Studium absolvierten, mit den späteren Patientenbeschwerden (bis 2005) in Beziehung gesetzt. Patientenbeschwerden sind in Kanada keineswegs selten. Auf 3.434 Ärzte kamen 1.116 Beschwerden (4,8 Beschwerden pro 100 Behandlungsjahre), die in mehr als der Hälfte der Fälle von den Ärztekammern auch als berechtigt eingestuft wurden. Sie zogen Verwarnungen nach sich, führten aber bisher nie zum Verlust der Zulassung. Die Beschwerden betrafen häufiger das Verhalten (etwa: rüdes oder beleidigendes Auftreten gegenüber dem Patienten) und andere Kommunikationsdefizite des Arztes als echte Fehler in Diagnostik, Behandlung oder Nachsorge. Tamblyn kann nun zeigen, dass Ärzte mit den schlechtesten Noten im CSE-Test im späteren Berufsleben die meisten Patientenbeschwerden auf sich zogen.

Eine um 2 Standardabweichungen schlechtere Kommunikationsfähigkeit erhöhte die Zahl der Patientenbeschwerden um 38 Prozent oder um 1,17 zusätzliche Beschwerden pro 100 Behandlungsjahre, was nach Ansicht der Editorialisten Gregory Makoul und Raymond Curry von der Feinberg School of Medicine in Chicago den Aufwand rechtfertigt, der in Kanada und jetzt auch in den USA mit der CSE (oder USMLE Step 2 CS) betrieben werde (JAMA 2007; 298: 1057–1059, zit.n. @rme/aerzteblatt.de, 5.9.2007).

Die Kommunikationstheoretiker sind sich einig: Das Ausmaß an *Vernetzung von Menschen und ihrem Wissen* ist schon heute so groß wie noch nie in der Menschheitsgeschichte. Dieser Prozess wird mithilfe neuer Technologien noch beschleunigt weiter gehen. Das wird uns insbesondere im beruflichen Bereich *Fertigkeiten* abverlangen, die bisher weniger bedeutsam waren: In einer vernetzten Welt spielen kommunikative Fertigkeiten eine zentrale Rolle. Im Vergleich zu heute werden es zukünftig weniger die technischen Fertigkeiten sein, die zählen, denn diese Anforderungen werden durch eine *fortschreitend intuitivere, Software-gestützte Bedienung heruntergeschraubt*. Dagegen werden die *sozialen Fertigkeiten bzw. die Befähigung zur angepassten Kommunikation* wichtiger werden. In einer komplex vernetzten Welt wird die kommunikative Kompetenz zur Lösung von Problemen noch stärker als bereits heute gebraucht werden. Für das Arbeitsfeld der Medizin ist dies von besonderer Bedeutung, da hier der primäre Ansprechpartner der kranke Mensch ist, der in Diagnostik und Therapie zunehmend mehr mitentscheiden will (s. a. die Verhaltensmediziner Foss & Rothenberg 1987).

Joachim Bauer (Freiburg 2011) hat eine wissenschaftliche Tagung zu diesem Themenkreis mit folgenden Worten eingeleitet: „Nie zuvor waren die Biowissenschaften – und ganz besonders die Neurowissenschaften – spannender als in diesen Jahren. Besonders faszinierend sind die Erkenntnisse über das kommunikative Potenzial biologischer Systeme. Für das „biologische System *Mensch*" trifft dies in besonderer Weise zu. Nicht nur unser Gehirn, auch die molekularen Strukturen unseres Erbgutes sind in der Lage, Signale zu empfangen und auf diese zu reagieren. – Mein eigener Weg führte mich von der *molekularen immunologischen Forschung* über die *Neurobiologie* zur *psychologischen Medizin*. Wer in den Fächern der psychologischen Medizin tätig ist, erfährt die Bedeutung der menschlichen Kommunikation und ihrer biologischen Grundlagen in besonderer Weise. Zu kommunizieren, an anderen Menschen Anteil nehmen und Beziehung gestalten zu können, ist nicht nur Mittel zum Zweck, sondern ist der Kern dessen, was seelische Gesundheit bedeutet. ..."

**Resumee**

Der *Arztberuf* ist in seinem Kern ein *kommunikativer Beruf*. Neben den *pharmakologischen* und *chirurgisch-technischen* Einflussnahmen besteht ärztliches Handeln zu einem guten Teil auch aus *psychologischen Wirkfaktoren*. Der Patient von heute erwartet, dass der Arzt zu *einer problemlösenden Kommunikation befähigt* ist. Er will mit seinen *Beschwerden, Ängsten, Vorstellungen sowie Handlungsmöglichkeiten wahrgenommen* werden. Der Arzt wiederum ist auf die Mitarbeit des aufgeklärten Patienten angewiesen. Beides unterstreicht die Notwendigkeit, dass *angehende Ärzte* schon in ihrer Ausbildung eine *ausreichende kommunikative Kompetenz* erwerben. Wissenschaftliche Medizin auf der Höhe der Zeit muss also gleichzeitig mit „Wort", „Arznei" und „Messer" arbeiten.

Das biopsychosoziale Krankheitsverständnis als Leitbild für die Humanmedizin

die 3 Säulen der Medizin:

| **WORT** | **ARZNEI** | **MESSER** |
|---|---|---|
| kommunikative, psychologische Wirkfaktoren | pharmazeutische Wirkfaktoren | chirurgisch-technische Wirkfaktoren |

*Antike Heilkunst sensu Asklepios:*
*„Zuerst heile mit dem Wort, dann mit der Arznei und zuletzt mit dem Messer"*

*Wissenschaftliche Heilkunde sensu biopsychosoziale Medizin:*
„Finde gemeinsam mit deinem Patienten heraus, womit du ihm in seinem jeweiligen Krankheitsstadium am besten helfen kannst, und unterstütze ihn dabei mit allen gebotenen Mitteln – mit Wort, Arznei und Messer."

Abb. 32: Die 3 Säulen der Medizin – von Asklepios zur biopsychosozialen Medizin

Der Arzt tritt nun wieder mit seinen 3 Funktionsbereichen in Erscheinung – *als Problemlöser*, als *Unterstützer beim Heilungsprozess* und auch als *Begleiter des Kranken* in seinem Krankheitsprozess.

**Die drei *Funktionen* des Arztes in der Behandlung von Kranken:**

| | | |
|---|---|---|
| Der Arzt als<br>***Begleiter***<br>des Kranken | Der Arzt als<br>***Katalysator***<br>in der Krankenbehandlung | Der Arzt als<br>***Problemlöser***<br>im Krankheitsfall |

Um diese Funktionen ausfüllen zu können, braucht der Arzt zumindest zwei Grundfertigkeiten oder Basis-Kompetenzen:

| | | |
|---|---|---|
| *Kompetenz in der professionellen Gestaltung des Arzt-Patient-Kontakts*<br><br>***kommunikative Kompetenz***<br>*„professionelles ärztliches Gespräch"; biopsychosoziales (= paralleles) diagnostisches und therapeutisches Vorgehen; Hilfe zur Selbsthilfe; psychosoziale Problemlösekompetenz* | *erweiternde fachliche Kompetenz*<br><br>***psychotherapeutische Kompetenz*** | *Kompetenz in organ- bzw. biomedizinischer Diagnostik und Therapie*<br><br>***naturwissenschaftliche Kompetenz***<br>*pharmazeutische Eingriffsmöglichkeiten, chirurgisch-technische Medizin; Problemlösekompetenz im Sinne der hard-core-Medizin* |

*Biopsychosoziale Medizin und Humanmedizin-Studium*

Die Medizinische Universität Graz hat die *biopsychosoziale Orientierung für Lehre, Forschung und Patientenbetreuung* in ihrem *Leitbild* verankert (2002/2004/2008). Eine Folgerung daraus ist etwa auch die Erfassung der empathischen Kompetenz der Studienwerber beim Aufnahmeverfahren: Hier werden die angehenden Studierenden mit verschiedenen realistischen Arzt-Patienten-Kontakten konfrontiert und sollen aus den angebotenen Alternativen jene herausfinden, die für eine *gedeihliche Problemlösung* die relativ besten sind. Ein *Studienwerber*, der sich gar nicht in die subjektive Welt eines anderen Menschen hineinversetzen kann, wird hier schlecht abschneiden. Dabei geht es nicht darum, dass er dieses empathische Verhalten auch professionell beherrscht – denn das soll er ja im Studium lernen – es geht vielmehr darum, dass er überhaupt eine ausreichende Befähigung mitbringt, zu erkennen, was sich auf der zwischenmenschliche Ebene abspielt. Psychopathologisch sehr auffällige Menschen (wie etwa Borderline-Persönlichkeiten) können das leider nicht. Sie sollten unserer Meinung nach auch keine Ärzte werden.

In einem Studien begleitenden verpflichtenden Ausbildungsprogramm, das unter der Bezeichnung „Kommunikation, Supervision, Reflexion“ (KSR) läuft, werden die Studierenden vom 3. bis zum 10. Semester in kleinen Seminargruppen immer wieder auf den professionellen Umgang mit Patienten vorbereitet

- *Wie erfasst man das vom Patienten nicht direkt Gesagte?*
- *Wie verhandelt man unterschiedliche Auffassungen von Arzt und Patient, was diagnostisch und therapeutisch zu geschehen hätte?*
- *Wie steuert man den patientengerechten Prozess der Aufklärung über fatale Befunde?*
- *Wie schafft man Verbesserungen im Umgang mit sog. schwierigen Patienten? ...*

Hier braucht es naturgemäß Geduld und Engagement der Lehrenden, um ein ausreichendes Niveau an *Wissen*, *Wollen* und *Können* aufseiten der Studierenden zu erreichen. Für die Studierenden wurde auch ein sog. *Studienbeirat* geschaffen, in dessen Rahmen studentische Tutoren ausgebildet werden, welche in einer *peer to peer Arbeit* sowohl die *MUG-helpline* für in Krisen geratene Studierende betreuen als auch weitere Angebote entwickeln, die der *Gesundheits-* und *Persönlichkeitsbildung* der jungen Kollegen dienen. Ein *Mentoring-Programm* soll den Studierenden über die gesamte Studienzeit bis in den Berufseinstieg eine *fachliche wie menschliche Begleitung* ermöglichen. Auch der Krankenanstaltenträger des Grazer Univ.-Klinikums, die Stmk. KAGes, bietet für ihre Mitarbeiter ein Coaching an, damit die Betroffenen bei erfahrenen Fachleuten Hilfe bekommen, wenn *schwerwiegende innerbetriebliche Kommunikationsprobleme* zu Burn-out und anderen gravierenden Gesundheitsgefährdungen führen könnten.

Natürlich bleibt für die breitenwirksame Umsetzung einer biopsychosozial orientierten Medizin noch viel tun. Und unsere Erfolge werden wir wohl nur in guter kollegialer Vernetzung mit allen Bereichen der Medizin und in gegenseitiger Wertschätzung erreichen. Da keiner von uns alles kann, sind wir aufeinander angewiesen, ganz nach unserem Motto: Hilfe kommt aus Wort, Arznei und Technik. Oft steht dabei das *Wort* – als Symbol für die Kommunikation – am Beginn unserer Einflussnahmen, es begleitet unser sonstiges Tun und beschließt häufig unser Wirken.

## 5.2 Das ärztliche Gespräch: Faktoren der Arzt-Patient-Kommunikation

Das ärztliche Gespräch steht im Zentrum der sog. Arzt-Patient-Beziehung. Für die verbale Begegnung zwischen dem Arzt und seinem Patienten gibt es inzwischen eine Fülle von kommunikationstheoretischen Erkenntnissen, welche dem Arzt zur optimalen Nutzung der persönlichen Fähigkeiten und zum Erwerb neuer Fertigkeiten in der Gesprächsführung verhelfen. Er schafft sich damit effizientere psychologische Mittel zur Gestaltung der Arzt-Patient-Begegnung und therapeutischen Einflussnahme. In der Patientenführung können z. B. mit diesen Fertigkeiten eine Reihe von Compliance-Problemen angegangen werden. Gleichzeitig ist dieser Kompetenzzuwachs auf Seiten des Arztes eine gute Chance, auch eigene blinde Flecken und graue Bereiche der Kommunikationsgestaltung dem Bewusstsein ein Stück näher zu bringen und zu korrigieren – ganz nach dem Motto: Es ist schön, einem anderen zu helfen, es mag aber noch schöner sein, wenn dieses Tun zugleich auch mir selber zur Hilfe wird.

### 5.2.1 Kommunikation

Kommunikation ist eine *conditio sine qua non* des Lebenden. Jede Zelle des Organismus, jeder Mensch, jede soziale Gruppe muss Informationen austauschen, um sich entwickeln und fortbestehen zu können.

Sprache stellt im menschlichen Kommunikationssystem wohl den relativ bedeutendsten Faktor dar. Allerdings ist Sprechen eine Fähigkeit, die wir nicht als rein menschliches Phänomen betrachten können – wenngleich die menschliche Sprache offensichtlich im Vergleich zu allen anderen bekannten Kommunikationsformen von Lebewesen ein besonders hohes Komplexitätsniveau erreicht hat. Der Akt des Sprechens selbst muss als Kommunikationsprozess verstanden werden – solche Prozesse kennen wir auf allen Ebenen des biologischen Seins. Immer geht es primär um (1) sachlichen Informationsaustausch, (2) um Beziehungsmöglichkeiten zwischen Individuen, zwischen Gesellschaften oder Zellen, (3) um Manipulationsvorgänge bzw. Einflussnahme und (4) um Selbstdarstellung (s. Abb. 33).

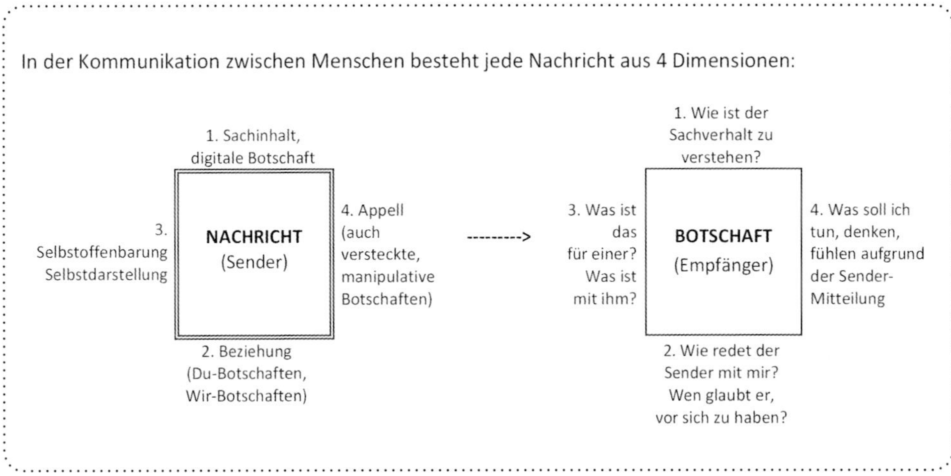


Abb. 33: Kommunikationstheoretisches Modell (mod. n. Schulz von Thun, 2006)

***1. Sachaspekt***

Hier ist der **Sachinhalt** der Nachricht gemeint.

Für den Sender heißt dies: *Wie kann ich einen Sachverhalt klar und verständlich mitteilen?* (einfach, strukturiert, kurz, prägnant und stimulierend).

(Für den Empfänger: *Worum geht es sachlich?)*

***2. Beziehungsaspekt***

Sender: *Wie behandle ich meine Mitmenschen durch die Art meiner Kommunikation?* Je nachdem, wie ich jemanden anspreche, bringe ich zum Ausdruck, was ich von ihm halte; entsprechend fühlt sich der andere entweder akzeptiert und vollwertig behandelt oder aber herabgesetzt, bevormundet und nicht ernst genommen. Was sage ich über die **Beziehung** zwischen mir und dem Adressaten der Nachricht aus?

(Empfänger: *Wie geht der Sender mit mir um?)*

***3. Selbstoffenbarung***

Sender: Wenn ich etwas von mir gebe, gebe ich auch etwas von meiner Persönlichkeit preis. Dieser Umstand macht jede Nachricht zu einer kleinen Kostprobe der Persönlichkeit, die hinter der Nachricht steht. (Problem: Fassaden- versus authentische Kommunikation). Mit meiner Nachricht gebe ich unweigerlich auch eine **Selbstdarstellung**.

(Empfänger: *Was ist mit dem Sender los?)*

*4. Appellaspekt*

Sender: Wenn ich etwas sage (kommuniziere), will ich in der Regel auch etwas *bewirken*. Die Probleme Einfluss und Macht, Werbung und Propaganda, Überzeugen und Manipulieren sind hier beinhaltet. Ich *appelliere* meine Erwartungen an den Adressaten.

(Empfänger: *Was will der Sender von mir, dass ich tue, denke, empfinde?)*

Betrachten wir das Quadrat aus der Sicht des EMPFÄNGERS: Je nachdem, auf welchem „Ohr" er besonders hört, ist seine Empfangstätigkeit eine andere: Den Sachinhalt versucht er zu verstehen *(Welche sachliche Botschaft wird mir vermittelt?)*, durch die Beziehungsseite ist er besonders persönlich betroffen *(Wie steht der Sender zu mir, was hält er von mir, wen glaubt er vor sich zu haben?)*, auf der Selbstoffenbarungsseite ist er personaldiagnostisch tätig *(Was ist das für eine/r, was ist mir ihm/ihr los?)*, die Appellseite schließlich steht unter der Fragestellung *Wo will er/sie mich hinhaben?*

Es liegt auf der Hand, dass Gespräche anders verlaufen, wenn andere Schwerpunkte im Hören respektive im Aufnehmen der Nachricht gesetzt werden. Oft ist dem Empfänger gar nicht bewusst, dass er einige seiner Ohren abgeschaltet hat und dadurch die Weiche für das zwischenmenschliche Geschehen stellt.

„Beim Sprechen kommen die Leut' zusammen" heißt es im Volksmund, was darauf hindeutet, dass eventuelle Störungen im jeweiligen System durch ein spezifisches Signalsystem, nämlich der Sprache, behebbar sind und Gemeinsames entstehen kann. Auf der anderen Seite ist diese Sprache auch Quelle unzähliger Missverständnisse und Konflikte, dann, wenn in einer sogenannten Sprachverwirrung die Begriffe nicht eindeutig sind – und somit mehrdeutige Botschaften vermitteln –, was zu widersprüchlichen Informationen führt oder zu viel Raum für eigene bzw. private Interpretationen lassen.

Dieses Manko der menschlichen Sprache wird übrigens durch eine spezielle Formalisierung, der Mathematik, weitestgehend aufgehoben, aber, wie wir alle wissen, ist die Mathematik auch ein schwer handhabbares und für viele Zwecke unbrauchbares Instrument. Es müsste ja nicht nur der Sachinhalt codiert werden, sondern eben auch der Beziehungsaspekt, der Selbstdarstellungsaspekt und der intentionale Aspekt der Botschaft. Der Inhalt allein ist nicht ausreichend für eine adäquate Decodierung, d. h. für ein adäquates Verständnis auf Seiten des Empfängers braucht es Zusatzinformationen. Wenn ich z. B. sage „Ich werde Sie jetzt erwürgen, Sie Strolch!" und wenn ich diesen Ausspruch mit einem gewissen Augenzwinkern und ironisierender Mimik übermittle, dann werden Sie die Botschaft nicht als Sachinhalt verstehen, sondern eben als symbolische Geste, die durch die Decodierung der nonverbalen Signale erst verständlich wird.

Dass Sprechen auch als Therapeutikum fungieren kann, ist seit Jahrtausenden bekannt. Die öffentliche Wiederentdeckung dieses Phänomens im Rahmen der Psychotherapie zeigt deshalb auch nicht so sehr etwas großartig Neues auf, sondern vielmehr die Notwendigkeit, in unserer Kultur den Bereich der zwischenmenschlichen Kommunikation – und damit auch das miteinander Reden – mehr zu achten, um ihrem tatsächlichen Wert für das Zusammenleben gerecht zu werden.

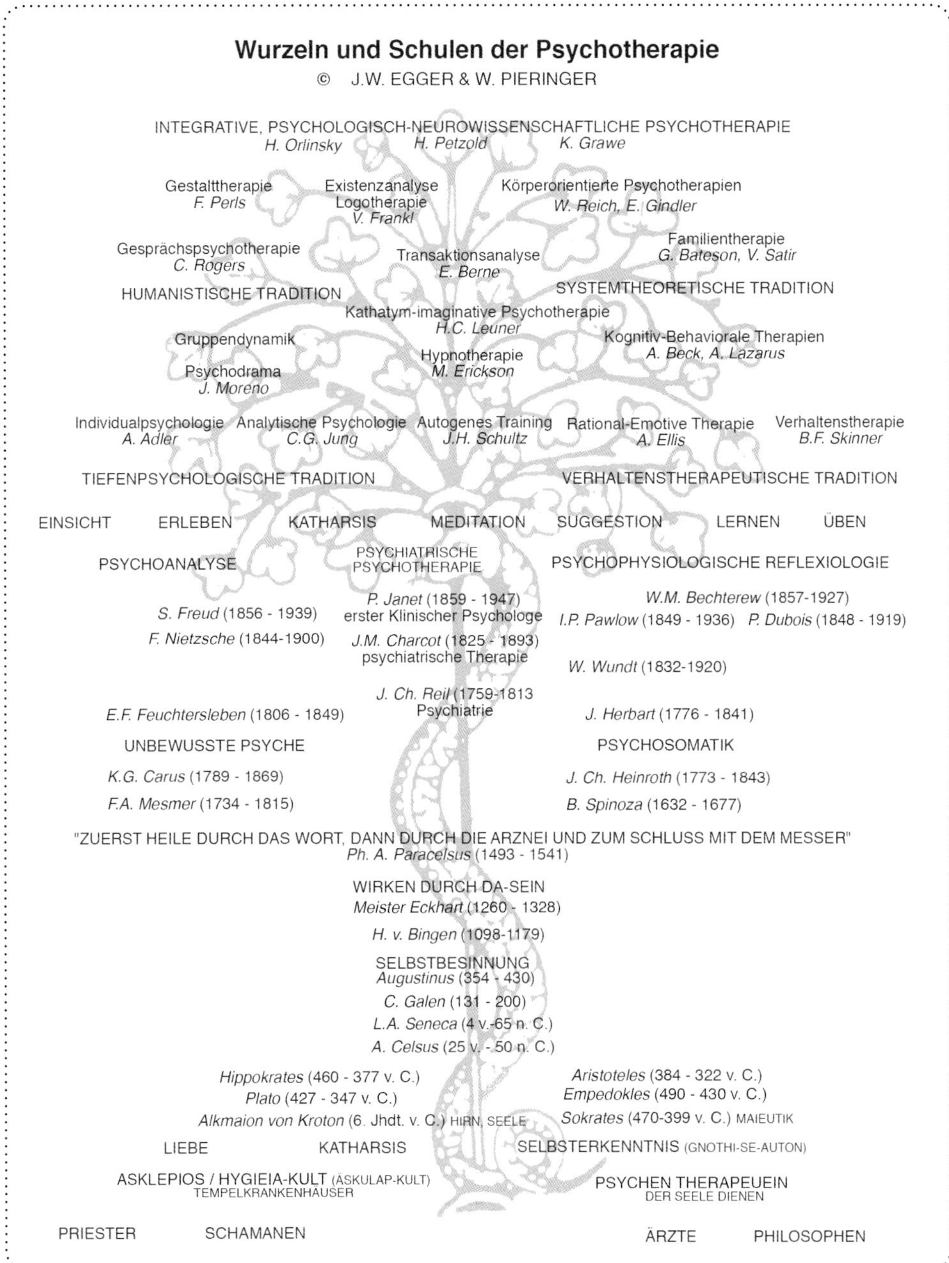


Abb. 34: „Psychotherapiebaum" n. Egger, J.W. & Pieringer, W. (1995). Psychotherapiebaum – Wurzeln und Schulen der Psychotherapie. In: Egger, J.W. (2006). Menschenbildannahmen in der verhaltenstheoretischen Psychotherapie. *Integrative Therapie* (Zeitschrift für Vergleichende Psychotherapie und Methodenintegration) 32, 1/2, 181–219, Wien: Krammer/Edition Donau-Universität Krems.

Wie wir wissen, gibt es Berufe, die mit dem Werkzeug *Sprache* eng verknüpft sind. Es sind logischerweise alle jene Berufe, die im sozialen Bereich angesiedelt sind. Einige davon haben eine explizit helfende Aufgabe wie Ärzte, Psychologen, Psychotherapeuten, Sozialarbeiter, Seelsorger ... Lange Zeit war man in der Öffentlichkeit der Meinung, dass einem das Vertrauen gewinnende Sprechen schicksalshaft gegeben sei oder eben nicht, wobei Menschen mit auffallend großer Fähigkeit in dieser Richtung als Menschenführer oder Menschen*ver*führer bezeichnet wurden. Bis heute gibt es auch Ärzte (gerade in der klinischen Medizin) die meinen, die Fertigkeiten, mit den Patienten adäquat reden zu können, seien durch die eigene berufliche Erfahrung ohnedies bestens entwickelt. Es brauche daher keiner Schulung – oder aber: die sprachliche Kommunikation sei gar nicht lehr- und lernbar.

### 5.2.2 Die Sprache als dominantes psychologisches Mittel der Kommunikation

Aus der psychologischen Grundlagenforschung – insbesondere der Kommunikationsforschung – und auch aus der Psychotherapieforschung ist allerdings ganz anderes klar geworden:

A. Es gibt unterscheidbare a) Formen und b) Funktionen des sprachlichen Miteinander-in-Beziehung-Tretens, welche alle ihren Sinn oder ihre Berechtigung haben. (Das Brabbeln zweier alter Eheleute hat nicht so sehr die Funktion, sich ständig etwas Neues zu erzählen, sondern betont den Beziehungsaspekt, nämlich dass der Kommunikationskanal zwischen den beiden Menschen (noch) offen ist. Ein wissenschaftliches Referat dagegen fokussiert primär auf den Sachinhalt, wenngleich auch hier Selbstdarstellung und Appellcharakter nicht zu verleugnen sind.

B. Es gibt für jeweils eine Funktion des sprachlichen Austausches förderliche und hinderliche Bedingungen.

C. Es ist möglich, sich Fertigkeiten für den sprachlichen zwischenmenschlichen Umgang anzueignen, d. h. die Gesprächsführung ist lehr- und lernbar. Natürlich stellen die bereits mitgebrachten kommunikativen Fähigkeiten oder Fertigkeiten das jeweilige Einstiegsniveau dar, d. h. der Eine kann etwas von Haus aus besser als der Andere, aber ein eventuell bestehendes Manko an Fertigkeiten lässt sich durch Training nachweislich verringern.

D. In jenen Bereichen, in denen die berufliche Effektivität oder der professionelle Erfolg auch von den kommunikativen Fertigkeiten abhängen, ist eine entsprechende Ausbildung kein Luxus, sondern ein Gebot. Dies trifft insbesondere auch auf Ärzte zu. Denn eine geglückte Begegnung zwischen Arzt und Patient bedeutet nicht nur ein Therapeutikum für den Patienten, sondern auch für den Therapeuten selbst ein Stück erreichbarer irdischer Befriedigung und Freude aus dem ärztlichen Tun.

*Das ärztliche Gespräch als fundamentales psychologisches Mittel in Diagnose und Therapie*

Es lassen sich vier Dimensionen bzw. vier Funktionen des ärztlichen Gespräches unterscheiden (nach G. Speierer). Diese vier Dimensionen können weder scharf voneinander geschieden werden, noch dienen einzelne Gesprächstechniken einzelnen Funktionen des ärztlichen Gesprächs.

*1. Die kommunikative Funktion*

Die kommunikative Funktion des ärztlichen Gesprächs dient der Gestaltung der *Beziehung* und berücksichtigt die psychosoziale Situation des Patienten. Das Gelingen dieser Dimension ist Voraussetzung für das Gelingen aller anderen drei Funktionen. Sie verfolgt folgende Ziele:

- Herstellung eines partnerschaftlichen Arbeitsbündnisses,
- Herstellung eines Klimas, das dem Patienten erlaubt, sich mit seinem Kranksein auseinanderzusetzen,
- Herstellen einer Atmosphäre, die der Verständigung und der Erzielung eines Einverständnisses zwischen Arzt und Patient dient.

*2. Die diagnostische Funktion*

Die diagnostische Funktion des ärztlichen Gesprächs dient primär der Information des Arztes über die Person und das Beziehungsangebot des Patienten, die Krankheit (objektive Aspekte des Geschehens), das Kranksein (subjektive Aspekte) und das relevante soziale Umfeld. Sie besteht in der *Sammlung und Dokumentation von Daten*. Eine gelungene Beziehung ist der beste Garant, dass die erhobenen Befunde möglichst frei sind von Vorurteilen und Gefälligkeitsaussagen der Patienten und frei von anderen Verzerrungen (bias) wie Halo-, Simulations- und Dissimulationseffekten. Der Patient soll das Gefühl bekommen – wenngleich auch in begrenzter Zeit – im Prinzip alles sagen zu können.

Diese Funktion verfolgt folgende Ziele:

- Gewinnung von authentischen Daten über die Person – vor allem durch Zuhören sowie durch Beobachtung der Selbstdarstellung des Patienten.
- Gewinnung von Daten über das Beziehungsangebot, dieses wird aus allen Mitteilungen des Patienten – meist auf indirekte Weise – erschlossen.

*3. Die informative Funktion*

Die informative Funktion des ärztlichen Gesprächs hat im Zentrum die *Aufklärung* über Ursache, Befund, Diagnose, weitere diagnostische Schritte, Prognose, therapeutische Alternativen, Risiken und Wirkungsweisen des medizinischen Vorgehens. Sie dient der Informationsübermittlung vom Arzt zum Patienten.

*4. Die beratende und (psycho-)therapeutische Funktion*

Sie erfüllt im Wesentlichen zwei Aufgaben:

1) die Beteiligung des Patienten an diagnostischen und therapeutischen Entscheidungen

2) die Beteiligung des Patienten am Behandlungsplan und an der Behandlungsdurchführung

Das *sine qua non* der therapeutischen Funktion ist die gelungene emotionale Beziehung (durch vielfältige „Placebo“-Effekte – diese sind hier eigentlich psychologische Wirkmechanismen – wirkt sie über Erwartungshaltungen auch auf neurophysiologischer Ebene).

## Interventive Funktionen

***Formen interventiver Beziehungen***

Funktionen, die der Therapeut im Behandlungsvollzug einnehmen kann

(a) Therapeut ist primär

T E C H N I K E R

„Problemlöser"

idealiter: Therapeut als Experte löst das Problem

z. B. in Akutsituation

Objekt/Objekt-Beziehung bzw. Subjekt/Subjekt-Beziehung

(b) Therapeut ist primär

K A T A L Y S A T O R

„Dialogförderer"

idealiter: Bedingungen schaffen, unter denen der Patient das Problem lösen kann

z. B. Intervention als „Hilfe zur Selbsthilfe"

Objekt/Subjekt-Beziehung

(c) Therapeut ist primär

B E G L E I T E R

„Wirken durch Da-Sein"

idealiter: Therapeut kann Leid des Patienten aushalten, ohne dass Problemlösung möglich erscheint;

z. B. in der Behindertenarbeit, Sterbebegleitung

Therapeut ist primär teilhabender Begleiter des leidenden Menschen in der gemeinsamen Raum-Zeit;

Einheit von Objekt und Subjekt

Egger 1993 (mod. nach Egger & Pieringer 1989)

Das *sine qua non* dieser beratend/therapeutischen Funktion ist eine gelungene emotionale Beziehung zwischen Arzt und Patient. Es gilt inzwischen als gesichert, dass eine solche emotional geglückte Beziehung (erwünschte) Erwartungshaltungen provoziert, welche wiederum mit nachweisbaren Änderungen auf neurophysiologischer Ebene korrelieren. Im Sinne einer guten Patienten-Compliance und Befindlichkeit kann die Bedeutung dieses Aspekts kaum überschätzt werden, wenngleich er oft unter dem Sammelbegriff eines Placebo-Effekts subsummiert und unscharf bezeichnet ist.

Betrachtet man die explizite therapeutische Nutzung des Gesprächs im Rahmen der Psychotherapie, so hat sich die *Gesprächspsychotherapie* – eine im Vergleich zu den beiden anderen großen Therapieformen wie *Psychoanalyse* und *Verhaltenstherapien* (welche in ihren Anfängen vor etwa 100 Jahren formalisierende Gestalt angenommen haben) etwas jüngere psychologische Behandlungsform – die größten Verdienste in der Erarbeitung und Verbreitung von Wissen und Fertigkeiten errungen.

Die Gesprächspsychotherapie entstammt der sogenannten humanistischen Psychologie, die sich als „dritte Kraft" (Maslow) insbesondere durch Rogers (USA) und Tausch (Deutschland) neben der damals bereits etablierten tiefenpsychologischen und verhaltenstheoretischen Schule in der 1968er-Generation mit erstaunlicher Geschwindigkeit verbreiten konnte. Empathie (Einfühlung und Wertschätzung), Kongruenz bzw. Authentizität (auf gleicher interpersoneller bzw. kommunikativer Ebene den sprachlichen Austausch gestalten sowie Echtheit und Aufrichtigkeit) und Akzeptanz (den Anderen in seinem So-Sein annehmen können) sind die Ingredienzien einer Gesprächsführung, die auch heilend sein kann. Getragen wird diese Grundhaltung von der Idee, dass der Mensch im Kern gut sei und nach Selbstverwirklichung strebe.

Im Gegensatz dazu lässt sich – sehr vereinfacht dargestellt – sagen, dass der psychoanalytische Standpunkt mehr den evolutionsbiologischen Erkenntnissen entspricht, wonach der Mensch aus dem Tierreich kommt, also ein tierisches Erbe hat und seine tierischen Triebe erst durch Kulturation und bewusste Auseinandersetzung zähmen muss. Was Sigmund Freud auf psychologischer Ebene aufdecken konnte, nämlich den Widerstreit von anlagebedingten Impulsen einerseits und sozialen Normen andererseits, das hat Norbert Elias auf der soziologischen Ebene beschrieben: Auch hier lässt sich die Kulturation im Sinne einer zivilisatorischen Entwicklung zu immer mehr „feinen Sitten" in der westlichen Welt nachzeichnen. Die Verhaltenstheorien wiederum betonen die Position, dass der Mensch von Natur aus weder gut noch schlecht ist, sondern im Wechselspiel von genetischer Anlage und Umwelteinflüssen erst das wird, was man Persönlichkeit nennt. Die Rolle der Formung durch die soziale Umwelt wird dabei sehr deutlich herausgestrichen.

Heute sind alle drei Grundanschauungen für die Psychotherapie Standard und in vielfältiger Weise verknüpft und ausformuliert worden. Eine relevante Erweiterung hat die systemische Perspektive als relativ jüngste Psychotherapietradition (mit ihrem Fokus auf das Beziehungsgefüge) mit sich gebracht. Aber keine dieser großen Psychotherapieschulen kann auf sich gestellt die hier anfallenden Probleme lösen, jede hat ihre spezifische Berechtigung und jede Richtung zeigt mehr oder weniger deutliche Entwicklungen zur Inkorporation des jeweils anderen Wissensgutes.

Aus meiner Perspektive sind wir in einer Zeit der Suche nach einer Metatheorie für die Psychotherapie, die allerdings vom Konzeptuellen und Begrifflichen her einerseits noch so vage und andererseits noch offensichtlich viel zu wenig komplex ist, um auch nur die wichtigsten bekannten Elemente des psychotherapeutischen Prozesses realitätsgerecht abzubilden (Egger 2015). Das allerdings ist nichts Besonderes, sondern ein Kennzeichnen grenzüberschreitender wissenschaftlicher Anstrengungen: So hat sich beispielsweise in den letzten Jahrzehnten aus der Zoologie und Botanik die Biologie entwickelt, ohne dass die Brüche in der Theorie schon zufriedenstellend gelöst sind. Auch die enormen, erdumspannenden Anstrengungen zur Schaffung einer GUT, einer *great unified theory* in der modernen Physik, in welcher die starken und schwachen Kräfte (Gravitation, elektromagnetische Strahlung) auf der Basis einer Theorie erklärt werden sollen, sind dafür beispielgebend.

Gibt es Psychotherapieschulen-übergreifende Wirkfaktoren in der Kommunikation? Metatheoretische Ansätze – sie stellen sozusagen die Hochsitzperspektive dar – konnten in den letzten Jahrzehnten zum Verständnis dieses Problems wertvolle Erkenntnisse beitragen. Von den vielen Ansätzen wäre hier die Transaktionsanalyse (Berne) zu nennen, die die Kommunikationsstruktur zwischen Menschen auf Primärfamiliengegebenheiten verdichtet: Eltern-Ich, Erwachsenen-Ich und Kindheits-Ich. Auch das Neurolinguistische Programmieren (NLP) mit dem Konzept des Repräsentationssystems ergibt eine interessante Perspektive. Es soll hier nur skizzenhaft auf dieses Konzept eingegangen werden.

Der Gestaltpsychotherapeut Richard Bandler und der Linguist John Grinder haben ganz besonders erfolgreiche Psychotherapeuten (sogenannte psychotherapeutische Gurus oder Zauberer wie M.H. Erickson, V. Satir ...) in ihrer Tätigkeit ausgiebig beobachtet und deren therapeutisches Arbeiten analysiert. Aus der Fallbeobachtung versuchten sie zu extrapolieren, was eine therapeutische Beziehung besonders erfolgreich machen kann. Die durch Beobachtung und nachfolgende Kategorisierung zustande gekommene Erkenntnis haben sie in dem Konzept *Neurolinguistisches Programmieren* (NLP) zusammengefasst (leider ist daraus wieder eine „Psychotherapie-Schule" entstanden, obwohl dies nur einen weiteren Aspekt psychotherapeutischer Wirkmechanismen darstellt und eigentlich zu allen etablierten Psychotherapierichtungen als Ergänzung zu integrieren wäre und keine Neugründung rechtfertigt).

**Das Repräsentationssystem (NLP)**

| **Bedeutung** | **kinästhetisch** | **visuell** | **auditiv** |
|---|---|---|---|
| *Ich kann das nicht.* | Ich begreife das nicht. | Da blicke ich nicht durch. | Das hört sich schwierig an. Das klingt schwierig. |
| *Ich verstehe Sie.* | Meinem Gefühl nach stimmt das, was Sie sagen. | Das sehe ich ein. Ich sehe, was Sie meinen. Das leuchtet mir ein. Jetzt sehe ich das wirklich klar und deutlich. | Das hört sich für mich verständlich an. Das klingt für mich richtig. |
| *Ich möchte Ihnen etwas mitteilen.* | Ich möchte, dass Sie mit etwas in Kontakt kommen. | Ich möchte Ihnen etwas zeigen (ein Bild von etwas). | Ich möchte, dass Sie sorgfältig auf das hören, was ich Ihnen sage. |
| *Beschreiben Sie mir mehr von Ihrer gegenwärtigen Erfahrung.* | Lassen Sie mich mit Ihrem jetzigen Gefühl in Kontakt kommen. | Beschreiben Sie mir deutlich das Bild, das Sie jetzt sehen. | Erzählen Sie mir genauer, was Sie jetzt sagen möchten. |
| Verstehen Sie, was ich sage? | Ist das, womit ich Sie in Kontakt bringe, Ihrem Gefühl nach richtig? | Sehen Sie, was ich Ihnen deutlich machen möchte? | Hört sich das, was ich Ihnen sage, für Sie richtig an? |

Was wir von der „Welt" in Erfahrung bringen können, geschieht primär über unseren Wahrnehmungsapparat (Sinne), der zwar im Prinzip bei allen Menschen gleich ist, aber genügend Spielraum für individuelle Ausgestaltungen bietet. Jeder von uns schafft sich also ein Abbild von der Welt, in dem er aus der praktisch unendlichen Fülle von äußeren Informationen mit seinem inneren Wahrnehmungsapparat eine Auswahl vornimmt und sie in mehr oder weniger bedeutungsvollen Einheiten zusammenstoppelt, selbst ergänzt und modifiziert. Wahrnehmung ist daher ein höchst komplexer Prozess und eher einer künstlerischen Schöpfung vergleichbar als mit einem maschinellen Vorgang. Erst durch soziale Vergleichsprozesse schaffen wir uns eine gemeinsame, nämlich konventionelle Wirklichkeit.

Was den Wahrnehmungsapparat anlangt, sind unsere Selektions- und Verarbeitungsprozesse durchaus spezifisch und individuell voreingestellt (d. h. sie weisen einen persönlichen *bias* auf). Vereinfacht ausgedrückt bilden wir unsere gemeinsame physiko-chemische Umwelt nach jeweils auch privaten Richtlinien – also qualitativen wie quantitativen Bevorzugungen oder Unterdrückungen – ab: Wir entwerfen „Bilder", indem wir z. B. das visuelle System bevorzugt verwenden. In diesem Falle ist unsere Weltinterpretation von optischen, augenscheinlichen Informationen geprägt (Anschauungen). Wir können aber auch das kinästhetische System als das primäre Repräsentationssystem voreingestellt haben, dann würden wir in unserer (verbalen) Datenverarbeitung primär das Spüren und Fühlen bevorzugen (Begreifen, Begriff). Oder aber wir orientieren uns bei der Informationsauswahl vorwiegend nach auditiven Signalen, dann müssen wir unsere Welt in Tönen ordnen (Geräusche, Anhörung). Das olfaktorische und gustatorische Repräsentationssystem sind beim Menschen vergleichsweise von geringer Bedeutung. Obwohl es sich im Normalfall immer um Mischformen dieser erwähnten bevorzugten Abbildungssysteme handelt, zeigen sich in vielen Fällen persönliche Besonderheiten in der Encodierung von Sinnesinformationen.

Als vereinfachter Selbsttest mag gelten, wie ich mir einen Wissensstoff bevorzugt aneigne: Ich könnte einen Lernstoff vorzugsweise entweder a) über lautes Lesen, b) über zusätzliche muskuläre Aktivität wie z. B. durch Auf- und Abgehen während des Lesens, durch grafisches Nachzeichnen, Abschreiben oder aber c) über optische Veranschaulichung des Inhaltes ... zu verinnerlichen trachten.

Ist der Therapeut nun in der Lage, das bevorzugte Repräsentationssystem des Patienten schnell zu erfassen, dann kann er dieses Wissen auch sofort im therapeutischen Prozess nutzen und im gleichen System kommunizieren, indem er in der Formulierung seiner verbalen Reaktionen jeweils jene Worte bevorzugt verwendet, die dem Repräsentationssystem des Patienten am besten entsprechen. Das vermittelt auf Seiten des Patienten den unwillkürlichen Eindruck des Verstandenwerdens und der zwischenmenschlichen Nähe. Würden die Repräsentationssysteme zwischen Patient und Therapeut krass verschieden sein und keine Annäherung möglich werden, dann entstehen Eindrücke wie *Missverstanden-Werden, Distanz, Nicht-auf-der-gleichen-Wellenlänge-Sein, Auf-keinen-grünen-Zweig-Kommen* können usw. Über reine Effektivitätsmessungen und ohne Kenntnis dieser Grundlagen hat sich z. B. in der Vortragstechnik die Mischung von unterschiedlichen didaktischen Präsentationsformen als optimal herausgestellt: Auch hier wird die Lautmalerei des Vortragenden unterstützt durch optische Hilfen wie Overhead oder Video und Handouts, durch günstige Platzierung von genügend Pausen mit Bewegungsmöglichkeit oder das Zur-Verfügung-Stellen von physischen Produkten, die tatsächlich auch in die Hand genommen werden können.

Moderne Hypnotherapeuten (M.H. Erickson-Richtung) legen auf die Nutzung dieses Phänomens großen Wert. Auf der nonverbalen Ebene wird wie auf der verbalen Ebene auf einen Gleichklang der Signale geachtet: Im *Pacing* nimmt der Therapeut die Körperhaltung des Patienten auf, d. h. er versucht in ungekünstelter Form eine ähnliche Körperhaltung einzunehmen wie der Patient (nonverbales Pacing; kognitives Pacing wäre im übertragenen Sinn die Berücksichtigung des jeweiligen Gedankenmodells eines Patienten z. B. in Bezug auf eine Krankheitserklärung, nach dem Motto „den Patienten dort abholen, wo er steht“). Der nächste therapeutische Schritt besteht im Leading. Hier wird im Sinne einer Modellpräsentation des Verhaltens die erwünschte Richtung für eine Patientenverhaltensänderung angedeutet und nonverbal vorgelebt (z. B. das zusammengekauerte Sitzen eines depressiven Patienten, die Anpassung der Körperhaltung des Therapeuten und die allmähliche Aufrichtung der Körperhaltung auf Seiten des Therapeuten, die auch eine entsprechende unbewusste Nachahmung auf Seiten des Patienten nach sich zieht).

Wenn solche kommunikativen Fertigkeiten gut beherrscht werden, kann die therapeutische Beeinflussung auf eine sehr schonende, ja vielleicht sogar charmante Weise erfolgen und hinterlässt bei Patient und Therapeut den Eindruck eines „stimmigen", erfolgreichen, therapeutischen Geschehens. Da dieser Prozess im Wesentlichen unbewusst abläuft, kann der Patient nicht mit Bestimmtheit sagen, was eigentlich in der therapeutischen Sitzung tatsächlich so hilfreich war. Solche Fertigkeiten lassen sich übrigens durch das sog. Video-Feedback-Training ausreichend gut erlernen (vgl. PSY-Diplomfortbildung der ÖÄK, Modul „psychosoziale Medizin", Egger & Stix 1999).

Diese „Einsichten" zählen in der erfahrungswissenschaftlichen Psychologie in viel umfassenderer und empirisch geprüfter Form zum Allgemeinwissen. Unsere Wahrnehmung funktioniert nicht wie ein Fotoapparat, sondern steht im Dienste unserer (primären, sekundären und tertiären) Bedürfnisse, was selbstverständlich auch für das Erleben der Arzt-Patient-Beziehung von allergrößter Bedeutung ist.

## Typische Charakteristika des Phänomens „Wahrnehmung"

Der *Prozess der Wahrnehmung* ist keine 1:1-Abbildung einer äußeren gegebenen Wirklichkeit, sondern ist charakterisiert durch folgende Aspekte:

Unsere **Wahrnehmung** erfolgt zwar über die angeborenen **Sinne** (und ist damit genetisch determiniert und prinzipiell begrenzt, d. h. unsere Sinnesorgane nehmen nur einen Teil der objektiv vorhandenen „Wirklichkeit" wahr), sie ist aber zusätzlich

- *gestaltbildend* (es werden Ganzheiten, „Figürlichkeiten", „Sinn" erzeugt), d. h. Wahrnehmung ist ergänzend, fehlende Teile werden „automatisch" ergänzt (hilft dabei, aus einem wahrgenommenen Teil auf das vermeintlich Ganze zu schließen); Wahrnehmung ist musterhaft, schablonenhaft, Stereotypien bildend
- ist auch ein *individueller*, kreativer Akt oder eine beschränkte eigenständige „Schöpfung" der Person; die Varianz der Wahrnehmungs-Ergebnisse wird allerdings durch soziale Abschleif- bzw. Anpassungsprozesse in Grenzen gehalten; das entscheidende Kriterium für die Bewährung besteht in der Effizienz bei der konkreten Bewältigung von Problemen bzw. gelingenden Verständigung mit anderen Individuen
- unterliegt zusätzlich einer individuellen *Selektion* bzw. einer Bevorzugung in der Auswahl der vorhandenen Informationen (s. z. B. NLP „Repräsentationssysteme"), d. h. Wahrnehmung = auch persönlichkeitsabhängig; individuelle Voreinstellungen, Vorurteile bzw. Werthaltungen werden verdeckt (implizit) miteingearbeitet
- abhängig von *Erfahrungen*; Vorerfahrungen bzw. persönliche Lerngeschichte und Sozialisation prägen das Wahrnehmungs-Ergebnis (ein Allergologe sieht/vermutet viel häufiger allergische Symptome als einer, der sich nicht mit Allergien beschäftigt), d. h. Wahrnehmung = auch abhängig von der individuellen Beobachtungsfähigkeit und -fertigkeit; diese ist trainierbar (z. B. auch über psychotherapeutische Schulung)
- abhängig von *situativen* (z. B. Gruppendruck) und *psychophysiologischen* Bedingungen (z. B. Triebspannung) und deren individueller Interpretation, d. h. sie ist intentional! (die Wahrnehmung eines Hungernden unterscheidet sich fundamental von der eines Gesättigten), Aufmerksamkeitslenkung/Informationsselektion/Bedürfnisbefriedigung!

## 5.3 Kriterien für die Führung eines guten ärztlichen Gesprächs

Als prinzipielle Orientierung gilt hier, dass alle Elemente der Gesprächsführung, welche die Kommunikation fördern anstatt zu behindern, als günstig anzusehen sind.

### 5.3.1 Merkmale einer professionellen ärztlichen Gesprächsführung

*1. Ziele des therapeutischen Gesprächs*

- Aufbau einer guten, d. h. emotional tragfähigen Beziehung zum Patienten (prinzipielle Orientierung: Höflichkeit)
- Informationsgewinnung zur Therapieplanung
- Förderung der Problemeinsicht des Patienten

*2. Wichtige Merkmale der Gesprächsführung und Gesprächssituation*

2.1 Verbale Merkmale

- Einführung in die Gesprächssituation und patientenzentrierter Gesprächsbeginn mit Überweisungsgeschichte oder Eröffnungsfrage (z. B. „Was führt Sie zu mir?" „Was ist Ihr Anliegen?")
  Wertschätzung durch Vermeidung von be- und abwertenden Äußerungen (z. B. negativ: „Sie Dummkopf, was ist Ihnen da eingefallen?!" „Das ist wieder typisch für Sie!")
- Verständnis & Einfühlung bekunden (Empathie) (z. B. „Ich kann das verstehen, aber ...", „Ich kann nachfühlen, dass Ihnen das Angst macht.")
- Aufgreifen von Erwartungen, Gefühlen & Bedürfnissen (z. B. „Ist es so, dass ...?", „Ich habe den Eindruck, dass Sie ... möchten, stimmt das?")
- Zuhören und Schweigen (verbessert die Beobachtung der nichtsprachlichen Informationen)
- Aktives Zuhören (Wiederholen der letzten Satzteile, z. B. „Mhm, ja, ... seit gestern auch das rechte Bein?"), ermutigende Signale geben (z. B. „Erzählen Sie mir einmal ...")
- Verbales (und averbales) *Pacing* und *Leading* (am Anfang ähnliche sprachliche und körperliche Haltung einnehmen, später in erwünschte Richtung verändern)
- Äußerungen des Patienten mit eigenen Worten wiederholen (zur Verstärkung und weiteren Abklärung von relevanten Inhalten) und Rückmeldung über das Gesagte geben (dialogische Auseinandersetzung mit Inhalten)
- Eigene Gefühle, Meinungen und Vermutungen verbalisieren
- Beim Gesprächsthema bleiben bzw. bei Abschweifungen den Patienten auf das Thema zurückführen
- Zusammenfassungen geben (z. B. „Lassen Sie mich zusammenfassen: ...", „Also, im Moment sieht es so aus ...")
- Offene Fragen stellen (z. B. „Was beunruhigt Sie?", „Was meinen Sie mit dieser Frage?"), geschlossene Fragen (erzwingen „Ja"- oder „Nein"-Antworten) nur gezielt einsetzen (z. B. „Sind die Schmerzen links oder rechts?"); nicht mehr als eine Frage auf einmal stellen
- Suggestivfragen und Alternativfragen (Oder-Fragen) womöglich vermeiden (verzerrt Information oder schränkt diese ein)

- Keine „Warum-Fragen" (leiten den Patienten zur Hypothesenbildung an), sondern „Was-, Wie-, Wann-Fragen"
- Konfrontation nicht verletzend vornehmen (z. B. „Es ist Ihnen schwergefallen, die Medikamente zu nehmen?")
- Patientenzentrierter Gesprächsabschluss (z. B. „Haben wir alles Wichtige für heute besprochen?")

2.2 Nonverbale Merkmale

- Zuhören und beobachten: äußere Erscheinung, Körperhaltung, Mimik, Gestik, Stimme ... sie geben Auskunft über Stimmung und Persönlichkeit des Patienten; Achten auf szenische Information (wie spielt sich die Kommunikation ab, wie stellt sich der Patient dar, wie äußert er seine Beschwerden ...)
- Blickkontakt und körperliche Zuwendung
- Gestik (untersützend „mit den Händen sprechen"), Kopfnicken (und sprachliche Äußerungen wie „ja", „mhm" usw.) an passender Stelle
- Laut und klar bzw. verständlich sprechen; nicht zu schnell sprechen
- Gesprächspausen ertragen und den Patienten ausreden lassen

2.3 Situative Merkmale

- Möglichkeit zur ungestörten Kommunikation schaffen, womöglich gemütliche Atmosphäre schaffen (ruhiger Raum, bequeme Stühle, helles Licht); Unterlagen, Schreibzeug usw. vorher zurechtlegen
- Sitzposition Therapeut-Pat.: im rechten Winkel und nicht gegenüber (ermöglicht Blickkontakt, erzwingt ihn aber nicht)
- Festgelegte Zeit mit pünktlichem Beginn und pünktlichem Ende

**Für die gesamte Gesprächssituation gilt es, *zwei Kardinalfragen* zu klären:**

(1) Wie sieht das **subjektive Krankheitsmodell** aus?

(z. B. „Woher, glauben Sie, kommen Ihre Beschwerden?", „Woran denken Sie?", „Sie werden sich sicher schon Gedanken gemacht haben, woher das kommt." „Was meinen Sie, ist der Grund dafür?" „Womit könnte es zu tun haben?")

(2) Welche **Vorstellung(en) zur Therapie** hat der Patient?

(z. B. „Was, glauben Sie, würde Ihnen jetzt am besten helfen?" „Welche Vorstellungen zur Behandlung haben Sie selbst?")

Weiters gilt es, (a) **Killerphrasen** zu vermeiden (z. B. „Mit so einer Lappalie brauchen Sie mir nicht zu kommen!", „Das ist ganz einfach, das kann sogar ein geistig Behinderter!", „Wer hat Ihnen denn diesen Blödsinn erzählt!", „ ... das sagen alle Dicken!", „Ich kenne keinen Alkoholiker, der die Wahrheit sagt!"),

und (b) sehr sparsam mit **Ratschlägen** umzugehen (z. B. „Machen Sie das so ...", „Denken Sie einfach nicht daran ...", „Sie brauchen nur jeden Tag zu joggen ...", „Am besten Sie lassen einfach die Nachspeisen weg ...") Ratschläge sind keineswegs verhaltenssteuernd, sondern greifen nur dort, wo der Patient ohnehin schon motiviert ist, Veränderungen in seinem Verhalten in die Wege zu leiten). Zu vermeiden gilt es auch massive **Suggestionen**. Als allgemeine Regel darf darüber hinaus gelten: Beim Erstgespräch *nicht-direktiv* vorgehen und keine Lösungen und Ratschläge geben, bei späteren Gesprächen *direktiver* und *strukturierter* werden.

### 5.3.2 Kennzeichen eines patientenorientierten Gesprächs

## Das patientenorientierte Gespräch

Übergeordnetes Ziel des patientenorientierten Gesprächs ist es, Patienteninitiativen zu erleichtern. Dies kann erreicht werden durch:

- **Patienten als „Experten" in eigener Sache anerkennen**
- **Respekt und Interesse für Patientenäußerungen**
- **Dialog statt Befragung:** Die *Selbstöffnung* und *Initiative* der Patienten lässt sich durch bestimmte Elemente der Gesprächsgestaltung erleichtern:
- **Wertschätzung:** keine be- und abwertenden Äußerungen, also nicht: „Sie Dummkopf, was fällt Ihnen ein! War das wirklich notwendig?!" Besser: „Erzählen Sie mir einmal, wie ..."
- **Zuhören und schweigen:** Problemdarstellung aushalten können, s. Funktion „Begleiten"
- **Ermutigende Signale, Verstärkung, Rückmeldung:** z. B. „Mhm, ja, sehr schön, das ist Ihnen schon recht gut gelungen; ich sehe, Sie bemühen sich", dabei auf averbale Kommunikation (Pacing, Leading, Sitz- und Körperhaltung, Mimik/Gestik) achten
- **Aktives Zuhören:** Wiederholen der letzten Satzteile, z. B. „... seit gestern also auch das rechte Bein? ... sogar stärker?"
- **Offene Fragen und Bitten bevorzugen:** vermindert die Gefahr von Suggestionen und Einseitigkeiten, („Erzählen Sie mir bitte genau, was Sie verspüren!", „Was meinen Sie mit dieser Frage?", „Was beunruhigt Sie?")
- **Geschlossene Fragen sparsam und gezielt einsetzen:** nur zur präzisen Informationsgewinnung, z. B. „Sind die Beschwerden in der Früh stärker als am Abend?"
- **Aufgreifen von Erwartungen, Gefühlen, Bedürfnissen:** z. B. „Sie meinen, ich könnte Ihnen besser helfen als der Dr. Oberfuchs?", „Ist es so, dass bei Ihnen...?" „Ich habe den Eindruck, dass Sie ..."
- **Empathie: emotionales Verständnis und Einfühlung zeigen:** z. B. „Ich verstehe ...", „Das hat Ihnen Angst gemacht. – Ich kann das verstehen ...")
- **Konfrontation nicht verletzend vornehmen:** z. B. „Es ist Ihnen schwer gefallen, die Medikamente zu nehmen? Ich könnte mir schon vorstellen, dass dies auch mit Ihrer ... zu tun hat." Oder z. B. „Vielen Menschen fällt es schwer, ehrlich über ihren Alkoholkonsum zu reden ... ich sehe, Ihnen geht es auch so – wir sollten aber auf alle Fälle bei der Wahrheit bleiben, alles andere hilft uns nicht weiter ...")
- **Suggestion vermeiden** (bringen wenig oder verzerrte Informationen), und **Interpretationen** (Deutungen) nur sparsam einsetzen! (ungünstig: z. B. „Und da haben Sie sicher auch Beschwerden?" ... „Heute geht es Ihnen sicher schon viel besser, stimmt's?" „Das ist wohl als Widerstand zu verstehen ... da ist wohl wieder Ihre Bequemlichkeit im Spiel ...")

## 5.3.3 Information, Aufklärung und das Übermitteln schwerwiegender Diagnosen

### Regeln für das Mitteilen „schlechter" diagnostischer Nachrichten

*Überbringen von Bad News und Aufklärung bzw. Begleitung unheilbar Kranker*

Der Patient hat einen gesetzlichen und moralischen Anspruch auf Information (s. Patientenrechte).

Es sollte möglichst nur eine (verantwortliche) Fachkraft dafür zuständig sein, dem Patienten die schlechte Nachricht mitzuteilen. (Die Anwesenheit eines zweiten Gesundheitsexperten in der Aufklärungssituation ist dennoch oft hilfreich.)

Den Patienten nicht anlässlich des allerersten Gesprächs über die fatale Situation informieren, sondern zuvor ein persönliches Vertrauensverhältnis schaffen; ihn gegebenenfalls frühzeitig auf die Möglichkeit vorbereiten, eine schlechte Nachricht zu erhalten.

Schaffung von Vertraulichkeit und einer möglichst stressarmen Atmosphäre; falls möglich oder erwünscht (muss vorher abgeklärt werden) Familienangehörige oder andere wichtige Bezugspersonen des Patienten miteinbeziehen.

Die Mitteilung der Diagnose an den Patienten sollte erfolgen, sobald diese sicher feststeht. Untersuchungsergebnisse nicht einzeln und in Tranchen („Salamitechnik") mitteilen.

Im Informations- bzw. Aufklärungsgespräch zunächst den subjektiven Informationsstand des Patienten ergründen, um „ihn (gedanklich und gefühlsmäßig) dort abzuholen, wo er im Moment steht". Durch Fragen herausfinden, wieviel der Patient wissen möchte, d. h. der Patient sollte selbst bestimmen können, wieviel Information er im Moment bekommen möchte. Die Informationen genau und zuverlässig und dem Verständnis des Patienten anpassen.

Über Augenkontakt und Körpersprache dem Patienten Verständnis für seine Empfindungen oder Überlegungen vermitteln; Ermutigung für die nächsten Schritte (Handlungsmöglichkeiten) geben; prinzipielle Zuversicht unterstützen. Bei sprachlichen Problemen (sprachlicher Unterschiedlichkeit), wenn notwendig, einen entsprechenden Dolmetscher beiziehen. Den kulturellen, religiösen und sozialen Hintergrund des Patienten beachten.

Dem Patienten immer Hoffnung lassen, auch in hoffnungslosen Situationen – allerdings keine neuen Illusionen wecken, sondern die bestehende Hoffnung des Patienten so weit wie möglich aufgreifen.

Die diagnostizierte Erkrankung mit anderen ernsthaften Erkrankungen vergleichen oder einordnen; Plus-Minus-Überlegungen anstellen ...

Nur nach Absprache mit dem Patienten die Angehörigen informieren.

Akzeptieren, wenn der Patient das Wissen um seine Erkrankung phasenweise verleugnet und zunächst nicht auf Konfrontation mit der Wahrheit insistieren; die Schutzmechanismen des Patienten respektieren.

Verständnis aufbringen, wenn der Patient in seiner Verzweiflung auch gegen Ärzte und andere Bezugspersonen Aggressionen entwickelt. Informieren Sie den Hausarzt des Patienten oder andere befasste medizinische Berater, wie der Patient die Diagnose aufgenommen hat (wie der Patient mit der Situation umgeht, vgl. subjektive „Krankheitsverarbeitung").

Falls notwendig, den Patienten vor hektischen Ratschlägen (vonseiten Angehöriger oder „Heiler") zu paramedizinischer Polypragmasie schützen.

Sich als Überbringer schlechter Nachrichten der eigenen Grenzen und emotionalen Betroffenheit bewusst sein. Nutzung von Aussprachen, Intervisionen oder Supervisionen.

Diese Regeln sind als grobe und allgemeine Richtlinien zu verstehen. Sie stellen eine Zusammenfassung der in der relevanten Literatur als wesentlich erkannten Aspekte im Umgang des Arztes mit schwierigen Aufklärungssituationen dar. Im Einzelfall kann oder muss von der einen oder anderen Regel abgewichen werden.

**Rechte, die jeder Patient geltend machen kann:**

- Recht auf Schmerz-Behandlung!
- Recht auf Datenschutz!
- Recht auf Wahrung der Intimsphäre!
- Recht auf Einsicht in Dokumentation!
- Recht auf Anregung & Beschwerde!
- Recht auf Diagnoseaufklärung!
- Recht auf Besuch bzw. dessen Verweigerung!
- Recht auf umfassende Aufklärung!
- Recht auf Risikoaufklärung!
- Recht auf würdevolles Sterben!

Idealtypisches Beispiel für eine Gesprächsführung im Rahmen der *Übermittlung einer Lebenszeit vermindernden diagnostischen Information:*

**Pat.:** „Wie lange Herr/Frau Doktor habe ich noch zu leben?"

**Arzt**: „Das kann wohl niemand genau vorhersagen. Feststeht, dass es sich um eine ernsthafte Krankheit handelt, die lebensbedrohend ist. Was wir noch nicht wissen ist, welche Widerstandskraft Ihr Körper nun aufbieten kann. Wie lange Sie leben, hängt auch davon ab, wie gut die Therapie wirkt, und auch, wie gut Sie mit der Situation zurechtkommen. Ich werde Sie jedenfalls bestmöglich unterstützen, Sie können auf mich zählen ..."

### 5.3.4 Biopsychosozial orientierte Gesprächsführung im Konsilar- und Liaisondienst

HGSI – HORNHEIDE-GRAZ-SCREENING-INSTRUMENT: ein Leitfaden für das biopsychosozial orientierte Arzt-Patient-Gespräch – Vorlage für ein professionelles ärztliches Gespräch im Rahmen des psychosozialen Konsiliar- und Liaisondienstes in Anlehnung an das Hornheide-Screening (Dr. Gerhard Strittmatter; aktuelle Vorlage modifiziert und erweitert in Zusammenarbeit der Gemeinsamen Einrichtung für Klinische Psychosomatik (Univ.-Prof. Dr. P. Stix) und der Abteilung für Verhaltensmedizin, Gesundheitspsychologie und Empirische Psychosomatik (Univ.-Prof. Dr. J.W. Egger) am Universitätsklinikum Graz, Universitätsklinik für Medizinische Psychologie und Psychotherapie Graz, MUG 2000; Strittmatter, Egger, Stix 2002).

**Leitfaden zum biopsychosozialen ärztlichen Gespräch – 1. Teil**

CODE: ________ DATUM: ________ INTERVIEWER: ____________ Anmerkung: ________________

**Befindlichkeit/Stimmungslage**

| | |
|---|---|
| • Wie fühlten Sie sich körperlich in der letzten Woche? | eher gut/eher mittel/eher schlecht |
| • Wie fühlten Sie sich seelisch in der letzten Woche? | eher gut/eher mittel/eher schlecht |
| • Wie ist Ihre Stimmungslage in der letzten Zeit? | eher gleichbleibend/eher wechselnd |

**Krankheits- oder krankenhausbezogene Ängste/Sorgen**

| | |
|---|---|
| • Jeder Mensch hat mehr oder weniger Angst vor den Dingen, die im Spital auf einen zukommen. Geht es Ihnen auch so? | ja/nein |
| • Wie stark fühlen Sie sich dadurch belastet? | gar nicht/mittel/stark |

**Psychosozialer Rückhalt/soziale Kontakte**

| | |
|---|---|
| • Können Sie ausreichend Besuch bekommen? | ja/nein |
| • Haben Sie jemanden, mit dem Sie über Sorgen und Ängste sprechen können? | ja/nein |

**Andere Sorgen:**

| | |
|---|---|
| • Gibt es etwas, das Sie unabhängig von der jetzigen Krankheit belastet? | ja/nein |
| • Ist Ihre Familie durch Ihren Krankenhausaufenthalt belastet? | ja/nein |

**Schlaf/Ruhe:**

| | |
|---|---|
| • Haben Sie in der letzten Woche gut geschlafen? | ja/nein |
| • Können Sie innerlich tagsüber zur Ruhe kommen? | ja/nein |

**Krankheitsbezogenes Informationsbedürfnis**

| | |
|---|---|
| Wie gut fühlen Sie sich über Ihre Krankheit und Behandlung informiert? | eher gut/mittel/eher schlecht |

**Beziehung zu Behandlern**

| | |
|---|---|
| • Kommen Sie mit den Ärzten und dem Pflegepersonal klar? | ja/nein |

Abb. 35

**Leitfaden zum ärztlichen Gespräch – 2. Teil**

**Subjektive Krankheitstheorien**

Welche Vorstellung haben Sie über die Entstehung Ihrer Krankheit, wie erklären Sie sich die Entstehung Ihrer Krankheit (im Lebenskontext)?

Sehen Sie eine Möglichkeit (und wenn ja, welche), den Krankheitsverlauf mitzubestimmen, zu kontrollieren oder positiv zu beeinflussen?

**Psychosozialer Betreuungsbedarf**

| | |
|---|---|
| Besteht psychosozialer Betreuungsbedarf? | ja/nein |
| Schätzt sich der Patient selbst als psychosozial betreuungsbedürftig ein? | ja/nein |

**Erfassung nonverbaler Mitteilungen**

| | |
|---|---|
| Zeigt der Patient relevante psychovegetative Symptome oder Verhaltensweisen?<br>Wenn ja: Zittern, Nesteln, Schweißausbruch, Weinen, stoische Ruhe, Überaktivität, ...<br>*(Betreffendes bitte unterstreichen oder angeben)* | ja/nein |
| Zeigt sich der Patient in Bezug auf eine psychologische Betreuung motiviert? | ja/nein |
| Ist der Patient motiviert, aktiv zur Verbesserung des Gesundheitszustandes beizutragen? | ja/nein |
| Lehnt der Patient jegliche Problematisierung ab? | ja/nein |
| Besteht eine Diskrepanz zwischen verbalem und nonverbalem Eindruck? | ja/nein |
| Besteht eine Diskrepanz zwischen Selbsteinschätzung des Patienten und der Fremdeinschätzung des Interviewers? | ja/nein |

Abb. 36

HGSI – HORNHEIDE-GRAZ-SCREENING-INSTRUMENT (Codierung): Ein Erhebungsbogen zur Erfassung von subjektiver Beeinträchtigung und des psychosozialen Betreuungsbedarfs bei stationären Patienten

(Autor: Dr. Gerhard Strittmatter, modifiziert in Zusammenarbeit der Gemeinsamen Einrichtung für Klinische Psychosomatik und der Abteilung für Verhaltensmedizin, Gesundheitspsychologie und Empirische Psychosomatik am Universitätsklinikum Graz; Universitätsklinik für Medizinische Psychologie und Psychotherapie Graz, 2000)

*Code-Nummer:*____________ *Datum:* ____________ *Anmerkung:* ____________________________

**Teil A: Patientenurteil (subjektive Sicht des Pat.)**

| | | | |
|---|---|---|---|
| 1. Wie fühlten Sie sich körperlich in der letzten Woche? | eher gut<br>0 | mittel<br>1 | eher schlecht<br>2 |
| 2. Wie fühlten Sie sich seelisch in der letzten Woche? | eher gut<br>0 | mittel<br>1 | eher schlecht<br>2 |
| 3. Gibt es etwas, was Sie unabhängig von der jetzigen Krankheit stark belastet? | ja<br>2 | nein<br>0 | |
| 4. Jeder Mensch hat mehr oder weniger Angst vor den Dingen, die im Spital auf einen zukommen (Untersuchungen, belastende Therapie oder Operation). Geht es Ihnen auch so? | ja<br>2 | nein<br>0 | |
| 5. Wie stark fühlen Sie sich dadurch belastet? | kaum<br>0 | mittel<br>1 | stark<br>2 |
| 6. Haben Sie jemanden, mit dem Sie über Ihre Sorgen und Ängste sprechen können? | ja<br>0 | nein<br>2 | |
| 7. Ist jemand in Ihrer Familie durch Ihren Krankenhausaufenthalt besonders belastet? | ja<br>2 | nein<br>0 | |
| 8. Können Sie innerlich tagsüber zur Ruhe kommen? | ja<br>0 | nein<br>2 | |
| 9. Wie gut fühlen Sie sich über Ihre Krankheit und die Behandlung informiert? | eher gut<br>0 | mittel<br>1 | eher schlecht<br>2 |

*Summe obiger Items:*

| | | | | | | | | | |
|---|---|---|---|---|---|---|---|---|---|
| 0 | 1 | 2 | 3 | 4 | 5 | 6 | 7 | 8 | 9 |
| 10 | 11 | 12 | 13 | 14 | 15 | 16 | 17 | 18 | 19 |

Abb. 37

*Code-Nummer:* ______________ **Datum:** ______________ *Anmerkung:* ______________

**Teil B: Medizinische Kriterien (vom Arzt auszufüllen):**

| | | |
|---|---|---|
| 1. Besteht zur Zeit eine erhebliche funktionelle Einschränkung oder ist eine funktionelle Einschränkung (Sprechen, Schlucken, Gehen ... ) nach der Behandlung oder Operation vorherzusehen? | ja | nein |
| 2. Nimmt der Patient regelmäßig Psychopharmaka ein? | ja | nein |
| 3. Ist aus der Anamnese eine psychiatrische oder psychotherapeutische Behandlung bekannt? | ja | nein |

**Auswertung:** Wird im Teil A ein Item aus dem stark umrandeten Bereich angekreuzt (oder bei Frage 3 und 4 beide Fragen mit „ja" beantwortet) oder ein Wert von größer/gleich 8 erreicht („Schwellenwert") und/oder ist ein Item aus dem Teil B positiv, wird dies vom psychosozialen Konsiliar- und Liaisondienst als Anlass für eine Kontaktaufnahme mit dem betreffenden Patienten interpretiert. Erst diese Begegnung entscheidet über eine eventuelle weiterreichende psychologische Hilfe.

Abb. 38

## 5.4 Empirische Daten zur Bedeutung des ärztlichen Gesprächs

In eine Reihe von Überblicksarbeiten (z. B. Faller und Lang 2010) wurden die bisherigen Forschungsergebnisse zur Wirkung der ärztlichen Kommunikation zusammengetragen. Die Hauptaussagen lassen sich wie folgt überblicksmäßig formulieren:

Bezüglich Diagnosefindung haben Überprüfungen ergeben, dass etwa 50 % der Diagnosen allein aufgrund der im Rahmen einer ausführlichen Anamnese gewonnenen Informationen gestellt werden können; ca. 80 % der Diagnosen stehen nach ausreichender Anamnese und adäquater klinischer Untersuchung fest. Lediglich für 20 % sind weiterführende Untersuchungen erforderlich.

Im Behandlungsverlauf beeinflusst die Kommunikation ganz wesentlich die Compliance und den Therapieerfolg. Gelingt es, ein Vertrauensverhältnis – und ein gemeinsames Verständnis dessen, was die Krankheit ausmacht – aufzubauen, wird der Patient umsetzen, was der Arzt empfiehlt. Weiters hat ein professionelles Gesprächsverhalten des Arztes nachweislich positive Auswirkungen auf den Behandlungserfolg, indem es zu einer Symptomverminderung, einer verbesserten Schmerzkontrolle und einem besseren Funktionszustand führt. Dies reicht bis hin zu besseren Ergebnissen etwa bei der Einstellung von Blutdruck und Blutzucker.

Sogar die Wirksamkeit von Medikamenten ist mit davon abhängig, auf welche Art die Kommunikation bei der Verschreibung erfolgt ist: Wird die Verschreibung positiv kommentiert, so erlebt der Patient in der Folge eher eine Bestätigung für die Verbesserung durch das Medikament (selektive Wahrnehmungs- bzw. Interpretationseffekte, *self fulfilling prophecies*); äußert sich der Arzt hingegen unsicher zum zu erwartenden Nutzen, kann keine günstige Erwartung entstehen, welche die Körperwahrnehmung positiv beeinflusst (negative Attributionsprozesse, *self destroying prophecies*).

### *Aspekte eines günstigen Gesprächsverhaltens*

Günstig ist ein Gesprächsverhalten, das es dem Patienten erleichtert, seine Fragen, Erwartungen und Befürchtungen zu äußern. Außerdem sollte der Patient sowohl die von ihm gewünschte Information als auch emotionale Unterstützung bekommen. Werden diese Erwartungen des Patienten an das Gespräch mit dem Arzt zufriedenstellend erfüllt, lassen sich die vorher beschriebenen positiven Effekten signifikant öfter bzw. stärker beobachten.

### *Erwartungen der Patienten an das Gespräch mit dem Arzt*

Patienten erwarten vor allem, diagnostische und prognostische Informationen zu bekommen. Dies ist umso bedeutsamer, je schwerwiegender die Erkrankung ist, mit denen der Patient konfrontiert ist. Allerdings werden diese Erwartungen häufig nicht erfüllt. Die Gründe dafür sind vielfältig und liegen sowohl auf Seiten des Arztes als auch beim Patienten selbst. So haben z. B. die Patienten nicht gelernt, was und wie sie mit dem Arzt kommunizieren sollen, und sprechen von sich aus wichtige Themen nicht an, teilweise auch in der Hoffnung, dass der Arzt schon selbst nachfragen wird. Der Arzt nimmt seinerseits an, dass der Patient keine Fragen hat, weil er keine stellt – ein Missverständnis auf beiden Seiten. Hier braucht es eine beiderseitige Verbesserung der kommunikativen Kompetenz – etwa einerseits im Sinne einer Aufklärung und Ermunterung der Patienten, besser vorbereitet in das Gespräch mit dem Arzt zu gehen und z. B. eine Stichwort-Liste zu den wichtigsten Fragen mitzubringen. Und Ärzte sollten darin trainiert werden, Inhalte und Anliegen zu erfragen, wenn diese nicht vom Patienten selbst angesprochen werden.

### *Hilfreiche Strategien für das Gelingen einer professionellen Kommunikation*

Entscheidend ist, die Patienten im Gespräch „dort abzuholen, wo sie stehen". Patienten weisen eine große Streuung auf, was das Ausmaß und die Güte der Vor-Informiertheit über ihre jeweilige Erkrankung anlangt. Dies wird heute insbesondere durch das Internet mitverursacht, wo zwar eine Unmenge an Informationen abrufbar ist, aber der Patient häufig überfordert ist, die dargebotenen Inhalte auch zu verstehen und richtig zu bewerten.

So macht es Sinn, den aktuellen Informationsstand des Patienten jeweils kurz zu eruieren mit Fragen wie *„Womit könnte Ihre Erkrankung Ihrer Meinung nach zu tun haben?“* (ätiopathogenetische Aspekte), oder *„Was* könnte Ihnen sonst noch helfen, mit Ihrer Erkrankung gut über die Runden zu kommen?“ (therapeutische Aspekte) oder *„Was geht Ihnen gerade durch den Kopf?“* (wenn der Patient zwar nichts sagt, aber eine nonverbale Ablehnung zu einem diagnostisch-therapeutischen Vorschlag zeigt). – Die Formulierungen und auch das Tempo der Informationsübermittlung sollten so weit wie möglich an die kognitiven und emotionalen Eigenheiten des Patienten angepasst sein.

*Informationsmenge*

Noch vor wenigen Jahrzehnten galt es nahezu als Lehrbuchwissen, dass den Patienten die vollständige Information nicht zuzumuten ist und dies auch nicht erwünscht sei. Mittlerweile unterstützt die Forschung eine genau gegenteilige Ansicht. So hat z. B. eine große Zahl von Untersuchungen mit Krebskranken gezeigt, dass sich der Aufklärungsbedarf im Vergleich zu vor 30–50 Jahren dramatisch verändert hat. Heute wollen 80–95 % der Patienten über ihre Erkrankung, deren Behandlung und Prognose vollständig informiert werden. Außerdem hat der Patient inzwischen einen gesetzlichen und moralischen Anspruch auf Information. Hinsichtlich der Güte dieser Information kommt es auf eine patientengerechte Informationsübermittlung an.

*Das Übermitteln einer schwerwiegenden Nachricht* (breaking bad news)

Das wichtigste Prinzip des diagnostischen Informationsgesprächs (auch oft als Aufklärungsgespräch bezeichnet) ist, nicht „mit der Tür ins Haus zu fallen“. Das bedeutet, dass zunächst einige äußere Bedingungen zu beachten bzw. nach Möglichkeit zu schaffen sind. Das Überbringen einer schlechten Nachricht sollte in einer möglichst stressarmen und ruhigen Atmosphäre erfolgen und möglichst nur eine verantwortliche Fachkraft dafür zuständig sein. Sind Arzt und Patient einander vorher nicht bekannt, sollte nach Möglichkeit vorher ein persönliches Kennenlernen stattfinden und der Patient auf die Möglichkeit, eine schlechte Nachricht zu erhalten, vorbereitet werden. – Hier hat der Hausarzt im Allgemeinen eine sehr günstige Position, weil er den Patienten schon kennt und meist ein Vertrauensverhältnis aufgebaut werden konnte.

Die Diagnose sollte erst dann mitgeteilt werden, wenn diese sicher feststeht; das Mitteilen einzelner Untersuchungsergebnisse in Form einer „Salamitechnik“ sollte vermieden werden. Im Aufklärungsgespräch soll zunächst – wie vorher dargelegt – der Informationsstand des Patienten erfragt und die weitere Information an diesem Punkt ansetzen.

Bei schweren Krankheiten kann es besser sein, nicht die gesamte Information als Einmalbotschaft zu vermitteln – es kommt vor, dass ein Patient wiederholte Zugänge braucht, um die Tragweite der Diagnose zu erfassen. Es ist aber wichtig, dass der Patient mit seinem laienhaften Verständnis folgen kann, weil sonst im weiteren Verlauf keine sinnvolle Mitentscheidung möglich ist.

Mangelnde Offenheit des Arztes unterminiert das Vertrauen in die Arzt-Patient-Beziehung, verhindert die Beteiligung des Patienten an Therapieentscheidungen und erhöht die Gefahr von Non-Compliance (bzw. unzureichender *adherence*).

Auch bei sehr ernsten Diagnosen gilt das *Prinzip der Hoffnung*, die man dem Patienten – auch in ausweglosen Situationen – immer lassen sollte. Bei Fragen nach der Prognose und der verbleibenden Lebenszeit sollte man sich womöglich nicht auf Zahlenwerte festlegen, besser wären i. a. Formulierungen wie „Ich verstehe Ihre Frage, sie lässt sich aber nicht genau beantworten. Es ist tatsächlich eine ernsthafte Erkrankung, die lebensbedrohlich sein kann, aber der genaue Verlauf hängt von vielen unterschiedlichen Faktoren ab – wie Ihr Immunsystem reagiert, wie die Therapien ansprechen, wie Sie selbst mit Ihrer Situation zurechtkommen und vielleicht auch, wie viel Glück wir haben…" Wenn der Patient auf einen Zeitraum beharrt: „Nimmt man alle Personen in Ihrem Krankheitsstadium zusammen, errechnet sich ein Mittelwert von x Jahren (Monaten), allerdings gibt es Menschen, die auch früher daran sterben und solche, die weit länger, als es der Durchschnitt sagt, leben. Dies hängt eben mit den vielen einwirkenden Faktoren zusammen, von denen ich früher gesprochen habe."

Obwohl der Arzt üblicherweise sein Hauptaugenmerk auf die Therapie der Erkrankung richtet, sollte er sich klarmachen, dass in diesen Fällen auch seine Rolle als *Begleiter* des schwer kranken Menschen gefragt ist, wo es nicht nur um die konkreten Behandlungsthemen sondern auch um verbleibende Lebensinhalte gehen mag. Hier sind Aussprachen, wie sie z. B. die *Balintgruppen* ermöglichen, sehr hilfreich, um mit den eigenen Gefühlen der Hilf- und Hoffnungslosigkeit nicht alleingelassen zu sein.

Ein spezieller Aspekt der Ausbildung in biopsychosozialer Medizin liegt im Gewinn für die eigene Lebenspraxis der solchermaßen trainierten Ärzte. Bereits vor Inkrafttreten der aktuellen Studienordnung für Humanmedizin (2002) haben wir die klinische Erfahrung gemacht, dass jene Ärzte, die sich über die damals fakultativen Angebote „Balintgruppe", „psychologische Entspannungsverfahren", „Coaching" und „Supervision" entsprechendes Wissen und auch Fertigkeiten für die Bewältigung von psychosozialen Problemstellungen erworben haben, nicht nur für ihren beruflichen Alltag, sondern darüber hinaus auch für ihre eigene Lebensführung profitierten. Der gesundheitspsychologische Aspekt dieser Ausbildung ist bis heute relativ wenig untersucht, wenngleich er von enormer Bedeutung für alle helfenden Berufe mit ihren spezifischen Belastungen ist.

## 5.5 Praktische Folgerungen aus dem biopsychosozialen Krankheitsverständnis für den Umgang mit Kranken

### 5.5.1 Versteht der Patient seinen Arzt?

Gesundheitsseiten zählen zu den meistgelesenen Rubriken in den Printmedien. Dies spiegelt einerseits das Interesse an gesundheitlichen Problemen wider, zeigt aber auch die Kenntnislage hinsichtlich medizinischer Sachverhalte auf. Trotz aller Aufklärung herrscht nach wie vor viel Unsicherheit aufseiten der Bevölkerung selbst bei Aspekten geläufiger Krankheitsphänomene.

Es ist empirisch gesichert, dass Patienten ein großes Informationsbedürfnis besitzen. Eine große Zahl von Untersuchungen mit Krebskranken hat beispielsweise gezeigt, dass zwischen 80 % und 95 % der Patienten über ihre Erkrankung, deren Behandlung und Prognose möglichst vollständig informiert werden wollen. Aber Zeit ist kostbar – auch in der Medizin! Im Vergleich zur Apparatemedizin wird die „sprechende Medizin" sehr schlecht honoriert. Kein Wunder, dass Ärzte sich schon aus ökonomischen Gründen kurz halten müssen, wenn es um das gemeinsame Gespräch geht, das Klärung und Hinterfragen ermöglicht.

Eine vielzitierte aktuelle Studie aus einem Ludwig Boltzmann-Institut (Pelikan 2012), wonach jeder vierte Österreicher seinen Arzt nicht versteht, lässt zwar eine Reihe von methodischen Fragen offen, aber dessen ungeachtet ist die Hauptaussage diskussionswürdig. Wir kennen natürlich die Kluft zwischen medizinischem Wissen und Laienverständnis seit jeher, sie ist bis zu einem gewissen Grad gar nicht aufhebbar. Was wir allerdings verbessern können und auch verbessern müssen, ist die Kommunikation zwischen den Experten (den Ärzten) und den Laien (den Patienten).

Wie bei jeder Kommunikation sind dabei einige Grundregeln zu beachten. Zuallererst gilt es festzuhalten, dass die Kommunikation zwischen Arzt und Patient in einem gegenseitigen Austausch von Informationen besteht, sie ist keine Einbahnstraße. Arzt und Patient haben naturgemäß einen unterschiedlichen Blick auf das, was „relevant" ist. Um ein möglichst gutes Ergebnis im Sinne von „Verstehen" aufseiten des Patienten zu erreichen, haben beide Teile – Arzt und Patient – eine „Bringschuld".

Es gibt gute empirische Gründe, warum die Kommunikation zwischen Arzt und Patient ein bedeutsamer Faktor in der ärztlichen Praxis ist. Ein Gesprächsverhalten, das es dem Patienten erleichtert, seine Fragen, Erwartungen und Befürchtungen zu äußern und sowohl die gewünschte Information als auch emotionale Unterstützung zu erhalten, hat nachgewiesenermaßen günstige Auswirkungen in vielen Bereichen. Es führt zur Verbesserung des Gesundheitszustandes, zur Symptomverminderung, zu verbesserter Schmerzkontrolle, zu besserem Funktionszustand und zu besseren physiologischen Ergebnissen bei der Blutdruck- und Blutzuckereinstellung.

Die Therapietreue (*compliance*) beträgt im Durchschnitt etwa 50 %, d. h. nur 50 % der Patienten nehmen ihre Medikamente wie vom Arzt verordnet ein oder folgen den Empfehlungen zur Änderung des Lebensstils. Eine individuell besser angepasste – und vor allem von Arzt und Patient gemeinsam verhandelte – Strategie zur Bekämpfung von Krankheit bzw. gesundheitlicher Risiken verbessert diesen Prozentsatz signifikant (dies ist der Ansatz, der mit *adherence* umschrieben wird).

Beim Übermitteln von schwerwiegenden diagnostischen Informationen ist es wichtig, dass der Arzt nicht „mit der Tür ins Haus fällt". Die Informationsvermittlung sollte als Prozess verstanden werden, also schrittweise und im Dialog erfolgen, und nicht als einmaliger Akt gesehen werden. Wir lehren hier, dass der Arzt sich an der Aufnahmebereitschaft des Patienten orientieren muss, und zwar sowohl in intellektueller Hinsicht („Hat er die mitgeteilte Information überhaupt verstanden?") als auch in emotionaler Hinsicht („Hat er die Tragweite der Information gefühlsmäßig an sich herankommen lassen?").

Es macht Sinn, den Patienten zu ermutigen, das Gesagte mit eigenen Worten zusammenzufassen um sicherzustellen, ob die Mitteilung auch richtig verstanden wurde oder ob noch Klärungsbedarf besteht. Auch die Empfehlung „Wenn Sie zu Hause Ihrem Mann/Ihrer Frau von unserem Gespräch erzählen, was werden Sie berichten?" hilft nachzuprüfen, ob ein ausreichendes Verständnis gegeben ist oder noch weitere Klärung notwendig ist.

Aber auch aufseiten des Patienten gibt es eine Bringschuld! Wie soll der Arzt erkennen, dass die wichtigsten Fragen des Patienten beantwortet sind und der Patient diese verstanden hat, wenn keine entsprechende Rückmeldung kommt? Es gibt ein gut gesichertes Phänomen, das einen Teil des Verständnis-Problems aufklären kann: Der Patient denkt: „Der Doktor wird mich schon danach fragen, wenn er es für wichtig hält" und der Arzt ist der Meinung „Der Patient wird mich schon fragen, wenn er etwas wissen will". So spielen sich die beiden Seiten bei der Entstehung von „Nichtverstehen" oder Missverständnissen in die Hände.

Was wir in der aktuellen, seit 2002 gültigen neuen Ausbildungsordnung an der Medizinischen Universität Graz die angehenden Ärzte lehren, ist daher: Für die Gesprächszeit ist der Rahmen im Vorhinein abzustecken. Wenn nur 10 Minuten Zeit für ein Gespräch gegeben sind und der Patient das weiß, dann ist die Chance, dass die wesentlichen Fragen dennoch erörtert werden, größer, als wenn unklar bleibt, wie viel Zeit der Arzt für den Patientenkontakt erübrigen kann. So wird oft wertvolle Zeit mit „Nebenschauplätzen" vergeudet, und für das Wesentliche bleibt dann zu wenig übrig. Wir lehren daher z. B. in den sog. Patienten-Kontakt-Simulationen: „Frau Maier, ich habe jetzt 10 min Zeit für Ihre Anliegen, was wäre Ihnen heute das Wichtigste, was Sie mit mir klären möchten?"

Was wir ebenfalls lehren, ist die Ermutigung von Patienten, sich auf den ärztlichen Kontakt – und insbesondere auf das ärztliche Gespräch – gut vorzubereiten. Dafür macht eine Stichwortliste mit den wesentlichen mit dem Arzt zu klärenden Punkten viel Sinn. Diese Notiz (im Idealfall auch noch geordnet nach der Wichtigkeit der Themen) zum Arzt-Gespräch mitzubringen, bewährt sich sehr und ist selbst für Visiten im Rahmen stationärer Aufenthalte zu empfehlen. Denn viele Patienten sind bei der tatsächlichen Konfrontation mit dem Arzt mehr oder weniger aufgeregt und vergessen leicht, was sie eigentlich klären wollten. Erst nachträglich wird ihnen bewusst, dass sie wieder keine ausreichende Antwort auf ihr Anliegen erwirkt haben. In den Gesprächs-Simulationen lehren wir daher beispielsweise: „Herr Maier, ich möchte Sie ersuchen, dass Sie sich schon zu Hause überlegen und notieren, was Sie mit mir das nächste Mal besprechen wollen. Denken Sie daran, dass wir möglicherweise nicht für alle Punkte Zeit haben und bringen Sie die offenen Punkte in eine Reihe – das Wichtigste immer zuerst."

Eine Reihe von Standardinformationen werden von engagierten Ärzten auch über Schautafeln, Broschüren, Aufklärungsunterlagen und Flyer an die Patienten weitergegeben. Dies reicht oft nicht, weil damit nicht sichergestellt ist, ob die Patienten das lesen oder ob sie den Inhalt verstehen. Wir lehren daher: „Ich gebe Ihnen jetzt diese Unterlagen zu Ihrem gesundheitlichen Problem mit. Ich bitte Sie, dies gut anzuschauen und Fragen, die Sie dazu haben, aufzuschreiben und mit mir zu besprechen. Sagen Sie ruhig, wenn Sie etwas nicht verstanden haben; es ist mir wichtig, dass Sie eine richtige Vorstellung von ... bekommen."

Jüngere und insgesamt gebildetere Patientengruppen recherchieren Gesundheitsfragen seit Jahren und in zunehmendem Maße selbständig im Internet. Viele sind dennoch überfordert, weil sie dort zu viel und oft auch völlig widersprüchliche oder falsche Informationen finden. Die frei zugänglichen Internet-Infos sind weder gewichtet noch in ihrer wissenschaftlichen Seriosität für die meisten Laien beurteilbar. Diese Informationen brauchen – um für den Patienten mit seiner individuellen Situation auch nutzbar zu sein – die Bewertung durch das persönliche Gespräch mit dem Vertrauensarzt.

Erheblichen Einfluss darauf, wie medizinische Informationen verstanden werden, haben auch die Rückmeldungen der sozialen Umgebung des Patienten. Gespräche in der Familie, mit Freunden oder Bekannten können hilfreich, aber auch desaströs sein, je nach Kenntnisstand der Angesprochenen. Gelegentlich hilft auch die Vermittlung zu Selbsthilfegruppen weiter, wenn es neben dem adäquaten Verständnis auch um den persönlichen Umgang mit einer Krankheit geht.

Der aktuelle Studienplan *Humanmedizin* mit seiner stärkeren Gewichtung auf die kommunikative Kompetenz der Medizinstudierenden kann natürlich erst in etlichen Jahren greifen. Es sind gerade die ersten Jahrgänge durch diese neue Ausbildung gegangen. Es wird also noch Jahre brauchen, bis wir die Wirkung der verbesserten kommunikativen Kompetenz der Ärzte auch in den Praxen erkennen können. Beschleunigt werden kann dieser Prozess aber dadurch, dass die Patienten dem Arzt offener mitteilen, wenn sie etwas von den ärztlichen Informationen nicht verstehen – egal ob es sich um diagnostische oder therapeutische Aspekte handelt. Denn wenn keine unmittelbare Nachfrage nach solchen Klärungen kommt, dann wird der herkömmlich ausgebildete Arzt auch keinen Grund sehen nachzuprüfen, ob und was der Patient von den übermittelten medizinischen Botschaften nun tatsächlich verstanden hat.

Die Menschen sind natürlich nicht dümmer geworden. Was sich verändert hat, das sind die Ansprüche an die Medizin von heute. In der sog. Wiener Medizinischen Schule vor ca. 100 Jahren war es üblich, dass die Patienten – wenn überhaupt – nur das Notwendigste erfahren haben (nach dem Motto: Das versteht er ohnehin nicht, die medizinische Information könnte den Patienten psychisch überfordern, oder: Er braucht diese Information gar nicht). Heute können wir nachweisen, dass nur ein gut informierter Patient auch ein guter Patient ist, weil er sein Risikoprofil kennt, sich entsprechend vernünftig verhalten kann und bei notwendigen Entscheidungen besser mitreden kann.

### 5.5.2 Vertrauen kann man nicht mit dem Messer schaffen

Zeitgemäße Medizin muss gleichzeitig mit *Wort, Arznei* und *Messer* arbeiten. Weil wir mit Worten genauso verletzen, aber auch heilen können wie mit dem Messer, ist das Thema Empathie im Umgang zwischen Arzt und Patient von hoher Bedeutung. In der Humanmedizin-Ausbildung soll den Studienwerbern auch die Tatsache vermittelt werden, dass sie dann, wenn sie sich in die subjektive Welt eines Patienten ausreichend gut hineinversetzen und adäquat reagieren können, sie später im Beruf davon mehrfach profitieren.

„Aber als Chirurg brauche ich doch keine kommunikative Kompetenz ..." ist eine irrige Aussage von Studierenden, die hin und wieder in den Lehrveranstaltungen zu hören ist. Die sprechende Medizin ist jedoch integrativer Bestandteil der ärztlichen Kunst. Ärzte müssen mit ihren Patienten reden können, weil Vertrauen nicht mit dem Messer zu schaffen ist, sondern in allererster Linie durch Kommunikation. Jemand, der eine kosmetische OP will, versucht zuerst herauszufinden, welcher Mensch der Operateur ist, ob er ihm vertrauen kann. Darüber hinaus gilt es zu bedenken, was von der ärztlichen Leistung der Patient überhaupt eigenständig beurteilen kann. Das technische Verfahren oder das professionelle Können kann er häufig nicht adäquat einschätzen. Wie der Arzt mit ihm persönlich umgeht, wie er mit ihm kommuniziert, das bemerkt der Patient aber in jedem Fall.

Kommunikative Kompetenz ist lange Zeit eher als „schöne Verpackung" betrachtet worden und als ärztliche Fertigkeit im Hintertreffen gewesen. Der Tenor lautete, in Wirklichkeit komme es auf die „Arznei" und auf das „Messer" an." Fakt ist allerdings: Wie wir miteinander umgehen, erzeugt im Organismus Stimmungen, und diese sind nicht nur als psychologische, sondern immer zugleich auch als physiologische Prozesse zu verstehen. Wir können mit Worten genauso verletzen – aber eben auch heilen – wie mit dem Messer. Was im Rahmen der wissenschaftlichen Medizin in der *Body Mind Unity-Theorie* (Theorie der Körper-Seele-Einheit) der wissenschaftlichen Medizin in den letzten Jahrzehnten überzeugend dargelegt werden konnte. Wissenschaftliche Medizin auf der Höhe der Zeit muss also gleichzeitig mit Wort (Kommunikation bzw. die Summe der psychologischen Wirkfaktoren), Arznei (alles, was mit chemischen Mitteln erreicht werden kann) und Messer (als Summe aller technischen und chirurgischen Einflussmöglichkeiten) arbeiten. Auf diese Weise erreichen wir eine ganzheitliche, das heißt integrierte Medizin auf wissenschaftlicher Basis.

*Ist Empathie erlernbar?*

Wie wichtig Worte sind, zeigen auch Studien, nach denen etwa 50 % der Patienten-Anliegen vom Arzt *nicht* aufgegriffen werden. Der Patient denkt: „Wenn der Doktor etwas wissen will, wird er mich schon danach fragen." Der Arzt denkt: „Wenn der Patient keine Fragen stellt, dann hat er wohl keine." Arzt und Patient spielen hier unbewusst zusammen, sodass wichtige Patienten-Anliegen nicht thematisiert werden. Der empathische Arzt versteht es aber, die Ängste, Sorgen, Befürchtungen, Hoffnungen und Wünsche eines Patienten aufzunehmen, sie zu erspüren und zu ergründen, dies anzusprechen und in der Folge mit dem Patienten darüber zu „verhandeln". Der wenig empathische Arzt spürt möglicherweise zumindest rudimentär das Unausgesprochene ebenso, kann dieses Echo in der Begegnung mit dem Patienten allerdings nicht nützen, weil er die kommunikative Kompetenz dazu nicht zur Verfügung hat. – Ist Empathie als solche nun Schicksal bzw. angeboren oder ist sie trainierbar? Unser Wissen dazu besagt, dass zwar die Grundfähigkeit zur Empathie in einer persönlichen Kompetenz-Matrix angelegt ist, dass sie sich aber mit geeigneten Mitteln trainieren und auf individueller Ebene optimieren lässt. Darauf zielt auch die medizinpsychologische Ausbildung in den Studiengängen zur Humanmedizin ab.

Aus den beruflichen Alltagserfahrungen heraus wurde allerdings schnell einsichtig, dass es für die Empathie auch vernünftige Grenzen zu geben scheint. Wie weit kann z. B. ein Arzt in seinem Einfühlungsvermögen gehen, ohne dabei selbst Schaden zu nehmen? Wenn der Arzt einer Frau die Diagnose „Brustkrebs im fortgeschrittenen Stadium" vermitteln muss, hilft ihm Mitweinen und Mitleiden nicht. Er sollte zwar empathisch reagieren, aber auch so weit Distanz zu diesem Tatbestand aufbauen können, dass er erkennen kann, was die Patientin im Moment braucht, um mit ihrer dramatischen Situation so weit wie möglich zurechtzukommen. D. h. er muss dem Geschehen gegenüber emotional so weit auf Distanz bleiben können, dass er es nicht zu seinem eigenen macht und jedenfalls handlungsfähig bleibt. Fazit in alltagssprachlicher Formulierung: Wir dürfen uns als Helfer von Krankheit und Sterben nicht erschlagen lassen. Trotzdem kann es passieren, dass wir Patienten sehr mögen und emotional mitgehen. Jeder Arzt ist und bleibt ein Mensch und ist selbst ein potenzieller Patient. Gelingt es nicht, die nötige Distanz zu wahren, kann der Helfer im schlimmsten Fall handlungsunfähig werden, oder er schlittert mit der Zeit durch wiederkehrendes Erleben von Leiden, Sterben und Tod in ein Burn-out. Um das möglichst rechtzeitig zu verhindern, gibt es inzwischen vielfältige professionelle Hilfsangebote, zum Beispiel Inter- oder Supervision und Balintgruppen.

Es ist also nicht primär ein Gebot der Höflichkeit, wenn Ärzte ihre Patienten mit ausreichender kommunikativer Kompetenz begegnen. Es ist dies vielmehr eine Forderung der wissenschaftlichen Medizin. Die Erklärung dafür liefert am überzeugendsten das biopsychosoziale Modell der Medizin, das die Entstehung und Beeinflussung von Krankheit als dynamischen Prozess beschreibt. Gleichzeitig mit den biologischen Faktoren sind auch die individuellen psychologischen Einflussgrößen (wie das Erleben und Verhalten des Menschen), sowie die relevanten sozialen und ökologischen Lebensbedingungen wirksam und daher in ihrer parallelen Verschaltung mitzukalkulieren. Dies eröffnet nicht nur mehr Informationen für die Diagnosefindung, sondern auch deutlich mehr Einflussmöglichkeiten im therapeutischen Bereich. Anfangs braucht es zwar mehr Zeit, ein umfassenderes Bild über den Menschen, seine Krankheit, seine Lebensbezüge und sein ökosoziales Umfeld zu gewinnen, aber dieses Investment rentiert sich im weiteren Patientenkontakt schon bald. Messbar ist das sowohl an zufriedeneren Patienten als auch besseren Behandlungserfolgen.

Medizin als technische Reparaturwerkstätte ist daher häufig eine zu kurz gegriffene Konzeption, die oft zu einer *Drehtürangelegenheit* führt. Das *Reparieren* funktioniert glücklicherweise in einigen (Ausnahme)-Fällen und ist insbesondere auch in Bereichen der Akutmedizin angebracht. Aber in allen Fällen, die komplizierter sind, wo die Selbstheilungskompetenz des Organismus auf mehreren Ebenen unterstützt werden und der Patient Mit- und Eigenverantwortung übernehmen muss, bedarf es anderer Herangehensweisen. Hier erkennen wir den Übergang von der *Compliance* zur *Adherence:* Ersteres umfasst die Kriterien der *Therapietreue,* das Einhalten von ärztlichen Vorgaben, Letzteres bezieht (im Sinne der WHO-Definition) den Patienten aktiv in die Therapieplanung mit ein. Es geht um ein gemeinsames Verständnis von Krankheit und um ein gemeinsames Verhandeln darüber, was diagnostisch und therapeutisch für den konkreten Patienten sinnvoll und auch machbar ist. Oft ist hier die Rolle des Arztes die eines Katalysators. Er soll Hilfe zur Selbsthilfe anbieten in dem Sinn, dass er die Ressourcen, die der Patient hat, erkennt und nutzt. Auf diese Weise lässt sich auch eine deutlich bessere Nachhaltigkeit in der Medizin erreichen (vgl. Eva Tinsobin, derStandard.at, 18.11.2011).

## 5.6 Hightech-Medicine: arm an Sprache und Berührung?

Sowohl in den populärwissenschaftlichen als auch in den interdisziplinären wissenschaftlichen Diskussionen zur Qualität und Quantität der „Kommunikation in der Medizin" erscheinen immer wieder kritische Kommentare. Es wird kritisiert, dass die wissenschaftliche Medizin der Gegenwart nicht nur *un*empathisch und weitgehend *in*kompetent in der zwischenmenschlichen Kommunikation, sondern wegen ihrer Apparatezentriertheit auch weitgehend körperberührungsfeindlich sei. Eingehende manuelle ärztliche Untersuchungen seien außerhalb der Allgemein- und physikalischen Medizin eine Mangelerscheinung geworden, jedenfalls aber hätten sie an Bedeutung verloren. Der Arzt-Patient-Kontakt sei insgesamt „technischer" bzw. unpersönlicher geworden. Darauf soll skizzenhaft und aus der Sicht eines Medizinpsychologen eingegangen werden.

Im biopsychosozialen Modell der Medizin gibt es keine sinnvolle Trennung, was die Bedeutung von körperlichen, psychologischen oder Lebenswelt-bezogenen Interventionen anlangt. Alle drei Einflussbereiche sind interdependent, je nach Problemlage bedeutsam und erfüllen ihren Zweck bei der Problemlösung. Eine körperliche Untersuchung steht fast immer am Anfang einer Arzt-Patient-Begegnung. Sie konstituiert auch das besondere Naheverhältnis zwischen Arzt und Patient: Wer sonst darf so ohne vorausgehende „Vertrautheitsarbeit" am Körper des anderen Hand anlegen. Hier muss die professionelle (moralisch-ethische) Haltung des Arztes den Patienten vor Übergriffigkeit schützen (s. z. B. Schmidt 2014, Bartens 2014).

Die mancherorts aufkommende Klage, die moderne Medizin sei berührungsfeindlich oder vernachlässige zumindest das Bedürfnis der Patientenschaft nach Berührtwerden durch den Arzt, muss wohl etwas komplexer gesehen werden. Es ist unbestritten, dass körperliche Berührung ein tiefsitzendes Grundbedürfnis des Menschen ist. Die Forschung – insbesondere zum Umgang mit Säuglingen, Kleinkindern, aber auch älteren Menschen – zeigt eindrucksvoll deren Bedeutung für das seelische und körperliche Wohlergehen. Die Medizin ist aber weder aufgerufen noch kompetent, einen (möglichen) Mangel an körperlicher Berührung in unserer Lebenskultur auszugleichen.

Natürlich ist eine Folge der „Apparatemedizin", dass viele Untersuchungen und etliche Behandlungen apparativ erfolgen und nicht mehr von menschlicher Hand durchgeführt werden. Die „diagnostische Schärfe" ist weitgehend von der Hand des Arztes auf das Gerät übergegangen. Die meisten Patienten wünschen bzw. fordern genau diese Apparatemedizin und vertrauen der ärztlichen Hand weit weniger als der Hightech-Medicine. Die durch das Gerät ersetzte Hand ist tatsächlich in vielen Fällen – aber nicht immer – genauer, erfüllt mehr wissenschaftliche Anforderungen und gilt als zuverlässiger als die manuelle Untersuchung, wenngleich letztere auch weiterhin oft als Ausgangsinformation dient. Einerseits profitiert der Patient von der meist detailreicheren Auflösung der Befunde, andererseits gewinnt auch der Arzt ein umfangreicheres und genaueres Bild der körperlichen Gegebenheiten und kann für derartige Untersuchungen auch mehr Geld verlangen (seine Diagnose-Maschinen müssen sich amortisieren). – Wir alle kennen das Problem, dass die Apparatemedizin gegenüber der „sprechenden" Medizin (d. h. gegenüber jeder Art von kommunikativer Medizin) zu kurz kommt.

Jede Art von körperlicher Berührung hat immer auch einige inhärente Fallstricke. Es gibt einen interkulturell festgelegten zwischenmenschlichen Raum (ein Aspekt des Nähe-Distanz-Problems): Wie sehr man sich nahekommen darf, ist weitgehend spezifisch und in der eigenen Vorerfahrung von Beziehungsgestaltungen und damit gleichermaßen in der persönlichen Lerngeschichte wie subkulturellen Prägung festgelegt. Im Norden ist z. B. diese Distanz meist größer – in England geben sich die Menschen zur Begrüßung nicht einmal die Hand, wohingegen im Süden unseres Kontinents man sich oft gleich beim ersten Kontakt körperlich relativ nah kommt, etwa mit Wangenkuss etc. Wenn also Arzt und Patient aus ganz unterschiedlichen Kulturen oder Subkulturen kommen, mag dies – schon aus dieser Gegebenheit heraus – zu Missverständnissen führen.

Am Beginn des Arzt-Patient-Kontakts wird der empathisch kompetente bzw. kommunikativ geschulte Arzt daher eher vorsichtig sein mit Berührung. Sobald mehr Vertrautheit entstanden ist, sind professionelle Körperkontakte bzw. Berührungen weniger problematisch. Wenn schon am Beginn eine deutlich handgreifliche Aktion vonseiten des Arztes notwendig ist, dann wird er seine Aktionen dem Patienten verbal gut verständlich machen, sodass der Patient die Art und Weise der körperlichen Manipulationen verstehen und akzeptieren kann. – Wenn dieses Vorgehen gut läuft, erfährt dies der Arzt gelegentlich auch, z. B. durch Äußerungen des Patienten, wie etwa „Das tut gut, wieder einmal gründlich untersucht worden zu sein!".

Die professionelle Haltung des Arztes verlangt eine einfühlende Nähe und diese ist oft nur mit ausreichender empathischer Kompetenz feststellbar: Was braucht der Patient im Moment? Braucht er körperliche Nähe zur Beruhigung, als Trost oder sicherheitsvermittelndes Signal („der Arzt kümmert sich wirklich, was ich habe, er hat mich gut abgetastet" …) oder wird jede Art von Berührung im Moment als Grenzüberschreitung, nicht gebilligte Manipulation oder gar aggressives Verhalten erlebt?

Kann der Arzt nicht aber auch missbraucht werden, indem Patienten von ihm jenen Körperkontakt bzw. jene Hautberührung einfordern, den sie in ihrer eigenen sozialen Lebenswelt nicht mehr bekommen? Das kann zwar nicht ausgeschlossen werden; es gibt zumindest Patienten, die ihren Körper bereitwillig den kundigen Händen des Arztes anzubieten scheinen. Dennoch wird diese Problematik häufig überschätzt. Patienten wissen um die Begrenztheit und professionelle Funktionalität der ärztlichen körperlichen Zuwendung recht gut Bescheid, eine darüber hinausgehende Erwartungshaltung ist jedenfalls nicht die Norm. In der ärztlichen Praxis lässt sich nicht viel an Streicheleinheiten holen. Dass dies im Einzelfall im Nichtbewussten und bei starkem Bedürfnis nach Berührtwerden dennoch eine Rolle spielen kann, ist natürlich nicht auszuschließen. Aber Liebe und zärtliche Zuwendung ist nicht das Ziel der ärztlichen Interventionen, sondern Hilfe bei der gesundheitlichen Problemlösung.

Unbestreitbar ist, dass wir für einige Gruppen in unserer Gesellschaft einen Mangel an berührender Zuwendung verzeichnen. Dies wird gelegentlich auch als ein beklagenswertes Zeichen eines speziellen sozialen Niedergangs gesehen: Viele Alte (und erst recht Hochbetagte) haben ihre Verortung in der Leistungsgesellschaft verloren und werden in Heime abgeschoben, weil sie keiner ausreichend versorgen kann – dazu fehlen die früheren Großfamilienstrukturen. Auch verordnete Streicheleinheiten sind da nur ein schwacher Trost, wenngleich nicht unsinnig. Eine „Verpackung" als Massage, Maniküre, Pediküre, leichte Physiotherapie etc. ist meist viel unverfänglicher und für die meisten Menschen vor sich selbst und vor der sozialen Welt leichter zu tolerieren. Hier kann darüber hinaus mit vielen Formen der Zuwendung gearbeitet werden: mit Kontakt zu erreichbaren Mitmenschen, zu Haustieren, zu Pflanzen – zu lebenden Wesen also.

Körperliche Nähe ist allerdings nicht immer erwünscht. Massenaufläufe bei Sportveranstaltungen und kulturellen Ereignissen gibt es so häufig wie nie zuvor, Gedränge in der Bahn oder Straßenbahn, in Diskotheken, im Kundenkontakt, auf Straßen, Lokalen und in Geschäften … sättigt einem Gutteil der Menschen den täglichen Bedarf an „Berührungen". Was dennoch zu kurz kommt, ist meist die erwünschte und gestaltende Berührung in Form von zuwendender Zärtlichkeit; sie braucht den privat abgegrenzten Raum.

Durch den gesellschaftlich bedingten Wandel erleben wir einen Verlust von größeren Familienverbänden, nachbarschaftliche Bindungen werden in Wohnsilos weniger oder loser, sodass die Isolation zunimmt und diese „Vereinzelung" ein relatives Manko an engeren bzw. berührenden Kontakten mit sich bringt. Hunde, Katzen, Hamster … können diesen Mangel für viele Menschen nur bedingt auffangen (Bartens 2014, Schmidt 2014, Internet-Recherchen). Sexualwissenschafter glauben auch, eine Zunahme an Autoerotik feststellen zu können, die Selbstberührungen bis hin zur Selbstverletzung scheinen zuzunehmen (wenngleich die empirischen Daten dazu außerhalb des wissenschaftlichen Kontexts oft übergeneralisiert werden). Andererseits benötigen wir aber auch die Distanz und leiden an *overcrowding* in höchstem Ausmaß, wenn wir mit (unerwünschten) sozialen Kontakten überfordert werden. Es ist die Dosis, die hier den Benefit ausmacht – und diese ist nicht nur persönlichkeitsbedingt individuell unterschiedlich, sondern auch von der jeweiligen eigenen Stimmung abhängig. Zuviel und Zuwenig, zur falschen Zeit und in unpassender Einbettung bzw. Umgebung sind immer wiederkehrende Fallstricke. Jede Art von Generalisierung ist daher fehl am Platz.

Professionelle Berührer (z. B. Physiotherapeuten) sprechen es – sofern sie ihr Handwerk verstehen – an, wenn es unklar erscheint, wieweit der Patient im Moment eine Berührung als gut oder erträglich erlebt. So werden Grenzüberschreitungen eingedämmt oder ganz vermieden. Diese professionelle Nähe ist dann auch in der Regel unerotisch, weil sie nicht mit einer sexuellen Wunscherfüllung assoziiert wird. Eine körperliche Untersuchung beim Arzt wäre ohne diese Vorsichtsmaßnahme ja ein ziemlich gewagter Eingriff in die Intimsphäre des Menschen – davor schützt uns ein gemeinsames Verständnis, was hier zu welchem Zweck geschieht.

Interessant erscheint die Entwicklung, dass gegenwärtig ein zunehmendes Berührungs-Angebot über Internet verbreitet wird: Kuschelecken, Berührungsabende, Treffen von Menschen nur zum Zweck, Hautkontakt zu erleben ohne sexuellen Hintergrund (z. B. www.die-kuschelparty.de, Schmidt 2014, pers. Mitteilung). Man darf davon ausgehen, dass es dafür ein ausreichendes Bedürfnis gibt, sonst würden solche Initiativen nicht leben können. Der geschützte Rahmen einer Kleingruppe mit dort gültigen und von allen akzeptierten Normen lässt Art und Ausmaß des Berührungsaustausches offenbar in relativ sicherer Form zu. Was für einen Teil der Bevölkerung (schon in der Vorstellung) ein Gräuel ist, ist für einen anderen Teil ein willkommenes, erwünschtes Erlebnis. Das Problem liegt wieder in der Verallgemeinerung.

Evolutionspsychologisch ist der Mensch am besten als Kleingruppenwesen zu verstehen und diesbezüglich können solche Angebote, die Nähe und Kontakt in quasi-familiärerer Umgebung gestatten, einen Bedarf abdecken, wenn dies die eigene Lebensumwelt in einer aktuellen – oft kritischen – Lebenssituation oder überhaupt nicht bietet. Die latente Gefahr bei all diesen Angeboten liegt nicht nur darin, davon abhängig zu werden, sondern insbesondere auch darin, ausreichend Kontrolle über die Einhaltung der Regeln behalten zu können. Hinter den Bedürfnissen der Akteure können mehr oder weniger massive seelische „Eigentümlichkeiten" stecken, die der psychopathologisch nicht geschulte Mensch entweder nicht oder zu spät erkennt. Wenn daraus neue Konflikte entstehen, die man schon zuvor besser mit professioneller Hilfe angegangen wäre, dann ist nichts gewonnen. – Ein ähnliches Problem hatten wir schon vor vielen Jahren in der Diskussion, ob man sexuell deprivierte Menschen (z. B. Behinderte ohne Chancen, einen Sexualpartner zu finden) nicht mit entsprechenden Angeboten helfen sollte, d. h. ihnen „professionelle" Sexualpartner vermitteln sollte, um dieses grundlegende Bedürfnis besser stillen zu können.

## 5.7 Zusammenfassung zum ärztlichen Gespräch in der Praxis

Als Kernaussagen zur Praxis des ärztlichen Gesprächs kann folgende Zusammenstellung gelten: Eine wichtige Grundposition besteht in der Patientenorientierung. Der Arzt sollte sich auf den Patienten einlassen, ihm etwas Zeit für die Darstellung seiner Anliegen geben und sich sowohl in seiner körperlichen Haltung als auch in seinem sprachlichen Verhalten dem Patienten zuwenden. Er sollte ausreichend einfühlend, offen und ehrlich sein und idealerweise rückfragen, ob und was der Patient von den ärztlichen Erklärungen verstanden hat. Damit wird eine ausreichend gute Arzt-Patient-Beziehung angestrebt und ein Arbeitsbündnis zwischen beiden unterstützt, das eine gemeinsame Problemlösung fördert.

Wenn im Durchschnitt nur 10 bis 15 Minuten Zeit bleiben, um ein gesundheitliches Problem anzupacken, dann muss der Arzt schon ausreichend gut in einer professionellen Gesprächsführung bewandert sein, um das zu bewältigen. In bestimmten Fällen ist zwar ein ausführliches ärztliches diagnostisch-therapeutisches Gespräch abrechenbar, aber dies ist nicht die Norm – denn auch in der Medizin gilt: „Zeit ist Geld". Das Hauptproblem besteht meist darin, dass die Fachsprache der Medizin, die als Wissenschaft – wie jede andere Wissenschaft auch – über ein spezielles Begriffssystem verfügt, um ihre jeweiligen Phänomene exakt beschreiben zu können, erst in eine alltagssprachliche Form übersetzt werden muss. Nur so kann der Patient verstehen, worum es sich in seinem Fall handelt. Das ist wichtig, denn nur ein gut informierter und motivierter Patient ist ein guter Patient – also einer, der die ärztlichen Anweisungen oder Ratschläge versteht und danach handeln kann. Wir erkennen hier eine wissenschaftlich nicht gedeckte, eklatante Benachteiligung der sog. sprechenden Medizin gegenüber der Apparatemedizin, was den Aufwand und die Vergütung der Leistungen betrifft.

Die ärztliche Kommunikation – und im Kern das ärztliche Gespräch – ist das wichtigste Werkzeug des Arztes. Wie die entsprechenden Untersuchungen zeigen, können mit einem ausführlichen Anamnesegespräch etwa 50 % der Diagnosen gestellt werden. Kommt noch eine adäquate körperliche Untersuchung dazu, gelingen ca. 80 % aller Diagnosestellungen. Es verbleiben dann noch immer etwa 20 %, wo weitere, meist aufwendigere und auch teurere medizinische Abklärungen bzw. Untersuchungen erforderlich sind. Diese Daten unterstreichen die Bedeutung der sprechenden Medizin auch im Bereich der Kostendämpfung im Gesundheitswesen. Dass wir dies nicht ausreichend nützen, hat wohl auch damit zu tun, dass sich ein über lange Zeit eingespieltes System nur schwer ändern lässt. Zudem ist das biopsychosoziale Modell für das Verständnis von Krankheit und Gesundheit – die wichtigste Grundlagentheorie für die wissenschaftlich Medizin der Gegenwart, mit der das bisher vorherrschende biomedizinische Modell erweitert wird – trotz Implementierung in die neuen Ausbildungsordnungen für Studierende der Humanmedizin noch nicht ausreichend bekannt. In der biopsychosozialen Medizin gilt als ärztliche Grundhaltung: „Finde gemeinsam mit deinem Patienten heraus, was ihm im jeweiligen Krankheitsstadium am besten hilft und unterstütze ihn dabei mit allen gebotenen Mitteln, d. h. mit *Wort, Arznei* und *Messer*" (mit Wort sind alle psychologischen Wirkfaktoren und damit auch die der Arzt-Patient-Kommunikation gemeint, mit Arznei im Wesentlichen die Medikamente und mit Messer alle technischen und chirurgischen Interventionen).

Das professionell geführte ärztliche Gespräch erfüllt zumindest vier Funktionen. Zum einen sorgt es für eine optimierte Arzt-Patient-Kommunikation; es stellt eine möglichst tragfähige Beziehung zwischen Arzt und Patient her, sodass ein entsprechendes Arbeitsbündnis entwickelt werden kann, um die anstehenden gesundheitlichen Probleme zu lösen (kommunikative Funktion). Zum anderen gilt es im ärztlichen Gespräch, möglichst viele krankheitsrelevante Informationen zu sammeln, um zu einer Diagnose zu kommen (diagnostische Funktion). Des Weiteren soll der Patient über die ärztlichen Untersuchungsergebnisse informiert werden, sodass er ausreichend aufgeklärt ist hinsichtlich „Was habe ich? Was ist zu tun? Wie geht es bezüglich der Krankheitsentwicklung wahrscheinlich weiter?" (informative Funktion). Letztendlich erfüllt das ärztliche Gespräch auch noch eine darüber hinausreichende Funktion, wobei der Arzt längerfristig beratend bzw. begleitend wirkt. Bei der großen Gruppe an chronisch Kranken, wo schon definitionsgemäß keine Heilung zu erwarten ist – ist gerade diese Funktion wichtig. Sie reicht bis in die Sterbebegleitung hinein, sodass es aus Sicht der biopsychosozialen Medizin daher auch keinen „austherapierten Patienten" gibt.

Dass Patienten dennoch häufig unzufrieden mit ihrem Arztkontakt sind, hat unterschiedliche Gründe. Ein Problem liegt darin, dass der Arzt oft unter Zeitdruck steht und auch häufig nicht über alle notwendigen Informationen für eine Diagnosestellung verfügt. Auf Patientenseite ist es häufig die Aufgeregtheit und Nervosität im Kontakt mit dem Arzt, die eine angepasste Auseinandersetzung mit den wichtigsten Fragen erschwert.

Dass die Arzt-Patient-Kommunikation ein wichtiges Werkzeug – vielleicht sogar insgesamt das wichtigste – des Arztes ist, zeigen die Untersuchungsergebnisse an unterschiedlichen Parametern. So weisen Patienten, die eine gute Arzt-Patient-Beziehung erleben (und mit Ärzten konfrontiert waren, die über eine gute Kompetenz in der ärztlichen Gesprächsführung verfügten) signifikant geringere Verweildauer im Krankenhaus auf, sie wiesen im Durchschnitt eine bessere Blutzuckereinstellung und Blutdruckeinstellung auf, sie berichteten über geringere Schmerzen und waren insgesamt zufriedener mit den ärztlichen Handlungen und mit der Medizin insgesamt. Aber auch die betreffenden Ärzte hatten einen Benefit, weil sie mehr positives Echo vonseiten dieser Patienten erhielten. Dies führt aufseiten der Ärzteschaft zu mehr Freude an der patientenorientierten Arbeit und hat zur Folge, dass diese Ärzte sich auch in Zukunft um eine patientenzugewandte Haltung bemühen. Derartige positive Rückmeldungen sind überdies ein Resilienzfaktor in einem Beruf, der durchaus als mit vielen Stressfaktoren assoziiert betrachtet werden muss.

## Literatur


Adler, R. & Hemmeler, W. (1992). Anamnese und Körperuntersuchung. Stuttgart: Fischer.

Bartens, W. (2014). Wie Berührung hilft. München: Knaur.

Egger, J.W. (2000). Das Ärztliche Gespräch. Aspekte der Arzt-Patienten-Kommunikation. Psychologische Medizin, 11, 1, 45–51.

Egger, J.W. (o.J). Arzt-Patient-Kommunikation – das professionelle Ärztliche Gespräch. – PSY1-Arbeitsunterlagen. www.psygraz.at.

Egger, J.W. (2012). Zuerst heile mit dem Wort ...? Zur Bedeutung der Kommunikation in der Humanmedizin. Psychologische Medizin, 23,1, 38–49.

Egger, J.W. (2015). Integrative Verhaltenstherapie und psychotherapeutische Medizin. Ein biopsychosoziales Modell. Wiesbaden: Springer.

Geisler, L. (2008). Arzt und Patient – Begegnung im Gespräch. Frankfurt/Main: pmi.

Langer, T. & Schnell, M.W. (Hrsg.). (2009). Das Arzt-Patient/Patient-Arzt-Gespräch. München: Marseille.

Miller, W.R. & Rollnick, S. (2009). Motivierende Gesprächsführung. Freiburg: Lambertus.

Pieringer, W., Egger, J. & Stix, P. (1991). Zum Selbstverständnis der Psychotherapie. Psychologie in der Medizin, 2, 1, 3–5. Wien: WUV Universitätsverlag.

Schmidt, W. (2014). Wissenschaftsjournalistische Recherche zum Thema körperliche Berührung im medizinischen Arbeitsumfeld. Persönliche Mitteilung. Bonn.

Schulz von Thun, F. (2006). Miteinander reden. Allgemeine Psychologie der Kommunikation. Band 1–3, Reinbek/Hamburg: Rowohlt.

Schweickhardt, A. & Kurt Fritzsche, K. (2009). Kursbuch ärztliche Kommunikation: Grundlagen und Fallbeispiele aus Klinik und Praxis. Deutscher Ärzteverlag.

Speierer, G.-W. (1985). Das patientenorientierte Gespräch. Baustein einer personenzentrierten Medizin. München: Causa.

# 6

# Arzt-Patient-Kommunikation in der medizinischen Aus- und Fortbildung

## 6.1 Kommunikation als Therapiesäule

Die Verbreitung des biopsychosozialen Modells im Gesundheitswesen erfolgt über mehrere Prozesse. Einerseits sind die akademischen Curricula an den medizinischen Universitäten in vielen Bereichen diesem Paradigma angeglichen worden (die Medizinische Universität Graz hat das biopsychosoziale Modell sogar zu ihrem Leitbild erkoren). Daneben braucht es für die Umsetzung im ärztlichen Alltag weitere Bemühungen und Hilfestellungen. Dazu zählen in besonderem Maße die postgradualen PSY-Diplom-Curricula der Österreichischen Ärztekammer. Mit drei aufeinander aufbauenden Kompetenzlabels unterstützen sie das im Studium der Humanmedizin Erlernte und fördern die konkrete praktische Umsetzung im ärztlichen Alltag. Welche konkreten Wirkungen sowohl aufseiten der Ärzte (z. B. fachliche Kompetenz im Umgang mit Patienten und berufliche Zufriedenheit) als auch auf Seiten der Patienten (z. B. Zufriedenheit mit der Behandlung und den Arzt-Patient-Kontakten) mit diesen PSY-Diplomen zu erreichen sind, wird anhand der Ergebnisse von empirischen Untersuchungen dargelegt.

Das noch bis in die Gegenwart hineinreichende paternalistische Arztbild (siehe z. B. Dorfmüller, 2001), welches die Patienten weitgehend entmündigt und der Denkweise huldigt: „Wer heilt, hat recht", hat zwischenzeitlich – sich den gesellschaftlichen Veränderungen anpassend – zunehmend einer kundenorientierten (und wohl auch mehr partnerschaftlichen) Beziehung angenähert. Diese zeitgenössische Form der Arzt-Patient-Beziehung verlangt von beiden Seiten ein Mindestmaß an Offenheit, Vertrauen, Anerkennung, fachliche, sozial-kommunikative und emotionale Kompetenzen (vgl. Egger et al. 2007). Die durch den Arzt geförderte Autonomie aufseiten seiner Patienten hilft, das natürliche Ungleichgewicht zwischen Heiler und Leidenden zu begrenzen und bietet so auch eine Hilfestellung, die Machtposition – die vermeintlich einige Vorzüge, tatsächlich aber mehr Nachteile in sich birgt – zu vermeiden.

Neben diesen demokratiepolitisch erwünschten Aspekten in der Veränderung der Beziehung zwischen Arzt und Patient geht es aber auch um die Optimierung der Effizienz therapeutischen Wirkens: Eine gute Arzt-Patient-Beziehung beschleunigt nachweislich die Genesung des Patienten (s. a. Dorfmüller, 2001). Erstaunlicherweise haben diese Erkenntnisse lange Zeit keinen bedeutsamen Eingang in das biomedizinische Krankheitsmodell – dem bis heute dominierenden Wirkmodell der naturwissenschaftlichen Medizin – gefunden. Erst mit der Propagierung eines systemtheoretisch erweiterten Modells seit Mitte der 1970er-Jahre– dem biopsychosozialen Krankheitsmodell – vollzieht sich ein langsamer Paradigmenwechsel, der die psychosozialen Wirkgrößen in der Medizin anerkennt und nutzt (vgl. Egger 1992, 2005). In den meisten Fällen ist allerdings der Begriff *Paradigmenwechsel* überzogen, handelt es sich doch eher um eine Erweiterung des klassischen biomedizinischen Modells um psychosoziale Einflussfaktoren. Wenn der Mensch hier als „systemische Ganzheit" betrachtet wird, so ist gemeint, dass bei der ärztlichen In-Blicknahme und Intervention – im Sinne einer parallelen, multidimensionalen Betrachtungsweise – nicht nur biologische, sondern auch ökosoziale und psychologische Faktoren in ihren immanenten parallel ablaufenden (Wechsel-)Wirkungen ausreichend Berücksichtigung finden sollen.

Diese Aufmerksamkeitsverschiebung in der 2. Hälfte des 20. Jahrhunderts (Schlagwort „von der Pathogenese zur Salutogenese" oder „von der Organmedizin zur Ganzheitlichen Medizin") hatte durchaus Auswirkungen auf die akademischen Ausbildungscurricula und ärztliche Fortbildung. In der Diagnostik ist zwischenzeitlich das „ärztliche Gespräch" als professionelles Instrument zur Datengewinnung rehabilitiert und wird auch für die therapeutische Betreuung von Patienten honoriert (Egger 2007, Saafan & Egger 1998).

Dies soll auch der latenten Verführung zur Abwanderung in die Esoterik entgegenwirken. Volkswirtschaftlich betrachtet werden von Patienten große Geldmengen ausgegeben für sog. komplementär-alternativmedizinische bzw. esoterische Beratungen und „Behandlungen". Bei diesen Beratern (z. T. auch „Gurus") fühlen sich die Hilfe suchenden Patienten oftmals besser angenommen und verstanden, da diese „Heiler" in der Regel mehr Zeit aufwenden und Interventionen setzen, von deren Wirksamkeit sie ihre Klienten eindringlich überzeugen und so über den Aufbau einer vertrauensvollen Beziehung Effekte generieren, die als *self fulfilling prophecy* oder als Placebo-Effekte bekannt sind. Gesundheitspsychologisch handelt es sich dabei in erster Linie um positive *Erwartungseffekte* bzw. *therapeutische Illusionen*. Die wissenschaftliche Medizin kann diese Paramedizin nur eingrenzen, wenn sie selbst das Thema *Arzt-Patient-Kommunikation* ernst nimmt und mehr Zeit in die Pflege der Arzt-Patient-Beziehung investiert. In den meisten europäischen Ländern bieten inzwischen die aktuellen Studienordnungen der Humanmedizin hier deutlich bessere Bedingungen in der Ausbildung von zukünftigen Ärzten, als dies bis vor wenigen Jahren noch der Fall war.

Bei der Entwicklung des seit 2002 wirksamen Studienplans für Humanmedizin an der Medizinischen Universität Graz fand dieser kommunikative Aspekt eine konkrete und bedeutsame Berücksichtigung. Es kam zu einer Integration von Inhalten, die die Gesprächskompetenz der Medizinstudierenden trainieren und zur Integration des biopsychosozialen Modells beitragen sollen, womit auch eine intensivere Beschäftigung mit psychosozialen Wirkgrößen in der Ätiopathogenese und dem weiteren Krankheitsverlauf verbunden ist (Egger et al. 2007, vgl. Doering et al. 2003). In der neuen Studienordnung Humanmedizin beginnen die Studierenden bereits im Eingangssemester mit einem

„Stationspraktikum“ bzw. einer „Hospitation“, wo es zur „ersten leibhaftigen“ Begegnung mit Kranken kommt. Im 7. und 8. Semester erfolgt im Modul „Spannungsfeld Persönlichkeit“ eine intensivere Auseinandersetzung mit Inhalten der Medizinischen Psychologie und Psychiatrie. Studienbegleitend läuft vom 3. bis 10. Semester ein Ausbildungsschwerpunkt in „Kommunikation, Supervision und Reflexion“ (*track* KSR). Mit diesem Ansatz soll der akademische Unterricht im Vergleich zur alten Studienordnung Medizin deutlich praxisnäher und zugleich dem erdrückenden Erkenntnisstand der „psychologischen Medizin“ für eine biopsychosoziale Perspektive Rechnung getragen werden (Egger, 2006).

*Zur Bedeutung der Arzt-Patient-Kommunikation in der medizinischen Ausbildung*

Während die Bedeutung der Arzt-Patient-Kommunikation in den USA und in Kanada zumindest in der einschlägigen Literatur und etlichen universitären Ausbildungsgängen seit Langem Berücksichtigung findet, kam es diesbezüglich in den meisten EU-Ländern erst in den letzten Jahrzehnten zu einer deutlichen Aufwertung und Einsicht, dass *Kommunikation als Therapie* zu verstehen ist. So wird bspw. im Rahmen der Diplomstudienordnung Humanmedizin an der Medizinischen Universität Graz seit 2002 eine eigene Ausbildungsschiene „Kommunikation/Supervision/Reflexion“ (KSR) umgesetzt, in welcher die Studierenden vom 3. bis zum 10. Semester verpflichtende Lehrveranstaltungen zu wesentlichen Aspekten der Arzt-Patient-Beziehung absolvieren. Damit soll die kommunikative Kompetenz der Auszubildenden deutlich angehoben und auf die Erfordernisse der Zeit im Umgang mit Patienten Rücksicht genommen werden. Parallel dazu versorgt ein eigenes Modul „Spannungsfeld Persönlichkeit“ die Studierenden mit den relevanten medizinpsychologischen Informationen. Am Beginn des gesamten Curriculums steht ein sog. Stationspraktikum; am Ende – und damit als Einstieg ins Berufsleben – wird eine innovative Lehrveranstaltung „Gesundheitspsychologische Aspekte des ärztlichen Berufs“ angeboten, welche zur Stress- und Burn-out-Prophylaxe bei angehenden Ärzten beitragen soll.

All diese Bestrebungen fußen auf Erkenntnissen, wie sie im erweiterten biopsychosozialen Modell der wissenschaftlichen Medizin zusammengefasst sind. Mit diesem Ansatz soll eine „integrierte Medizin“ des 21. Jahrhunderts gelehrt und umgesetzt werden. In ihr hat die Kommunikation einen bedeutsamen Platz, denn der Arzt nützt hier die *Arznei,* das *Messer* und auch das *Wort* gleichermaßen als prinzipiell verfügbare therapeutische Werkzeuge zur Problemlösung.

Die Kommunikation zwischen Arzt und Patient betrifft und beeinflusst die gesamte Zeitspanne von der prädiagnostischen Phase über die Diagnose und die Behandlung bis hin zur Begleitung am Lebensende.

Das biopsychosoziale Krankheitsverständnis als
*Leitbild für die Humanmedizin*
„3 Säulen der Medizin"

| „WORT" | „ARZNEI" | „MESSER" |
|---|---|---|
| kommunikative Wirkfaktoren | pharmazeutische Wirkfaktoren | chirurg./technische Wirkfaktoren |
| Arzt als **BEGLEITER des kranken Menschen** | Arzt als **KATALYSATOR in der Krankenbehandlung** | Arzt als **PROBLEMLÖSER im Krankheitsfall** |
| **kommunikative** (psychosoziale) **Kompetenz** | Spezialkompetenz: psychotherapeutische Kompetenz | **naturwissenschaftliche Kompetenz** |

Abb. 39

## 6.2 Biopsychosoziale Medizin und PSY-Diplom-Curricula

### ÖÄK PSY-Diplom-Curricula

Ein spezieller Weg, die wissenschaftliche Medizin in der Versorgung kranker Menschen in zeitgemäßer Form – d. h. nach dem Stand der mulitdimensionalen und multimodalen (parallel organsierten) Diagnostik und Therapie – umzusetzen, besteht in der österreichweit angebotenen Fortbildung für alle Ärzte, die als PSY-Diplom-Lehrgänge bekannt geworden sind. Seit 1991 leisten diese postgraduellen Zusatzausbildungen einen bedeutsamen Beitrag in der Umsetzung einer biopsychosozial orientierten Medizin. Sie bilden gleichsam eine Korrektur der Apparatezentriertheit und Reparaturmedizin-Einstellung in der aktuellen medizinischen Herangehensweise.

Die PSY-Diplom-Curricula bestehen aus drei aufeinander aufbauenden Lehrgängen, in denen Ärzte psychosoziale (PSY1), psychosomatische (PSY2) und psychotherapeutische Kompetenzen (PSY3) vermittelt bekommen (s. a. Egger & Stix 2000, Egger & Verlic, 1993).

### 6.2.1 Psychosoziale Medizin (PSY1)

ÖÄK-PSY-Diplom ***Psychosoziale Medizin*** (Dauer: 1–2 Semester).

Der inhaltliche Schwerpunkt des ÖÄK-Diploms *Psychosoziale Medizin* liegt in einer umfassenden Einführung in die Theorie und Praxis des professionell geführten ärztlichen Gesprächs, welches routinemäßig Eingang in die Arzt-Patienten-Beziehung finden soll. So werden z. B. in Kleingruppen inhaltlich relevante Arzt-Patienten-Begegnungen trainiert, zum Teil über Video aufgenommen und mit erläuterndem Feedback der Ausbildner Verbesserungsvorschläge zur verbalen und nonverbalen Kommunikation erarbeitet (Egger, Stix, Pieringer, 2000). Dabei gilt es aufseiten des Arztes parallel zur Erfassung der somatischen Befundlage auch das ökosoziale Umfeld der Patienten samt deren individuellen Erlebniswelt zu erfahren und eine verbreiterte (phänomenologisch multidimensionale) Zugehensweise – vor allem über das Führen eines professionellen ärztlichen Gesprächs – zu finden. Für das Verständnis der Wechselwirkungen von beklagtem Leid und inneren wie äußeren Lebensbedingungen der Patienten ist hier die kommunikative Kompetenz des Arztes das wichtigste Werkzeug. Gleichzeitig kann sich der Arzt selbst – über sein psychosozial orientiertes Handeln – als Teil des psychosozialen Netzwerkes seiner Patienten erleben (Pesendorfer, Tatzer, Edelhaimb, Leitner & Franz, 1998).

### 6.2.2 Psychosomatische Medizin (PSY2)

ÖÄK-PSY-Diplom: ***Psychosomatische Medizin*** (Dauer: 4 Semester, aufbauend auf PSY1).

Hier soll der Arzt mit Hilfe einer entsprechenden Anamnesetechnik biologische, psychische und soziale Faktoren der Patienten in einem Arbeitsgang erfassen und bündeln, auf der Grundlage seiner theoretischen („psychosomatischen") Kenntnisse gewichten, eventuelle Wechselwirkungshypothesen erarbeiten (Versuch einer „ganzheitlichen Diagnostik") und diese in einer umfassenden, d. h. multimodalen („biopsychosozialen") Therapie umsetzen. Dies geschieht auf der Basis einer optimierten Arzt-Patienten-Beziehung („Arbeitsbündnis"), wobei die Wahrnehmung der eigenen Gefühls- und kognitiven Regungen aufseiten des Arztes als wertvolle Zusatzinformation zum Verständnis des Patienten-Leids genützt wird (Pesendorfer, Tatzer, Edelhaimb, Leitner & Franz, 1998). Hilfestellungen für diesen Ausbildungsschritt bieten zudem die Ausbildungsteile *Selbsterfahrung* und psychologische *Supervision*, in welchen die teilnehmenden Ärzte in der Beziehung zu ihren Patienten erleben können, dass sie selbst das wichtigste diagnostische und therapeutische Instrument darstellen (Hasiba, Stix, Egger, Pieringer & Routil, 1997). Den Teilnehmern des Curriculums *Psychosomatische Medizin* werden in den theoretischen Lehrveranstaltungen auch die inhaltlichen Überschneidungen mit den Fachgebieten *Psychiatrie* und *Psychotherapie* aufgezeigt und die sinnvollen bzw. notwendigen Kooperationsmöglichkeiten mit den dort etablierten Ärzte und anderen Gesundheitsberufen erörtert (Egger, Stix, Pieringer, Hasiba-Cortolezis & Brunner-Hansch, 2005).

Anmerkung: Der Begriff „psychosomatisch" wird hier aus historischen Gründen beibehalten, wenngleich es sich um eine biopsychosoziale Medizin handelt, welche die Dichotomie der alten Leib-Seele-Vorstellung zu überwinden sucht. Da viele Ärzte noch in der traditionellen „Psychosomatik" verwurzelt sind und sich der Terminus inzwischen auch in der Umgangssprache wiederfindet, war dies eine Entscheidung für die Konvention.

### 6.2.3 Psychotherapeutische Medizin (PSY3)

ÖÄK-PSY-Diplom: ***Psychotherapeutische Medizin*** (Dauer: 6 Semester, aufbauend auf PSY2).

Im Diplom-Lehrgang für Psychotherapeutische Medizin haben die teilnehmenden Ärzte die Möglichkeit, eine der angebotenen vier grundlegenden Psychotherapietraditionen (tiefenpsychologische Tradition, kognitiv-verhaltenstherapeutische Tradition, systemische Tradition und humanistische Tradition) als persönlichen Schwerpunkt („Hauptfach") zu wählen. Von den drei übrigen Traditionen wird eine weitere Tradition als „Ergänzungsfach" gewählt und die beiden verbleibenden Traditionen sind als „Nebenfächer" verpflichtend – in diesen 3 Psychotherapie-Orientierungen (Gegenfach und Nebenfächer) erhalten die Teilnehmer in Theorie und Praxis eine Grundausbildung. Im jeweiligen Hauptfach erfolgt die Schwerpunktausbildung (Hasiba, Stix, Egger, Pieringer & Routil, 1997). Die Zielsetzung einer psychotherapeutischen Medizin liegt darin, dass Ärzte in ihrem Fachbereich – im Sinne einer ganzheitlichen Medizin – auch über psychotherapeutische Kompetenzen verfügen und diese in ihrer täglichen Arbeit mit Patienten nützen, um so die Behandlungs-Effizienz zu erhöhen.

Eine aktuelle Neuerung betrifft die Sonderstellung von Ausbildungskandidaten zum „Facharzt für Psychiatrie und Psychotherapeutische Medizin" ab 2011. Alle Inhalte, die Bestandteil von PSY1 und PSY2 sind, können von den psychiatrischen Einrichtungen selbständig organisiert und gelehrt werden („Basis-Curriculum" zum Diplom für Psychotherapeutische Medizin). Für den darauf aufbauenden PSY3-Teil werden bevorzugt die jeweils approbierten PSY3-Curricula der bei der Österr. Ärztekammer akkreditierten Veranstalter genutzt.

Parallel zur Vorbereitung des österreichischen Psychotherapiegesetzes in den späten 1980er-Jahren wurden von den Medizinischen Fakultäten Innsbruck, Graz und später auch Wien (zuständigkeitshalber auch in Abstimmung mit der Österreichischen Ärztekammer) Vorarbeiten zur Schaffung von Fort- und Weiterbildungsmöglichkeiten für Ärzte begonnen, die eine praxisgerechte Nutzung von psychosozialen und psychotherapeutischen Kompetenzen in der medizinischen Versorgung in Österreich sicherstellen sollen. 1986 und 1987 entwickelte ein spezieller Arbeitskreis – in einem Gemeinschaftsprojekt von anfangs vorwiegend Innsbrucker und Grazer Medizinpsychologen und bald auch Wiener Kollegen – eine Ärztefortbildung für die Fachgebiete *Psychotherapie* und *Psychosomatik*. Bei der Erstellung dieser Lehrgänge wurde von der Überlegung ausgegangen, dass diese in drei aufeinander aufbauende Module gegliedert sein sollten, um so der Realität der ärztlichen Arbeit mit drei unterschiedlichen Kompetenzansprüchen für eine ärztliche Psychotherapie gerecht werden zu können (Wesiack & Söllner, 1997, Egger, 1993).

Diese *PSY-Curricula*, welche als Zusatzqualifikation für Ärzte aller Fachrichtungen angeboten werden, basieren auf dem biopsychosozialen Krankheitsmodell und bilden ein Gegenstück zu dem sowohl im Praktischen wie im Wissenschaftlichen längst als defizitär erkannten biomedizinischen Modell. Rein rechtlich handelt es sich bei der postgraduellen Bildung um Kompetenzen der Österreichischen Ärztekammer, weswegen diese die entsprechenden Curricula 1989 zu beschließen hatte. Diese Lehrgänge konnten nach den dafür notwendigen organisatorischen Vorarbeiten in Kooperation mit den vorwiegend medizinpsychologischen Institutionen der medizinischen Fakultäten in Graz, Innsbruck und Wien mit ihrem entsprechenden akademischen Lehrkörper als postgraduierte Fort- und Weiterbildungsmöglichkeit für Ärzte ab 1991 angeboten werden. Seit damals bestehen die PSY-Diplom-Curricula aus drei aufeinander aufbauenden Curricula, in denen Ärzte psychosoziale (PSY1), psychosomatische (PSY2) und psychotherapeutische Kompetenzen (PSY3) vermittelt bekommen (s. a. Egger & Stix 2000, Egger & Verlic, 1993).

## 6.3 Empirische Studien zu den Auswirkungen von PSY-Diplom-Curricula auf das ärztliche Handeln

Überprüfungen zur Qualität von Lehrangeboten in Form von wiederholten *Evaluationen* sind inzwischen in allen Bereichen der Medizin selbstverständlich geworden. Schon aus berufsethischer, aber auch berufsrechtlicher Sicht ist der Arzt als professioneller „Heiler" verpflichtet, seine Patienten nach bestem Wissen und Gewissen zu behandeln (s. a. Franz & Edlhaimb, 1999). Spezielle Fort- und Weiterbildungen wie die genannten PSY-Diplome fokussieren dabei auf das lange Zeit vernachlässigte Thema der Arzt-Patient-Kommunikation und auf die Nutzung aktueller psychologischer bzw. psychotherapeutischer Erkenntnisse für die diagnostische und therapeutische Arbeit. Wie sich allerdings zeigt, ist hier eine Effizienz aus methodischen Gründen schwieriger nachzuweisen als im Bereich der biologisch-technisch erbrachten medizinischen Leistungen (Franz & Edlhaimb, 1999). Trotzdem ist die Forderung nach einer qualitätssichernden Überprüfung der Leistungen auch innerhalb der psychotherapeutischen Medizin gültig und einzulösen. Die bisherigen Ansätze zur Evaluierung der PSY-Diplom-Curricula in Niederösterreich (Franz & Edlhaimb, 1999), in der Steiermark (Egger et al., 2000, Egger & Moser, 2002), in Tirol (Söllner & Harrer, 2000), und in Niederösterreich (Leitner, 2004) konnten tatsächlich die Effizienz dieser psychologischen Fort- und Weiterbildung für Ärzte in wesentlichen interessierenden Belangen empirisch nachweisen. Solche Belange betreffen (vgl. Leitner, 2004):

- die *Curriculumsevaluation*: Güte und Konsistenz der PSY-Diplom-Lehrgänge
- die *Weiterbildungsevaluation*: Güte der Weiterbildung i.S. der Lehrziele
- die Therapieevaluation bzw. *Effektivitätsevaluation*: Qualität der PSY-Curricula bezüglich der erlernten psychosozialen Fertigkeiten für den ärztlichen Umgang mit Patienten bzw. die berufliche Praxis

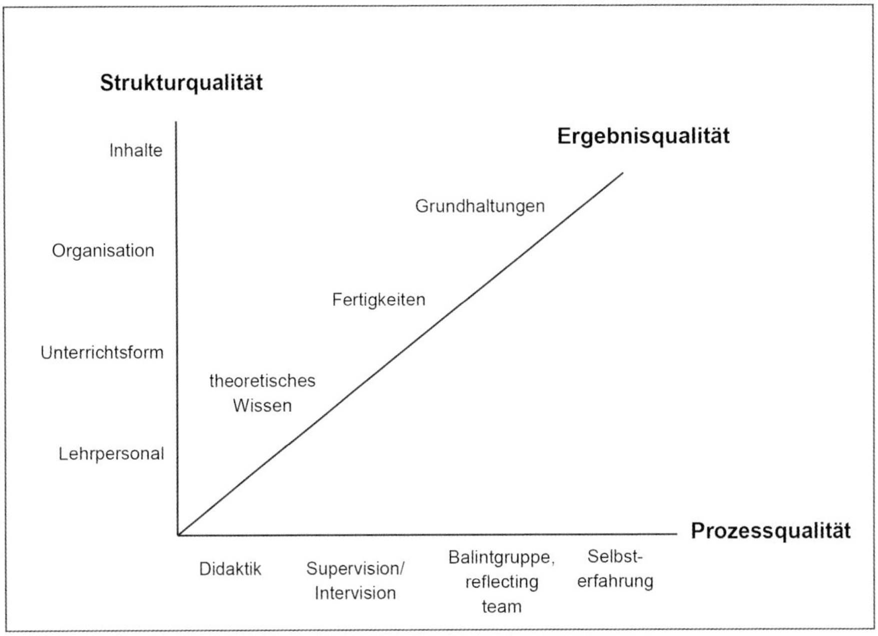


Abb. 40: Qualitätsmerkmale für eine „gute Lehre" am Beispiel zur Ausbildung in psychosozialer, psychosomatischer und psychotherapeutischer Medizin in Anlehnung an Ubben (1998) mod. n. Moser. Da zur Qualitätssicherung die Qualität der Lehre entscheidend ist, müssen dafür zuerst verschiedene Struktur-, Prozess- und Ergebniskriterien festgelegt werden (Kromrey, 1999). Eine „gute Lehre" soll nicht das Sich-Wohlfühlen oder gute oder gar spannende Unterhaltung für die Teilnehmer zum Ziel haben, sondern vielmehr Anregungen, Orientierungen und auch Anstöße zum aktiven Lernen geben. Ihr Ergebnis kann daher nicht in Zufriedenheits-Kennziffern gemessen werden (Stangl, 1999), sondern muss am Wissensgewinn, Fertigkeitsgewinn und Einstellungsgewinn festgestellt werden.

Noch treffender für den Evaluationsprozess sind die Kriterien nach Baumann & Perrez (2006, n. Baumann & Reinecker-Hecht):

**Evaluationskriterien**

*1. Effektivität/Wirksamkeit (efficacy):*

Beurteilung der Wirksamkeit bezüglich definierter Ziele und bezüglich Vergleichsmaßstab, wobei in Abgrenzung zu „(4) Praxisbewährung" meist die Wirksamkeit unter Forschungsbedingungen („Labor") verstanden wird.

- Statistische Signifikanz der Veränderung
- Klinische Signifikanz (Bedeutsamkeit) der Veränderung
- Prozentsatz an gebesserten Patienten
- Breite der Veränderung (Wirkungsspektrum)
- Dauerhaftigkeit der Veränderung (Katamnese)
- Ausmaß an negativen Effekten

*2. Effizienz (cost-effectiveness, cost-benefit):*

Beurteilung des zur Zielerreichung benötigten Aufwandes (Kosten-Effektivitäts-Analyse; Kosten-Nutzen-Analysen).

*3. Patienten-Zufriedenheit (consumer-satisfaction)*

*4. Praxisbewährung (effectiveness):*

Beurteilung der Wirksamkeit unter Praxisbedingungen (im deutschsprachigen Raum z. T. missverständlich mit Effizienz (s. oben) umschrieben).

*5. Ethische Angemessenheit*

Baumann U. & Perrez M. (2006). Grundlagen der Klinisch-psychologischen Behandlung. In W. Beiglböck, S. Feselmayer., E. Honemann (Hrsg.). (2006). Handbuch der klinisch-psychologischen Behandlung. Springer: Wien, S. 8.

Obwohl die Effektivitätsevaluation als *Impact* für den kommunikativen Umgang mit den Patienten den zentralen Aspekt eines Qualitätsnachweises darstellt, ist es gerade dieser Aspekt, der aufgrund der messtechnischen Problematik bisher wenig untersucht wurde. Eine Ausnahme bildet hier die Arbeit von Leitner 2004, die aber auch in die Kategorie Praxisbewährung gezählt werden könnte. In der Studie von Egger & Singer (2007) wurden daher zumindest auf der Ebene der Patientenzufriedenheit Daten erhoben, um sie mit solchen zu vergleichen, die an Patienten erfasst werden, die keine PSY-Ärzte als Behandler haben.

Neben der theoretischen Wissensvermittlung werden in den PSY-Diplom-Curricula – wie erwähnt – notwendige Fertigkeiten und grundlegende Einstellungen bzw. Arbeitshaltungen in den *Balintgruppen*, *Supervisionen* und der *Selbsterfahrung* erworben bzw. verändert. Erste Evaluierungen dieser PSY-Diplom-Lehrgänge in Tirol (Söllner & Harrer, 2000), Niederösterreich (Franz & Edlhaimb, 1999) und in der Steiermark (Egger, Stix & Pieringer, 2000) konnten die Effektivität dieser Fortbildung im Sinne des erlebten Kompetenzgewinns aufseiten der Absolventen bereits aufzeigen. Für den Bereich dieser nach dem Studium erwerbbaren PSY-Diplome liegen inzwischen weitere erfahrungswissenschaftliche Daten zum *Benefit* dieser medizinpsychologischen Zusatzausbildungen vor.

Im Folgenden wird von drei Forschungsprojekten berichtet, die Aufschluss über die Auswirkungen einer PSY-Diplom-Ausbildung auf berufliche wie persönliche Lebensaspekte der Ärzte geben sollen. Die erste Studie untersucht die Wirkung einer professionellen (auf PSY3-Niveau erfolgten) ärztlichen Gesprächsführung im Vergleich zu einer konventionell geführten ärztlichen Kommunikation auf das Patientenerleben.

### 6.3.1 Effektivität des ärztlichen Gesprächs

*Grazer PSY-Diplom-Studie 1*

Diese Studie (Wolf, Eicher & Egger 2011) widmet sich der inhaltlich einfachen und methodisch zugleich hochkomplexen Fragestellung, wieweit ein professionell geführtes ärztliches Gespräch als psychologisches Interventionsinstrument in der Routineversorgung tauglich ist, bzw. wie die erwarteten positiven Wirkungen eines derartigen Gesprächs anhand von Patientenvariablen sichtbar gemacht werden können. Letztere beziehen sich im Wesentlichen auf Wirkungen der ärztlichen Gesprächsführung auf Patientenurteile im Sinne von Befindlichkeit, Beziehungsqualität in der Arzt-Patient-Begegnung und Wirkungen auf Symptomwahrnehmung etc.

Die Wirkung der PSY-Ausbildung wurde durch einen Vergleich von zwei Ärzten untersucht: ein konventioneller Arzt ohne PSY-Diplom-Qualifikation (K-Arzt) und ein Arzt mit zusätzlicher psychotherapeutischer Kompetenz im Sinne des PSY-3-Diploms „Psychotherapeutische Medizin“ (PSY-Arzt mit PSY1, PSY2 und PSY-3-Diplom Beide Ärztebefinden sich in der gleichen Ordination, haben also prinzipiell den gleichen Zugang zur Patientenstichprobe, wobei die Patienten eine – aufgrund der Dienstzeiten zwar eingeschränkte aber doch nutzbare – Selektionsmöglichkeit haben, den Arzt mit oder ohne psychologische Zusatzausbildung zu konsultieren.

Um die Auswirkungen einer konventionellen sowie professionellen ärztlichen Gesprächsführung auf Arzt-Patienten-Beziehung, emotionale Befindlichkeit, Symptomwahrnehmung und Behandlungszufriedenheit zu erheben, wurde eine Reihe von Surrogatparametern (Arzt-Patient-Beziehung, gesundheitsbezogene Lebensqualität, Somatisierungsbeschwerden, Patienten-Zufriedenheit und Affektivität) herangezogen. Qualitative Daten wurden erhoben um herauszufinden, welche Aspekte in einer ärztlichen Konsultation zu einer positiven Veränderung aufseiten der Patienten führen. Weiters wurde überprüft, ob alle Patienten, die ein vertieftes Gespräch benötigen, auch ein vonseiten der Krankenkassen bezahltes bekommen können.

Die Dauer des ärztlichen Gesprächs wurde in 3 Kategorien erfasst: ein „normales Gespräch" beim konventionellen Arzt (G-2, d. h. ein standardmäßiges Gespräch), ein „normales Gespräch" beim PSY-Arzt (G-1, d. h. ein typisches Kurzgespräch) sowie ein vertieftes Gespräch beim PSY-Arzt (VTG; im Sinne einer „ausführlichen diagnostisch-therapeutischen Aussprache" gemäß Österreichischem Leistungskatalog). Weitere qualitative Daten wurden erfasst, um die Studie durch Patienten-Berichte zu bereichern und dadurch auch die interne Validität zu steigern. In diesen beschreiben Patienten ihre persönlichen Erfahrungen mit Aspekten, die bei ihnen selbst zu positiven Veränderungen beigetragen haben.

Zusätzlich wurde noch eine Reihe von qualitativen Daten miteinbezogen, die der Arzt mit PSY-Diplom im Laufe seiner Ausbildung zum *Arzt für Psychotherapeutische Medizin* gesammelt hat. In den zwei Untersuchungsgruppen (je eine pro Arzt, die an einem normalen ärztlichen Gespräch teilnahmen und einer Vergleichsgruppe, die ein vertieftes ärztlich-therapeutisches Gespräch beim Arzt mit PSY-Diplom erhielt) waren insgesamt 167 Patienten vertreten, davon 57 % Frauen und 43 % Männer. Als Messinstrumente dienten (a) der *Fragebogen zur Arzt-Patient-Beziehung* EUROPEP, modifiziert von Singer (2007) mit einer Form als Beurteilungsunterlage für den behandelnden Arzt und einer weiteren Form für Patienten, (b) der *Fragebogen zur gesundheitsbezogenen Lebensqualität* SF-36 (Bullinger & Kirchberger1998), (c) der *Fragebogen zum Screening somatoformer Störungen* SOMS-2 (Rief & Hiller 1997) (d) der *Fragebogen zur Zufriedenheit mit der ambulanten Versorgung* ZAP (Bitzer, Dierks & Schwartz 2002), (e) der *Fragebogen zur positiven und negativen Affektivität* PANAS (Watson, Clark & Tellegen, 1988, in der deutschen Übersetzung von Krohne et al., 1996) sowie (f) ein ergänzender, auf qualitative Datenerhebung ausgerichteter selbstkonstruierter Erhebungsbogen.

Zusammenfassend zeigen die Hauptergebnisse der umfangreichen Studie folgendes Bild: Die postgraduale PSY-Diplom-Ausbildung stellt eine wesentliche Zusatz-Ausbildung für Ärzte dar. Im Anschluss an ein professionelles ärztliches Gespräch berichten Patienten über weniger negative Affekte als vor dem Gespräch. Beim Arzt mit PSY-Diplom haben die Patienten den Eindruck, dass er über mehr kommunikative Fähigkeiten als ihre bisherigen Ärzte verfügt. Je besser es dem Arzt dabei gelingt, die Wirklichkeit des Patienten zu teilen, desto besser wird die Arzt-Patienten-Beziehung beurteilt. Je besser die Beziehung empfunden wird, desto höher ist die Zufriedenheit mit dem Arzt.

In Interviews beurteilen Patienten sowohl die Beziehung zu ihrem Arzt als auch seine Kompetenzen als hilfreich und wünschen sich genug Zeit und Raum für ihre Anliegen. (Dabei ergibt sich eine bedeutsame Divergenz zwischen der Anzahl der fachlich erforderlichen vertieften Gespräche und der vonseiten der Krankenkassen bezahlten Gespräche.)

Der Unterschied zwischen dem Arzt mit und dem Arzt ohne PSY-Diplom zeigt sich insbesondere in zwei Aspekten – (a) einerseits in Bezug auf die Wechselwirkungs-Ergebnisse zur Lebensqualität mit dem Paradoxon, dass die Patienten mit subjektiv höherer LQ eher zum Arzt ohne PSY-Diplom tendieren, (b) andererseits in der Bewertung des Gesprächsverhaltens beider Ärzte. Die Patienten beurteilen die *kommunikativen Fähigkeiten* des *Arztes mit PSY-Ausbildung* wesentlich besser als die des *Arztes ohne Zusatzausbildung*. Zudem fühlen sich die Patienten beim PSY-Arzt deutlich *besser aufgehoben* und schreiben dem PSY-Arzt größere (psycho)*therapeutische Kompetenzen* zu. Daraus wird ersichtlich, dass Patienten tatsächlich zwischen kommunikativ geschulten und nicht geschulten Ärzten unterscheiden können. Sie fühlen sich bei einem Arzt, der seine kommunikativen Fertigkeiten weiterentwickelt hat und sich einer größeren Bandbreite von therapeutischen Interventionen bedienen kann, besser aufgehoben und verstanden (vgl. Leitner et. al. 2008).

Aus den vielen Detailergebnissen stechen insbesondere folgende hervor: Der Arzt mit psychotherapeutischer Kompetenz wird häufiger von Patienten aufgesucht, die unter multiplen Beschwerden leiden bzw. einen erhöhten Leidensdruck erleben. In der Folge schneidet die Patientenstichprobe dieses Arztes verglichen mit dem konventionell vorgehenden Arzt bezüglich der körperlichen Funktionstüchtigkeit seiner Patienten schlechter ab. Dies ist am ehesten mit einem Selektionsprozess bzw. einer Passung von Patienten-Leidensdruck (Klagsamkeit) und psychosozialer Arzt-Kompetenz erklärbar: Die mit ihrer Gesundheit weniger zufriedenen, klagsameren Patienten und auch solche mit einem erhöhten Ausmaß an somatoformen Störungen tendieren zum psychosozial bzw. psycho-therapeutisch kompetenteren Arzt, während jene Patienten, die – medizinisch gesehen – vergleichsweise einfacher gelagerte Störungen und auch ein größeres psychisches wie körperliches Wohlbefinden – und somit ein leichter „reparierbares" Störungsbild – aufweisen, eher beim konventionellen Arzt landen.

Die in dieser Studie erzielten Ergebnisse stehen in guter Übereinstimmung zu den Erkenntnissen zum Problembereich „Somatisierungsstörung", wonach Patienten mit ausgeprägter Somatisierungsstörung deutlich ungünstigere Werte in den Skalen *allgemeines Gesundheitsbefinden*, *psychisches Wohlbefinden*, *körperliche Funktionsfähigkeit* und *Vitalität* aufweisen. Die Arzt-Patient-Beziehung steht in signifikanter Korrelation zur Symptomwahrnehmung: Patienten mit erlebter guter Beziehung zu ihrem behandelten Arzt berichten über weniger Symptome und eine bessere Lebensqualität als solche mit einer weniger gut erlebten Beziehung zu ihrem behandelnden Arzt.

Insgesamt ist die Arzt-Patient-Beziehung in hohem Maße korreliert mit der allgemeinen Patientenzufriedenheit, was die ärztliche Tätigkeit anlangt. Je positiver der behandelnde Arzt das Gespräch mit seinem Patienten beurteilt („Patient hört mir aufmerksam zu", „Patient ist zugänglich", „Patient hat vom Gespräch meiner Meinung nach profitiert" ...), desto zufriedener sind auch die Patienten mit der Arzt-Patient-Begegnung. Dies bestätigt die Wechselwirkungsannahme zur Effektivität der Arzt-Patient-Begegnung.

Dass der PSY-Arzt signifikant häufiger die Anlaufstelle für Patienten mit schlechterer Lebensqualität, mit mehr Leidensdruck und größerer Symptomvielfalt bzw. mit ausgeprägterer somatoformer Störung ist als der konventionell agierende Arzt, führt aufgrund der schlechteren Ausgangssituation dieser Stichprobe zwar statistisch zu vergleichsweise eher weniger günstigen Therapieresultaten, ist aber gesundheitspolitisch dennoch enorm bedeutsam: Gerade diese Patienten würden ohne psychologische Einflussnahme zur verstärkten Chronifizierung ihrer Symptome neigen, einen höheren Aufwand an konventionellen diagnostischen und therapeutischen Bemühungen hervorrufen und dennoch nicht adäquat behandelt werden können, was erfahrungsgemäß zur gegenseitigen Frustration beiträgt.

Kritisch anzumerken an der Studie ist allerdings, dass es sich hier um eine Momentaufnahme handelt, d. h. die abbildbaren Effekte des ärztlichen Gesprächs beziehen sich nicht auf einen Therapieprozess, sondern auf einen situativ begrenzten Wirklichkeitsausschnitt. Durch die große Anzahl der Gespräche sowie die sehr ausführlichen Vorher-Nachher-Messungen am Patienten und die Berücksichtigung der jeweiligen Arzt-Einschätzungen kommt aber den Resultaten dennoch ausreichende inhaltliche Bedeutung zu. Die hier erzielten Ergebnisse sind zudem auch relevant für den aus dem biopsychosozialen Modell ableitbaren Grundsatz, dass gleichermaßen mit „Wort" (als Symbol für die psychologischen Interventionsstrategien), „Arznei" (als Symbol für die pharmakologischen Wirkfaktoren) und „Messer" (als Symbol für die technisch-chirurgischen Interventionen) zu behandeln wäre.

In zwei weiteren, großangelegten empirischen Studien wurde die Wirkung der postgraduierten PSY-Diplom-Fortbildung zur Förderung der psychosozialen, psychosomatischen und psychotherapeutischen Kompetenz von Ärzte untersucht. Diese Grazer Evaluationsstudien belegen deren zweifache Bedeutung in erfreulichem Ausmaß und Umfang: Einerseits erleben die Ärzte mit zunehmender Ausbildungsdauer eine signifikante Zunahme ihrer kommunikativen Kompetenz im Umgang mit Patienten. Andererseits ist der Profit für die eigene wahrgenommene Lebensqualität (Zufriedenheit mit dem Arztberuf, positive Auswirkungen auf den eigenen Lebensstil) über alle Ausbildungsgruppen hinweg nachweisbar. Die anhaltende Beschäftigung mit psychosozialen Themen führt also nicht nur zu einer besseren Nutzung der biopsychosozialen Medizin, sondern auch zu mehr Lebenszufriedenheit.

### 6.3.2 Kompetenzeinschätzungen von PSY-Ärzten versus konventionellen Ärzten

*Grazer PSY-Diplom-Studie 2*

In dieser Studie (Egger & Moser 2002) wurde das Ziel verfolgt, eine differenzierte Evaluation der ÖÄK-PSY-Diplom-Lehrgänge vorzunehmen. Untersucht wurde sowohl das einsemestrige PSY1-Curriculum, das viersemestrige PSY2-Curriculum als auch das sechssemestrige PSY3-Curriculum. Diese Curricula haben die Zielsetzung, die psychosoziale, psychosomatische und psychotherapeutische Kompetenz von Ärzten anzuheben. An 144 Ärzten, darunter 70 Curriculums-Teilnehmern, 13 Lehrtherapeuten und weiteren 61 fortbildungsaktiven Ärzten, die an keinem PSY-Diplom-Lehrgang mitgemacht haben und als Vergleichsgruppe dienten, wurden mittels schriftlichen Erhebungsinstrumenten (gegebenenfalls vor und nach einem Lehrgang) umfangreiche Daten erhoben.

Die Ergebnisse bestätigen, dass die von den Teilnehmern an die einzelnen PSY-Curricula gestellten Erwartungen über alle Lehrgänge hinweg in einem relativ hohen Ausmaß erfüllt werden. Sowohl in der Selbstbeurteilung als auch im Expertenurteil (Lehrtherapeuteneinschätzung) zeigt sich übereinstimmend, dass durch die absolvierten Diplom-Lehrgänge neben *kommunikativen Fertigkeiten* und *Diagnosekompetenzen* auch psychosoziale und psychotherapeutische *Handlungskompetenzen* sowie spezifisches *Wissen* in einem bedeutsamen Ausmaß erworben werden. Auffallend ist, dass erst nach Ende des PSY-2-Curriculums die Teilnehmer in ihrer Selbsteinschätzung jene Sicherheit in psychosozialen Belangen erreichen, die fortbildungsaktive Ärzte ohne PSY-Diplom-Ambition zeigen. In dieser unterschiedlichen Selbsteinschätzung dürfte ein wesentliches Motiv für die Teilnahme bzw. Nicht-Teilnahme an der PSY-Diplom-Fortbildung liegen: Nicht an den PSY-Lehrgängen teilnehmende Ärzte schätzen ihre kommunikative Kompetenz (subjektiv, also ungeprüfterweise) höher ein als solche, die sich in ein PSY1- oder PSY2-Curriculum einschreiben. Mit zunehmender Ausbildungsdauer nimmt die Anwendung von biopsychosozialen Behandlungsstrategien, die Kooperation mit Psychologen, Psychotherapeuten und Sozialarbeiter sowie die Zufriedenheit mit der eigenen ärztlichen Tätigkeit zu. Erst nach Absolvierung des PSY3-Curriculums, d. h. nach insgesamt 10–12 Semestern, wird die erwünschte Persönlichkeitsbildung als allgemeiner, konsolidierter Profit ausweisbar. Als dominante Stärke der PSY-Curricula hat sich im Urteil der Absolventen die vermittelte „ganzheitliche", also biopsychosoziale Betrachtungsweise von Krankheit herauskristallisiert.

#### Untersuchungsergebnisse im Detail

*Erwartungen an die PSY-Curricula:*

Die an das PSY1- und PSY2-Curriculum gestellten Erwartungen zeigen die fehlende Beachtung psychosozialer Aspekte im Medizinstudium vor 2002 auf (vgl. Schüffel & Pauli, 1996). Besonders Turnus-Ärzte (rund die Hälfte der Teilnehmer des PS1-Lehrgangs) formulieren deshalb positive Erwartungen in Richtung auf Erwerb psychosozialer Kompetenz in den postpromotionellen bzw. postgraduellen PSY-Lehrgängen. Die Teilnehmer der PSY1- und PSY2-Curricula erkennen, dass die kommunikativen Fertigkeiten einen wesentlichen Beitrag zur Verbesserung der Arzt-Patient-Beziehung und der Behandlungseffizienz leisten (vgl. Bahrs et al., 1990, zitiert nach Bahrs, Köhle & Szexsenyi, 1992). Der Rückgang dieser Erwartung hinsichtlich psychosozialer Kompetenz zur *Verbesserung im ärztlichen Berufsalltag* im PSY3-Curriculum dürfte vor allem durch die bereits längere Berufserfahrung (Durchschnittsalter dieser Teilnehmergruppe: 40 Jahre) und der damit korrelierten höheren *Zufriedenheit im ärztlichen Alltag* erklärbar sein.

PSY3-Ärzte erwarten sich von ihrem Curriculum vielmehr eine *effizientere Arbeit bzw. Therapie* sowie einen Gewinn für persönliche Bereiche (z. B. Abbau von Unsicherheiten und Ängsten, Steigerung von Selbstsicherheit und Lebenszufriedenheit). Beachtenswert scheint, dass nur ein geringer Prozentsatz erwartet, durch das PSY1- bzw. PSY2-Curriculum die *beruflichen Chancen* zu verbessern. Es darf daher vermutet werden, dass Ärzte aufgrund der zurzeit noch relativ bescheidenen Kassen-Honorierung für PSY-Leistungen eher aus intrinsischer Motivation diese Fortbildung wählen. Den Erwerb kommunikativer Fertigkeiten sehen sie mehrheitlich als zum Handwerkszeug eines Arztes gehörend an, ähnlich wie Kenntnisse über Medikamente und Instrumente. Dies lässt die Schlussfolgerung zu, dass – wie in der Untersuchung von Franz und Edlhaimb (1999) – die persönliche Zufriedenheit mit der ärztlichen Tätigkeit wichtiger ist als das pekuniäre Interesse. Eine andere Erklärung könnte sein, dass der wahrgenommene Profit in der eigenen beruflichen Karriere (noch) nicht offenkundig ist. Im Übrigen scheinen sich die Ärzte im Vorfeld gut über die Ziele und Inhalte der einzelnen PSY-Curricula informiert zu haben, sodass sie nicht mit falschen Erwartungen in diese hineingingen.

*Psychosozialer, psychosomatische rund psychotherapeutischer Kompetenzgewinn:*

Erwartungskonform bestätigen die Absolventen der jeweiligen PSY-Curricula, dass sie „psychosoziale“, „psychosomatische“ und „psychotherapeutische“ Kompetenzen erworben haben. Allerdings zeigt sich, dass „gut Ding doch Weile braucht“, mit „Schnellsiederkursen“ ist nicht viel zu holen. Ein bis zwei Semester reichen nicht aus, um die Inhalte des in Theorie und Praxis anspruchsvollen biopsychosozialen Modells zu internalisieren. Erst nach insgesamt ca. drei Jahren PSY-Fortbildung sind Wissen und Fertigkeiten soweit gesicherter Besitzstand, dass eine qualitativ akzeptable „psychosomatische Grundversorgung“ geleistet werden kann.

Bezeichnend ist, dass fortbildungsaktive Ärzte ohne PSY-Diplom sich in ihren psychosozialen und psychotherapeutischen Kompetenzen besser einschätzen als PSY-Einsteiger, PSY1-Absolventen und PSY2-Anfänger. Erst mit dem PSY2-Diplom egalisiert sich dieses Kompetenzniveau in der jeweiligen Selbsteinschätzung. Aufgrund der spezifischen Inhalte der PSY-Lehrgänge und des mehrsemestrigen Trainings der entsprechenden *skills* (beides kommt im Medizinstudium weder im Inhaltlichen noch im Praktischen in ausreichendem Umfang vor) lässt sich ohne große Spekulation interpretieren, dass die Ärzte, die kein PSY-Diplom anpeilen, ihre psychosoziale und psychosomatische Kompetenz überschätzen und/oder sich in Richtung sozialer Erwünschtheit beurteilen. Ärzte ohne PSY-Diplom glauben, ihre Fertigkeiten, mit den Patienten adäquat (d. h. professionell) kommunizieren zu können, seien ohnedies gut entwickelt (Egger, 2000). Dies mag in der Folge auch mit ein Grund für die Nichtbeachtung dieses Fortbildungsangebotes sein.

Söllner und Harrer (2000) sowie Egger et al. (2000) konnten belegen, dass sich kommunikative Fertigkeiten mittels Rollenspiel und Videoanalysen verbessern lassen. Die Ergebnisse der vorliegenden Studie bestätigen abermals, dass bereits durch die Absolvierung des PSY1-Curriculums ein Kompetenzzuwachs in kommunikativen Fertigkeiten vor allem im als belastend erlebten oder „heiklen" Patientenumgang erreicht werden kann. Die bisher angewandten Methoden zum Erlernen eines professionell geführten ärztlichen Gesprächs dürfen daher als gut geeignet angesehen werden. Die Detailauswertung ergibt, dass durch eine Ausdehnung dieser praktischen Lehrinhalte ein bedeutsamer weiterer Zugewinn zu erzielen wäre. Die verbesserte Identifikation von psychosozialen Belastungen bestätigt einerseits die entsprechende Wissenskompetenz und andererseits die wahrgenommene Verbesserung von kommunikativen Fertigkeiten, da diese zur Aufdeckung solcher Phänomene eine Voraussetzung darstellen (Diagnosefunktion des Ärztlichen Gesprächs; Wedler, 1998; Speierer, 1985, zitiert nach Egger, 2000).

Die von PSY1-Absolventen berichteten Kompetenzgewinne hinsichtlich der Führung eines ärztlichen Gesprächs und der Identifikation psychosozialer Belastungen wurden von den Lehrtherapeuten bestätigt. Wenngleich diese Zugewinne signifikant sind, muss angemerkt werden, dass die erworbenen Kompetenzen nach PSY1-Abschluss natürlich noch kein optimales Niveau erreicht haben. Die Teilnehmer erkennen nun selbst deutlich besser, warum, was und wie etwas zu tun wäre, aber die praktischen Fertigkeiten hinken diesem Anspruch naturgemäß noch nach.

Im PSY2-Curriculum steht die Erstellung und Handhabung einer biopsychosozialen Gesamtdiagnose im Vordergrund (Egger et al., 2000). Hier zeigen die Ergebnisse tatsächlich eine bedeutsame Verbesserung im *Erkennen psychosozialer Belastungen*, *psychischer Erkrankungen* oder auch *sexueller Störungen*. Diese Ergebnisse decken sich auch mit jenen von Söllner und Harrer (2000). Einen Nachholbedarf gibt es in der *Behandlung psychischer Störungen durch Entspannungsmethoden*, was wohl mit der unzureichenden Erfahrung im Umgang mit psychologischen Regulationsverfahren im Laufe des Lehrgangs zusammenhängt. Hier ist inzwischen eine Verbesserung realisiert worden, die neben der bisherigen Vermittlung der Techniken eine über zwei Semester gehende Supervision vorsieht, in der die Ärzte begleitende Hilfe bei der Umsetzung von Interventionsstrategien erhalten.

Insgesamt belegen die Resultate, dass das Lehrziel des PSY2-Curriculums subjektiv und objektiv gut erreicht wurde. So bestätigen auch die Lehrtherapeuten die *Diagnosekom-*

*petenz* der PSY2-Absolventen, stufen allerdings die erworbene Kompetenz zum *Erkennen psychosozialer Belastungen* nicht ganz so hoch ein wie die Teilnehmer selbst. Hier ist wohl die skeptischere Beurteilung der Lehrtherapeuten zutreffender, da diese neben der mündlichen Fall-Präsentation auch die schriftlichen Abschlussarbeiten sowie ihre Supervisionserfahrungen in das Urteil einfließen lassen. Jedenfalls wird der gesamte Kompetenzzuwachs auch von den Absolventen selbst als ein überwiegend hoch willkommener Fortschritt im Sinne einer Emanzipation gegenüber vielfältigen Ängsten erlebt (z. B. Was tun im Umgang mit „schwierigen" Patienten? Wie umgehen mit fachlicher oder persönlicher Unsicherheit? ...).

Der Kompetenzzuwachs durch Absolvierung des PSY3-Curriculums ist nicht nur statistisch hochsignifikant, sondern auch inhaltlich von großer Relevanz. Die auf PSY1 und PSY2 nachfolgende dreijährige Ausbildung, kombiniert mit einer weiteren fünfzigstündigen Einzelselbsterfahrung vermag offensichtlich sowohl die sozial-empathische als auch professionell-therapeutische Kompetenz auf ein hohes Niveau zu heben (Egger, 1993; vgl.a. Seiwald, 1999). Neben einem Grundstock an therapeutischen Kenntnissen brauchen Ärzte auch vielfältige praktisch-therapeutische Erprobungsmöglichkeiten, die es ihnen erlauben, über ein anfängliches Stadium des wissensgestützten Vorgehens hinauszugelangen, um schließlich in Verbindung mit gezielter Anleitung und Reflexion immer mehr „erfahrungsgebundenes Wissen" ausbilden zu können (Rzepka-Meyer, Frank & Vaitl, 1998). Durch die Vermittlung des theoretischen Basiswissens und der praktischen Erprobungsmöglichkeiten können sich PSY3-Teilnehmer erwartungsgemäß ein signifikant größeres Methodenrepertoire (skills) aneignen als durch die beiden vorhergehenden Curricula. Hier erweist sich der wissenschaftstheoretische Grundgedanke für das PSY3-Curriculum als überaus fruchtbar, schulenübergreifende Theorie- und Praxisvermittlung anzubieten. Der therapeutische Kompetenzgewinn zeichnet sich durch ein größeres Maß an Toleranz, Akzeptanz, Abbau von Vorurteilen, mehr Empathie, mehr Geduld, größerer Achtsamkeit und auch eine höhere Frustrationstoleranz aus, die besonders hilfreich für die Entwicklung der Fähigkeit zur Wahrnehmung und Gestaltung therapeutischer Beziehungen sind (Alte & Rey, 1998; Zimmer & Zimmer, 1998). Die Lehrtherapeuten bestätigten die von den PSY3-Absolventen wahrgenommenen Kompetenzzuwächse in allen Bereichen.

Eine Anmerkung zur Konzeption des PSY3-Lehrgangs *Psychotherapeutische Medizin* als „Experimentalschule" für eine zukünftig integrierte Psychotherapie:

Es ist wohl das erste Mal in der österreichischen Psychotherapiegeschichte, dass eine Gruppe von Fachleuten mit psychotherapeutischer Kompetenz bereits in ihrer Basisausbildung Wissen und Fertigkeiten von unterschiedlichen Theoriekonzepten erfährt und praktisch zu nutzen lernt. Die Befürchtung, dass sich eine theoretische Konfusion und ein unreflektierter eklektischer Pragmatismus einstellen wird, hat sich nicht bestätigt. Klar war, dass sowohl Theorie und Praxis unterschiedlicher Traditionen vermittelt werden müssen und dass der therapeutische Lernprozess nicht einen linearen Zuwachs von Wissen darstellt, sondern auch eine emotionale Labilisierung, Auseinandersetzung und

Umstrukturierung von gewohnten Mustern im Denken/Urteilen und Handeln/Bewältigen ausmacht, der allerdings von den Lehrtherapeuten behutsam zu begleiten ist (Hardt, Hirschfeld & Inowlocki, 1981). Aus dieser Perspektive ist das „Experiment" mit einem schulenübergreifenden Ausbildungskonzept zur „psychotherapeutischen Medizin" bereits jetzt als gelungen anzusehen.

*Auswirkungen auf die Berufspraxis:*

Die häufigere Anwendung des *ausführlichen ärztlichen Gesprächs* korreliert einerseits mit dem Wissen um die Bedeutung dieses Instruments für die Beziehungsgestaltung, Diagnostik, Aufklärung bzw. Beratung und Behandlung (vgl. Wedler, 1998; Meerwein, 1998) und wird erwartungskonform bereits mit dem PSY1-Modul verstärkt. Ärzte mit PSY2-Diplom integrieren zu gut einem Viertel psychologische *Entspannungsübungen* in ihre ärztliche Tätigkeit, was auch den Ergebnissen von Söllner und Harrer (2000) entspricht. Möglicherweise ist neben der noch zu geringen Praxiserfahrung im Einsatz mit diesen Verfahren auch der Umstand relevant, dass diese psychologische Behandlungsform von den Kassen bisher kaum oder in sehr geringem Umfang abgegolten wird. Naturgemäß spielen *psychotherapeutische Methoden im engeren Sinn*, die ja nicht Ausbildungsinhalt dieses Curriculums darstellen, nur eine geringe Rolle (17 % der PSY2-Ärzte geben an, solche anzuwenden, im Vergleich zu 25 % bei Söllner und Harrer 2000). Nach Absolvierung des PSY3-Curriculums wenden alle betroffenen Ärzte psychotherapeutische Methoden in ihrer praktischen Arbeit an und spiegeln damit die im Curriculum erworbenen therapeutischen Kompetenzen wider.

Die *Kooperation mit Psychotherapeuten und Psychologen* von PSY2- und PSY3-Ärzten zeigt innerhalb des jeweiligen Curriculums keine Veränderung. Es mag daher durch die längere Berufserfahrung und damit einhergehende höhere berufliche Selbstsicherheit erklärbar sein, dass diese verwandten Berufsgruppen mehr als Ergänzung und weniger als Konkurrenz gesehen werden. PSY2-Absolventen zeigen sich auch über die genauen Tätigkeitsfelder von Klinischen Psychologen, Gesundheitspsychologen und Psychotherapeuten noch unsicher. Die außerhalb der PSY-Bewegung über weite Strecken feststellbare eher geringe Kooperation von Ärzten mit Fachleuten aus dem psychosozialen Bereich ist auch mit der Einstellung korreliert, die Behandlung „psychischer" Erkrankungen durch Psychopharmaka hinreichend gewährleisten zu können. Eine solche Haltung ist allerdings untypisch für Absolventen des PSY2- und PSY3-Curriculums. Trotz ihrer erworbenen psychosozialen und psychotherapeutischen Handlungskompetenz verordnen PSY3-Absolventen weiterhin häufig Psychopharmaka. Dies mag aus der Tatsache resultieren, dass in der untersuchten Gruppe vermehrt Ärzte in Ausbildung zum Psychiater vertreten sind, die überzufällig viele *Patienten mit psychischen Störungen* behandeln.

Alternativmedizinische Methoden werden von den Ärzten – über alle PSY-Gruppen betrachtet – kaum angewandt. Wer allerdings schon bisher solche eingesetzt hat, lässt sich dabei durch die Absolvierung von PSY-Curricula kaum beeinflussen. Supervisionserfahrungen zeigen, dass Ärzte, die zuvor alternativmedizinische Praktiken gelernt haben, diese nach dem PSY3-Lehrgang eigentlich nicht mehr brauchen würden, aber einem vermeintlich häufigen Wunsch der Patienten entgegenkommen wollen und Derartiges zumindest in der Behandlungs-Einstiegsphase anbieten. Erst in der Folge wird der Umstieg auf wissenschaftlich besser fundierte psychologische, aktiv problemverändernde Therapiestrategien angestrebt. Darin spiegelt sich natürlich auch die Haltung großer Teile der Bevölkerung zur Psychotherapie wider.

Die oft zitierte Annahme (z. B. Seiwald 1999), dass 30–40 % der Patienten die Arztpraxen wegen vorwiegend psychosozialer Beschwerden aufsuchen, wird von den hier untersuchten PSY3-Ärzten nicht bestätigt. Bei ihnen beträgt der Anteil dieser Patientengruppe im Durchschnitt 16 %. Da den PSY3-Absolventen eine ausreichend hohe Kompetenz im Erkennen psychosozialer Belastungen zuzuschreiben ist, darf angenommen werden, dass dies für die damit repräsentierten Arbeitsplätze keine schlechte Schätzung ist.

*Zufriedenheitseinschätzung:*

Ärzte sind zu PSY1-Beginn mit ihrer ärztlichen Tätigkeit relativ unzufrieden. Ein Grund dafür mag die hohe Zahl an *Turnus*-Ärzte*n* in dieser Untersuchungsgruppe sein. Diese sind zu Beginn ihrer ärztlichen Tätigkeit immer wieder mit Anforderungen konfrontiert, für die sie im Medizinstudium nicht ausreichend vorbereitet wurden (Schüffel & Pauli, 1996) und bei deren Bewältigung sie sich unsicher und überfordert fühlen. Zudem sind sie innerhalb der Ärztehierarchie im Krankenhaus an letzter Stelle (Roßmanith, 1998), was sie auch zu spüren bekommen und sie den Unterschied zwischen Wunsch (bisher vermitteltes Arztbild) und Wirklichkeit (erlebte Realität der ärztlichen Tätigkeit) erfahren lässt (Hohner, 1996; Hilger 1990, Buddeberg & Willi, 1998). Einfluss auf die berufliche Zufriedenheit hat auch die in vielen Fällen unsichere Prognose hinsichtlich der beruflichen Existenz. – Die signifikant höhere Zufriedenheit der Ärzte ohne PSY-Diplom erklärt sich wahrscheinlich zu einem Gutteil aus ihrer inzwischen relativ gesicherten Berufsexistenz.

Bei den Absolventen des PSY3-Curriculums, die die vergleichsweise größte Berufszufriedenheit aufweisen, dürfte neben dem bereits erfolgten beruflichen Existenzaufbau der persönliche und fachliche Kompetenzgewinn durch das PSY3-Diplom ausschlaggebend sein. Insgesamt lässt sich ein steter Anstieg der *Zufriedenheit in der ärztlichen Tätigkeit* von PSY1 über PSY2 zu PSY3 belegen. Als psychologische Wirkfaktoren für dieses Ergebnis werden das zuversichtlichere Herangehen an psychologische Problemstellungen und die erlangte größere Selbstsicherheit bzw. das höhere Selbstvertrauen vermutet. Für eine solche Interpretation sprechen auch die Ergebnisse einer früheren Evaluierung von Egger et al. (2000). Auch die Ergebnisse von Söllner und Harrer (2000) weisen eine Zunahme der Zufriedenheit mit der ärztlichen Tätigkeit aus.

*Veränderungen in der Selbsteinschätzung:*

Der Anstieg des Faktors *Ich-Stärke* im PSY1-Curriculum dürfte auf den ersten Überschwang über das gerade Erlernte zurückzuführen sein. Mit zunehmender Konfrontation mit den eigenen Unzulänglichkeiten im Wissens- und Fertigkeitsbereich sinkt das Niveau der Selbstbeurteilung in Bereichen wie *Selbsterkenntnis, Akzeptanz der eigenen Person* und der *Selbstwirksamkeit.* Außerdem steigt ein Teil der PSY1-Absolventen– darunter vermehrt solche mit der Überzeugung, von PSY1 ausreichend profitiert zu haben und für die eigene Praxis gut gewappnet zu sein – aus dem weiteren Fortbildungsprogramm aus. Der Mittelwert bezüglich Selbstvertrauen in der Gruppe der PSY2-Einsteiger weist danach jedenfalls ein geringeres Niveau auf als zu PSY1-Beginn. Klar ist auch, dass die ein bis zwei Semester des PSY1-Lehrgangs nicht ausreichen, um die erwünschte Persönlichkeitsveränderung in stabiler Form zu erreichen. Die aufgekommenen Zweifel an der *Selbstwirksamkeit (der Arzt als „Arznei")* haben auch – das zeigt die Supervisionsarbeit – mit der Irritation zu tun, dass das im Medizinstudium vorherrschende Ursache-Wirkungs-Denken nun durch ein umfassenderes Konzept im Sinne des biopsychosozialen Modells abgelöst wird. Um diese veränderten Denkprozesse auch zu internalisieren und daraus Profit zu ziehen (d. h. in der konkreten Arbeit damit Erfolg zu haben), bedarf es offensichtlich eines längeren Zeitraumes von mindestens drei bis vier Jahren.

### 6.3.3 Erlebter Kompetenzzuwachs durch PSY-Diplom-Ausbildung

*Grazer PSY-Diplom-Studie 3*

Diese Studie fokussiert auf die über die PSY-Curricula erworbenen psychologischen Kompetenzen (Egger & Singer 2007). Untersucht wurde die von den beteiligten Ärzten wahrgenommene Effizienz ihrer ÖÄK-Diplom-Lehrgänge für *Psychosoziale Medizin* (PSY1), *Psychosomatische Medizin* (PSY2) und *Psychotherapeutische Medizin* (PSY3). Einerseits wurden die einzelnen PSY-Diplom-Gruppen miteinander verglichen, andererseits auch die Veränderungen innerhalb eines Lehrgangs gemessen. Dazu wurden in einem Pre/Post-Test die Einschätzungen der Teilnehmer bezüglich ihres Kompetenzzuwachses in den Bereichen *kommunikative Kompetenz im Umgang mit Patienten, allgemeine psychodiagnostische und biopsychosoziale Kompetenz, fachliche und organisatorische Kompetenz bei der Betreuung von Patienten mit psychisch imponierenden Störungen* sowie (gegebenenfalls) die *psychotherapeutische Kompetenz* mithilfe standardisierter Erhebungsbögen erfasst und die Umsetzung der erworbenen Fertigkeiten in die Berufspraxis erfragt.

Weiters wurde dem wahrgenommenen Nutzen der PSY-Diplom-Ausbildung für das berufliche Fortkommen und den privaten Lebensbereich nachgegangen. Ein spezielles Untersuchungsanliegen bestand in der Überprüfung, ob PSY-Diplom-Ärzte einen Benefit hinsichtlich der Zufriedenheit ihrer Patienten mit der ärztlichen Betreuung gegenüber Ärzten ohne diese Spezialausbildung erfahren. Dazu wurde sowohl die Einschätzung der Ärzte (d. h. Beurteilung der Patienten-Zufriedenheit durch die Ärzte selbst) als auch die

Zufriedenheit der von ihnen behandelten Patienten erhoben. Zusätzlich wurden sowohl auf Arzt- wie auf Patientenebene Merkmale, die einen „guten Arzt“ auszeichnen, gemessen. Insgesamt nahmen 126 Ärzte und 63 Patienten an der Studie teil, davon waren 104 PSY-Ärzte und 22 Ärzte ohne PSY-Diplom, die als Kontrollgruppe dienten. Für die Effektivitätsprüfung wurden 42 Ärzte mit dem ÖÄK-Diplom *Psychotherapeutische Medizin* (26 Ärzte mit bereits länger zurückliegendem PSY3-Abschluss und 16 Ärzte im laufenden PSY3-Curriculum) sowie ihre jeweiligen Patienten mit der KG verglichen.

Die Ergebnisse bestätigen, dass mit steigender PSY-Ausbildungsdauer auch eine Steigerung der sich selbst zugeschriebenen psychologischen Kompetenzen verbunden ist. Erfahrene PSY3-Ärzte wenden erwartungskonform häufiger psychosoziale Behandlungsmethoden an, kooperieren häufiger mit psychosozialen Fachleuten, nehmen häufiger qualitätssichernde Angebote (Balintgruppe, Fall-Supervision, Teambesprechung u. dgl.) wahr. Die Zufriedenheit mit der eigenen ärztlichen Tätigkeit nimmt mit Dauer der PSY-Ausbildungszeit ebenfalls signifikant zu. In der Effektivitätsprüfung zeigt sich, dass Patienten, die von PSY3-Ärzten behandelt werden, diese in der Arzt-Patienten-Beziehung sowie bei Merkmalen, die einen „guten Arzt“ auszeichnen, besser beurteilen, als dies Patienten tun, die von Ärzten ohne PSY-Diplom behandelt werden. Insgesamt lässt sich erkennen, dass erst eine mehrjährige PSY-Ausbildung die erwünschten bedeutsamen Effekte (Kompetenzzuwachs, Zufriedenheitsgewinn) zeitigt. Gelungen ist der Nachweis, dass zumindest nach Absolvierung des PSY3-Curriculums der erlebte Profit nicht nur aufseiten der Ärzte, sondern auch aufseiten der von ihnen betreuten Patienten im Sinne der Patientenzufriedenheit objektivierbar ist.

## Untersuchungsergebnisse im Detail

*Einschätzung der Kompetenz bezüglich psychologischer Fertigkeiten:*

Erst die PSY3-Ausbildung schafft einen umfassenden und dauerhaften Vorsprung im professionellen Umgang mit Patienten verglichen mit der Selbsteinschätzung von Ärzten ohne PSY-Diplom.

Unterwirft man die Items des *PSY-Diplom-Evaluierungsbogens zur subjektiven Kompetenzeinschätzung von psychologischen Fertigkeiten* einer Faktorenanalyse (Varimax-Rotation) so lassen sich vier Faktoren interpretieren: (1) *fachliche und organisatorische Kompetenz bei der Behandlung von Patienten mit psychischen Störungen,* (2) *kommunikative ärztliche Kompetenz,* (3) *psychotherapeutische Kompetenz im engeren Sinn* und (4) *psychodiagnostische und biopsychosoziale Kompetenz* („biopsychosozial“ i.S. von Befähigung zur multidimensionalen Betrachtung von krankhaften Phänomenen). Die Ergebnisse der Weiterbildungsevaluierung lassen erkennen, dass sich erfahrene PSY3-Ärzte im Vergleich zu PSY1-Ärzten und in Ausbildung befindlichen PSY2-Ärzten in nahezu allen Bereichen der *subjektiven Kompetenzeinschätzung bezüglich psychologischer Fertigkeiten* kompetenter einschätzen.

Wie bereits in der Studie von Egger & Moser (2002) belegt, schätzen sich auch in der vorliegenden Untersuchung Ärzte *ohne PSY-Diplom* in nahezu allen Bereichen der *subjektiven Kompetenzeinschätzung bezüglich psychologischer Fertigkeiten* kompetenter ein als PSY1-Ärzte. Selbst PSY2-Ärzte zeigen noch keine Überlegenheit in dieser Kompetenzeinschätzung gegenüber Ärzten ohne PSY2-Diplom. Dies deutet darauf hin, dass Ärzte ohne PSY-Diplom ein durchschnittlich höheres (berufsbezogenes) Selbstvertrauen aufweisen und schon aus diesem Grund eine Ausbildung über die PSY-Diplom-Schiene für nicht notwendig einschätzen. PSY1-Ärzte – und in etwas geringerem Ausmaß auch PSY2-Ärzte – befinden sich teilweise noch in der Frühphase ihrer Karriere (d. h. öfter in Turnus- oder Facharztausbildung), erleben ein relatives Defizit an praktischer Kompetenz im Umgang mit Patienten und sind darüberhinaus möglicherweise auch selbstkritischer, was ihre psychologischen Fertigkeiten anlangt. Gerade letzteres scheint auch ein Beweggrund für den Einstieg in die PSY-Diplom-Ausbildung zu sein. Für die geringere Kompetenzeinschätzung aufseiten der PSY1- und PSY2-Ärzte spielt sowohl das etwas geringere durchschnittliche Lebensalter (und damit korrelierend die vergleichsweise geringere berufliche Erfahrung und Bewährung inklusive Existenzsicherung) eine Rolle – hier ist die Referenzgruppe von Ärzten ohne PSY-Diplom als jüngere Fach-Ärzte oder Praktische Ärzte im Vorteil. Von Bedeutung dürfte hier auch die persönlichkeitsgebundene Variable *Selbstkritikfähigkeit* bzw. *Introspektionsleistung* sein – hier sind die PSY-Diplom-Ärzte in ihrer Einschätzung hinsichtlich kommunikativer Defizite im Umgang mit Patienten realistischer, wie dies bereits Egger und Moser (2001) festgestellt haben.

So wird verständlich, dass erst die PSY2-Absolventen das durchschnittliche Niveau an selbstattribuierter psychologischer Kompetenz von Ärzten ohne PSY-Diplom erreichen. Bedeutsam höher wird diese Kompetenz erst von PSY3-Ärzten erlebt, die ihre Ausbildung in Psychotherapeutischer Medizin abgeschlossen haben. Dieses Kompetenzerleben gewinnt nach mehrjähriger beruflicher Erfahrung mit dem PSY3-Diplom sogar noch an Stabilität und übertrifft das der Ärzte ohne PSY-Diplom bedeutend und umfangreich. Offenbar ist der Aufbau von beruflicher Selbstsicherheit im Umgang mit Patienten ein länger dauernder Prozess, jedenfalls einer, der mehr als ein paar Semester in Anspruch nimmt. Die Vorstellung einiger – mit der Materie allerdings nicht vertrauter – Ärztekammer-Funktionäre, man könne sich eine derartige psychologische Kompetenz in ein paar Wochenendkursen – ähnlich wie bei anderen Zusatz-Diplomen – aneignen, ist mit Sicherheit illusionär.

*Der Einfluss der PSY-Diplom-Ausbildung auf die Berufspraxis:*

PSY-Diplome haben einen nachweisbaren positiven Effekt auf die Ausübung der eigenen beruflichen Praxis.

*Psychosoziale Behandlungsmethoden* (insbesondere das *ausführliche ärztliche Gespräch, Paar- und Familiengespräch, Entspannungsübungen)* sowie die Kooperation mit *Selbst-*

*hilfegruppen* werden von erfahrenen PSY3-Ärzten eindeutig häufiger genützt, als dies PSY1- und in Ausbildung befindliche PSY2-Ärzte und erst recht Ärzte ohne PSY-Diplom tun. Die Ergebnisse belegen insgesamt, dass die in den PSY-Diplomen erworbenen Kompetenzen in der Anwendung *psychosozialer Behandlungsmethoden* nicht nur unmittelbar im Ausbildungszeitraum zum Tragen kommen, sondern eine zeitlich anhaltende Wirkung haben. Die Teilnehmer der PSY-Curricula werden nicht nur auf das selektive Verschreiben von psychotropen Medikamenten trainiert, sondern erhalten in ihrer Ausbildung auch Alternativen dazu (z. B. psychologische Entspannungs- und Aktivierungsverfahren, Aufspüren und Nutzung individueller Ressourcen aufseiten der Patienten und ihres Umfeldes etc.) und erwerben so eine Perspektiven- und Methodenvielfalt in der Arbeit mit Patienten. Dies zeigt sich auch darin, dass z. B. erfahrene PSY3-Ärzte im Vergleich zu PSY1- und PSY2-Ärzten häufiger *Tranquilizer, Antidepressiva* und *Neuroleptika* verordnen. Dies wird dahingehend interpretiert, dass sowohl der psychologische wie der pharmakologische Behandlungsspielraum durch die PSY-Diplom-Ausbildung zunimmt. Ärzte ohne PSY-Diplom verschreiben zwar auch häufiger Psychopharmaka als PSY1- und PSY2-Ärzte – allerdings fehlt ihnen die Alternative oder die Kombinationsmöglichkeit mit psychologischen Interventionen.

Die *Bereitschaft, mit psychosozialen Fachleuten zu kooperieren* ist bei erfahrenen PSY3-Ärzten deutlich stärker ausgeprägt als bei PSY1-Ärzten oder in Ausbildung stehenden PSY2-Ärzten. Bei den PSY1- und PSY2-Ärzten fehlt möglicherweise noch die Erfahrung bei der Realisierung und auch hinsichtlich der Notwendigkeit sowie des Nutzens einer solchen Zusammenarbeit. Dass Ärzte ohne PSY-Diplom signifikant weniger mit *psychosozialen Fachleuten* sowie *psychiatrischen* oder *psychotherapeutischen Institutionen* zusammenarbeiten als in Ausbildung befindliche oder bereits erfahrene PSY3-Ärzte (unabhängig von deren PSY3-Hauptfachzugehörigkeit), überrascht kaum, weil verwandte Berufsgruppen eher weniger als hilfreiche Ergänzung, sondern öfter als Konkurrenz erlebt werden. Es gilt auch hier, dass Zusammenarbeit sowohl innerhalb der Kollegenschaft als auch zwischen Berufsgruppen als Fertigkeit erlernt und der Nutzen erlebt werden muss. So werden Überschneidungen z. B. mit den Fachgebieten *Psychiatrie, Psychotherapie* oder *Klinischer Psychologie* in der PSY-Diplom-Ausbildung aufgezeigt und die Kooperationsbereitschaft mit diesen angrenzenden Disziplinen gefördert (Egger et al. 2005; Moser, 2001).

In Anlehnung an Egger und Moser (2001), die in ihrer Untersuchung diesbezüglich zu praktisch identischen Ergebnissen gelangten, lässt sich formulieren, dass in den PSY-Curricula soziale Grundkompetenzen vermittelt werden, die auch zu einer Reduktion der sozialen Unsicherheit oder Ängstlichkeit aufseiten der Teilnehmer beitragen und so unterstützend auf den *kollegialen fachlichen Austausch* wirken. In der Tat pflegen Ärzte ohne PSY-Diplom deutlich weniger *kollegialen fachlichen Austausch,* insbesondere hinsichtlich der Arzt-Patient-Kommunikation – d. h. sie nützen die Möglichkeit zu *Balintgruppen* oder *Fall-Supervision* viel weniger als alle Gruppen der PSY-Ärzte (egal ob in PSY-Ausbildung oder bereits mit abgeschlossenem PSY-Diplom). Der in der PSY-Ausbildung wahrgenommene Nutzen mit solchen selbstreflexiven Angeboten (inklusive *peer group-Intervision*, *reflecting team* u. a.) bleibt auch nach Absolvierung der Lehrgänge wirksam, wird also weiterhin als wertvolle unterstützende Maßnahme im ärztlichen Alltag erlebt (vgl. Söllner et al. 1992, zit. n. Söllner, 2000, Luban-Plozza & Dickhaut 1984). Auch die Studienergebnisse von Söllner (2000) bestätigen, dass derartige Formen der Supervision von den PSY1- und PSY2-Teilnehmern als hochgradig nützlich für die ärztliche Tätigkeit erkannt und für die persönliche Entwicklung geschätzt werden. Die Studienergebnisse von Leitner (2004) bestätigen ebenfalls den von PSY-Ausbildungskandidaten erlebten Nutzen von *Balintgruppen* oder ähnlich ausgerichteten Supervisionsformen.

*Berufliche und private Zufriedenheit:*

Die Zufriedenheit mit dem ärztlichen Beruf steigt mit der PSY-Ausbildungsdauer.

In der Beurteilung der *Zufriedenheit mit der eigenen ärztlichen Tätigkeit* zeigt sich, dass erfahrene PSY3-Ärzte und Ärzte ohne PSY-Diplom sich generell zufriedener einstufen als PSY1-, in Ausbildung stehende PSY2- und z. T. auch (noch am Beginn ihrer Ausbildung stehende) PSY3-Ärzte. Dies könnte wenigstens teilweise darauf zurückgeführt werden, dass erfahrene PSY3-Ärzte, aufgrund ihres etwas höheren Lebens- und damit beruflichen Alters den beruflichen Existenzaufbau einigermaßen verwirklicht haben (Moser, 2001) – verglichen mit PSY1 und PSY2-Ärzten, die teilweise noch als Turnus-Ärzte arbeiten oder in Facharztausbildung stehen. Ein anderer Grund mag darin liegen, dass die erfolgreiche Absolvierung des PSY3-Diploms auch zu einer verbesserten Konfliktlösekompetenz beigetragen hat und solcherart mehr Selbstsicherheit im Umgang mit (schwierigen) Patienten vermittelt (Moser, 2001). Wie schon in der Studie von Egger und Moser (2002) erkennbar, wird dieser Benefit allerdings erst mit Absolvierung des PSY3-Curriculums stark genug und damit empirisch nachweisbar. Die Referenzgruppe von (überwiegend praktischen) Ärzten ohne PSY-Diplom hatte ihren beruflichen Existenzaufbau ähnlich wie die erfahrenen PSY3-Ärzte im Wesentlichen verwirklicht und dürfte davon für die Einschätzung mit der beruflichen Zufriedenheit profitieren.

Wie in der Untersuchung von Egger und Moser (2002) zeigt sich auch in der vorliegenden Studie ein signifikanter Einfluss der PSY-Ausbildungsdauer auf die Zufriedenheit im beruflichen Bereich: Je länger Ärzte die aufeinander aufbauenden PSY-Lehrgänge besuchen, desto zufriedener sind sie mit der eigenen ärztlichen Tätigkeit. – Keine Unterschiede zwischen den verschiedenen Ärztegruppen konnten hinsichtlich des Einflusses der Berufstätigkeit auf das private Leben festgestellt werden. Möglicherweise waren die dazu gestellten Fragen zu wenig elaboriert bzw. zu global formuliert.

*Wahrgenommener beruflicher und privater Nutzen durch die PSY-Ausbildung:*

„Ent-Täuschung" herrscht über die nach wie vor eher untergeordnete Bewertung und geringe finanzielle Vergütung der „sprechenden Medizin" im Vergleich zur manuell/technisch/apparativen Medizin. Zuversicht gibt es dagegen hinsichtlich der beruflichen Kompetenzerweiterung durch die PSY-Ausbildung.

Bemerkenswert ist das Ergebnis, wonach PSY1-Ärzte den *Nutzen für die eigene Kompetenz im Umgang mit (schwierigen) Patienten* und den *Nutzen für die Verbesserung der finanziellen Situation* am Ende ihres Curriculums niedriger einschätzen als zu Beginn. Es darf vermutet werden, dass die diesbezüglich hohe Erwartungshaltung innerhalb des vorgegebenen kurzen Ausbildungszeitraums von einem Semester nicht erfüllt werden kann. Erst eine deutlich längere Ausbildungszeit und mehr Investition an theoretischem wie praktischem Engagement vermögen diese gewünschten Effekte zu erbringen. Dazu kommt, dass erst die konkrete Auseinandersetzung mit den vielen problematischen Aspekten einer Arzt-Patienten-Kommunikation innerhalb des Lehrgangs die Einsicht vermittelt, wie stark bzw. wie weitschichtig die eigenen Defizite oder Inkompetenzen sein können.

Selbst PSY2-Ärzte zeigen sich in ihren Erwartungen gegen Ende ihrer Ausbildung noch enttäuscht hinsichtlich des konkreten *Nutzens für die Verbesserung des eigenen beruflichen Fortkommens bzw. der ärztlichen Karriere*. Es wird ihnen auch klar, wie sehr die Apparate-Medizin gegenüber einer sprechenden Medizin pekuniär (d. h. in der Abrechnung von Leistungen) begünstigt ist. Erst bei den PSY3-Ärzten lässt sich eine einigermaßen realistische Einschätzung hinsichtlich des finanziellen oder karrieremäßigen Nutzens feststellen, sodass es hier zwischen Ausbildungsbeginn und Ausbildungsende keine bedeutsamen Unterschiede mehr gibt.

Entsprechend den Ausbildungszielen (vgl. Egger, Stix & Pieringer, 2000) geben die PSY1-Absolventen erwartungsgemäß bei der Frage nach dem erkennbaren praktischen Nutzen der PSY1-Inhalte für den ärztlichen Alltag die *Verbesserung der ärztlichen Gesprächsführung* an. Dies bleibt auch bei PSY2-Absolventen gleich, wenngleich das Niveau dieser Kompetenzen bereits etwas höher liegt und auf die sogenannte *psychosomatische Grundversorgung* abzielt. PSY3-Ärzte nannten durchgehend die globale Kategorie *Steigerung der Patientenzufriedenheit* als zentralen Nutzenaspekt, was mit den PSY3-Inhalten der Vermittlung konkreter psychologischer Methoden zur Problemlösung zumindest kompatibel ist (Egger & Stix, 2000). Die hier erworbenen Kompetenzen einer psychotherapeutischen Medizin dürfen als Bausteine für eine effiziente patientenorientierte Arbeit gewertet werden, die solcherart natürlich auch zur Steigerung der Patientenzufriedenheit beizutragen imstande ist (Egger, 2005). Dies wurde auch in einer Studie von Egger, Stix & Pieringer (2000) an PSY3-Ärzten am Ende ihrer Ausbildung als stärkster positiver Einfluss auf die ärztliche Arbeit bestätigt.

*Merkmale, die einen „guten Arzt“ auszeichnen:*

Patienten schätzen ihre PSY3-Ärzte und schreiben ihnen ein erfreuliches Merkmalsprofil zu.

Expertenwissen kritisch zu hinterfragen, ist ein weiteres Lernziel der PSY-Ausbildung (vgl. Springer-Kremser, 2000). Eine multidimensionale Betrachtungsweise von krankhaften Prozessen, wie dies den PSY-Ärzten über das biopsychosoziale Modell vermittelt wird, führt dazu, dass diese das ärztliche Handeln stärker hinterfragen und auch eine selbstkritische Position einzunehmen vermögen. Diese selbstkritische Haltung wird deutlich, wenn die Selbsteinschätzung der PSY3-Ärzte mit der Fremdbeurteilung der von ihren behandelten Patienten gegenübergestellt wird: Patienten, die von erfahrenen PSY3-Ärzten – einerlei ob sich diese noch in Ausbildung zum Diplom für Psychotherapeutische Medizin befinden oder damit bereits jahrelange berufliche Erfahrung haben – behandelt werden, beurteilen diese Ärzte in allen elf angeführten Merkmalen, die einen guten Arzt auszeichnen sollen *(Verlässlichkeit, Erreichbarkeit, Vertrauen, Information, Offenheit, Ehrlichkeit, Fachkompetenz, emotionale Unterstützung, Kommunikation zwischen Arzt und Patient, vorbeugende Maßnahmen anbieten, Aufmerksamkeit)* besser, als die PSY3-Ärzte sich selbst auf diesen Dimensionen bewerten.

Vergleicht man die drei Gruppen von Patientenurteilen „Patienten von erfahrenen PSY3-Ärzten“, „Patienten von PSY3-Ärzten in Ausbildung“ und „Patienten von Ärzten ohne PSY-Ausbildung“ untereinander, zeigt sich ebenfalls eine klare Rangreihe. Die erste Gruppe beurteilt ihre Ärzte in allen Merkmalen, die einen „guten Arzt“ auszeichnen, am besten. Es folgt die zweite Gruppe (deren behandelnde Ärzte sich in PSY3-Ausbildung befinden) und zum Schluss rangiert jene Patienten-Gruppe, deren Ärzte über kein PSY-Diplom (oder sonstige psychologische Aus-, Fort- oder Weiterbildungen) verfügen. Der Zugewinn an therapeutischer Kompetenz aufseiten der PSY3-Ärzte, der sich auch durch mehr Toleranz, größere Akzeptanz, verstärkten Abbau von Vorurteilen, bessere Empathie, mehr Geduld, erhöhte Achtsamkeit und höhere Frustrationstoleranz im Umgang mit Patienten auszeichnet (Alte & Rey, 1998; Zimmer & Zimmer, 1998, zit. n. Moser, 2001), lässt sich damit empirisch über die positiven Patientenurteile von PSY3-Ärzten nachzeichnen.

An einer singulären, aber wichtigen Eigenschaft, nämlich *Fachkompetenz*, kann diese Dominanz von PSY-Ärzten gegenüber Ärzten ohne PSY-Diplom nicht aufrechterhalten werden: In den vergleichenden Patientenurteilen werden Ärzte ohne PSY-Diplom-Ausbildung fachkompetenter bewertet. Dazu passt, dass Ärzte ohne PSY–Diplom auch sich selbst *fachkompetenter* einschätzen, wenn diese Selbsteinschätzung mit jener der PSY3-Ärzte (egal ob bereits als erfahren zu bezeichnen oder noch in Ausbildung befindlich) verglichen wird. Selbst dieses erhöhte Niveau an selbst zugeschriebener Fachkompetenz aufseiten der Ärzte ohne PSY-Diplom wird von ihren Patienten in deren Urteil noch einmal überboten. Eine Erklärung dafür könnte sein, dass die PSY-Ausbildung den teilnehmenden Ärzten einerseits gezeigt hat, wie komplex der Mensch als

Körper-Geist-Wesen organisiert ist und dass es daher gilt, weit mehr als die organmedizinische Dimension für ein solches Krankheitsverständnis ins Kalkül zu ziehen – eine Position, die vom beruflichen Selbstverständnis her nicht nur die Rolle des Reparateurs oder Technikers, sondern auch die (im Effekt oft schwächere) Funktion des Katalysators oder gar die bescheidene Rolle des Begleiters verlangt (vgl. Egger & Pieringer 2007). So mag sich der geringere (aber zugleich realistischere) Heilsanspruch der PSY3-Ärzte auch in den geringeren Kompetenzzuschreibungen vonseiten ihrer Patienten widerspiegeln.

Was auf den ersten Blick widersprüchlich erscheint, dass PSY3-Ärzte einen bedeutsamen Kompetenzzuwachs durch diese Ausbildung erleben und dennoch – vor allem gegenüber „hard-core-Ärzten" – von ihren Patienten als weniger fachkompetent beurteilt werden, ist also nicht ganz unplausibel. Bereits in einer Vorgängerstudie (Egger et al. 2000) ließ sich zeigen, dass Ärzte nach Beendigung des PSY3-Curriculums den stärksten und positivsten Einfluss im Umgang mit Patienten erleben, mit ihnen besser arbeiten konnten, in der Lage sind, schwierige Beziehungen besser zu verstehen, über ein besseres Einfühlungsvermögen verfügen und den Patienten multidimensional zu betrachten imstande sind. Gleichzeitig wird dieser „andere" (d. h. offenere, mehr partnerschaftliche, weniger autoritäre und mehr mitbestimmende) Umgangsstil von etlichen Patienten als weniger sicher, weniger klar oder den Patienten in die ungeliebte Verantwortung nehmend erlebt. – Summa summarum bleibt jedoch das erfreuliche Resultat, das z. B. auch Leitner (2004) in seiner Untersuchung belegt, wonach Patienten, die von PSY-Ärzten mit psychotherapeutischer Kompetenz behandelt werden, erhebliche Verbesserungen durch diese umfassendere Betreuung erzielen. PSY3-Ärzte vermochten das Wohlbefinden ihrer Patienten in der erwähnten Studie sogar in manchen Bereichen besser zu beurteilen als nahestehende Angehörige der Patienten dies schafften.

*Zufriedenheit mit der Arzt-Patienten-Beziehung:*

PSY3-Ärzte beurteilen sich kritischer, als sie von ihren Patienten gesehen werden.

In den Urteilen zur Zufriedenheit mit der Arzt-Patient-Beziehung zeigt sich auf Patientenseite – wie schon erwähnt – ein recht erfreuliches Bild für PSY3-Ärzte (unabhängig davon, ob diese noch in Ausbildung stehen oder bereits seit Längerem mit ihrem PSY-3-Diplom ärztlich tätig sind), wenn diese mit den Patientenurteilen von Ärzten ohne PSY-Diplom verglichen werden: PSY3-Ärzte werden deutlich besser bewertet in den Bereichen *Interesse zeigen, Eingehen auf Probleme, Einbeziehen der Patienten in die medizinische Behandlung, Zuhören, vertrauliche Behandlung der Daten und Unterlagen, Zweckerklärung von Untersuchung und Behandlung, Wissensdurst der Patienten bezüglich ihrer Erkrankung stillen, Umgang mit Gefühlen, die im Zusammenhang zu dem Gesundheitszustand stehen, Wichtigkeit auf ärztliche Ratschläge zu hören, Weiterempfehlung des Arztes, Zufriedenheit mit dem Arzt, kommunikative Fähigkeiten dieses Arztes im Vergleich mit anderen Ärzten, sich gut aufgehoben fühlen aufgrund des persönlichen Kontakts mit dem Arzt und (psycho)therapeutische Kompetenzen des Arztes.* Erfahrene PSY3-Ärzte werden zusätzlich noch im Bereich *Aufklärung der Patienten über den Krankenhausaufenthalt* als besser beurteilt. Hier dürfte sich die Akkumulation von gesprächstherapeutischen Fertigkeiten, die bereits im PSY1-Curriculum beginnt, während des PSY2-Curriculums fortgesetzt wird und im PSY3-Curriculum mit spezifischen Problemlöseverfahren kombiniert wird, als effektiv erweisen.

Ein professionell geführtes ärztliches Gespräch – als zentrales Element der Arzt-Patient-Begegnung – benötigt ausreichende Schulung, um z. B. auf Patientenaussagen adäquat und kongruent zu reagieren, was wiederum eine wechselseitige Anerkennung bzw. Schaffung einer kommunikativen Arzt-Patient-Beziehung zur Grundlage hat, sodass im Weiteren der diagnostisch-therapeutische Problemlöseprozess effektiv in Angriff genommen werden kann. Die in den PSY-Curricula erworbenen Kompetenzen helfen den Ärzten nachweislich bei der patientenorientierten Arbeit, führen zu weniger Missverständnissen und tragen zu einer größeren Patientenzufriedenheit bei (vgl. Egger 2005, Franz, 2000, Buddeberg & Buddeberg-Fischer 1998). Die vorliegenden Daten bestätigen diesbezüglich im Wesentlichen die zentrale Bedeutung des PSY-Ausbildungsinhaltes „ärztliche Kommunikation".

Aus der Reihe fällt das Ergebnis, wonach Ärzte ohne PSY-Diplom sich in der *Zweckerklärung von medizinischen Untersuchungen* und der Vermittlung von *Wichtigkeit auf ärztliche Ratschläge zu hören* besser einschätzen als erfahrene PSY3-Ärzte. Ärzte ohne PSY-Diplom – so muss angenommen werden – verfügen im Allgemeinen über weniger kommunikative Kompetenzen und können dadurch auch schlechter beurteilen, was sie im Umgang mit ihren Patienten falsch machen, da sie keine fachliche Rückmeldung oder Verbesserungsvorschläge bekommen. Infolgedessen kann es häufiger zu einem Übersehen bzw. einem Nicht-Wahrnehmen von Patientenbedürfnissen und zu einer Selbstüberschätzung kommen. In den PSY-Lehrgängen wird jedenfalls auf den Umstand Rücksicht genommen, dass Ärzte recht unterschiedliche Kommunikationsstile haben können und es wichtig ist, letztere individuell auf die Fertigkeiten des jeweiligen Arztes abzustimmen und in einer förderlichen Atmosphäre weiterzuentwickeln bzw. zu trainieren (Egger, 2005). Dass dies gleichzeitig auch die Selbstreflexion und die damit korrelierte Fähigkeit zur Selbstkritik unterstützt, ist einsehbar.

Vergleicht man die Urteile von Patienten, die von PSY3-Ärzten (in Ausbildung oder bereits mit dem Diplom für Psychotherapeutische Medizin versehen) behandelt werden, mit den Selbsteinschätzungen dieser PSY3-Ärzte, so zeigt sich, dass die Patienten ein umfassend positiveres Bild ihrer Ärzte zeichnen: In den Bereichen *Vermittlung von Zeit, Interesse zeigen, Eingehen auf Probleme, Einbeziehen der Patienten in die medizinische Behandlung, Zuhören, vertrauliche Behandlung der Daten und Unterlagen, Zweckerklärung von Untersuchung und Behandlung, Wissensdurst der Patienten bezüglich ihrer Erkrankung stillen, Umgang mit Gefühlen, die im Zusammenhang zu dem Gesundheitszustand stehen, Wichtigkeit auf ärztliche Ratschläge zu hören* und *Aufklärung der Patienten über den Krankenhausaufenthalt* werden die PSY3-Ärzte besser beurteilt, als es sich die Ärzte selbst zuschreiben. Obwohl die Mehrheit der PSY3-Ärzte im stationären Bereich tätig ist und dort Hektik und Mangel an Zeit im Umgang mit Patienten die Norm ist, fühlen sich die Patienten von diesen Ärzten relativ gut umsorgt und mit ihren Bedürfnissen wahrgenommen. Dieses Ergebnis wird in erster Linie dem gelingenden Herstellen von positiven Arzt-Patienten-Beziehungen zugeschrieben. Als indirekte Unterstützung für diese Interpretation darf einerseits eine Untersuchung an PSY3-Teilnehmern (Egger 2000) angeführt werden, wonach der größte wahrgenommene Nutzen der PSY-Fortbildung der Optimierung der *Arzt-Patienten-Beziehung* zugeschrieben wurde und andererseits Untersuchungsergebnisse von Leitner (2004), die belegen, dass Patienten, die von Ärzten mit psychotherapeutischer Kompetenz betreut wurden, diese Arzt-Patient-Begegnungen vergleichsweise sehr positiv wahrgenommen haben.

*Zur Bedeutung der Ergebnisse für die weitere Entwicklung der PSY-Diplom-Curricula:*

Die Möglichkeiten zur Nutzung der mit dieser Studie erzielten Resultate für die weitere Optimierung der PSY-Diplom-Curricula sind vielfältig. Auf einige wenige Aspekte sei hingewiesen.

Die wahrscheinlich wichtigste Erkenntnis ist, dass für einen ausreichenden Zuwachs an psychologischen Kompetenzen das Motto „gut Ding braucht Weile“ gilt. Der hin und wieder vernehmbare Wunsch nach Kürzung der Ausbildungsdauer scheint nicht zielführend. Vielmehr gilt es, in behutsamer, beständiger und in der Komplexität gesteigerter Weise entsprechende Fertigkeiten zu trainieren, aber auch die dahinterliegenden Haltungen bzw. Einstellungen wachsen zu lassen. Ohne diese „Arbeit nach innen“ aufseiten des Arztes ist das biopsychosoziale Modell nicht wirklich umsetzbar, weil es Gefahr läuft, als bloße Theorie verstanden zu werden, innerhalb derer der *leidende Mensch als Subjekt in einer ihn umgebenden spezifischen Lebenswelt* wiederum zu verschwinden droht (Egger 2012). Nur wenn dies erwünscht wäre, reicht auch ein „Schnellsiederkurs“ zu den Grundlagen der biopsychosozialen Theorie. Es ist aber gerade die „Persönlichkeitsbildung“, die mithilfe der PSY-Diplom-Lehrgänge als höchst erfreuliches „Nebenergebnis“ realisiert werden kann, welche sowohl die erlebte ärztliche Kompetenz im Umgang mit den Patienten als auch die Zufriedenheit mit dem ärztlichen Beruf als solchem zu fördern imstande ist.

Es scheint offenkundig, dass der Arzt des 21. Jahrhunderts zwischen zwei Extremen eingespannt ist: Der eine Pol kennzeichnet den hochspezialisierten, technikgebundenen Fachmann, der andere Pol den verstehenden und verständlichen, integrierenden und Patienten-führenden Arzt (vgl. Pieringer & Egger 2005, Egger 2011). Mit Hilfe der PSY-Diplom-Curricula kann diese Spannung wenigstens teilweise verringert werden. Hier werden die Rollen bzw. Funktionsbereiche des Arztes in einer weitgehend vernetzten Weise gelehrt: Die (a) Methoden des „Reparierens“ und „unmittelbaren, direkten Helfens“ haben ebenso ihren Platz wie (b) die Methoden zur Vermittlung von „Hilfe zur Selbsthilfe“ (Katalysatorfunktion) oder (c) die Befähigung zum Begleiten von Patienten (in Situationen, wo (a) und (b) nicht sinnvoll oder nicht möglich erscheinen).

## Literatur


Alte, C. & Rey, E.-R. (1998). Evaluationsinstrumente für Theorieseminare und Selbsterfahrung. *Verhaltenstherapie,* 8, 246–253.

Bahrs, O., Köhle, M. & Szexsenyi, J. (1992). Das Videoseminar. Ein symptomübergreifender Supervisionsansatz. *Psychologie in der Medizin,* 4, 23–29.

Baumann, U. & Perrez, M. (2006). Grundlagen der Klinisch-psychologischen Behandlung. In: Beiglböck, W., Doering, S. & Frischenschlager, O. & Jandl-Jager, E. & Rásky, E. & Wisiak, U. (2003). Psychosoziale Lehrinhalte im neuen Studienplan für Humanmedizin. *Psychologische Medizin,* 14(3), 7–12.

BMWF (1997). Geltende Evaluierungsverordnung (EvalVO). Verordnung des Bundesministeriums für Wissenschaft und Verkehr über die Durchführung von Evaluierungen in Forschung und Lehre der Universitäten. BGBl. Nr. II 224/1997). URL: www.bmwf.gv.at/6hsrecht/evalvo/evalvo.htm (99-11-21).

Buddeberg, C. & Buddeberg-Fischer, B. (1998). Die Arzt-Patient-Beziehung. In: Buddeberg, D. & Willi, J. (Hrsg.). *Psychosoziale Medizin* (2. Aufl.) (419–453). Berlin: Springer.

Buddeberg, C. & Willi, J. (1998). Bedeutung und Aufgaben der Psychosozialen Medizin. In: Buddeberg, D. & Willi, J. (Hrsg.). Psychosoziale Medizin (2. Aufl.) (1–13). Berlin: Springer.

Dorfmüller, M. (2001). Die ärztliche Sprechstunde: Arzt, Patient und Angehörige im Gespräch. Landesberg/Lech: Ecomed Verlagsgesellschaft AG & Co. KG.

Egger, J.W. (1992). Das Ende der Leib-Seele-Dichotomie? Neue Ansätze für eine Theorie der Psychosomatik. *Psychologie in der Medizin,* 3, 2, 3–9. Wien.

Egger, J.W. (1993). Psychologie in der Medizin und im österreichischen Gesundheitswesen. In: Egger, J. (Hrsg.). *Psychologie in der Medizin.* Medizinische Psychologie, Psychotherapie, Psychosomatik. Wien: WUV Universitätsverlag, 53–70.

Egger, J.W. (2000). Das Ärztliche Gespräch. Aspekte der Arzt-Patienten-Kommunikation. *Psychologische Medizin,* 1, 45–51. Wien: facultas-WUV.

Egger, J.W. (2005). Biopsychosoziale Medizin als Leitbild für die aktuelle Diplom-Studienordnung Humanmedizin. *Psychologische Medizin,* 16, 4, 50–55. Wien: Facultas Universitätsverlag, ISSN 1014-8167.

Egger, J.W. (2005). Das biopsychosoziale Krankheitsmodell – Grundzüge eines wissenschaftlich begründeten ganzheitlichen Verständnisses von Krankheit. *Psychologie in Österreich,* 25, 3 & 4, 146–154.

Egger, J.W. (2005). Psychosoziale Medizin als Leitbild für die aktuelle Diplom-Studienordnung Humanmedizin. *Psychologische Medizin,* 16(4), 50–55.

Egger J.W. (2006). Skriptum zur Übersicht zu den Lehrbereichen der Medizinischen Psychologie und Psychotherapie. Unveröffentlichtes Manuskript. Medizinische Universität Graz.

Egger, J.W. (2007). Der lange Weg von der Psychosomatik zur biopsychosozialen Medizin. Editorial zu Psychologische Medizin, 18, 1, 2–3. Wien: Facultas Universitätsverlag.

Egger, J.W. (2007). Fakten zur Arzt-Patient-Kommunikation. Editorial zu Psychologische Medizin, 18, 4, 2–3. Wien: Facultas Universitätsverlag.

Egger, J.W. (2011). Krankenhäuser – Tempel unserer Zeit? Psychologische Medizin, 22(2): 2–4.

Egger, J.W. (2012). Zuerst heile mit dem Wort …? Zur Bedeutung der Kommunikation in der Humanmedizin. Psychologische Medizin, 23, 1, 38–49.

Egger, J.W. & Verlic, B. (1993). Psychotherapieausbildung in Österreich. In: J. Egger (Hrsg.). *Psychologie in der Medizin:* Medizinische Psychologie, Psychosomatik, Psychotherapie, 273–278. Wien: WUV Universitätsverlag.

Egger, J.W., Stix, P. & Pieringer, W. (2000). Evaluation der PSY-Diplom-Lehrgänge in der Steiermark. *Psychologische Medizin,* 11 (1), 45–51.

Egger, J.W., Stix, P. & Pieringer, W. (2000). Evaluation der PSY-Diplom-Lehrgänge in der Steiermark. *Psychologische Medizin,* 1, 52–59.

Egger, J.W. & Stix, P. (2000). PSY-Diplom-Curricula in der Steiermark. *Psychologische Medizin,* 11, 3, 22-25.

Egger, J.W. & Moser, V. (2002). Postpromotionelle PSY-Diplom-Fortbildung zur Förderung der psychosozialen, psychosomatischen und psychotherapeutischen Kompetenz von Ärzte – Grazer Evaluationsstudie zu den PSY-Diplom-Curricula. *Psychologische Medizin,* 13, 1, 4–17. Wien: Facultas Universitätsverlag, ISSN 1014-8167.

Egger, J.W., Stix, P., Pieringer, W., Hasiba-Cortolezis, B. & Brunner-Hansch, M. (2005). PSY-Diplom-Curricula Graz, *Psychologische Medizin,* 16(1), 40–42.

Egger, J.W., Pieringer, W. & Wisiak, U.V. (2007). Medizinische Psychologie, Psychosomatik und Psychotherapie in der aktuellen Diplomstudienordnung Humanmedizin an der Medizinischen Universität Graz. *Psychologische Medizin,* 18(1): 44–52.

Egger, J.W. & Singer, M. (2007). Über PSY-Curricula erworbene psychologische Kompetenzen von ÄrztInnen – Evaluationsstudie zu den Grazer ÖÄK-PSY-Diplomlehrgängen. *Psychologische Medizin.* 18(2): 48–62.

Faller, H. & Lang, H. (2002). Medizinische Psychologie und Soziologie. Berlin: Springer.

Franz, J. (2000). Evaluation der ÖÄK-Diplom-Fortbildung Psychosomatische Medizin in Niederösterreich. *Psychologische Medizin,* 11(3), 45–59.

Franz, J. & Edlhaimb, H.-P. (1999). Evaluation der PSY-Diplom-Fortbildung „Psychosoziale Medizin" in Niederösterreich. *Psychologische Medizin,* 10(1), 47–51.

Hardt, J., Hirschfeld, M. & Inowlocki, L. (1981). Zur Dimensionierung psychotherapeutischer Kompetenz. *Psyche,* 8, 51–61.

Hasiba, M., Stix, P., Egger, J.W., Pieringer, W. & Routil, W. (1997). Die Curricula der PSY-Diplom-Fortbildung der ÄK für Steiermark: Psychosoziale ,psychosomatische und psychotherapeutische Medizin. *Psychologie in der Medizin,* 8(1), 35–39.

Hilger, H.H. (1990). Der Arztberuf im Wandel der Zeit. Stuttgart: Schattauer.

Hohner, H.-U. (1996). Medizin als Beruf. Professioneller Wandel und Herausforderungen für die Psychodiagnostik – verdeutlicht am Beispiel der Medizin. URL: www.cch-berlin.de/profwandel.html (01-05-17).

Kromrey, H. (1999). Studierendenbefragungen als Evaluation der Lehre? Anforderungen an Methodik und Design. Manuskript zur Veröffentlichung in Engel, U. (Hrsg.). Qualität von Lehre und Studium.

Leitner, A. (2004). Evaluierung der Weiterbildung in „Psychotherapeutischer Medizin" (PSY-III): Entwicklung eines Qualitätssicherungskonzeptes unter Einbeziehung von PatientenInnen und deren Angehörigen. *Psychologische Medizin,* 15(2), 56–66.

Meerwein, F. (1998). Das ärztliche Gespräch. Grundlagen und Anwendungen (4. unveränderte Aufl.). Bern: Hans Huber.

Moser, V. (2001). Postpromotionelle PSY-Fortbildung zur Steigerung der psychosozialen, psychosomatischen und psychotherapeutischen Kompetenzen von Ärzten, Evaluation zu den PSY-Diplom-Curricula in der Steiermark. Diplomarbeit, Naturwissenschaftliche Fakultät der Karl-Franzens-Universität Graz.

Pesendorfer, F., Tatzer, E., Edelhaimb, H.-P., Leitner, A. & Franz, J. (1998). PSY-Diplom Fortbildungsprogramm der NÖ. ÄrztInnenkammer in Zusammenarbeit mit der Donauuniversität Krems. *Psychologie in der Medizin,* 9(2), 43–47.

Pieringer, W. & Egger, J.W. (2005). Der Mensch als Subjekt in der Medizin. Psychologische Medizin, 16, 4, 3–4, Wien: Facultas Universitätsverlag, ISSN 1014-8167.

Roßmanith, S. (1998). Arztrolle – Patientenrolle. In: G. Sonneck, O. Frischenschlager, M. Hexel, U. Kropiunigg, L. Pucher, M. Schjerve (Hrsg.). Medizinische Psychologie. Ein Leitfaden für Studium und Praxis mit Prüfungsfragen (5. überarbeitete Aufl.) (91–95). Wien: WUV Universitätsverlag.

Rzepka-Meyer, U., Frank, R. & Vaitl, R. (1998). Entwicklung therapeutischer Kompetenzen: Zur Rolle von Therapieerfahrung und Reflexionsbereitschaft. *Verhaltenstherapie,* 8, 200–207.

Saafan, A. & Egger, J.W. (1998). Information, Beratung und die Spiegelung der Arzt-Patient-Beziehung in der Kommunikation zwischen Patient und Apotheker. *Psychologie in der Medizin,* 9, 2, 11–21.

Schüffel, W. & Pauli, H.G. (1996). Die Ausbildung zum Arzt. In: T. Uexküll (Hrsg.). *Psychosomatische Medizin* (5. neubearbeitete und erweiterte Aufl.), 73–92. München: Urban & Schwarzenberg.

Seiwald, A. (1999). PSY Module. URL: www.allmed.at/c7.htm (99-11-12).

Söllner, W. & Harrer, M. (2000). Empirische Untersuchung: Evaluation der Lehrgänge PSY I und PSY II, Untersuchung der Effektivität der Lehrgänge und Qualitätsmanagement. In: M. Harrer, G. Schüßler, W. Söllner & W. Wesiack (2000). Weiterbildung von ÄrztInnen in Psychosomatischer Medizin: Entwicklung der Curricula, Qualitätsmanagement und Evaluation. Unveröffentlichter Abschlussbericht, Universität Innsbruck.

Söllner, W., Crombach, G., Harrer, M., Spindelbalker, P., Schüßler, G. & Wesiack, W. (2000). Effekte psychosomatischer Fortbildung für ÄrztInnen: Selbsteinschätzung durch die Teilnehmer der Fortbildungskurse in Psychosozialer und Psychosomatischer Medizin in Tirol. *Psychologische Medizin,* 11(3), 51–56.

Söllner, W., Harrer, M., Strauß, J., Biebel, W., Crombach, G., Kinzl, H., Loewit, K., Burkart, M., Schüßler, G. & Wesiack, W. (2000). Entwicklung von Fortbildungskursen in psychosozialer, psychosomatischer Medizin für Ärzte in Tirol. *Psychologische Medizin,* 11(3), 15–18.

Springer-Kremser, M. (2000). Das Wiener-Curriculum für Psychosomatische Medizin – PSY-III. *Psychologische Medizin,* 11(3), 34–36.

Stangl, W. (1999). Die Evaluation universitärer Lehrveranstaltungen. URL: http://paedpsych.jk.unilinz.ac.at/PAEDPSYCH/EVALUATION/EvaluationTheorie.tml (99-12-10).

Ubben, B. (1998). Was leisten Verhaltenstherapie-Ausbildungsinstitute? Perspektiven einer Psychotherapie-Ausbildung. *Verhaltenstherapie und Verhaltensmedizin,* 1, 73–90.

Wedler, H. (1998). Das ärztliche Gespräch. Anleitung zur Kommunikation in der psychosomatischen Grundversorgung. Stuttgart: Schattauer.

Wesiack, W. & Söllner, W. (1997). 10 Jahre psychosomatische und psychotherapeutische Weiterbildung für Ärzte in Tirol: Eine Rück- und Ausbildung. *Psychologie in der Medizin,* 8(2), 33–35.

Wolf, D.M., Eicher, E. & Egger, J.W. (2011). Effektivität des Ärztlichen Gesprächs – Auswirkungen einer konventionellen und einer professionellen ärztlichen Gesprächsführung auf Arzt-Patient-Beziehung, emotionale Befindlichkeit, Symptomwahrnehmung und Behandlungszufriedenheit. *Psychologische Medizin,* 22(2): 5–23.

Zimmer, D. & Zimmer, F.T. (1998). Wie hilfreich sind die Bausteine einer Verhaltenstherapie-Weiterbildung? *Verhaltenstherapie,* 8, 254–257.

# 7

# Psychotherapie und Psychotherapeutische Medizin

## 7.1 Psychotherapie, psychotherapeutische Kompetenz und psychologische Behandlung

*Psychotherapie* kann in kürzester Form als die *Behandlung mit psychologischen Mitteln* definiert werden. Innerhalb des österreichischen Gesundheitssystems ist Psychotherapie seit 1990/1991 gesetzlich geregelt, die Ausbildung und Anwendung von Psychotherapie ist damit bundeseinheitlich normiert. Neben der Psychotherapie, die in staatlich befugten Ausbildungsvereinen erlernt werden kann und die keine akademische Grundausbildung in Medizin oder Psychologie erfordert, gibt es in Österreich für Ärzte und Psychologen weitere Möglichkeiten, im Rahmen ihrer Berufsausübung eine formelle Qualifikation zu erwerben, die zur heilkundlichen Anwendung psychologischer Wirkfaktoren berechtigt: (a) Ärzte können über die postgradualen PSY-Diplome (ÖÄK-Diplome für Psychosoziale Medizin, für Psychosomatische Medizin und für Psychotherapeutische Medizin) eine abgestufte psychotherapeutische Kompetenz erwerben, die sie innerhalb ihres ärztlichen Tätigkeitsfeldes zur Anwendung bringen. (b) Klinische Psychologen und Gesundheitspsychologen können im Rahmen ihrer Tätigkeitsfelder eine psychologische Behandlung anwenden, die sie in staatlich vorgeschriebenen postgradualen Curricula erwerben.

Für das Verständnis der Aus- und Fortbildungsmöglichkeiten im weiten Land der psychologisch-psychotherapeutischen Qualifikationen in Österreich ist es zweckmäßig, zwischen folgenden Begriffen zu unterscheiden:

*1. Psychotherapie*

Die Berufsbezeichnung *Psychotherapeut/Psychotherapeutin* ist per Österreichischem Psychotherapiegesetz reserviert für jene, die eine vorgeschriebene Spezialausbildung in Psychotherapie erfolgreich absolviert haben. Die Psychotherapeuten müssen weder Klinische Psychologen noch Ärzte sein; nach geltender österreichischer Rechtsnorm müssen sie bis dato auch kein akademisches Studium absolviert haben, wohl aber Maturaniveau (Abitur) mitbringen bzw. in ihren Herkunftsberufen eine Nähe zu psychosozialen Arbeitsfeldern aufweisen. Die Ausbildung gliedert sich in einen Einführungsabschnitt

(„Psychotherapeutisches Propädeutikum“) und in den eigentlichen Ausbildungsteil („Fachspezifikum“), der eine mehrjährige Therapieschulen spezifische Ausbildung bei einem der dafür staatlich zugelassenen Psychotherapievereinen umfasst. Die Listenführung der Berechtigten obliegt dem Bundesministerium für Gesundheit (BMG Wien, s. Egger & Verlic 1993, Pieringer & Egger 1991).

*2. Psychotherapeutische Kompetenz*

Ärzte können im Rahmen des österreichischen PSY-Diploms *Psychotherapeutische Medizin* ihre psychotherapeutische Kompetenz erwerben. Sie bleiben damit Ärzte ihres jeweiligen Fachgebietes, werden aber in die Lage versetzt, innerhalb ihres ärztlichen Wirkungsbereiches die gelernten psychotherapeutischen Interventionen zu nutzen. Sie sind damit keine Psychotherapeuten im Sinne des österreichischen Psychotherapiegesetzes, sondern verfügen über eine für das medizinische Berufsfeld optimierte psychotherapeutische Kompetenz. Die Listenführung der PSY-Ärzte obliegt der Österreichischen Ärztekammer (s. Egger & Stix 2000, Egger et al. 2005).

*3. Psychologische Behandlung*

*Klinische Psychologen* und *Gesundheitspsychologen* erwerben – aufbauend auf ihr akademisches Studium der Psychologie – über ein postgraduelles Curriculum die per Bundesgesetz (Psychologengesetz) geregelte Berechtigung zur psychologischen Diagnostik und Behandlung, welche als Ausübung der *psychologischen Heilkunde* zu verstehen ist. Klinische Psychologen und Gesundheitspsychologen sind damit nicht automatisch auch Psychotherapeuten im Sinne des Psychotherapiegesetzes, sondern sind als Klinische Psychologen und Gesundheitspsychologen zur Therapieschulen-übergreifenden und wissenschaftlich begründeten Psychodiagnostik und Behandlung (bzw. Beratung) mit psychologischen Mitteln befugt. Die Listenführung der Klinischen Psychologen obliegt dem Bundesministerium für Gesundheit (BMG Wien).

### Übersicht zu den Ausbildungsvarianten

A. *Ausbildung zur eigenständigen Berufsausübung als Psychotherapeut*

1. Ausbildung zum *Psychotherapeuten*

gemäß Bundesgesetz für Psychotherapie (1990) im Sinne eines freien heilkundlichen Berufes. Dies ermöglicht die Ausübung der Psychotherapie als Psychotherapeut; die Ausbildung ist über staatlich anerkannte Ausbildungsvereine organisiert.

B. *Psychotherapie als Zusatzqualifikation im Rahmen von gesetzlich geregelten (akademischen) Heilberufen*

2. Postgraduale Zusatzausbildung: ÖÄK-Diplom – *psychotherapeutische Medizin*

für Ärzte im Rahmen der postgradualen Zusatzausbildung der Österreichischen Ärztekammer (Diplomordnung gem. Ärztegesetz). Dies ermöglicht Ärzten die Anwendung psychotherapeutischer Methoden in der Medizin über die jeweils erworbene psychotherapeutische Kompetenz. Die Ausbildung erfolgt in dafür bei der ÖÄK-akkreditierten Vereinen bzw. Landesärztekammern (häufig in Kooperation mit den Med. Universitäten und/oder Psychotherapieausbildungsvereinen) und wird über die Arztakademie der ÖÄK verwaltet.

3. Postgraduale Ausbildung: *Klinische Psychologen* und *Gesundheitspsychologen*

für Psychologen gemäß Österreichischem Psychologengesetz (1990) im Sinne eines freien heilkundlichen Berufes nach österreichischem Verfassungsrecht. Dies ermöglicht den Klinischen Psychologen und Gesundheitspsychologen die Anwendung psychologischer und Schulen-übergreifender therapeutischer Methoden über den Sammelbegriff der psychologischen Behandlung. Die theoretische wie praktische Ausbildung dazu erfolgt nach den Vorgaben des Berufsverbandes der Österr. Psychologinnen und Psychologen (BÖP Wien) und den jeweils gültigen Bestimmungen sowie der Aufsicht des BMG (Wien).

**Psychotherapeutische Traditionen** – die vier theoretischen Basiskonzepte (Richtungen) oder historische „Schulen“ (Orientierungen) der Psychotherapie und deren aktueller Überwindungsversuch (Egger 2006)

1. DIE TIEFENPSYCHOLOGISCHE SCHULE

*Psychoanalyse* (von Freud ursprünglich als Erkenntnisinstrument und nicht als Behandlungsform konzipiert) und daraus entwickelte psychodynamische bzw. „tiefenpsychologische" Therapien; erste Konzeption vor etwa hundert Jahren; Wegbereiter dessen, was wir heute unter „Psychotherapie" verstehen; das menschliche Wesen ist primär evolutionär-biologischer, d. h. insbesondere triebhafter Natur; der Mensch ist aber prinzipiell in der Lage, diese Triebe durch einen einsichtsgenerierenden Prozess auf bewusster Ebene zu „zähmen" und eine moralisch-ethische Orientierung zu begründen; Fokus: Aufdecken von „Unbewusstem" und spezifische, langfristige Patient-Therapeut-Beziehung; vielerlei Ausformungen in tiefenpsychologischen Therapiekonzeptionen

2. DIE VERHALTENSTHEORETISCHE ORIENTIERUNG

*kognitiv-behaviorale Psychotherapien* bzw. *„Verhaltenstherapien"* (auch psychologische Psychotherapie); auf der erfahrungswissenschaftlichen Psychologie aufbauend; *Verhaltensanalyse* (als Teil einer komplexen *Problemanalyse*); erste theoretische Ansätze vor ca. 100 Jahren (ursprünglich auf genaue Beobachtung & Experiment basierend und behavioristisch orientiert); der Mensch ist seinem Wesen nach weder gut noch schlecht; er ist das jeweilige Produkt seiner genetischen Ausstattung und spezifischen Lebensbedingungen; evolutionsbiologisch/genetische und ökosoziale Determinanten begründen sein „Verhalten" (= Gedanken, Gefühle, Körperreaktionen und Handeln); Fokus: konkrete Änderung von intrapsychischen *und* beobachtbaren Verhaltensaspekten; Patient soll soweit wie möglich sein eigener Therapeut werden (transparente Therapiegestaltung, emanzipatorischer Ansatz, Hilfe zur Selbsthilfe)

3. DIE HUMANISTISCHE TRADITION

auf sog. Wachstumspsychologie („dritte Kraft") aufbauend; z. B. *„Gesprächspsychotherapie"; „Gestaltpsychotherapie"); Inkongruenzanalyse*; ab zweiter Hälfte des 20. Jahrhunderts; der Mensch ist prinzipiell „gut", er strebt nach Selbstverwirklichung / Selbstaktualisierung, d. h. er entwickelt sich – bei entsprechender Förderung – *emanativ*; Fokus: Selbstaktualisierung; Sinn- & Werte-Orientierung; spezifische Klient-Therapeut-Beziehung: Empathie/Authentizität/Kongruenz; viele kreative Verfahren und theoretisch nicht vereinheitlichte Ausformungen für psychotherapeutisches Handeln, weitgehend ausständige (empirisch verifizierbare) Krankheitstheorie

4. DIE SYSTEMISCHE RICHTUNG

Anlehnung an die Allgemeine Systemtheorie (Analogiemodell), konstruktivistisches Konzept; z. B. systemische *„Familientherapie"*; vergleichsweise junge Entwicklung mit Strahlkraft auf die bereits erprobten „traditionellen" Psychotherapietheorien; der Mensch muss als Teil eines sozialen Systems – d. h. einer sozialen „Ganzheit" mit ihrem komplexen Beziehungsgefüge – verstanden werden; Erweiterung der allg. psychotherapeutischen Perspektive mit Fokus auf „System" (soziale Gruppe); in breitenwirksamer Entwicklung begriffen

5. DIE INTEGRATIVE PERSPEKTIVE

aktuellste Entwicklung in der wissenschaftlichen Psychotherapie, über primär empirisch vorgehende Wirksamkeitsforschung (Selektion von vorgefundenen effektiven Konzepten) werden synoptische Ansätze entworfen, welche auf erweiterter systemtheoretisch-biopsychosozialer Grundlage aufbauen, Weiterentwicklung zu einer allgemeinen theoretischen Plattform für Psychotherapie (unter Vermeidung eines Eklektizismus), Nutzung insbesondere auch von aktuellen *evolutionspsychologischen* und *neurobiologischen Kenntnissen* („Allgemeine Psychotherapie"/Orlinsky, „Psychologische Therapie" und „Neuropsychotherapie"/Grawe, „Integrative Therapie"/Petzold, „Psychologische Psychotherapie" ...); Versuche zur Überwindung des „Schulendenkens" der herkömmlichen Psychotherapie durch metatheoretische Fundierung

Quelle: Egger, J.W. (2006). Menschenbildannahmen in der verhaltenstheoretischen Psychotherapie. *Integrative Therapie* (Zeitschrift für Vergleichende Psychotherapie und Methodenintegration) 32, 1/2, 181–219, Wien: Krammer/Edition Donau-Universität Krems. Vgl. auch Abb. 34.

## 7.2 Ärztliche Fortbildung zum Erwerb psychotherapeutischer Kompetenz

*PSY-Diplom-Curricula*

1990 wurde im Österreichischen Parlament (zusammen mit dem *Psychologengesetz)* ein *Psychotherapiegesetz* beschlossen, welches seit 1.1.1991 in Kraft ist. Dieses Psychotherapiegesetz hat allgemeine Gültigkeit und gilt selbstverständlich auch für Psychotherapeuten, die zugleich Ärzte oder Psychologen sind. *Psychotherapie* – als heilkundliche Behandlung mit psychologischen Mitteln – wird darin als eine selbstständige wissenschaftliche Disziplin gekennzeichnet, die eigenständige Methoden entwickelt hat und dies in den verschiedenen psychotherapeutischen Traditionen („Schulen") sowohl in ihren Theorien als auch in ihren Behandlungspraktiken zum Ausdruck bringt. In den Erläuterungen zum Gesetzestext heißt es dazu: „Fest steht auch, dass Psychotherapie eine die traditionellen Fächer übergreifende Disziplin ist, die ihre Wurzeln ebenso in den Sozial- und Kulturwissenschaften, der Religionswissenschaft, der Sozialarbeit und der modernen Kommunikations- und Interaktionsforschung sowie in Medizin, Psychologie oder Pädagogik hat. Dies korreliert auch mit der Entstehungsgeschichte psychosozialer Störungen, deren Genese oftmals im Spannungsfeld zwischen individuellem Heranwachsen mit persönlichen Bedürfnissen einerseits und kulturellen Anforderungen sowie sozialen und politisch-ökonomischen Zwängen andererseits wurzelt."

Die Ausbildung zum Psychotherapeuten ist nicht – wie etwa in Deutschland – als Zusatzausbildung nach einem abgeschlossenen Hochschulstudium konzipiert, sondern als eine umfassende Grund- und Spezialausbildung. Als Eingangsvoraussetzung wird im Regelfall das Reifezeugnis (Matura/Abitur) verlangt. Bewerber mit ausgewählten (nichtakademischen) Berufen werden auch ohne Matura (Abitur) zugelassen, in Sonderfällen (besondere Qualifikation) kommt außerdem eine Zulassung *ad personam* durch Bescheid des Bundeskanzlers in Betracht („Genie-Paragraf"). Die Ausbildung umfasst einen allgemeinen Teil, das „Psychotherapeutische Propädeutikum" als eine Art „Vorschule", und einen methodenspezifischen besonderen Teil, das „psychotherapeutische Fachspezifikum", und erstreckt sich im Regelfall über mindestens sechs Jahre. Bewerber mit höheren spezifischen Eingangsqualifikationen wie z. B. Ärzte und Psychologen können die Ausbildung im ersten Teil etwas abkürzen, da ihnen bestimmte Ausbildungsteile angerechnet werden (PthG§ 12).

Der für die Durchführung des Gesetzes installierte *Psychotherapiebeirat* setzt sich wie folgt zusammen: Ein Vertreter des Bundeskanzlers als Vorsitzender, ein Vertreter des zuständigen Ministeriums (BM für Gesundheit, Sport und Konsumentenschutz), fünf Hochschullehrer, je ein Vertreter der anerkannten psychotherapeutischen Ausbildungseinrichtungen, je ein Vertreter der Österreichischen Ärztekammer (ÖÄK) und des Berufsverbandes Österreichischer Psychologen und Psychologinnen (BÖP), außerdem insgesamt fünf Vertreter von Wirtschaft, Gewerkschaft und Sozialversicherung. Mit Ausnahme des Vorsitzenden, des Vertreters der Ärztekammer und des Vertreters des Psychologenbeirats müssen alle Mitglieder als Psychotherapeuten qualifiziert sein (§ 20).

Die von der Österreichischen Ärztekammer – und letztlich auch von großen Teilen des Psychologenverbandes – favorisierte Position, wonach nur Mediziner und Klinische Psychologen in Form einer postgraduierten Ausbildung sich das Berufsausübungsrecht für Psychotherapie erwerben sollten, konnte politisch nicht durchgesetzt werden. Dem Zeitgeist entsprechend sowie auch einer historischen Tradition verpflichtet ist der Zugang zur Ausbildung viel weiter gefasst und ermöglicht bspw. auch den Krankenpflegeberufen, Sozialarbeitern oder medizintechnischen Assistenten den Zugang zum Psychotherapieberuf. Auch eine andere Forderung der Ärzteschaft, wonach in bestimmten Fällen die Behandlung nur unter ärztlicher Mitwirkung durchgeführt werden darf, wurde vom Gesetzgeber nicht erfüllt. Unter der Überschrift „Berufspflichten des Psychotherapeuten" wird lediglich gesagt, dass der Psychotherapeut den Beruf persönlich und unmittelbar, allenfalls in Zusammenarbeit mit Vertretern seiner oder einer anderen Wissenschaft auszuüben hat (§ 14 Abs. 2). In den Erläuterungen zu den §§ 14 bis 16 wird allerdings darauf hingewiesen, dass die wechselseitige Konsultationspflicht sich aus den bestehenden Berufspflichten sowohl der Ärzte als auch der Psychotherapeuten ergeben und somit geltendes Recht sind.

Das Psychotherapiegesetz sieht also eine zweiteilige, mindestens 3215 Stunden umfassende Ausbildung zum Psychotherapeuten vor: einen allgemeinen Teil (das Psychotherapeutische Propädeutikum mit min. 765 Stunden Theorie und min. 550 Stunden Praxis, also insg. min. 1315 Stunden Ausbildungsnachweis) und einen besonderen Teil (das Psychotherapeutische Fachspezifikum mit min. 300 Stunden Theorie, min. 1600 Stunden Praxis inkl. min. 200 Stunden Selbsterfahrung, also insg. min. 1900 Stunden Ausbildungsnachweis).

*Postgraduelle Zusatzausbildung für Mediziner: PSY-Diplome der Österreichischen Ärztekammer (gemäß ÖÄK-Diplomordnung)*

Nach den geltenden Rechtsnormen können im Rahmen der ärztlichen Tätigkeit ebenfalls psychotherapeutische Aufgaben als solche und unter dieser Bezeichnung wahrgenommen und diese Leistungen auch von der Sozialversicherung honoriert werden, ohne dass der Arzt dafür eine Psychotherapieausbildung gemäß Österreichischem Psychotherapiegesetz absolvieren muss. Dafür braucht es allerdings eine qualifizierte Zusatzausbildung („PSY-Diplome"). Damit soll dem Umstand Rechnung getragen werden, dass der Arzt nicht primär als Psychotherapeut agiert, sondern die (zu erwerbende) psychotherapeutische Kompetenz in seine Routinetätigkeit einfließen lässt (Stix & Egger 2003).

Die PSY-Diplome haben genuin eine Sonderstellung, was die inhaltliche Bedeutung für die Medizin, aber auch den Aufwand an Zeit und Investition für diese Ausbildung betrifft. Die gesamte postgraduelle, berufsbegleitende Zusatzausbildung wird in Form eines dreiteiligen (aufbauenden) Weiterbildungs-Curriculums angeboten, dauert über alle PSY-Diplom-Curricula (PSY1, PSY2, PSY3) gerechnet etwa 12 Semester und wird nach erfolgreichem Abschluss mit entsprechenden Schilder-fähigen Zusatzbezeichnungen der ÖÄK ausgewiesen. Damit wird einsichtig, dass sich diese Spezialausbildung nicht sinnvoll im großen Pool der sonstigen Diplom-Fortbildungen verwalten lässt. Zwar wird auch sie von der ärztlichen Standesvertretung (Österreichische Ärztekammer mit ihren Landesorganisationen) mithilfe dafür akkreditierter Vereine – häufig in Kooperation mit den Medizinischen Universitäten und auch Psychotherapievereinen – durchgeführt und von der Arztakademie der ÖÄK (Wien) verwaltet, es ist aber doch ein eigenes Subgremium für diesen speziellen Ausbildungsbereich zuständig.

**A. Medizinstudium**
**1. Ausbildung nach Psychotherapiegesetz**

| | |
|---|---|
| Psychotherapeutisches Propädeutikum<br>Lehrgang gemäß Psychotherapiegesetz als Zulassung zur Fachausbildung in Psychotherapie | nach erfolgreichem Abschluss des Psychotherapeutischen Propädeutikums:<br>Psychotherapeutisches Fachspezifikum in gesetzlich anerkannten Psychotherapievereinen<br>Abschluss: *Psychotherapeut* (Titel u. Berufsausübungsrecht) |

**B. postgraduale Weiterbildung:**
**2. Zusatzausbildung gemäß PSY-Diplome der ÖÄK**
Österr. Ärztekammer, Abschlussmöglichkeiten (aufbauendes Curriculum):

| | | | |
|---|---|---|---|
| Diese Ausbildung kann erst nach der Sponsion zum Dr.med. in Angriff genommen werden und unterliegt den Bestimmungen der Österr. Ärztekammer (ÖÄK-Diplomordnung). | *(a) ÖÄK-Diplom – Psychosoziale Medizin* | *(b) ÖÄK-Diplom – Psychosomatische Medizin* | *(c) ÖÄK-Diplom – Psychotherapeutische Medizin* |

Sonderstellung von *Ausbildungskandidaten* zum „**Facharzt für Psychiatrie und Psychotherapeutische Medizin**" ab 2011. Alle Inhalte, die Bestandteil von PSY1 und PSY2 sind, können von den psychiatrischen Einrichtungen selbstständig organisiert und gelehrt werden („Basis-Curriculum" zum Diplom für Psychotherapeutische Medizin). Für den darauf aufbauenden PSY3-Teil werden bevorzugt die jeweils approbierten PSY3-Curricula der bei der Österr. Ärztekammer akkreditierten Veranstalter genutzt.

Abb. 41: Übersicht über die Ausbildungsmöglichkeiten in Psychotherapie für Mediziner

Die beiden – dem PSY3-Curriculum „Psychotherapeutische Medizin" vorgeschalteten Lehrgänge – PSY1 und PSY2 haben sowohl ein kognitives Lernziel in der Vermittlung theoretischer Grundlagen als auch ein pragmatisches Lernziel, welches die praktische Einübung in die professionelle ärztliche Gesprächstechnik, zumindest eine psychologische Entspannungstherapie, die Erstellung einer biopsychosozialen („ganzheitlichen") Diagnose und den darauf gründenden multimodalen Therapieplan umfasst. Letztendlich gibt es auch ein emotionales Lernziel, welches über die Selbsterfahrung und begleitende Supervision dem Arzt erleben lässt, dass er selbst das wichtigste diagnostische und therapeutische Instrument in seiner Beziehung zum Patienten ist (vgl. Egger et al. 2000, Egger & Moser 2002, Egger & Singer 2007).

Eine aktuelle Neuerung betrifft die Sonderstellung von Ausbildungskandidaten zum „Facharzt für Psychiatrie und Psychotherapeutische Medizin" ab 2011. Alle Inhalte, die Bestandteil von PSY1 und PSY2 sind, können von den psychiatrischen Einrichtungen selbstständig organisiert und gelehrt werden („Basis-Curriculum" zum Diplom für Psychotherapeutische Medizin). Für den darauf aufbauenden PSY3-Teil werden bevorzugt die jeweils approbierten PSY3-Curricula der bei der Österr. Ärztekammer akkreditierten Veranstalter genutzt.

Aus heutiger Sicht kann das Modell *Psychotherapeutische Medizin* auch als „Experimentalschule" für eine zukünftig integrierte Psychotherapie gesehen werden. Es ist wohl das erste Mal in der österreichischen Psychotherapiegeschichte, dass eine Gruppe von Fachleuten mit psychotherapeutischer Kompetenz bereits in ihrer Basisausbildung Wissen und Fertigkeiten von unterschiedlichen Theoriekonzepten erfährt und praktisch zu nutzen lernt. Die Befürchtung, dass sich eine theoretische Konfusion und ein unreflektierter eklektischer Pragmatismus einstellen werden, hat sich nicht bestätigt. Klar war, dass sowohl Theorie und Praxis unterschiedlicher Traditionen vermittelt werden müssen, und dass der therapeutische Lernprozess nicht einen linearen Zuwachs von Wissen darstellt, sondern auch eine emotionale Labilisierung, Auseinandersetzung und Umstrukturierung von gewohnten Mustern im Denken/Urteilen und Handeln/Bewältigen ausmacht, der allerdings von den Lehrtherapeuten behutsam zu begleiten ist. Aus dieser Perspektive ist das „Experiment" mit einem schulenübergreifenden Ausbildungskonzept zur „psychotherapeutischen Medizin" bereits jetzt als gelungen anzusehen.

Jede Theorie – und mag sie wissenschaftlich noch so potent sein – braucht für ihre Nutzung geeignete Möglichkeiten der Umsetzung und Bewährung. Selbstredend gilt dies auch für das (erweiterte) biopsychosoziale Modell von Krankheit bzw. Gesundheit. Bisher stellen die Lehrgänge der ÖÄK-PSY-Diplome zumindest für die gesamte österreichische Ärzteschaft die vergleichsweise beste Operationalisierungsmöglichkeit für die erwünschte biopsychosoziale Praxis im Gesundheitssystem dar. Ohne dieses Anwendungsfeld würde das epochale theoretische Konzept einer ganzheitlich orientierten wissenschaftlichen Medizin einen schweren Stand gegenüber der naturwissenschaftlich-biomedizinisch ausgerichteten Medizin („der Mensch als komplexe Maschine") und erst recht gegen die Heilsversprechen der Esoterik haben. Der Arzt benötigt ein Anwendungsfeld und der Patient ein Erlebnisfeld, worin die biopsychosoziale Herangehensweise in der Versorgung behandlungsbedürftiger Menschen besteht.

Dabei geht es keineswegs um ein entweder Für oder Gegen eine Psychologisierung der Medizin, sondern um die sinnvolle Integration und Nutzung dieser Erkenntnisse im Rahmen einer übergeordneten Konzeption von wissenschaftlicher Medizin. Wie sich in den letzten hundert Jahren herausgestellt hat, sind für eine breitenwirksame Nutzung psychologischer und ökosozialer Erkenntnisse in Zukunft neben den Konzepten der kurativ arbeitenden Psychotherapie und Klinischen Psychologie auch die Konzepte der präventiv ausgerichteten Konzepte der Gesundheitswissenschaften (insbesondere der Gesundheitspsychologie) von größter Bedeutung. Dies schon deswegen, weil die primär individuell arbeitende Psychotherapie auf Bevölkerungsebene an ihre Grenzen stößt. Präventive psychologische und ökosoziale Strategien, die sich bspw. auf krankheitsrelevante Einstellungs- und Verhaltensänderungen in Familie, Schule, Verkehr oder Arbeitsplatz beziehen, sind für den angestrebten günstigen physischen und psychischen Gesundheitszustand der Bevölkerung unentbehrlich. So wichtig und notwendig die Integration einer individuumsorientierten psychologischen Heilkunde in die Medizin ist, wird sie doch für die weitere Entwicklung der österreichischen Gesundheitspolitik zu wenig effizient sein, wenn sie nicht um die notwendigen präventiv wirkenden Gesundheit generierenden Hilfen für die Bevölkerung erweitert wird.

## 7.3 Bruchstellen im späteren Lebensweg – gerontopsychologische Aspekte

Eine Basisausbildung in klinisch relevanten psychologischen Arbeitsbereichen ist für jeden Arzt unabdingbar, wenn er dem leidenden Menschen nicht nur in seiner biologischen Dimension, sondern auch in seiner Persönlichkeit und Lebenswelt wenigstens ansatzweise gerecht werden möchte. Dies ist das zentrale Anliegen der Medizinpsychologie im Rahmen der Ärzteausbildung. Als Beispiel für ein solches Thema soll hier der idealtypische Verlauf des menschlichen Lebens – dargestellt als Lebensphasen, die wir Menschen erwartungsgemäß durchlaufen – mit seinen natürlichen Bruchstellen und damit verbundenen gesundheitlichen Herausforderungen skizziert werden.

Das Leben des Menschen verläuft weder biologisch noch psychologisch oder sozial „geradlinig“. Es liegt in der Natur unseres Werdeganges als ein Lebewesen, das bei uns im statistischen Durchschnitt ca. 80 Jahre alt wird, dass für jedes Individuum eine Reihe von Bruchstellen oder „Krisen“ zu erwarten sind. Dabei könnten wir – grob gesprochen – von solchen Krisen reden, die quasi als Soll-Bruchstellen anzusehen sind, und solche, die vernunftmäßig nicht zu erwarten sind (und auf die man sich daher auch nicht wirklich präventiv einstellen kann, wie etwa ein unverschuldeter Unfall mit schweren körperlichen Folgen oder der unverschuldete Verlust von Hab und Gut durch Feuer oder Krieg).

Anders ist dies bei den zu erwartenden Krisen. Wenn wir das dritte Drittel eines Menschenalters ins Auge fassen, sind dies in unserer unmittelbaren Lebenswelt beispielsweise

- der Übergang vom Beruf zur Pension,
- der Tod von Verwandten oder Freunden,
- der Verlust der körperlichen (und oft auch seelischen) Integrität durch schwere Krankheiten, mit Folgewirkungen auf die Lebensführung,
- der Verlust an Lebenszielen, an Wünschen ans eigene Leben oder an Träumen hinsichtlich der Verwirklichung von inneren oder äußeren Entwicklungen.

Wenn wir das Lebensalter des Menschen sehr grob und schematisch aufteilen, so unterscheiden wir im Lebenszyklus unserer gegenwärtigen westlichen Welt üblicherweise die Zeit der

1. **Jugend** (Kindheit, Jugend und Adoleszenz) bis 25 Jahre ±5 Jahre (d. h. die Zeitspanne bis max. 30 Jahre, je nach subkultureller Zugehörigkeit; bei uns hat sich wegen der langen beruflichen Ausbildungsphase in den letzten Jahrzehnten der Beginn des eigenständigen Erwachsenenalters verzögert),
2. das **berufliche Erwachsenenalter** bis ca. 65 Jahre (wegen der sich verändernden demografischen Entwicklung könnte sich dies in den nächsten Jahrzehnten auf 68–70 Jahre verschieben) und
3. das daran anschließende **Alter** (statistisch also die letzten 15–20 Jahre, d. h. die Zeit zwischen 65 bis zur mittleren Lebenserwartung, die bei uns im Mittelwert bei ca. 80 Jahren (für Männer etwas darunter, für Frauen einige Jahre darüber; vgl. Psycho 1993, Oswald 1991, Zimbardo 1983, Ruch & Zimbardo 1971). Auch hier ist in diesem Jahrhundert mit einer Ausdehnung auf ca. 85 Jahre zu rechnen, sodass die Phase der **Hochbetagten** dann nicht wie bisher mit 80, sondern mit 85 Jahren beginnt.

Eine genauere Analyse der aktuellen Daten zeigt eine große Streuung dieses letzten Lebensabschnittes: So lebten gemäß einer älteren Studie etwa in der BRD ca. 26 % Menschen im **Seniorenalter**, darin enthalten sind 4 % als **Hochbetagte**, die über 80 Jahre alt sind. Während sich der Anteil der unter 80-jährigen Senioren (das sind Menschen im „Jung-Seniorenalter“) in diesem Jahrhundert (z. B. in der Schweiz) vervierfacht hat, ist der Anteil der über 80-jährigen im gleichen Zeitraum um das 10fache angestiegen. Wir werden uns also daran gewöhnen müssen, dass wir zu den bestehenden drei Lebensaltern des Menschen in unseren Breiten ein viertes Alter – die Hochbetagten – zu berücksichtigen haben. Für diese letzte Gruppe gelten besondere Lebensbedingungen, auf die kurz eingegangen werden soll. Ein Brief einer Betroffenen soll dabei helfen, die oft undifferenzierten Argumente für den überhandnehmenden Fit-mach-mit-Rummel für Senioren zu überdenken (Marie Gattiker in Imhof, 1993):

„… Im Alterswohnheim, in dem ich lebe, sind wir 75 Pensionäre, und das Durchschnittsalter beträgt 85 Jahre. Wir gehören also mit wenigen Ausnahmen zu den Hochbetagten. Die Aktivitäten, zu denen der Informationschef der schweizerischen Stiftung *Pro Senectute* ermuntert, sind uns versagt wegen abnehmender Seh-, Hör- und Körperkraft. Das, was unserem letzten Lebensabschnitt Sinn und Erfüllung geben kann, muss von langer Hand vorbereitet werden; wir können es nicht, wie die Tätigkeiten der Jungsenioren, von einem Tag auf den anderen übernehmen. Wer Zeit seines Lebens die Freizeit, die ihm neben der Berufsarbeit verblieb, mit den dürftigen Zerstreuungen der Massenmedien bestritten hat, steht im letzten Lebensabschnitt in einer entsetzlichen Leere. Die Menschen, die noch auf der Höhe des Lebens stehen, brachten ebenfalls eine Belehrung fürs Altwerden, denn nicht allen gelingt es im Alter, durch das Nachdenken über ihr Leben, durch Meditation und wertvolle Lektüre, die so verbreitete Lethargie und die Depression des Altwerdens zu überwinden. Im letzten Lebensabschnitt zählt nicht mehr das Tun, sondern vielmehr das Sein. Auch das Überdenken des Todes nimmt ihm seinen Schrecken; er wird wie beim Üben einer schwierigen Passage eines Musikstückes mit der Zeit zu etwas Vertrautem."

Es ist leicht einsehbar, dass wir unser mitteleuropäisches Ideal einer allgemeinen Betreuung von Senioren allmählich aufgeben und uns auf die Gruppe der Hochbetagten werden beschränken müssen, während das große Heer der rüstigen Jungsenioren zu vermehrter Selbstaktivierung und Beteiligung – nach dem Motto „Jungsenioren für Altsenioren“ oder „das Dritte Alter für das Vierte Alter“ – angeregt werden sollte, wie dies schon von mehreren namhaften Gerontologen und Gerontopsychologen vorgeschlagen wurde.

Sehen wir uns an, welche allgemeinen Erwartungen in unserer Kultur für die Entwicklung eines Menschen seit alters her bestehen (Erikson 1988, 1966; Faltermaier et al. 1992; GEO 1991).

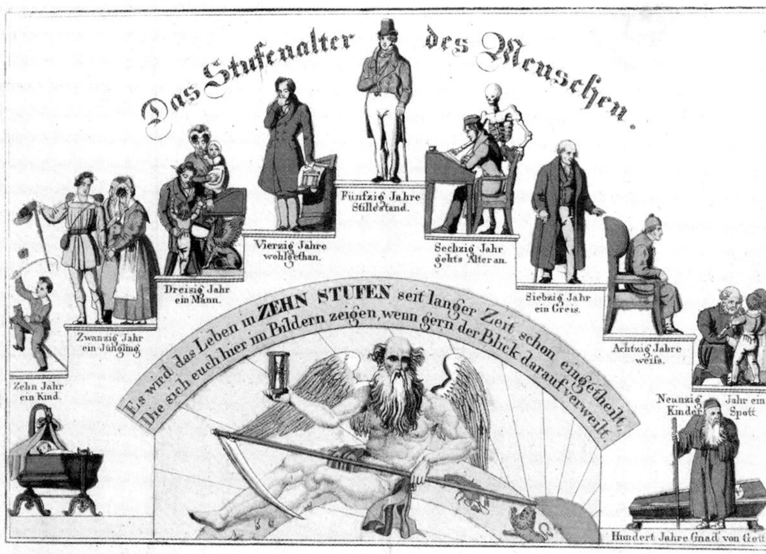


Abb. 42: Die Stufenalter des Menschen (dargestellt am traditionellen Modell der männlichen Lebensphasen)

Psychologisch sticht das Thema des beruflich erreichten, des familienbezogen ausgedienten und allgemein „erledigten" Lebens hervor, einhergehend mit einer gewissen Leere auf persönlicher und einer gewissen Ratlosigkeit auf sozialer Ebene. Und dennoch ist nicht alles vorgegebenes „Schicksal", wenn die verbleibenden Ressourcen genützt und neuen Möglichkeiten aufgenommen werden können, um zu einem lebenszugewandten Lebensstil zu gerinnen.

**Altersbezogene Lebensspannen** (vgl. a. Erikson 1988, 1966)

| Phase | Alter | Hauptmerkmale | Psychosoziale Phase und moralische Stufe |
|---|---|---|---|
| *Frühes Alter/ Übergang Beruf-Rente* | 55–65 Jahre (zukünftig 60–70) | Berufsziel erreicht, Selbsteinschätzung, „Leeres-Nest"-Krise, Pensionierung | kreative Fähigkeit versus Stagnation, Gewissensgrundsätze |
| *reifes Alter*<br>*hohes Alter/ Hochbetagte* | ab 65<br>80/85 bis Tod | Erreichtes genießen, Abhängigkeit, Partnerverlust, Einschränkungen, Gesundheitsprobleme | Ich-Integrität versus Verzweiflung |

## Die Lebenszeit-Themen des Menschen

Um die Dynamik der Entwicklung aus einer lebenszeitlichen Perspektive zu skizzieren, mag folgende grob-schematische Übersicht zu den Leitthemen für Lebensabschnitte hilfreich sein:

**Anthropologisches Modell zur Persönlichkeit**
(n. W. Pieringer 1989, mod. J.W. Egger 1990)

| **Dimensionalität** | **Willensentwicklung** psychoanalytische Entwicklungsphase | **Lebenszeit-Thema** idealtypische Erlebnisdimension | **Psychophysiologische Phänomene** |
|---|---|---|---|
| **Funktionale Dimension** | Wille zum *Spiel*, zur Rolle | *Pubertät* **„wie bin ich?"** Aufmerksamkeit erwecken; *Spiel* | *funktionelle Störungen* z. B. Herzklopfen, Erröten |
| **Konstitutionelle Dimension** | Wille zur *Macht*, zur Autonomie | *Adoleszenz* **„was bin ich?"** Macht ausüben; Verselbständigung durch *Arbeit* | *konstitutionelle Störungen* z. B. juveniler Hypertonus |

| | | | |
|---|---|---|---|
| **Strukturelle Dimension** | Wille zur *Eigenständigkeit* | *Lebensmitte*<br>**„wer bin ich?"**<br>Kampf für eigene Überzeugung, Revanche für Erlittenes; Einwirkung auf die *Gesellschaft* | *strukturelle Störungen*<br>z. B. manifester arterieller Hypertonus, Diabetes mellitus, koronare Herzkrankheit/Angina pectoris |
| **Existenzielle Dimension** | Wille zum *Leben* | *Alter*<br>**„bin ich?"**<br>Erkenntnis (wie wenig der einzelne für den Strom des Lebens bedeutet)<br>Resignation, Opfer,<br>*Kosmos* | *existenzielle Störungen*<br>z. B. Apoplektischer Insult, Sekundenherztod |

So kann verständlich werden, dass idealtypisch in jeder Lebensphase andere Leitthemen von basaler Wichtigkeit sind, wenngleich wir in unserem Alltagsdenken – und zum Teil leider auch in der Psychotherapie, wenn man die relative Hilflosigkeit von Psychotherapeuten gegenüber Phänomenen des hohen Alters kennt – noch viel zu wenig Aufmerksamkeit darauf verwenden.

Im Weiteren möchte ich kurz auf den psychologischen Umgang mit Krisen eingehen (s. a. Abb. 43, in Anlehnung an Pieringer 1989 sowie Lachauer 1982). In der Verhaltensmedizin spricht man von **Krise** und **Krisenbewältigung** vor allem im Zusammenhang mit dem Ausbruch einer Krankheit. Tatsächlich ähneln sich die Muster unserer Reaktionsformen sehr stark, egal ob es sich um Krankheit, Scheidung, Todesfall oder dgl. handelt. Immer reagieren wir mit vergleichbaren Verhaltensmustern (Egger 1986, 1993; Egger & Stix 1989, Lachauer 1982).

Zuvor ist aber noch eine anthropologische Bemerkung zum Thema Krise angebracht:

**K R I S E ...**

a. *körperlich*: Krankheiten, Gebrechlichkeiten bzw. Funktionsverlust
b. *seelisch*: Verlusterlebnisse, Funktionseinbußen, Depression
c. *sozial*: Pensionierung, Isolierung, Einschränkungen, „Wertverlust"

***Störung***
= Übel, Heimsuchung, Katastrophe, Teuflisches

***Notwendige Regelkreisänderung***
≈ gehört zum Leben, ist Teil unseres Seins; kann nicht gänzlich vermieden werden, daher Notwendigkeit zur Anpassung/Änderung

***Kreation*** (Schöpfung des Individuums)
\+ Chance zur Selbstbesinnung und Erkenntnis; Möglichkeit für Neu-Orientierung und Veränderung („Lebensphilosophie"-Justierung)

Abb. 43: Krise als Störung, notwendige Anpassung und Chance (vgl. Pieringer 1989)

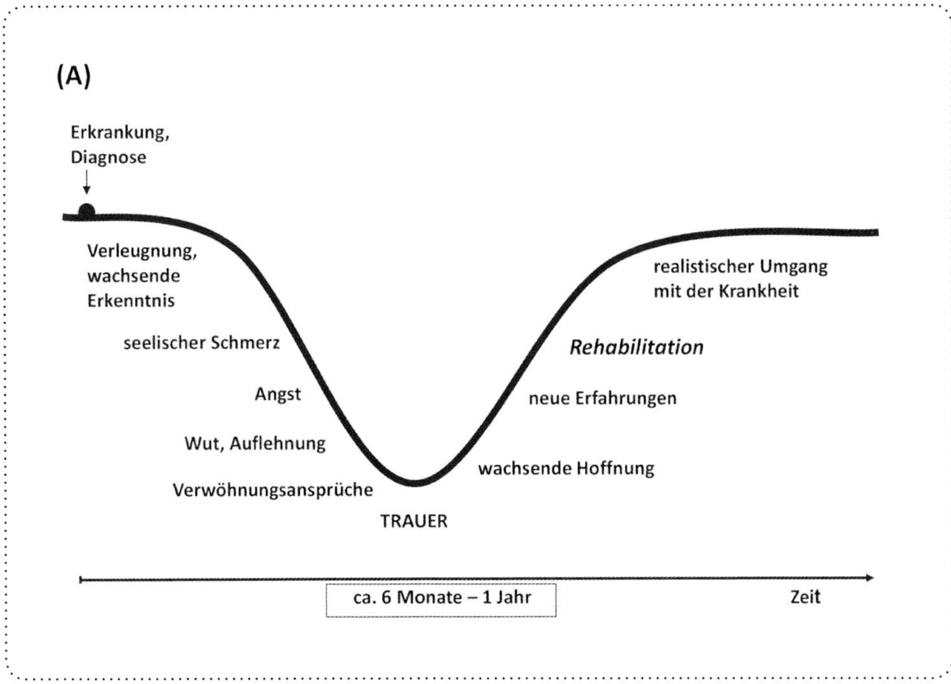


Abb. 44: Psychische Verarbeitung einer schweren oder chronischen Krankheit (n. Lachauer 1982)
**A:** Normaler Verlauf.

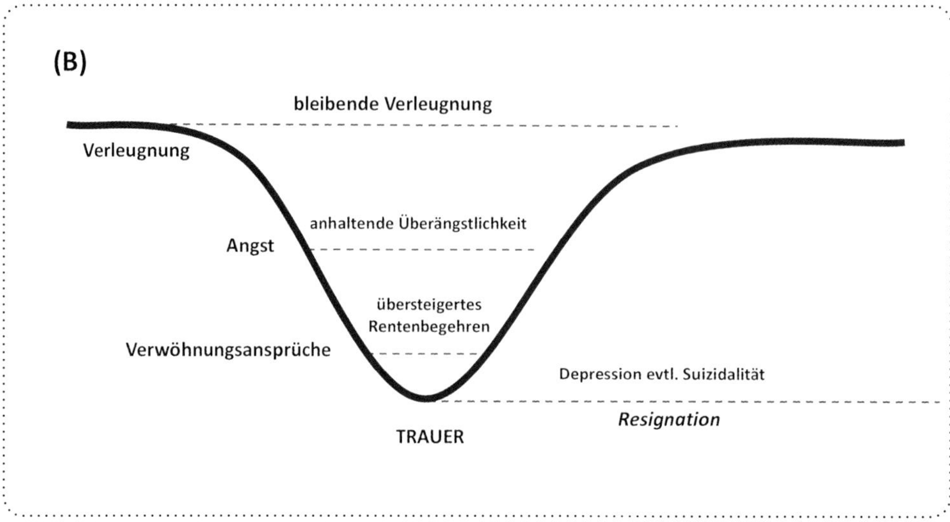


**B:** Pathologische Verläufe (n. Lachauer 1982).

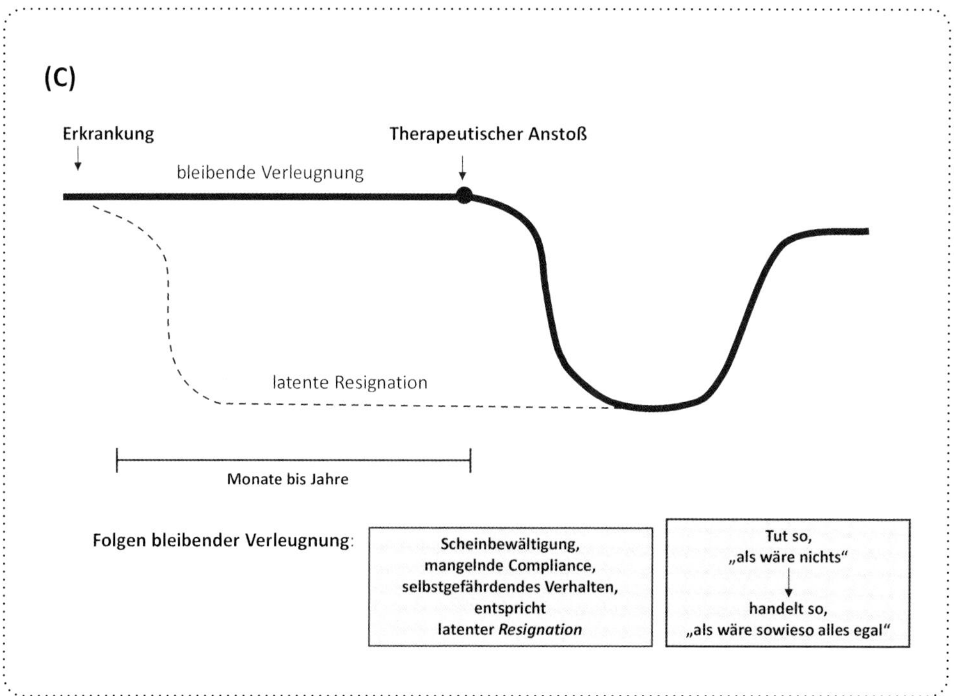


**C:** Therapeutischer Anstoß soll echte Bewältigung nachträglich ermöglichen (n. Lachauer 1982).

## Die Funktion von Trauer

- Die Kurve symbolisiert den „Abstieg" in das Erleben von Hilflosigkeit, Ausgeliefertsein, Endlichkeit oder Tod, d.h. in das, was dem Menschen die größte seelische Arbeit beschert und er daher am meisten zu verhindern sucht, nämlich die tiefe **Trauer** – diese Trauer (nicht zu verwechseln mit „traurig sein") bedeutet, dass die Erkenntnis mehr und mehr verinnerlicht werden muss, dass etwas verloren gegangen ist, was so nie wiederkommt – z.B. der tote Geliebte wird nie wieder zurückkehren; die bisher gelebte Vermutung einer halbwegs sicheren Welt wird nach einem Gewalttrauma durch z.B. Raubüberfall nicht mehr halten; die unbewusste Idee, einen verlässlichen, funktionierenden Körper zu haben bzw. gesund zu sein als Selbstverständlichkeit wird nach einer schwerwiegenden, lebensbedrohenden Diagnose nicht wieder zu erlangen sein ...
- Diese **Trauer** bildet den schmerzlichsten Punkt der seelischen Verarbeitung eines Traumas (hier: einer potenziell Lebenszeit verkürzenden Erkrankung), daher steht sie am tiefsten Punkt der Kurve (während die anderen Verarbeitungsmodalitäten typischerweise mehr oder minder ausgeprägt oszillieren können); von hier kann es wieder aufwärtsgehen durch Entwicklung bzw. Erarbeitung positiver Perspektiven.
- Wer diese Talsohle (Trauer) nicht durchlebt, hat die damit verbundene seelische Arbeit der Verinnerlichung bzw. Akzeptanz des Verlusts (im Sinne der **Anerkennung der Realität**) nicht geleistet. Er wird entweder immer wieder mit der Wirklichkeit in Konflikt geraten (durch Steckenbleiben in einer der Abwehrstrategien oder durch die Bildung irrationaler Haltungen ... ) – das zeigt die dazugehörende Forschung eindrucksvoll.

Krankheitsverarbeitung – idealtypische, modellhafte Darstellung (sensu Lachauer 1982) und die Rolle der Trauer

Einen idealtypischen Verlauf einer Krisenbewältigung zeigt die obenstehende Grafik: Die erste, symbolhafte kurvilineare Figur (A) stellt ein Mittelwertsmodell dar und zeigt Erwartungswerte für seelische Reaktionen nach einschneidenden oder lebensbedrohenden Ereignissen, dargestellt anhand des Ausbruchs einer schweren Krankheit (n. Lachauer 1982). Der Zeitraum für den Verarbeitungsprozess muss nach heutigem Wissensstand etwa verdoppelt werden. Die zweite Figur (B) kennzeichnet die typischen pathologischen Verläufe der seelischen Verarbeitung: In jeder Phase dieses seelischen Verarbeitungs- bzw. Bewältigungsprozesses besteht prinzipiell die Möglichkeit einer Fixierung auf eine nun dominante, entwicklungshemmende Reaktionsform. Die dritte Figur (C) zeigt Ansatzpunkte für psychologische Interventionen: Die effektivste (psychologische) Intervention ist idealtypisch jene, der es gelingt, das fixierte Reaktionsmuster aufzulösen und den notwendigen weiteren Verarbeitungsprozess wieder in Gang zu setzen. Ohne „Trauerarbeit" ist demnach keine Krise wirklich bewältigbar.

Nun ist das Alter per se eine schier unerschöpfliche Quelle für Krisen aller Art und bringt eine Reihe von möglichen Verlusterlebnissen mit sich. Auf den ersten Blick mögen uns zu diesen Krisen nur negative Aspekte auffallen. Für das Gelingen einer halbwegs realitätsangepassten und letztlich lebensbejahenden Krisenbewältigung sind jedoch immer auch die Aspekte einer Neu- und Umorientierung ganz entscheidend (s. a. Livegoed 1988; Radebold 1989; Hautzinger 1992; Fuchs & Zimmer 1992).

**Beispiele für mögliche Gewinn-Verlust-Bilanz im Alter**

| „VERLUST" | „GEWINN" |
|---|---|
| *körperlich* | |
| Abnützung, **Funktionseinschränkungen**<br>Krankheiten (HKE, Krebs)<br>geringere Belastbarkeit | mehr **Achtsamkeit** gegenüber Körper<br>(ich habe keinen Körper, sondern ich bin Körper!)<br>Pflege der körperlichen Bedürfnisse |
| *psychisch* | |
| Verminderung der **intellektuellen Kapazität** (z. B. Merkfähigkeit, Vigilanz, log.-abstrakt. Denken)<br>Rigidität in Erlebens- und Verhaltensweisen (Rituale, **Gewohnheitenfixierung** im Denken und Handeln) | große **Lebenserfahrung**, Überblick, Distanz, Gewinn neuer **Freiheiten** (im Prinzip weniger angewiesen auf Lob und Tadel anderer), „Weisheit", „Toleranz" |
| *sozial* | |
| Verlust der beruflichen Rolle und des sozialen Einflusses, Pensionierung, sozialer **Rückzug**, Isolierung/ Vereinsamung<br>Abhängigkeit von med. Versorgung, Pflegebedürftigkeit | **Befreiung** von beruflichem Druck, Neujustierung an einen persönlich angepassten sozialen Lebensstil (mehr Zeit für bisher Vernachlässigtes oder Neues) |

Darin stecken viele offen einsehbare, aber auch verborgene Chancen für die eigene Gestaltung der inneren wie äußeren Welt des Menschen. Die psychologische Therapie versucht jedenfalls daraus soviel Nutzen wie möglich für den in eine Krise geratenen, hilfsbedürftigen älteren Menschen zu ziehen.

**Protektive Faktoren**

*Gesundheitspsychologische Bewältigungsressourcen und Bewältigungsstrategien:*

Abschließend soll noch kurz auf die Frage eingegangen werden, was aus gesundheitspsychologischer Sicht Gesundheit schützt. Obwohl viele – selbst Fachleute – der Meinung sind, im Alter gäbe es nichts mehr vorzubeugen, kann diese Ansicht nicht ganz unwidersprochen bleiben, wenngleich unzweifelhaft eine Verschiebung von Wertigkeiten bzw. Wichtigkeiten im Vergleich zu den Lebensspannen *Jugend* und *Mittleres Alter* zu erkennen ist. Viele der Gesundheitsprobleme, die wir noch vor einiger Zeit als von außen verursachte Krankheiten, als Schicksal oder Unglück betrachtet haben, erscheinen uns heute – mit der Zunahme unseres Wissens – untrennbar damit verbunden, *wie wir leben.* Damit haben wir zwar mehr Eigenverantwortung, aber auch mehr Einflussmöglichkeiten auf diese Krankheiten. Hier stellt sich auch die Frage, wie sie z. B. der Psychotherapieforscher Klaus Grawe gestellt hat (Grawe et al. 1994), ob wir denn so leben müssen, wie wir leben, oder ob wir nicht selbst – indem wir anderes tun und lassen – positiven (wenngleich auch begrenzten) Einfluss auf unser Schicksal nehmen können.

Aus verhaltensmedizinischer Sicht ist ***Gesundheit*** die *Fähigkeit des Organismus*, sein eigenes Verhalten und seine Physiologie zu *regulieren*, wohingegen ***Krankheit*** und *Leiden* dann eintreten, wenn die *Regulationssysteme* – egal ob auf einer oder gleich auf mehreren Ebenen des Organismus oder seines biochemischen, psychologischen oder sozialen Kommunikationsnetzes – *versagen.*

Die interessierenden kommunikativen Prozesse – einerlei ob sie nun biochemischer, psychologischer oder sozialer Natur sind – lassen sich – wie H. Weiner argumentiert – auf allen Ebenen des Lebens nachweisen, also von der subzellulären über die zellulären, die molekularen und organsystemischen bis zum individuellen Gesamtorganismus und zu sozialen Prozessen (Egger 1993).

Wir wissen, dass wir noch einen weiten Weg vor uns haben, wollen wir mehr über das erfahren, was uns trotz der vielfältigen vermeidbaren wie unvermeidlichen Gesundheitsrisiken vor Krankheiten zu schützen oder den Krankheitsprozess hinauszuschieben vermag. Grob skizziert könnten wir sagen, dass Gesundheit das komplexe Produkt von Risikobedingungen und protektiven Bedingungen ist:

### Aspekte eines dynamischen Wechselspiels zwischen „Risikofaktoren" und „Schutzfaktoren"

| **RISIKOFAKTOREN**<br>externe und interne Bedingungen, die einen Krankheitsprozess „verursachen", auslösen, beschleunigen, zum Vorschein bringen oder aufrechterhalten können | **SCHUTZFAKTOREN**<br>externe und interne Bedingungen, die einen Krankheitsprozess verhindern oder verzögern sowie die Heilung beschleunigen können |
|---|---|
| **Erbanlagen** und aktueller **Zustand** des Organismus | **Erbanlagen** und aktueller **Zustand** des Organismus |
| physiko-chemische u. soziale **Umweltbedingungen** (Noxen)<br>(z. B. Überforderung unserer Bewältigungskapazitäten durch Schadstoffe in Luft und Nahrung, Lärm, Drogen, hohe soziale Dichte/Überbevölkerung) | physiko-chemische u. soziale **Umweltbedingungen**<br>(biologisch „passende" Lebensbedingungen, adäquates psychosoziales Netzwerk) |
| **Gesundheitsverhalten**<br>persönlichkeitsabhängige und situativ gebundene ***Verhaltensrisikofaktoren:***<br>*physiologisch*<br>*sozial-motorisch*<br>*gefühlsmäßig-gedanklich*<br>(z. B. Fehlernährung; Drogenkonsum in Form von Zigarettenrauchen, Alkoholabusus, Medikamentenabusus; Bewegungsmangel; Konfrontation mit Noxen; Angst; Hoffnungslosigkeit; Überforderung der psychologischen Bewältigungsmöglichkeiten) | **Gesundheitsverhalten**<br>persönlichkeitsabhängige und situativ gebundene ***psychologische Schutzfaktoren:***<br>*physiologisch*<br>(Bedachtnahme auf und Training der eigenen körperlichen Möglichkeiten)<br>*sozial-motorisch*<br>(erlebter sozialer Rückhalt bzw. soziale Sicherheit, „sinnerfüllte" Lebensroutine)<br>*emotional-kognitiv*<br>(ausgeprägtes Kohärenzerleben: Optimismus/ Zuversicht, Humor/Distanz, aktive sicherheitsvermittelnde Alltagsrituale) |

Aus dem Bereich der Gesundheitspsychologie liegen uns Ergebnisse vor, welche psychologischen Faktoren im Einzelnen einen nachgewiesenen gesundheitserhaltenden oder krankheitsverzögernden Wert haben. Es geht hier um die generelle Frage, was Gesundheit schützt (Beutel 1989). Ausgegangen wird von einem *Gesundheitsbegriff*, in welchem nicht das Fehlen von Problemen die Gesundheit ausmacht, sondern *wie* eine Person mit Problemen bzw. Belastungen umgeht.

Zentraler Untersuchungsgegenstand sind folglich die Bewältigungsprozesse: Es wird der Frage nachgegangen, wie Lebensprobleme aus eigener Kraft und mit angemessenen Mitteln praktisch bewältigt werden können. Die Coping-Forschung weist externe Ressourcen (im Wesentlichen also soziale und ökologische Faktoren) einerseits und interne Ressourcen andererseits (d. s. Fähigkeiten und Fertigkeiten einer Person) aus, die helfen, Belastungssituationen zu widerstehen oder sie zu bewältigen. Bei den externen Ressourcen wirken sich das Vorhandensein von zumindest *einer* verlässlichen Bezugsperson in der Kindheit sowie eine gute soziale Integration (auch als *social support* oder *sozialer Rückhalt* bezeichnet) nachweislich gesundheitserhaltend aus. Es gibt weiters einen mäßigen, aber statistisch gesicherten, konsistenten Zusammenhang (r = .27 bis r = .42) zwischen *alltäglichen* Ärgernissen und *belastenden Lebensereignissen* einerseits und seelisch/körperlichen Beschwerden oder Krankheitssymptomen andererseits. Dabei ist – entgegen der weit verbreiteten Meinung – bedeutend, dass die *Alltagsbelastungen* (daily hassles) etwas mehr ins Gewicht fallen als isolierte belastende Lebensereignisse.

Auffallend ist der ebenfalls konsistente Befund, dass generalisierte positive Einstellungen von Personen zu sich und ihrer Umwelt einerseits und ein positiver Gesundheitsstatus andererseits überzufällig stark zusammenhängen. In diesem Sinne lassen sich für den Bereich der *internen protektiven Ressourcen* (auch als *Bewältigungsressourcen* bezeichnet) folgende Faktoren auf der psychologischen Ebene angeben (Beutel 1989):

1. **Zuversicht**, im Sinne einer überdauernden und gerade bei Misserfolgen aktivierbaren hoffnungsvollen Lebenseinstellung
2. **Internale Kontrollüberzeugung**, im Sinne der subjektiven Überzeugung, wichtige Ereignisse im Leben selbst beeinflussen zu können
3. **Selbstvertrauen**, im Sinne der subjektiven Überzeugung, selbst über ausreichende Fähigkeiten und Fertigkeiten zu verfügen, um Problemsituationen meistern zu können (daher auch Selbstwirksamkeitserwartung oder self efficacy genannt)
4. **Positives Selbstwertgefühl**, im Sinne der Überzeugung der eigenen Werthaftigkeit; der Selbstachtung und des positiven Selbstbildes
5. **Emotionale Stabilität**, im Sinne der geringen Sorge um Dekompensation des Selbsterlebens (stabiles Selbstsystem)
6. **Unbekümmerte Selbsteinschätzung**, im Sinne der Tendenz ohne gravierende psychophysiologische Irritation auch mit einschneidenden Veränderungen umzugehen
7. **Interpersonelles Vertrauen**, im Sinne der Fähigkeit, auf die Verlässlichkeit und Glaubwürdigkeit anderer Menschen zu vertrauen
8. **Zielbindung** oder **Sinngebung** (commitment), im Sinne der Fähigkeit, sich mit Personen, Ereignissen oder Dingen zu identifizieren und sie als bedeutsam zu erleben
9. **Herausforderung,** im Sinne der Überzeugung, dass Veränderungen und nicht Stabilität das Normale im Leben sind und dass solche Veränderungen weniger eine Bedrohung als vielmehr eine Chance zur Entfaltung darstellen
10. **Selbstaufmerksamkeit** (self awareness), im Sinne der Fähigkeit zur Innenschau, um in Problemsituationen eine adäquate Selbstregulation zu ermöglichen.

Diese Faktoren können als positive ***Bewältigungsressourcen*** zusammengefasst werden. Sie korrelieren positiv mit den tatsächlichen ***Bewältigungsstrategien*** wie (a) *aktives Herangehen* an Problemsituationen und Meistern im Sinne konstruktiver und planvoller Krisenbewältigung (im Gegensatz zu Vermeidung oder selektivem Ignorieren), oder (b) Tendenz zur *Problemabschwächung* und zum optimistischen Vergleich, sowie (c) *geringes selbstschädigendes Verhalten* in Belastungs- oder Krisensituationen im Gegensatz zu gesundheitsriskantem Verhalten unter Stresssituationen (vgl. a. Berbalk & Hahn, 1990).

Antonovsky (1981) hat eines der wenigen Modelle zur Beschreibung gesundheitsförderlicher Prozesse entwickelt – er nennt es *Salutogenese* – und dabei für die protektiven Ressourcen das Konzept des *Kohärenzerlebens* (auch übersetzbar als *Kohärenzempfinden,* sense of coherence) vorgeschlagen. Er versteht darunter eine globale Orientierung, die das Ausmaß ausdrückt, in dem jemand ein durchgängiges, überdauerndes und zugleich dynamisches Gefühl der Zuversicht hat, dass seine inneren und äußeren Umwelten vorhersagbar sind und eine hohe Wahrscheinlichkeit besteht, dass sich die Angelegenheiten so gut entwickeln, wie vernünftigerweise erwartet werden kann.

Obwohl diese psychologische Position allgemeiner Natur ist, lässt sich unschwer erkennen, welche Bedeutung sie für die *Prävention von Krankheiten* bei jenen potenziellen Patienten haben kann, bei denen dieses Kohärenzerleben nicht vorhanden oder verlorengegangen ist und die mit oft enormen Aufwand an seelischen und physischen Kräften dieses Manko wettzumachen versuchen – auch um den Preis eines Herzinfarkts und des körperlichen Verfalls.

### Resümee

Der Traum von der ewigen Jugend bleibt auch zukünftig ein Traum, aber einige Erkenntnisse lassen uns erahnen, worauf es ankommt, auch im Alter jene Erlebnisse zu haben, die wir sehr unscharf als *Genuss, Zufriedenheit, Wohlbefinden* oder *Glücksempfindung* umschreiben – das, was wir, unter dem ebenfalls sehr weiten Begriff der *Lebensqualität im Alter* mithilfe verschiedener methodischer Zugänge auch wissenschaftlich untersuchen. Dabei erhärtet sich die Erkenntnis, dass wir es uns nicht wünschen, in maximaler medizinischer Betreuung unser Leben zu beenden, wenngleich wir auf die Hilfe der Medizin nicht verzichten möchten. Die meisten von uns wünschen sich für das letzte Stück Weg auf dieser Erde die Begleitung durch andere, verständnisvolle Menschen (im Besonderen also Familie, Partner, Freunde), was uns wieder klarmacht, dass der Mensch bis zu seinem Ende ein soziales Wesen bleibt und sein Sterben nicht zu einem biotechnischen Problem reduziert werden soll.

## 7.4 Vernunft und Lebenskunst

In vielerlei Hinsicht ist der praktizierende Arzt oder psychologische Therapeut auch mit Fragen einer „vernünftigen" Lebensweise konfrontiert. Jede Empfehlung, jeder Ratschlag und erst recht jede Handlungsanweisung im Bereich „Gesundheitsverhalten" oder „Krankheitsbewältigung" fußt auf einer (oft nicht im Detail reflektierten) eigenen Überzeugung, einer individuellen Werthaltung oder Beurteilung von persönlichen Erfahrungen oder auch angelerntem Wissen. Und was nehmen wir als Patienten von den vielen Informationen und deren Interpretationen überhaupt wahr und welche nutzen wir im Weiteren für unsere Lebensführung? William James (1842–1910), einer der Gründerväter der wissenschaftlichen Psychologie, hat eine nach wie vor gültige Behauptung aufgestellt: *„Durch die Art, wie Menschen aufmerksam sind, treffen sie eine Wahl, welche Art von Welt es sein soll, in der sie leben wollen."*

Worauf richtet sich die Aufmerksamkeit, wenn es darum geht, mit dem Leben als solchem zurechtzukommen? Da kann man den Eindruck gewinnen, dass es weniger die (zum Teil unverbundenen, widersprüchlichen oder doch zumindest inhomogenen) wissenschaftlichen Erkenntnisse sind als vielmehr die einfachen, generalisierenden und unhinterfragten Behauptungen von Esoterik und Aberglauben, an die sich so viele Menschen zu halten scheinen. Das „Vernünftige" scheint keine guten Karten gegen die Heilsversprechen von Ideologien und einfach gestrickten Glaubensbekenntnissen zu haben (s. a. Danzinger & Egger 2013). Und dennoch gilt nach wie vor: *scientia potentia est* – denn nur in dieser Sicht, dass alles Wissen verbesserungsbedürftig ist, liegt der eigentliche (sozio)kulturelle Fortschritt der Menschheit. Überheblichkeit ist also auch im wissenschaftlichen Bereich gänzlich fehl am Platz, wenngleich die Vernunft hier ihre eigentliche Heimat hat.

*„Zweifellos gibt es Dinge, die über unsere* ***Vernunft*** *gehen; aber ich verwerfe kühn alles, was ihr widerstreitet, und alles, was gegen sie verstößt"* sagte Denis Diderot (1713–1784), und der Priester Jean Meslier (1664–1729, auch unter Jean Mellier bekannt) schrieb unter Pseudonym, weil er sein Leben vor dem Scheiterhaufen oder Galgen zu retten bemüht war – so ist es überliefert – , dass er überzeugt ist, dass es keinen Gott gibt, keine unsterbliche Seele, weder Himmel noch Hölle und dass dies alles nichts als Irrtum, Täuschung, Einbildung und Betrug ist – alles inszeniert und aufrechterhalten durch Mächtige bzw. sich selbst ermächtigende Gruppen, die sich solcher Erfindungen bedienen, um das Volk leichter in Schach halten zu können.

Aber seit der Antike gibt es Zeugnisse für ein Aufbegehren der Vernunft gegen solche vorgekaute Glaubenssätze und natürlich auch starke, neuzeitliche Belege eines erwachenden (kritischen) intellektuellen Geistes im Abendland – eine Bewegung, die wir heute rückblickend als *Aufklärung* bezeichnen. Diese geistige Revolution hat letztendlich die Trennung von Kirche und Staat bzw. von Religion und Wissenschaft erkämpft – eine Errungenschaft, die in einigen Teilen der Welt noch nicht angekommen ist, wie wir gerade in diesen Tagen wieder schmerzlich zur Kenntnis nehmen müssen.

Eine solche „Menschheitsbildung“ verläuft alles andere als zeitlich linear und übersteigt das individuell Erlebbare um Jahrhunderte (das hat schon Norbert Elias für die zivilisatorische Entwicklung treffend beschrieben). Man könnte mit Nestroy sagen: Überhaupt hat der Fortschritt das an sich, dass er viel größer *ausschaut, als er wirklich ist.*

Erstaunlich ist die oftmals zu vernehmende Haltung gegenüber der Vernunft, dass diese „schnöde“ oder „langweilig“ sei, währenddessen das Unvernünftige überwiegend als „lebendig“ und „lebensfroh“ oder „bunt“ etikettiert wird. Möglicherweise resultiert dies aus der einseitigen Vermarktung von empirischen (Einzel)-Erkenntnissen als verallgemeinernde Forderungen, wie eine „vernünftige“ Lebensführung auszusehen hat („tu dies“, „lass jenes“, „sei auf der Hut“…). Dabei wird oft übersehen, dass alles Wissenschaftliche hilfreiches Beiwerk für die Gestaltung des Lebens ist, aber niemals schon für sich ein gelingendes Leben hervorzubringen imstande ist. Das bleibt weiterhin „Lebenskunst“ – und in dieser ist *Genuss* genauso zu Hause wie *Verzicht*. Oder wie es der deutsche Kolumnist Harald Martenstein in Anspielung auf den genussfeindlichen Zeitgeist vor Kurzem ausgedrückt hat: … *Das Leben ist kurz und sollte genossen werden. So verstehe ich meine heilige Verantwortung der Schöpfung gegenüber. … Ist es möglich, durch rigorosen Verzicht auf alles, was Spaß macht, die Welt zu retten? Nun, wenn es so ist, dann bin ich vielleicht dafür, dass die Welt untergeht.*

### Die 10 Dimensionen der *Weisheitskompetenz* (n. Baumann & Linden 2008)

***Perspektivwechsel:***

„Inwieweit werden die verschiedenen *Perspektiven* der am Problem beteiligten *Personen* erkannt?"

***Empathiefähigkeit:***

„Inwieweit werden *Gefühle* der am Problem beteiligten *Personen* erkannt und nachempfunden?"

***Emotionswahrnehmen und -akzeptanz:***

„Inwieweit werden *eigene Gefühle* wahrgenommen und akzeptiert?"

***Serenität:***

„Inwieweit werden die eingenommenen Standpunkte und Argumente mit *emotionaler Ausgeglichenheit* vorgetragen?"

***Fakten- und Problemlösewissen:***

„Inwieweit zeigt die Antwort sowohl generelles als auch spezifisches (z. B. Lebensereignisse, Institutionen) *Wissen* um Probleme und die Möglichkeiten der *Problembearbeitung*?"

***Kontextualismus:***

„Inwieweit werden die *zeitliche und situative Einbettung* des Problems erkannt?"

***Wertrelativismus:***

„Inwieweit wird die *Vielfalt von Werten und Lebenszielen* und die Notwendigkeit, jede Person innerhalb ihres Wertesystems zu betrachten, wahrgenommen und akzeptiert, ohne dabei eigene Werte aus dem Auge zu verlieren?!"

***Nachhaltigkeitsorientierung:***

„Inwieweit werden positive und negative sowie kurzfristige und langfristige *Konsequenzen* angesprochen und abgewogen?"

***Ungewissheitstoleranz:***

„Inwieweit gibt der Mensch zu erkennen, dass er sich bewusst ist und zugleich ertragen kann, dass das *Ergebnis* seines Handelns oder des Handelns Dritter *nicht wirklich vorhersagbar und kontrollierbar* ist."

***Selbstdistanz und Anspruchsrelativierung:***

„Inwieweit wird *Bescheidenheit* zum Ausdruck gebracht und anerkannt, dass man selbst nicht das Zentrum der Welt ist."

Messung von Weisheit und Weisheitskompetenzen. Rating der Weisheitskompetenz. In: Baumann K. & Linden M. (2008). Weisheitskompetenzen und Weisheitstherapie. Die Bewältigung von Lebensbelastungen und Anpassungsstörungen. Lengerich: Pabst Science Publishers. S. 65.

Wenn man als aufgeklärter Mensch schon nach einem Ratgeber für ein „vernünftiges Leben" sucht, dann wird man weniger fündig in den Heilsversprechungen von Esoterik und Aberglauben, sondern wohl eher in dem, was wir heute „Weisheitstheorie" nennen (Baumann & Linden 2008). Ihre Wurzeln reichen Jahrtausende zurück und haben vielfältigste Bewährungsproben über Generationen hinweg bestanden:

*Sei getrost im Leid, welches du nicht wendest,*
*doch sei beherzt, mit Schild und Speer, zu wehren deinem Feind. Nur Starkmut kann bestehn.*
*Als Sieger jauchze nicht vor der Gemeinde,*
*und bist besiegt du, weine nicht haltlos an deinem Herd.*
*Der Freude freue dich, und bekümmert sei im Schmerz,*
*jedoch bewahre Maß, denn wandelbar ist Menschenlos und unverbürgt.*

Diese Worte stammen aus der altgriechischen Kultur vor über 2500 Jahren von Archilochos (680–645 v. Chr.). Es wäre nicht schwer, die hier verwendeten symbolkräftigen Begriffe in unsere heutige Zeit zu übertragen – aber wir verstehen den (offensichtlich zeitlosen) Text auch im Original ganz gut.

## Literatur


Adler, R.H. & Hemmeler, W. (1992). Anamnese und Körperuntersuchung. Jena/Stuttgart: Urban & Fischer.

Baumann, K. & Linden, M. (2008). Weisheitskompetenzen und Weisheitstherapie: Die Bewältigung von Lebensbelastungen und Anpassungsstörungen. Lengerich: Pabst.

Berbalk, H. & Hahn, K.-D. (1990). Lebensstil, psychisch-somatische Anpassung und klinisch-psychologische Intervention.

Beutel, M. (1989). Was schützt Gesundheit? Zum Forschungsstand und der Bedeutung von personalen Ressourcen in der Bewältigung von Alltagsbelastungen und Lebensereignissen. Psychotherapie, Psychosomatik, Medizinische Psychologie, 39, 452–462.

Danzinger, R. & Egger, J.W. (2013). Heilen komplementär-alternative Methoden? Psychologische Medizin, 24, 1, 3–15.

Egger, J. (1986). Der chronisch Kranke in der Rehabilitation – zur Krankheitsverarbeitung bei Patienten mit chronisch degenerativen Gefäßerkrankungen. Die Heilkunst, 99, 7, 1–8.

Egger, J. (1993). Empirische Psychosomatik – Zusammenhänge zwischen Stress, Angst und Krankheit. In: Egger, J. (Hrsg.). Psychologie in der Medizin. Wien: WUV Universitätsverlag, 123–176.

Egger, J. (1993). Gibt es psychosomatische Krankheiten? In: Egger, J. (Hrsg.). Psychologie in der Medizin. Wien: WUV Universitätsverlag, 106–122.

Egger, J.W. (2004). PSY-IV – Permanentes Grazer Fortbildungsprogramm für PSY-III-Ärzte. Psychologische Medizin, 15(4): 38–41.

Egger, J.W. (2008). Theorie der Körper-Seele-Einheit: Das erweiterte Biopsychosoziale Krankheitsmodell – zu einem wissenschaftlich begründeten ganzheitlichen Verständnis von Krankheit. In: Petzold, H. (Hrsg.). Alexander R. Lurija. Neurowissenschaft und Psychotherapie – Integrative und biopsychosoziale Modelle. Wien: Krammer, 25 (ISBN 978-3-901811-27-2).

Egger, J. & Stix, P. (1989). Herzinfarkt und Schlaganfall. Zur seelischen Auseinandersetzung mit einer lebensbedrohenden Erkrankung. Stuttgart: Hippokrates.

Egger, J.W. & Verlic, B. (1993). Psychotherapieausbildung in Österreich. In: Egger, J.W. (Hrsg.). Psychologie in der Medizin. Medizinische Psychologie, Psychotherapie, Psychosomatik. Wien: WUV Universitätsverlag, 20ff.

Egger, J.W. & Stix, P. (2000). PSY-Diplom-Curricula in der Steiermark. Psychologische Medizin, 11(3): 22–25.

Egger, J.W., Stix, P. & Pieringer, W. (2000). Evaluation der PSY-Diplom-Lehrgänge in der Steiermark. Psychologische Medizin, 52–59.

Egger, J.W. & Moser, V. (2002). Postpromotionelle PSY-Diplom-Fortbildung zur Förderung der psychosozialen, psychosomatischen und psychotherapeutischen Kompetenz von Ärzten – Grazer Evaluationsstudie zu den PSY-Diplom-Curricula. Psychologische Medizin, 13(1): 4–17.

Egger, J.W., Stix, P., Pieringer, W., Hasiba-Cortolezis, B. & Brunner-Hantsch, M. (2005). Charakteristika der PSY-Diplom-Curricula Psychosoziale Medizin, Psychosomatische Medizin und Psychotherapeutische Medizin. Psychologische Medizin, 16(1): 40–42.

Egger, J.W. & Singer, M. (2007). Über PSY-Curricula erworbene psychologische Kompetenzen von ÄrztInnen – Evaluationsstudie zu den Grazer ÖÄK-PSY-Diplomlehrgängen. Psychologische Medizin, 18(2): 48–62.

Erikson, E.H. (1966). Identität und Lebenszyklus. Frankfurt/Main: Suhrkamp.

Erikson, E.H. (1988). Der vollständige Lebenszyklus. Frankfurt/Main: Suhrkamp.

Faltermaier, T. et al. (1992). Entwicklungspsychologie des Erwachsenenalters. Stuttgart: Kohlhammer.

Fuchs, T. & Zimmer, F.T. (1992). Verhaltenstherapeutische und psychodynamische Therapieansätze bei Altersdepression. Verhaltenstherapie, 2, 244–250.
GEO-Wissen: Altern und Jugendwahn. Sonderheft 03/1991.
Grawe, K., Donati, R. & Bernauer, F. (1994). Psychotherapie im Wandel. Von der Konfession zur Profession. Göttingen: Hogrefe.
Hasiba, M., Stix, P., Egger, J.W., Pieringer, W. & Routil, W. (1997). Die Curricula der PSY-Diplom-Fortbildung der ÄK für Steiermark: Psychosoziale, psychosomatische und psychotherapeutische Medizin. Psychologie in der Medizin, 8(1), 35–39.
Hautzinger, M. (1992). Verhaltenstherapie bei Depressionen im Alter. Verhaltenstherapie, 2, 217–221.
Imhof, A.E. (1993). Die Lebenszeit. Vom aufgeschobenen Tod und von der Kunst des Lebens, zit. n. Imhof, A.E. Das Vierte Alter füllen. Bildungshaus Schloss Puchberg, 4, 1, 1–4.
James,W., zit. n. Hagner, M. (2011). Gegen die Ohnmacht. DieZeit, Buch: Wissen, Nr. 18, 41, 28.4.2011. Martenstein, Harald, DieZeit, Dossier, 12.6.2014.
Lachauer, R. (1982). Resignation oder Rehabilitation. Die psychische Verarbeitung einer chronischen Krankheit. DKZ, 12, 1–2.
Livegoed, B. (1988). Lebenskrisen – Lebenschancen. Die Entwicklung des Menschen zwischen Kindheit und Alter. München: Kösel.
Oswald, W.D., Herrmann, W.M., Kanowski, S., Lehr, U.M. & Thomae, H. (1991). (Hrsg.). Gerontologie. Stuttgart: Kohlhammer.
Pesendorfer, F., Tatzer, E., Edelhaimb, H.P., Leitner, A. & Franz, J. (1998). PSY-Diplom-Fortbildungsprogramm für Niederösterreich. Psychologie in der Medizin, 2, 43–47.
Pieringer, W. (1994). Eine anthropologische Krankheitsordnung. In: Pritz, A. & Dellisch, H. (Hrsg.). Psychotherapie im Krankenhaus. Wien: Orac.
Pieringer, W. & Egger, J.W. (Hrsg.). (1991). Psychotherapie im Wandel. Wien: WUV Universitätsverlag.
Psycho (1993). Gerontopsychiatrie. Schwerpunktheft, 19, 11.
Radebold, H. (1989). Psychosomatische Sicht des höheren Lebensalters.
Ruch, F.L. & Zimbardo, P.G. (1971). Lehrbuch der Psychologie. Berlin: Springer-Verlag.
Stix, P. & Egger, J.W. (2003). Ist- und Soll-Zustand der Psy2-Diplom-Curricula in Österreich – Eine Recherche zu den postpromotionellen ÖÄK-Lehrgängen für Psychosomatische Medizin. Psychologische Medizin, 14(1): 25–29.
Zimbardo, P.G. (1983). Psychologie. Berlin: Springer-Verlag.

# Nachwort

## Biopsychosoziale Medizin und die Theorie der Körper-Seele-Einheit

Gelegentlich taucht die Frage auf, ob es sich beim *biopsychosozialen Modell* um eine weitere der vielen Definitionsversuche zum Thema Krankheit handelt. Die Antwort dazu lautet: Beim Konzept desbiopsychosozialen Modells handelt es sich um keine bereichsspezifische Theorie zu Krankheit oder Gesundheit, sondern um eine metatheoretische Position. Diese Metatheorie basiert u. a. auf der gemeinsamen Nutzung der sogenannten *Allgemeinen Systemtheorie* und der *Leib-Seele-Identitätstheorie* von Spinoza. Erst dadurch wurde es möglich, die alte Dichotomie der *Psychosomatik* bezüglich „Körper" und „Seele" (oder zwischen *krank* und *gesund* bzw. zwischen organisch und seelisch bedingter Krankheit) aufzulösen und damit dieser über Jahrhunderte fortbestehenden Zwei-Welten-Theorie zu entgehen.

Das *biopsychosoziale Modell* ist also nur eine Rahmentheorie und hat in der aktuellen Fassung als *erweitertes* bzw. *revidiertes biopsychosoziales Modell* die sog. *Body Mind Unity Theory* oder *Theorie der Körper-Seele-Einheit* zur Grundlage (s. z. B. Egger 2005, 2008a, b, 2015). Dieser theoretische Ansatz ist weder pathogenetisch noch salutogenetisch ausgerichtet, sondern hebt auch diese Dichotomie auf – man kann sowohl gesund als auch krank sein, je nachdem, welche Systeme im Fokus stehen und wie sehr die Ausprägungen von Funktionstüchtigkeit oder Funktionseinschränkung auf den unterschiedlichen Systemebenen wirksam werden.

So hat auch der kranke Mensch gesunde Anteile, und der Gesunde kann durchaus pathogene Aspekte aufweisen, die jedoch das System „Mensch" bzw. der menschliche Organismus unter Kontrolle behält. Der Krankheitsbegriff ist in dieser Konzeption ein funktioneller und kein rein materieller bzw. histologisch begrenzter Begriff.

Das solchermaßen erweiterte biopsychosoziale Modell (verstanden als Theorie der Körper-Seele-Einheit) stellt die umfassendste wissenschaftliche Rahmentheorie für die gesamte Humanmedizin dar. Es geht um nichts weniger als um die Erklärung der Natur des Menschen als leib-seelisches Wesen, wobei nicht mehr wie bisher von zwei separaten Entitäten – dem Stofflichen (Körperlichen) einerseits und dem anscheinend Immateriellen (Seelischen) andererseits – ausgegangen wird. Das Seelische ist selbst ein emergentes Phänomen des Materiellen, d. h. eine der komplexest organisierten Materie prinzipiell innewohnende Potenz. Der „Sternenstaub", aus dem alles besteht, was ist, kann unter hochkomplexen Bedingungen Organisches hervorbringen, wobei dieses Lebendige wiederum unter höchst aufwendigen evulutionären Prozessen auch seelische Phänomene generieren kann. Diese Phänomene sind aber wiederum von einer höheren Komplexität als die darunterliegenden materiellen Strukturen, sodass wir auf der Ebene der Materie für das sogenannte Seelische kein ausreichendes Verständnis erlangen können. Seelische Phänomene wie z. B. Denken oder Fühlen bilden (sensu Allgemeine Systemtheorie) einen eigenen – emergenten – Phänomenbereich. Die Erkenntnis, dass der (fälschlicherweise als „tot" bezeichneten) Materie die prinzipielle, inhärente Möglichkeit zum Hervorbringen von Lebendigem und im Weiteren auch von Formen des Seelischen gegeben ist, ist allerdings aufgrund jahrtausendealter gegenläufiger Denktraditionen noch nicht weit verbreitet.

Es mag sein, dass ein wissenschaftstheoretisch so anspruchsvolles Konzept wie die *Body Mind Unity Theory* für viele Gesundheitsexperten (insbesondere auch für Ärzte und Therapeuten) eine Herausforderung für das Verstehen und Akzeptieren bedeutet. Aber dies ist kein redlicher Grund, auf simplere „Eigenlösungen" für das zu Recht kritisierte *Mainstream-Modell* der Medizin („der Mensch als komplexe Maschine", „Reparaturmedizin") auszuweichen, wie dies immer wieder versucht wird. Natürlich wird mit solchen begrenzten (idiosynkratischen) Modellen auch einem Bedürfnis breiter Schichten in der Bevölkerung nach möglichst einfachen Erklärungen Rechnung getragen – aber wissenschaftlich lauter ist das nicht. Es ist und bleibt die Bringschuld der aufgeklärten Experten, den Mitmenschen auch den weniger eingängigen Sachverhalt zugänglich zu machen. Denn die Wahrheit ist den Menschen zumutbar. So war es immer in der Menschheitsgeschichte, z. B. auch mit den Phänomenen der Götterwelt und Geister, des Magnetismus oder der Relativitätstheorie.

Egger, J.W. (2005). Das biopsychosoziale Krankheitsmodell – Grundzüge eines wissenschaftlich begründeten ganzheitlichen Verständnisses von Krankheit. Psychologische Medizin, 16, 2, 3–12. Wien: Facultas.

Egger, J.W. (2008). Grundlagen der „Psychosomatik" – Zur Anwendung des biopsychosozialen Krankheitsmodells in der Praxis. Psychologische Medizin, 19, 2, 12–22.

Egger, J.W. (2008). Theorie der Körper-Seele-Einheit: das erweiterte biopsychosoziale Krankheitsmodell – zu einem wissenschaftlich begründeten ganzheitlichen Verständnis von Krankheit. Integrative Therapie – Zeitschrift für Vergleichende Psychotherapie und Methodenintegration, Wien: Krammer/Edition Donau-Universität Krems, 33(4): 497–520.

Egger, J.W. (2012). Biopsychosocial Medicine: The Theoretical Basis of Multidimensional Parallel Diagnosis and Therapy. Psychologische Medizin, 23(3): 45–49.

Egger, J.W. (2015). Integrative Verhaltenstherapie und Psychotherapeutische Medizin – ein biopsychosoziales Modell. Wiesbaden: Springer.

Wikipedia: Biopsychosoziale Medizin.

www.bpsmed.net International Society of Biopsychosocial Medicine (IS-BPS-Med).

# Index